# UN SIÈCLE DE PSYCHOMÉTRIE ET PSYCHOLOGIE

**5-7, rue de l'Ecole polytechnique, 75005 Paris**

http://www.librairieharmattan.com
diffusion.harmattan@wanadoo.fr
harmattan1@wanadoo.fr

ISBN : 978-2-296-05578-0
EAN : 9782296055780

**Denise Guyot – Robert Simonnet**

# UN SIÈCLE DE PSYCHOMÉTRIE ET DE PSYCHOLOGIE

## *Établissements d'applications psychotechniques*

**Préface de Marcel TURBIAUX**
**Ex-expert du Bureau international du travail**
**Rédacteur en chef du Bulletin de psychologie**

L'Harmattan

**Psychologie du Travail et Ressources Humaines**
*Collection dirigée par Bernard Gangloff*

La collection diffuse tout ouvrage traitant des conduites humaines dans les organisations. Sont ainsi concernés : la formation, l'orientation et le recrutement, l'ergonomie, la communication, l'audit social, l'aménagement du temps de travail, la gestion des ressources humaines, etc.

Tout type de travail susceptible de faire évoluer la connaissance et la réflexion dans ces domaines trouve ici naturellement sa place : présentation de méthodes et de résultats d'interventions, recherches expérimentales ou cliniques, analyses théoriques ou actes de congrès.

Co-responsable de la collection, l'Association de Psychologie de Travail de Langue Française assure l'expertise des ouvrages retenus pour publication.

## Déjà parus

Gérard PITHON et Bernard GANGLOFF (sous la dir.), *Evaluer pour former, orienter et apprécier le personnel*, 2005.

François-Xavier de VAUJANY, *Investissement informatique et évaluation des performances*, 2005.

Daniel PASQUIER, *Les compétences à apprendre. Evaluation chez l'adulte*, 2004.

Alain LANCRY et Claude LEMOINE (sous la dir.), *Compétences, carrières, évolution au travail*, 2004.

Alain LANCRY et Claude LEMOINE (sous la dir.), *Les transformations du travail, méthodes et pratiques*, 2004.

Ewan OIRY, *De la qualification à la compétence, rupture ou continuité,* 2003.

Pascal PAILLÉ,*Changement organisationnel et mobilisation des ressources humaines*, 2003.

Bernard GANGLOFF, *Profession recruteur, profession imposteur,* 2000.

Bernard GANGLOFF (sous la direction de), *Les compétences professionnelles. Descriptif, mesure et développement,* 2000.

Bernard GANGLOFF (sous la direction de), *L'individu et les performances organisationnelles*, 2000.

Bernard GANGLOFF (sous la direction de), *Satisfactions et souffrances au travail*, 2000.

**A Raymond Bonnardel**
(1901-1988)

Pour chaque « genre » de test, afin d'éviter les surcharges, les auteurs ont eu recours à des raccourcis dont la liste suit :

mpc : Méthode (papier crayon)
mi : Méthode (instrument)
ma : Méthode (appareil)

Σ : Test destiné à des enfants
Δ : Test destiné à des adolescents
Ω : Test destiné à des adultes

*« L'être humain est la mesure de toutes réalités. »*

**Protagoras**

# PREAMBULE

Lorsque Pierre Roche, président de l'Association G.R.E.O. (Groupement de recherche sur l'étude et l'orientation) nous demanda, à nous, Denise Guyot et Robert Simonnet, directeurs et gérants émérites des Etablissements d'applications psychotechniques (EAP), d'activer nos mémoires afin de rassembler tous les éléments susceptibles de narrer l'histoire de cette entreprise, ce travail nous sembla plutôt ressembler à une mission impossible qu'à un simple voyage dans le temps.

D'abord, pourquoi l'histoire de notre entreprise pourrait-elle intéresser certains lecteurs ? La réponse à cette question fut sans détour : « par devoir de mémoire pour la psychotechnique, la psychologie appliquée, la psychométrie, en un mot, la psychologie du travail ». Seuls, ceux qui avaient vécu, par leurs fonctions, la naissance de cette nouvelle science, pouvaient en restituer les moments les plus importants, mais aussi parce que les EAP, aidés par tous les psychologues et professeurs pionniers en cette discipline furent la plus importante entreprise, à l'origine, par ses productions, de ce qui deviendra la psychologie du travail, tant en en France qu'à l'étranger. Il devenait donc indispensable d'en laisser des traces pour les générations à venir.

Impressionnés par la tâche à accomplir, nous ne baissâmes pas les bras et, petit à petit, l'aurore naissait dans nos esprits, les principaux événements surgissant de l'ombre de nos subconscients, où ils reposaient depuis longtemps.

Il fallut, tout d'abord, définir les différentes activités de l'entreprise, afin d'en extraire ce qui pouvait devenir l'histoire, au sens étymologique du terme, c'est-à-dire la relation des faits et des événements passés de la vie de l'entreprise.

Il nous a semblé que, sans qu'aucune décision n'ait été consciemment prise au cours de la période en question, trois principaux axes d'activités se faisaient jour dans nos mémoires. Sans apparaître précisément dans le texte, ces trois axes devaient permettre, aux futurs lecteurs, de mieux comprendre ce qu'a été le fonctionnement de cette entreprise, liée tout autant à une gestion rigoureuse, privilégiant constamment l'indispensable équilibre financier, qu'à certaines activités non commerciales, où la promotion de la pensée française en psychologie a toujours eu sa place.

Ces trois axes d'activités, qui portent sur l'administration (liée aux actions de décisions), la production (liée aux éditions et fabrications diverses) et les missions (liées aux actions non-commerciales) permettront aux lecteurs d'en saisir la permanence et les imbrications.

L'axe administratif considère tout ce qui se rapporte au fonctionnement de l'entreprise, tant sur le plan des activités financières que sur celui des investissements et laisse entrevoir l'originalité de son développement, l'exemple le plus significatif étant l'étude des nouvelles technologies, qui apparaît à trois reprises, en 1961, en 1979 et en 1988. Chacune de ces visions intérieures de ce que devait être l'avenir technologique prenait en compte, à un moment donné, l'aspect « prospectif » et nécessitait la prise de décisions justes et précises quant à leurs effets sur le devenir de l'entreprise. Sans ces décisions empiriques, fondées plus sur l'intuition que sur le raisonnement logique, consistant à appliquer rapidement des modifications d'ordre technique, toujours liées à l'évolution de la technologie, il est possible d'affirmer, rétrospectivement, que l'équilibre de l'entreprise en aurait été très certainement affecté négativement.

L'axe productions relate la commercialisation, à un moment donné, d'un nouveau produit, ces productions portant sur trois domaines :
- la fabrication de tests-appareils[1],
- la fabrication de tests-instruments[2]
- l'édition de tests papier-crayon avec tout ce que cela comporte : cahier de test, manuel d'utilisation, grille de correction, feuille de réponses,
- l'édition de livres et de revues de psychologie

L'axe missions se rapporte à des activités plus complexes. En effet, les statuts de l'entreprise lui imposent l'obligation de faire un profit (bénéfice) afin, d'abord, de pouvoir survivre, ensuite, d'accéder à la création de richesses. Les activités répertoriées sous le terme missions, si elles peuvent laisser penser à des actions de promotion, puisqu'elles pouvaient avoir, éventuellement, à long terme, quelques retombées commerciales, étaient, néanmoins, pour la plupart, des actions non commerciales, le plus souvent orientées vers la promotion de la psychologie française à l'étranger.

---

[1] Exemple : le test des réactions complexes de Raymond Bonnardel.

[2] Exemple : les échelles différentielles d'efficience intellectuelle de Péron-Borelli.

# PRÉFACE

# PREFACE

Les Etablissements d'applications psychotechniques (E. A. P.) ont tenu, dès leur création, en 1927, un rôle moteur et soutenu dans le développement de la psychologie appliquée, tant en France qu'à l'étranger, à la fois par la commercialisation de ces instruments, nécessaires et indispensables à la science psychologique, que sont les tests et en encourageant la recherche en vue de l'améliorartion des techniques et l'élaboration et la mise au point de nouvelles méthodes. Ainsi, les E. A. P. furent, non seulement des témoins, mais encore des acteurs des progrès et de l'élargissement de la psychotechnique, étant à la fois, fabricants de matériels de psychométrie, de tests papier-crayon et éditeurs d'ouvrages et de revues de psychologie.

Pour maints historiens de la psychologie, c'est l'expérimentation qui, en se modelant sur les sciences naturelles, a fait, de la « nouvelle psychologie », une science et le laboratoire en devint le symbole, le *locus classicus,* en quelque sorte. Il est généralement admis que le plus ancien laboratoire de psychologie expérimentale est celui fondé, à Leipzig, par Wilhelm Wundt (1832-1920), en 1879. Quinze ans plus tard, on dénombrait, selon Victor Henri, « seize laboratoires en Amérique, quatre en Allemagne, deux en Angleterre ; enfin un dans chacun des pays suivants : France, Italie, Suisse, Belgique, Hollande, Danemark, Suède et Roumanie ». En France, le plus ancien est le laboratoire de « psychologie physiologique », établi, à la Sorbonne, par arrêté ministériel du 29 janvier 1889, grâce aux efforts d'Henry Beaunis (1830-1921). En cette même année 1889, Pierre Janet (1859-1947), qui avait accroché son chariot à celui de Jean-Martin Charcot (1825-1893), en fut récompensé. Ce dernier créa, pour lui, à la Salpêtrière, un laboratoire de « psychologie pathologique », puis il faudra attendre 1896 pour que soit décidé, par la faculté des lettres de Rennes, sur les instances de Benjamin Bourdon (1860-1943), qui en aura la direction, la fondation d'un laboratoire de « psychologie et de linguistique expérimentales ». Enfin, Edouard Toulouse (1865-1947), psychiatre, dès sa nomination comme médecin-chef à l'asile de Villejuif, en 1898, y installera un laboratoire de « psychologie expérimentale », dont il obtiendra le rattachement à l'Ecole pratique des hautes études, par arrêté du 1er août 1900. On peut ajouter le laboratoire créé, à Montpellier, par Marcel Foucault, en 1906.

Si l'équipement de ces laboratoires est assez bien connu par les descriptions qui en ont été faites, en revanche, on connaît moins bien les manufacturiers de cet équipement.

Ces laboratoires empruntèrent leurs premiers instruments à la physique et à la physiologie puis, au fur et à mesure de l'extention de leurs travaux, ils construisirent leurs propres appareils avec les moyens du bord ou à la demande auprès des manufacturiers, dont beaucoup sont restés inconnus, mais dont quelques-uns étaient attitrés, comme, à Leipzig, pour Wilhelm Wundt, Krille ou Eduard Zimmermann, qui collanbora également avec Etienne-Jules Marey (1830-1904), Elmer Willyoung, de, Philadelphie, dès 1892, pour Edward Wheeler Scripture (1864-1945), de Yale, Garden city model company, de Chicago, pour Joseph Jastrow (1863-1944), de Wisconsin, A. Pfeifer, de Baltimore, pour Granville Stanley Hall (1844-1924), de Clark, Cambrige scientific instrument company, pour Francis Galton (1822-1911), J. D. Brown, de Cambden, pour James McKeen Cattell (1860-1944), qui, le premier, en 1890, parla de « mental tests », parmi beaucoup d'autres..

En France, Henry Beaunis, pour équiper le laboratoire de psychologie physiologique de la Sorbonne, s'était adressé à Wilhelm Wundt. (Cet équipement sera complété ultérieurement par des appareils réalisés par les constructeurs français Charles Verdin, constructeur d' « appareils enregistreurs des phénomènes physiologiques » - dont ceux d'Etienne-Jules Marey -, G. Boulitte ou Tainturier), tandis qu'Edouard Toulouse confiait la fabrication des matériels qu'il concevait à G. Fontaine fils, alors qu'Henri Piéron, plus tard, préférera les Etablissements Pierre Dufour, encore subsistants (il faut citer aussi le Centre de psychologie appliquée, surtout importateur, après la seconde guerre mondiale, de tests américains).

Les psychologues de cette époque avaient une fringale d'appareils nouveaux et il en résulta pléthore d'instruments de toutes sortes. Ainsi, selon Carl Emil Seashore (1866-1949), le laboratoire d'Edward Wheeler Scripture, à Yale, ressemblait davantage à une station de télégraphie qu'à un laboratoire de psychologie. La psychologie de cette période mérita, d'ailleurs, de ce fait, l'appellation, en allemand, de « psychologie instrumentale » et, en anglais, de

« psychologie de cuivre », ce qui permit à Eugène Bosdeveix, en 1892, d'ironiser sur les « maîtres queux de la cuisine expérimentale ».

C'est un peu pour mettre de l'ordre dans cette prolifération que Pierre Bovet (1878-1965), directeur de l'Institut Jean-Jacques Rousseau, de Genève, saisissant l'occasion du quatrième cours de formation de l'Association suisse des conseils d'apprentissage et de patronage des apprentis, en profita pour inviter quelques psychologues, à participer, les 27 et 28 septembre 1920, à une « conférence internationale de psychotechnique appliquée à l'orientation professionnelle ». Il n'était prévu qu'un échange d'idées sur le thème « aptitudes natives et aptitudes acquises », ainsi que des démonstrations d'appareils de tests, mais, à la fin de la conférence, les participants décidèrent de se retrouver l'année suivante, à Barcelone, pour une « conférence de psychotechnique appliquée à l'orientation professionnelle et à l'organisation du travail ». C'était le début de ce qui allait devenir les conférences, puis congrès de psychotechnique. Par leur raison sociale, les E. A. P. marquaient leur lien avec leur co-fondateur, J.-M. Lahy (1872-1943), secrétaire général de l'Association internationale de psychotechnique, dès sa création, Edouard Claparède (1872-1940) en étant le président.

Vous avez écrit psychotechnique ? Créé, en 1903, par Wilhelm Stern (1871-1938), avec la signification d' « action sur le psychisme », le mot évolua vers celui de psychologie appliquée. C'est dans ce sens qu'en 1914, Hugo Münsterberg (1863-1916) l'utilisa pour intituler le premier ouvrage consacré, précisément, à la psychotechnique, *Grundzüge der Psychotehnik,* sans rallier tous les suffrages. Edouard Claparède eût préféré celui de « technopsychologie ». Il déclara, néanmoins, à la IV^e^ Conférence internationale de psychotechnique, tenue, à Paris, en 1927, s'y résigner, mais les Anglo-Saxons ne l'employèrent guère et ceux-ci l'emportèrent : la Conférence de psychotechnique devint Congrès de psychologie appliquée, à Londres, en 1955, sans doute en raison du fait que les Américains, absents des congrès précédents, y devinrent nombreux après la seconde guerre mondiale.

Psychotechnique, donc, dont l'Association internationnale de psychotechnique a, en 1923, adopté la définition suivante : « L'application des méthodes expérimentales à la poursuite de fins pratiques dans toutes les sphères de la vie humaine, individuelle et sociale ». Elle prendra un large essor après la première guerre mondiale.

Lors de celle-ci, Robert Meams Yerkes (1870-1956) avait eu l'opportunité de promouvoir l'utilisation des tests mentaux et, ainsi, d'asseoir la psychotechnique comme science, ayant été autorisé, par l'armée américaine, à soumettre à des tests mentaux 1 750 000 recrues, mais sans conséquence pratique. Ce fut en Allemagne que la psychotechnique commença à être utilisée sur une grande échelle en vue de la sélection du personnel.

Certes, en France, J.-M. Lahy « attaché » en 1905 au laboratoire d'Edouard Toulouse, puis chef de travaux, avec Henri Piéron (1881-1964) en

1908, chef du laboratoire en 1925, puis directeur en 1926, avait, dès 1903, entrepris l'étude des dactylographes et, en 1908, celle des conducteurs de tramways, à la compagnie des tramways de l'Est parisien, mais sur un petit nombre de sujets et avec des moyens limités et des applications restreintes (La sélection, par Edouard Toulouse, de femmes « wattman », pour remplacer les hommes au front, pendant la guerre).

En effet, les installations et le matériel nécessaires pour les expérimentations sur des populations étendues étaient onéreux et, seules, l'armée ou les grandes entreprises en avaient les moyens. Walther Moede (1888-1958) et Curt Piorkowski (1888-1939), ayant été chargés de tester les candidats à la conduite automobile de l'armée allemande, purent en disposer et les méthodes qu'ils mirent au point trouvèrent une extention dans la sélection des aviateurs, puis dans le civil et ils firent école. Des industriels commencèrent, alors, à s'intéresser à manufacturer en série des appareils de psychotechnique et à les commercialiser, par exemple, à Chicago, Christian Hans Stoelting, dont l'entreprise, fondée en 1886, est toujours en activité, comporta rapidement un département de psychologie important, auquel s'adressèrent, notamment, Joseph Jastrow, Edmund Carl Stanford (1859-1924), Edward Wheeler Scripture, Carl Emil Seashore, Edward Bradford Titchener (1867-1927) et qui équipa des laboratoires de psychologie dans le monde entier.

Des expositions de ces matériels, dans un but commercial, furent, d'ailleurs présentées aux expositions internationales de Chicago (par Joseph Jastrow), en 1893, de Paris en 1900, de Bruxelles en 1904.

En France, l'occasion, qui fit le larron, fut la création de la Société des transports en commun de la région parisienne (S. T. C. R. P.). Depuis 1921, les divers réseaux urbains et suburbains de transports à la surface de la région parisienne avaient été regroupés en une Société unique. Constatant l'importance des accidents dans le cadre de ses activités (18 000), elle accorda, à J.-M. Lahy, la possibilité de poursuivre les recherches, qu'il avait conduites sur les machinistes de la Compagnie des tramways de l'Est parisien. Il se fixa deux buts : « D'abord, éviter aux conducteurs inaptes le surmenage psychique qui accompagne toujours un travail intense, auquel ne peut pas se plier – ou se plie mal – leur organisme. En second lieu [...] en vue d'un intérêt immédiat [...] assurer la sécurité des transports dans une agglomération aussi dense que Paris ». La mise au point de la méthode fut menée au laboratoire de psychologie du service départemental de prophylaxie mentale, établi, en 1923, par Edouard Toulouse, à l'hôpital Henri-Rousselle, nouvellement créé afin d'y appliquer les principes d'hygiène mentale, où J.-M. Lahy put bénéficier de locaux et de sujets pour expérimenter des tests. Mais il lui fallait un ingénieur pour convertir en réalité les épreuves qu'il concevait. Cet ingénieur fut Gaston Guyot (1879-1943), ingénieur des Arts et métiers, que la S. T. C. R. P. mit à sa disposition et qui sera le premier directeur du laboratoire psychotechnique de cette entreprise, inauguré en janvier 1925, premier laboratoire psychotechnique d'entreprise en France..

Les méthodes appliquées à la S. T. C. R. P. contribuèrent à faire baisser le nombre d'échecs en formation de 20 à 14 % et le nombre des accidents, commis par les conducteurs sélectionnés, inférieur de 16,5 % à celui des conducteurs non sélectionnés.

Ce succès fera que J.-M. Lahy sera sollicité un peu partout par d'autres organismes importants. En 1927, les chemins de fer polonais et la Marine nationale feront appel à lui ; en 1930, ce sont les tramways de Marseille et les tramways unifiés de Liège et extentions. Il créera le laboratoire de psychotechnique de la fabrique nationale d'armes d'Herstal-lès-Liège ; en 1931, il établira, à la Compagnie des chemins de fer du Nord, le premier laboratoire ferroviaire français. Les Mines du Maroc, la Compagnie de poste et voyageurs Hachette et bien d'autres sociétés le sollicitent. Il assumera plus tard la sélection des vendeurs et vendeuses de grand magasin de Paris. Ces organismes appliquèrent les méthodes de J.-M. Lahy en utilisant les tests qu'il avait élaborés.

J.-M. Lahy et Gaston Guyot décidèrent, pressentant une telle extension, de créer une association en participation, par contrat du 9 février 1927, dressé par Me Legay, notaire à Paris, avec, pour objet, « le contrôle avant livraison par les constructeurs des appareils de psychologie, de physiologie, et de psychotechnique, l'étude et la mise au point d'instruments nouveaux ; le cas échéant, la construction et la vente des dits appareils ». C'est le début d'une longue histoire que relate ce livre, dont il faut souligner l'importance.

En effet, les historiens de la psychologie ont longtemps négligé l'histoire des tests et des instruments de laboratoire, rendue difficile, il est vrai, comme le soulignait Armand Imbert (1850-1922), à la deuxième conférence internationale de psychotechnique, en 1921, par la multiplicité des publications. Aujourd'hui, ils reconnaissent le rôle majeur qu'ont joué ceux-ci dans l'édification de la psychologie, dans sa théorie comme dans sa pratique. L'intérêt pour les matériels de tests et leurs fabricants se manifeste, depuis quelques années, par des symposia sur les instruments de psychotechnique, par des expositions, comme celles des Archives de l'histoire de la psychologie, à l'université d'Akron, en 1970 ou « Biceps et cortex au pays de la mesure », au musée d'histoire naturelle de Lille, en 2003, la réunion de collections d'instruments de laboratoires de psychologie, modestes comme, à Paris, au musée de l'hôpital Sainte-Anne, plus importantes, comme au Musée national des arts et métiers ou, à l'université de Rennes II, le musée Benjamin Bourdon, du laboratoire de psychologie expérimentale ou celles de l'université de Passau, qui conserve 3 500 objets ou des Archives d'histoire de la psychologie américaine fondées, en 1965, à l'université d'Akron (un millier d'objets manufacturés), l'université de Toronto, les universités de Montclair, de Budapest, et quelques autres collections. S'ajoute la recherche de catalogues anciens (la collection de Rand

Evans, au département de psychologie de l'Université de la Caroline de l'Est, compte plus d'une soixantaine de catalogues, le plus ancien, de 1890, de J. D. Brown, qui manufacturait les appareils conçus par James McKeen Cattell). Le grand catalogue de Christian Hans Stoelting, de 1930-1937, a été réédité en 1998.

Ces collections facilitent le travail des historiens, mais, en grande partie fondée, précisément, sur les catalogues dont on peut disposer, ces historiens encourent le risque de surestimer tel ou tel fabricant et en ignorer d'autres. C'est le cas, par exemple, d'Eduard Zimmermann, de Leipzig, considéré comme important, au détriment de Baltzar et Schmidt, fournisseur appointés du physiologiste Carl Ludwig (1816-1895) et qui le sont davantage..

S'agissant des E. A. P., de fondation plus récente, certes, grâce au livre de Denise Guyot et Robert Simonnet, il n'y a rien de tel à craindre. En effet, à ma connaissance, il n'existe aucune histoire de l'un quelconque de ces nombreux industriels, petits ou grands, qui ont participé à l'histoire de la psychotechnique et de la psychologie. C'est souligner le prix qu'il faut attacher à cet ouvrage, consacré aux Etablissements d'applications psychotechniques, créés par J.-M. Lahy, que l'on considère comme le père de la psychotechnique en France et par Gaston Guyot.

Ce livre indispensable ne sera pas seulement utile à ceux qui écriront, enseigneront l'histoire de la psychotechnique et de la psychologie et de leurs applications dans notre pays ou, tout simplement, s'y intéresseront, il était nécessaire et urgent.

Marcel TURBIAUX

# CHAPITRE I

## Méthodes expérimentales au service de l'adaptation de l'homme à son métier

**Survol du premier chapitre :** 1927-1943
**Direction** : Gaston Guyot

Le psychiatre Edouard Toulouse (1885-1947) avait fondé, dès sa nomination comme médecin-chef à l'asile de Villejuif, en 1899, un laboratoire de psychologie expérimentale, dont il obtint le rattachement à l'Ecole pratique des hautes études, en 1900. C'est dans ce laboratoire, qu'Henri Piéron (1881-1964), puis J.-M. Lahy (1872-1943) s'attachèrent à améliorer les techniques de psychologie expérimentale.

Ce dernier verra le couronnement de ses recherches dans la création, en 1925, du laboratoire de psychotechnique de la Société des transports en commun de la région parisienne puis, en 1931, du laboratoire des chemins de fer du Nord, tandis qu'Henri Piéron sera, en 1928, directeur de l'Institut national d'orientation professionnelle.

Un autre collaborateur d'Edouard Toulouse, Henri Laugier (1889-1973) organisera, au Conservatoire national des arts et métiers, en 1930, un laboratoire de physiologie du travail. Il orientera son élève, Raymond Bonnardel (1901-1988) vers l'étude des problèmes de l'orientation professionnelle, au sens psychologique du choix d'un métier. Ce dernier publiera, en 1943, *L'adaptation de l'homme à son métier, étude de psychologie sociale et industrielle,* (Paris, Presses universitaires de France), ouvrage qui fera date.

Dans ce bouillonnement d'idées, d'études, de recherches, d'expérimentations et de validations, un homme, Gaston Guyot, ingénieur de formation, navigua, sur leurs demandes, d'un chercheur à l'autre, aidé par sa fille, à qui il inculqua les formes de la pensée hypothético-déductive de l'ingénieur et celle de l'approche statistique des sciences humaines.

Poussé dans le même sens par les événements plus que par une logique rationnelle, tout ce monde se côtoyait, se rassemblait, s'observait, se comprenait, élaborait des projets, confirmait des hypothèses, qui allaient être à l'origine des grands courants de la psychologie des années suivantes.

C'est dans cet intense mouvement que prenaient naissance et se développaient les Etablissements d'applications psychotechniques. Tous les psychologues étaient associés, de près ou de loin, à la marche de l'entreprise. Leurs laboratoires ne fonctionnaient qu'en symbiose avec les EAP. Aucun d'eux ne dissociait la psychotechnique des EAP et jamais ni Gaston et Denise Guyot (ni leur successeur Robert Simonnet), tout au long de la vie de l'entreprise, ne pourront effacer de leur souvenir ces importants moments résumés par ce premier chapitre.

Ce chapitre se termine au moment où cet immense bouillonnement, tel la source d'un grand fleuve, commençait à s'assagir et prendra, dans le deuxième chapitre, son cours plus calme et plus régulier. C'est à ce moment que Raymond Bonnardel, examinant la position de la psychotechnique en France (*Le Travail Humain,* 1946), constata qu'à coté d'une dépense d'énergie considérable pour faire valoir l'aspect scientifique des nouvelles méthodes psychotechniques d'orientation et de sélection professionnelles pour, selon la formule « mettre chacun à sa place suivant ses capacités en vue d'obtenir le meilleur rendement avec le minimum d'effort et de fatigue », d'autres personnes restaient figées sur des procédés (astrologie, chirologie, physiognomonie, morphologie, graphologie), qui n'étaient jamais soumis à une expérimentation scientifique rigoureuse et dont les résultats étaient toujours très décevants. Constatant que l'état des connaissances n'était que pur verbalisme et pur nominalisme, Raymond Bonnardel insista sur une application rapide des conseils d'Edmond Toulouse, d'Henri Laugier, d'Henri Piéron et de J.-M. Lahy, donnés quelques années auparavant et résumés par le psychologue J. Hart suivant la formule :

« Nous devons renoncer au divertissement qui consiste à discuter sur le mot et affronter les faits ; notre tournoi intellectuel est terminé, il est temps de planter quelques graines » (*The survey*, juin 1924).

Planter quelques graines, c'était justement le but poursuivi par la psychologie expérimentale qui, abandonnant les spéculations verbales, travaillait avec les EAP, pour acquérir de nouvelles connaissances.

Comme il est facile de le constater à la lecture de ce premier chapitre, Gaston Guyot eut pour charge la mise en place d'une entreprise, de structure artisanale, qui, si elle ne fonctionnait pas encore comme une petite ou moyenne entreprise (PME), n'en mettait pas moins son directeur à rude épreuve. Parallèlement au fonctionnement de l'entreprise, il dut satisfaire à des contacts permanents avec tous les chercheurs et plus particulièrement d'abord avec J.-M. Lahy, puis, avec Henri Piéron et Raymond Bonnardel, mais aussi avec bien d'autres psychologues, dont les noms seront précisés avec la publication de leurs tests au cours de ce chapitre.

Les Etablissements d'applications psychotechnique étaient nés de la volonté de deux hommes, hautement qualifiés dans le domaine pour lequel cette entreprise fut créée : la commercialisation des tests, soumise à une contrainte d'envergure, puisque leur commercialisation devait se faire en limitant la divulgation qui ne devait pas donner lieu à la possibilité de bachotage par des candidats malhonnêtes. Les EAP se devaient d'être à la hauteur des espérances du monde de la psychologie, charge énorme pour un seul homme, qui sut n'attirer sur lui aucune critique, mais aussi pour sa fille, qui prenait la suite dans des circonstances familiales pénibles, pour ne pas dire dramatiques.

La dernière année (1944) de ce premier chapitre, comme celle qui limitera le deuxième chapitre, n'a pas la volonté de vouloir, à tout prix, scinder en trois parties distinctes le déroulement des EAP dans le temps. Elle marque simplement un changement de personne à la tête de l'entreprise. Mais, parallèlement à cette nouvelle direction, cette date marqua l'amorce d'une nouvelle étape de la psychotechnique, devenue psychologie appliquée qui, si elle n'était pas encore visible, n'en portait pas moins déjà les prémices.

**1927**
**Création de l'entreprise EAP**
**Direction et gérance de Gaston Guyot**

**Création des Etablissements d'applications psychotechniques (EAP)**
**Gérance de Gaston Guyot**

A ce moment, l'expérience de la S.T.C.R.P sera imitée par d'autres entreprises de transport. J.-M. Lahy fut alors sollicité par celles-ci pour mettre en place plusieurs laboratoires. En 1927, il réalisa ceux des chemins de fer polonais et de la marine, en 1930, ce seront les tramways de Marseille et les tramways unifiés de Liège et extension, qui feront appel à lui, puis, en 1931, sera créé, sous son contrôle, à la Compagnie des chemins de fer du Nord, un laboratoire qui sera plus tard rattaché à la Société nationale des chemins de fer français (SNCF).

Tout en assumant cette fonction, il cumule, en 1925, celles de directeur du laboratoire du service de prophylaxie mentale et de professeur à l'Institut de psychologie.

C'est dans ce contexte que les EAP virent le jour. J.-M. Lahy, sollicité par de nombreuses personnes pour l'utilisation de méthodes permettant de diagnostiquer, de pronostiquer, d'évaluer et de mesurer les aptitudes, afin de guider les hommes vers les tâches qui leur convenaient le mieux, se trouve face à une situation qui l'oblige à diffuser ses tests. Il proposa à Gaston Guyot une réunion de travail, où ils décidèrent de créer une entreprise capable de répondre à cette demande.

J.-M. Lahy, attaché au terme de psychotechnique, décida, avec Gaston Guyot, que cette entreprise se dénommerait : « Les Etablissements d'applications psychotechniques » (EAP).

Les statuts de cette entreprise, qui vit le jour en 1927, mais dont l'enregistrement officiel date de 1928 sous le nom de l'Association dite « Etablissements d'applications psychotechniques », eurent pour objet ; la réalisation, la vente d'appareils psychotechniques et la diffusion de méthodes de psychologie. Son siège fut fixé à Chaville, au domicile de Gaston Guyot, qui assura la direction et la gérance jusqu'à son décès en 1943.

Gaston Guyot, qui n'avait alors que 48 ans, assura, jusqu'à sa retraite, en 1934, la direction du laboratoire de psychotechnique de la Société des transports en commun de la région parisienne (STCRP) et la gérance des EAP.

**Gaston Guyot**, (1879 - 1943), né à Melun (Seine-et-Marne) d'une famille d'enseignants, fit des études classiques, puis entra à l'Ecole nationale des arts et métiers en 1896 et en sortit en 1899, avec le titre d'ingénieur. Après quelques années passées dans une usine de céramique à Melun, sa candidature est retenue le 1$^{er}$ août 1910 à la Compagnie générale des omnibus. Cette Compagnie sera englobée, par la suite, dans la STCR. devenue, après sa fusion avec la Compagnie du métropolitain de Paris, en 1946, la RATP. C'est vers 1920 / 1921 qu'il rencontre J-M.Lahy et commence à s'intéresser à la psychotechnique, au moment où les réseaux urbains et suburbains des transports de la région parisienne se sont regroupés sous le nom de Société des transports en commun de la région parisienne (STCRP). En 1924, ingénieur en chef, il est nommé adjoint de J-M. Lahy et deviendra directeur du laboratoire de psychotechnique jusqu'au 1 juillet 1935, date de son départ à la retraite. Ce service fut inauguré en 1925. Il participa avec J-M. Lahy à toutes les créations des laboratoires en France (chemins de fer, Marine nationale, Renault, Citroën, et autres...), et d'autres et à l'étranger (Pologne, Belgique).

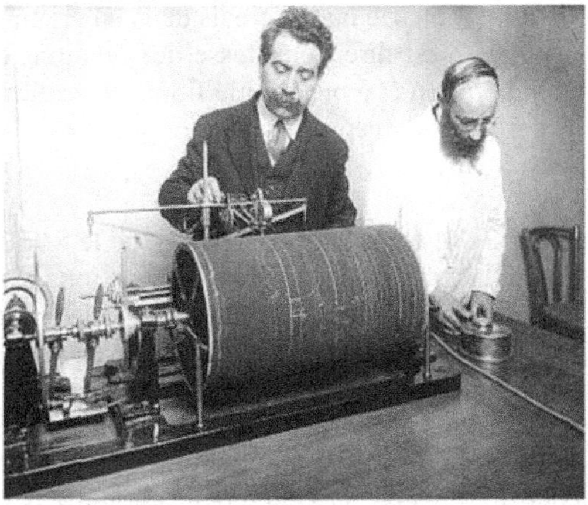

**Photo 1**

En 1927, il crée les Etablissements d'applications psychotechniques, qu'il dirigera jusqu'à sa mort en 1943.

«Il y a quelque cinquante ans que je fis sa connaissance, écrivait le professeur Raymond Bonnardel, lors de la cérémonie du cinquantenaire des EAP (1977), dans le premier laboratoire français qu'il avait conçu et réalisé à la demande de J.-M. Lahy dans le cadre des transports en commun de la région parisienne.

« Sa personnalité d'une très grande intégrité, m'a accordé toutes les ressources de sa créativité technique dans les diverses activités qui ont jalonné ma carrière : depuis la première mise au point des travaux pratiques de biométrie dont m'avait chargé Laugier dans le cadre de la chaire de physiologie du Travail du Conservatoire national des arts et métiers (1932), premiers jalons de ce qui deviendra l'ergonomie, en passant par la section de Biométrie humaine du Palais de la Découverte (1936) où Gaston Guyot, à ma demande, réalisa et présenta toute une gamme d'appareils portant sur diverses fonctions physiologiques et psychologiques, appareils automatiques mis ainsi à la disposition directe du grand public.

« Sans oublier sa part dans la préparation d'une mission bio-psychométrique qui me fut confiée sur une population d'Indiens aborigènes

(Otomis du Mexique, 1937), jusqu'à l'établissement d'un important laboratoire de Psychométrie que je créais dans un grand centre industriel. »

« C'est dire l'étroitesse des relations qui nous menèrent à une constante collaboration et à une amitié fidèle et confiante au cours de longues années dont je garde un souvenir très présent. »

**J-M. Lahy**, (1872 – 1943), né le 8 août 1872 à la Réole (Gironde), fut un autodidacte. Ses premières publications datent de 1902 et portent sur des questions de physiologie expérimentale (mesure de pression sanguine) et 1904 sur la technique sphymographique et sur les coefficients physiologiques du plaisir et de la joie. En 1907, il obtient le titre d'élève diplômé de l'Ecole pratique des hautes études. Il était entré en 1901 au laboratoire de Psychologie expérimentale dirigé par Edmond Toulouse à l'asile de Villejuif, il en devint chef de travaux, puis directeur adjoint. Par la suite, il fut nommé directeur du Laboratoire de Psychologie appliquée de l'Ecole pratique des hautes études et professeur à l'Institut de Psychologie de la Sorbonne.

C'est à partir de 1908 qu'il publia ses premières recherches psychotechniques. Elles avaient trait aux typographes et aux dactylographes. Il effectua, déjà a cette époque, des recherches à la Compagnie des tramways de l'Est parisien. Il multiplie les recherches dans le domaine de la physiologie expérimentale et appliquée (les actes d'attention brefs et intenses, la mémoire des chiffres chez un calculateur prodige, les problèmes de la fatigue). Interrompue par la première guerre mondiale, sa carrière scientifique connaît un nouvel essor par la fondation de grands laboratoires de sélection professionnelle, où il fit la preuve de l'efficacité des méthodes psychotechniques qu'il avait créées, le premier, en 1924, à la STCRP, les autres dans de nombreuses entreprises de grande importance.

En 1927, il collabore avec Gaston Guyot lors de la création des EAP. La seconde guerre mondiale surprit Lahy en plein travail. En 1939 et 1940, il s'occupa, à Paris, de la sélection du personnel des usines de guerre, puis, après l'invasion, se retira avec sa famille et la famille Guyot sur la côte d'Azur. A la veille de sa mort, il était en train d'achever un traité de psychotechnique et une étude sur les transports routiers.

**Congrès**

Les Conférences internationales de psychotechnique avant 1928.
Genève : 1920 organisateur : Edouard Claparède.
Barcelone : 1921 organisateur : Edouard Claparède.
Milan : 1922 organisateur : Giulio Cesare Ferrari.
Paris : 1927 organisateur : Edouard Toulouse, J.-M. Lahy, Gaston Guyot ; les EAP y étaient présents.

**1928**
**Description d'un test**
**Les premiers tests publiés**
**Production du test d'attention diffusée de Lahy**
**Production du test : la poinçonneuse de Lahy**

## 1) Description d'un test

### Origine du mot

Le mot test, au sens psychologique, a été utilisé pour la première fois par James McKeen Cattell (1860-1944), en 1890, (*mental test*) et s'est généralisé pour désigner les épreuves psychotechniques. Le mot est employé en français en 1893 par le fondateur de la psychométrie, Alfred Binet.

### Définition

Un test est une épreuve visant à apprécier une caractéristique simple ou complexe, chez un individu en soi et/ou par comparaison avec d'autres individus, en fonction d'une recherche et d'une validation donnant une garantie de fiabilité des résultats tant pour l'individu examiné que pour les personnes qui utiliseront ces résultats, qu'il s'agisse de sélection ou d'orientation.

Cette épreuve consiste à placer le sujet dans une situation artificielle, sensée faire appel à la caractéristique qu'on souhaite apprécier chez lui, lorsqu'il sera dans les situations réelles où il aura à agir ou à réagir.

La caractéristique à apprécier évoluera, d'une part, avec la demande des utilisateurs (besoins de la société) et, d'autre part, avec la possibilité, pour le psychologue, de répondre au besoin exprimé par le progrès des outils, des techniques et des méthodes de la psychologie.

Historiquement, apparaîtront des épreuves visant à mesurer une aptitude ou capacité (aptitude + acquis) à l'instant de l'examen, c'est-à-dire une disposition particulière, un savoir ou un savoir-faire technique, voire une potentialité, c'est-à-dire le devenir possible de cette aptitude ou capacité chez le sujet ou bien à découvrir le comportement probable d'un individu face à un travail donné (ses attitudes, ses intérêts, ses motivations) ou encore, soit à apprécier des réactions affectives face à une situation de travail, soit à découvrir la personnalité d'un individu face à d'autres personnes, à un métier, le savoir-faire social ou les savoir être face à une situation organisationnelle, à une certaine forme de management ou autre situation professionnelle.

### Caractéristiques d'un test

De par leur structure, les tests se divisent en trois groupes : les tests-appareils (ta), les tests-instruments (ti), les tests papier-crayon (tpc).

De par leur utilisation, les tests sont partagés en deux catégories: tests pour une passation individuelle (pi) et tests pour une passation collective (pc).

En général, les tests-appareils (ta) et les tests-instruments (ti) s'utilisent en passation individuelle (pi) et les tests papier-crayon en passation collective (pc), mais peuvent être utilisés en passation individuelle.

De par leur destination, les tests sont divisés en trois catégories : tests destinés aux enfants (Σ), tests destinés aux adolescents (Δ), tests destinés aux adultes (Ω). De par les résultats obtenus, les tests sont classés par domaine d'évaluation psychologique (voir l'index des tests en fin d'ouvrage).

**2) Les premiers tests publiés par les EAP**

A cette époque, les commandes, si elles n'étaient pas très importantes en quantité, portaient, malgré tout, sur une diversité de tests-appareils (ta) relativement nombreuse. Les sociétés ferroviaires, qui ont la charge d'un service public lié à la vie générale du pays, service dans lequel la sécurité du personnel et de tant de voyageurs est engagée, comprirent rapidement l'importance de la psychotechnique.

Pour ce faire, ils devaient utiliser des tests et les résultats obtenus à l'aide de ces tests, notamment à la STCRP, ayant donnés satisfaction, non seulement au cours de l'expérimentation, mais aussi pendant les années d'un fonctionnement ininterrompu, furent à l'origine de commandes dirigées vers les EAP. La nomenclature de tous ces tests, dénommés Batterie Lahy, pouvait se résumer de la façon suivante :

- Tests de réactions psychomotrices **:**
  - Attention diffusée (AD)
  - Attention concentrée (MA)
  - Temps de réaction (CCRS)

- Tests psychomoteurs **:** (utilisés avec un coffret où étaient rassemblés 2 compteurs) :
  - Tourneur (TOT)
  - Traçage (TR-MCL)

- Tests moteurs **:** (utilisés avec la batterie de compteurs, sauf le DE) :
  - Pointage (PT)
  - Poinçonneuse (PC)
  - Dynamographe enregistreur (DE)

Techniquement, ces tests-appareils (ta) pouvaient se répartir en deux grandes catégories : les tests mécaniques, le tourneur, le traçage, la poinçonneuse, le pointage, les tests électromécaniques, l'attention diffusée, l'attention concentrée, le temps de réaction, le dynmographe enregistreur, les compteurs.

Les tests de cette deuxième catégorie poseront, à cette époque, d'importants problèmes quant à leur fiabilité ; les techniques en sont à leur début et la résistance des matériaux, pour une utilisation intensive, avec des variations de la température non négligeables, seront des sources de pannes, qu'il était difficile de prévoir. Gaston Guyot, rodé à ces situations imprévisibles, se dépensera sans compter pour satisfaire une clientèle peu avertie des contraintes techniques. Afin de palier l'inquiétude de celle-ci, il avait rédigé la lettre suivante :

*Monsieur,*

*Lorsque l'on achète des appareils de laboratoire, directement aux constructeurs, on peut craindre que les garanties de valeur et de bon fonctionnement de ces appareils ne soient pas toujours assurées.*

*La Société des Etablissements d'applications psychotechniques se charge, non seulement de construire des appareils, mais aussi de s'assurer du fonctionnement de ceux dont on la charge de faire l'achat, de manière à donner à l'acquéreur, les garanties techniques indispensables.*

*Notre Société cherche également, en établissant les prix de revient les plus bas, à obtenir, tant pour les recherches scientifiques que pour les applications industrielles, des appareils aux meilleurs prix et d'un fonctionnement irréprochable.*

*Chaque fois que la chose est possible, nous nous adressons au psychologue ou au physiologiste, inventeur de l'appareil pour l'examiner lui-même avant livraison.*

*Notre entreprise vise surtout à éviter aux acquéreurs d'appareils scientifiques, les surprises que peuvent entraîner l'achat d'un outillage sur la simple foi d'un catalogue ou de réclame commerciale.*

*Nos conseils techniques sont à la disposition des clients pour toutes études et mises au point d'appareils nouveaux, plans de laboratoire, etc.*

*Dans l'espoir que vous voudrez bien nous accorder votre confiance, nous vous prions d'agréer, Monsieur, l'assurance de notre parfaite considération*

*Gaston Guyot*

Les commandes du test d'attention diffusée étant plus nombreuses que celles des autres tests, la première fabrication lui fut consacrée.

**3) Production du test d'attention diffusée de Lahy (AD) (ta) (ΔΩ) (1)**

Elaboré dès 1922, il se compose de deux parties. L'une est utilisée par le psychologue pour programmer les sub-tests et noter les résultats, tout en examinant le comportement du candidat, l'autre est utilisée par le candidat pour réagir, soit avec les mains, soit par les pieds, soit par les deux simultanément, aux stimuli qui lui sont présentés. La passation, qui comporte une partie apprentissage et une partie épreuve, qui n'est administrée que si les résultats à la partie apprentissage ont été satisfaisants, est individuelle ; le temps de passation est variable, d'environ une heure quinze, et la correction très rapide. La validation fut réalisée sur des populations d'entreprises de transport en commun. Les étalonnages portèrent sur des populations d'adultes.

Employé pour évaluer les aptitudes des conducteurs des trains et des autobus, ce test, qui mesure la qualité de la réaction du candidat, a justifié son utilisation par l'étude des résultats à de nombreux examens, qui mirent en évidence, à la STCRP et aux chemins de fer du Nord, une forte réduction du nombre des accidents. Ce test intègre la situation dans laquelle se trouve un conducteur conduisant un véhicule. Cette situation est un complexe formé d'excitations visuelles et auditives s'enchevêtrant et se succédant à des cadences irrégulières sur le fond mobile des images de la rue. Le candidat doit choisir entre ces excitations et répondre à ces sollicitations par des réactions de ses différents membres sur lesquels s'exerce le choix. L'attitude du conducteur face à cette situation fut dénommée : attention diffusée.

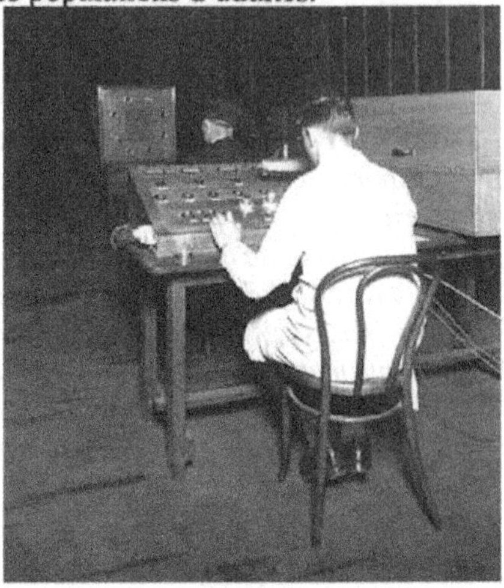

**Photo 2**

Ce test, de réactions psychomotrices, équipa les principaux laboratoires psychotechniques en France et en Europe. Si certains laboratoires, équipés de ce test depuis plusieurs années, l'utilisent encore au début de ce nouveau millénaire, il fut progressivement remplacé, à partir de 1955, dans d'autres laboratoires, par le test des réactions complexes de Raymond Bonnardel (RCB). Il est intéressant de noter que Robert Simonnet, lors d'une visite, en 1988, au laboratoire psychotechnique des chemins de fer de Roumanie, à Bucarest, a constaté que ce test, vendu en 1937 par Gaston Guyot, fonctionnait régulièrement et donnait toujours entière satisfaction..

A partir de 1966, le programme mécanique, transformé en logiciel, est regroupé, grâce de nouvelles techniques électroniques, avec tous les logiciels des programmes des tests de réactions psychomotrices, dans un appareil nouveau : le polyréactiographe (PRG). Cet appareil, omni-tests, laisse la liberté, au psychologue d'utiliser, parmi tous les logiciels, le programme du test qui lui semble le mieux adapté à son problème.

**4) Production du test : la poinçonneuse de Lahy (PC) (ta) (ΔΩ) (2)**

Elaboré en 1923, il se compose d'un support métallique sur lequel se déroule, à l'aide d'un petit volant situé sur le support, un film où sont imprimés des cercles ; un levier, fixé sur le support, complète l'ensemble. L'épreuve consiste à amener, à l'aide du petit volant, tenu par la main gauche, les cercles devant un repère et à les percer avec le levier tenu par la main droite.

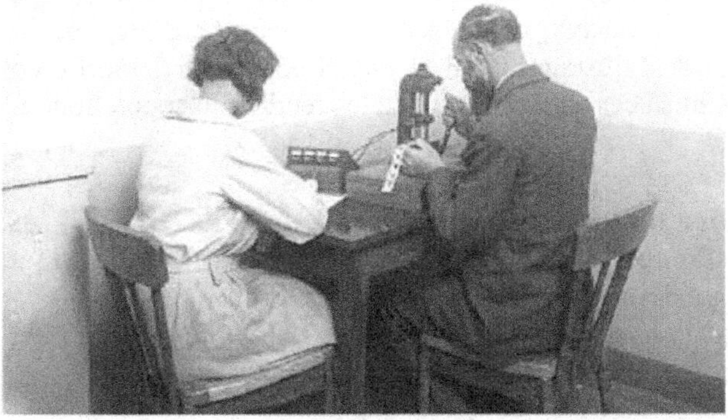

**Photo 3**

La passation est individuelle, le temps de passation d'environ dix minutes. Ce test est destiné à des populations d'adultes. La validation fut réalisée sur plusieurs populations ouvrières, les étalonnages portant sur des populations d'adultes.

Le test est destiné à mesurer l'aptitude liée à l'agilité motrice représentée, chez les conducteurs de machines, par la rapidité et la précision des mouvements indispensables aux travaux simples et monotones. Ce test, « moteur », utilisé intensément avant 1940, complétera les équipements très rarement après 1950. La raison principale du manque d'intérêt pour ce test semble avoir été la réduction des tâches simples dans l'industrie au profit de tâches plus complexes.

**Congrès**

Utrecht : Congrès International de psychotechnique.

**1929**
**Organisation d'un atelier de production**
**Production du test : le dynamographe de Lahy**
**Production du test : le chronoscope de d'Arsonval**

**1) Organisation d'un atelier de production**

En 1927, Gaston Guyot avait procédé à l'achat du matériel indispensable à la fabrication de certaines pièces, un tour, une forge, une perceuse. En 1928, il organisa une sous-traitance afin, de satisfaire, en premier lieu, à la fabrication de certains gros travaux, notamment de fonderie ; ensuite, pour mieux répondre aux besoins des ajustages qu'il devait effectuer sur les différentes pièces. En 1929, il organisa ces activités, afin de les rendre plus opérationnelles.

**2) Production du test : le dynamographe de Lahy (DE) (ta) (ΔΩ) (3)**

Elaboré vers 1924, c'est un dynamographe manométrique, équipé d'un amplificateur de mouvement, commandé par une poire en caoutchouc remplie d'eau, tenue dans la main. La pression donnée par la main fait dévier l'aiguille du cadran de l'appareil, qui inscrit les phases de l'expérience sur une bande de papier d'un enregistreur mû par un moteur électrique.

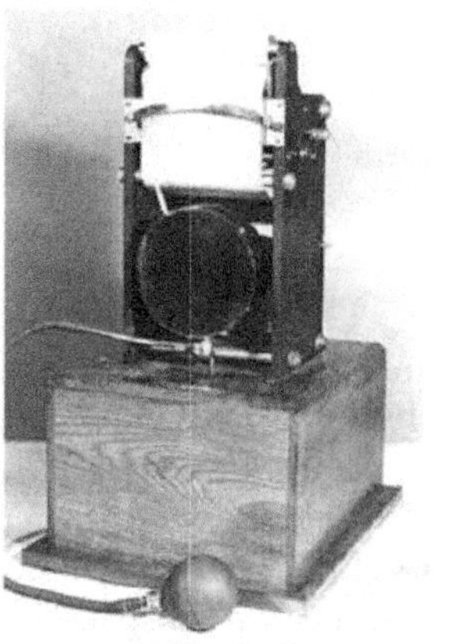
**Photo 4**

La passation, destinée aux adultes, est individuelle et le temps de passation n'est pas limité. La validation a été réalisée sur les mêmes populations que celle de la batterie Lahy, les étalonnages portant sur des populations d'adultes.

Le test est utilisé pour mesurer la force et l'endurance des candidats à des postes de travail où cette aptitude est nécessaire. L'indice de force est mesuré par le maximum de l'effort enregistré. L'indice de ténacité est mesuré par le temps écoulé entre le début de l'effort et le moment où il diminue. La plus ou moins grande régularité de la pression, qui se traduit par une stabilité presque parfaite du graphique enregistré, met en évidence l'aptitude d'une résistance à la fatigue plus ou moins importante.

Ce test, psychomoteur, sera utilisé, sans interruption pendant les décennies qui suivront, tant dans les milieux industriels que dans d'autres comme les milieux médicaux ou sportifs. Les progrès techniques permirent d'en réduire l'encombrement, ainsi que le poids. Contrairement à certains tests, qui subirent l'usure du temps avec la publication d'un nouveau test plus performant quant à la validité des résultats, le test du dynamographe enregistreur n'aura jamais à faire face à cette concurrence et restera toujours identique.

Un autre test, le Volant dynamographe, équipait le laboratoire de la STCRP. Ce test mesurait la force que possédaient les conducteurs pour tourner les volants des véhicules qui, à cette époque, demandaient des efforts importants. Il ne fut jamais commercialisé.

**3) Production du test : le chronoscope de d'Arsonval (CCRS) (ta) (ΔΩ) (4)**

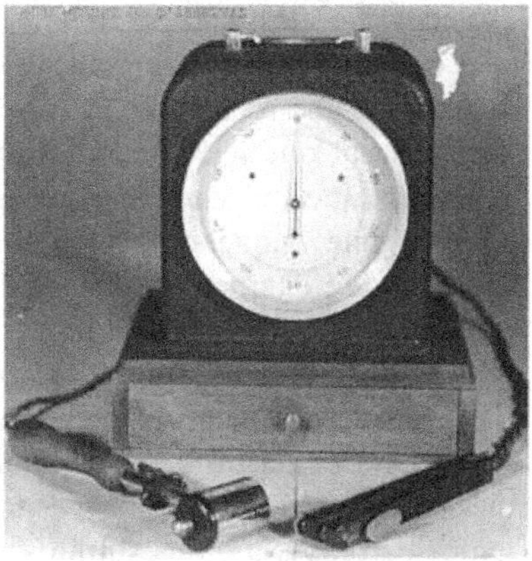

En 1879, WilhelmWundt (1832-1920) systématise l'étude quantitative des sensations dans le laboratoire qu'il avait crée à Leipzig et chercha à appréhender l'activité mentale par la durée en utilisant l'étude des temps de réaction obtenus avec le premier chronoscope (temps séparant une stimulation sensorielle de la réponse motrice correspondante). Arsène d'Arsonval (1851 – 1940), médecin et physicien, étudia diverses utilisations du courant électrique. Il est à l'origine de ce qu'on a appelé la darsonvalisation, qui consistait à traiter certaines maladies par des courants de hautes fréquences. Il sera également à l'origine du test utilisé pour mesurer les temps de réaction, appareil électromécanique composé d'un cadran devant lequel se déplace, comme sur une horloge, une aiguille dès qu'un stimulus, soit visuel (lumière blanche), soit auditif (son aigu) est émis puis est stoppé par la réponse du candidat.

L'examen est réalisé, d'abord avec les lumières, ensuite avec les sons. Une presselle est placée dans la main du candidat, à qui il est demandé d'appuyer, aussi rapidement que possible, sur le bouton situé sur cette presselle, dès qu'il voit ou entend le stimulus.

Le programme étalonné de ce test se compose de 32 stimuli. Les calculs effectués, après la passation du test, serviront à situer le temps de réflexe appelé : temps de réaction

La passation est individuelle et le temps de passation variable. Les validations et les étalonnages furent réalisés sur de nombreuses populations.

Le test, dont la mesure peut être considérée comme psychophysiologique, évalue une donnée située à la limite des domaines physiologique et psychologique, par le déclenchement, chez l'individu, d'un réflexe physiologique (appuyer sur le bouton de la presselle), à une stimulation sensorielle, visuelle ou auditive, dont l'action est d'ordre psychologique, puisque volontaire. Si cette donnée, appelée temps de réaction, varie d'un individu à l'autre, elle reste constante chez ce même individu en état de repos, mais varie en fonction de certaines circonstances : fatigue, alcoolémie, qu'il est souvent indispensable de déceler.

Le test de réactions psychomotrices, qui mesure le temps écoulé entre le moment de l'apparition du stimulus et la pression sur le bouton de la presselle par le candidat, n'a jamais cessé d'être utilisé par les laboratoires de psychologie. Entre 1970 et 1985, le chronoscope n'était plus guère employé de manière systématique, mais, en 1985, les psychologues du laboratoire de psychologie des usines Renault constatèrent une recrudescence du nombre d'accidents chez les conducteurs qui avaient réussi l'examen de sécurité. Effectuant une recherche en collaboration avec les médecins du travail, ceux-ci constatèrent que les accidents survenaient sur une population où la prise d'un neuroleptique (psychotropes, drogues) était évidente au moment de l'accident. Menant une enquête plus approfondie, les psychologues découvrirent qu'au moment de l'examen d'embauche, les accidentés s'abstenaient de toute prise de ces produits plusieurs jours avant celui de l'examen, afin de réussir. Dès la reprise des produits, quelques temps après l'embauche, des accidents avaient lieu dans des délais qui n'excédaient pas six mois.

Une étude de cette population avec un chronoscope permit de montrer qu'une moyenne des deux mesures, temps de réaction à des stimuli visuels et temps de réaction à des stimuli sonores, supérieure d'un écart-type et plus à la moyenne de la même population, était due très souvent à l'influence d'un neuroleptique en forte liaison avec l'accident. Le test des temps de réaction fut, à compter de cette date, ajouté aux tests de la batterie de sécurité, lors des examens des conducteurs.

Grâce, d'abord, à l'électronique, puis, ensuite, à l'informatique, tous les programmes des tests de réactions psychomotrices, qui avaient été conçus mécaniquement depuis l'origine, furent modifiés sous la forme d'un logiciel. Le logiciel du programme du chronoscope sera regroupé, à partir de 1966, avec les autres logiciels, dans l'appareil électronique, le Poly-réactio-graphe(PRG), puis, en 1984, dans l'appareil informatique, le Poly-psycho-informatique (PPI).

**Les Congrès internationaux de psychologie avant 1930**

PARIS : 1889, I^er^ congrès.
LONDRES : 1892, II^e^ congrès.
MUNICH : 1896, III^e^ congrès.
PARIS : 1900, IV^e^ congrès.
ROME : 1905, V^e^ congrès.
GENEVE : 1909, VI^e^ congrès.
OXFORD : 1923, VII^e^ congrès.
CRONINGE : 1926, VIII^e^ congrès.
NEW HAVEN: 1929, IX^e^ congrès.

**1930**
**Organisation d'une sous-traitance**
**Production du test : le pointage de Lahy**
**Production du test d'attention concentrée de Lahy**

## 1) Organisation d'une sous-traitance

La diversité des appareils et les commandes des utilisateurs, même si elles n'étaient pas encore très nombreuses, obligea Gaston Guyot à modifier ce qu'il avait mis en place et à procéder à une nouvelle recherche de sous-traitants, où la qualité du travail primait, mais, surtout, où la ponctualité, liée aux délais de livraison, toujours trop longs au goût des clients, devait être des plus strictes.

Gaston Guyot fut contraint de réduire le plus possible ses travaux personnels. Il concentra son activité principalement sur l'assemblage, afin d'effectuer un montage rigoureux et s'astreindre à passer plus de temps aux essais de chaque appareil. Ceux-ci étant mis en service pendant plusieurs jours, devaient, théoriquement, ne plus être sujets à des pannes après leurs livraisons.

Cette organisation, peu courante à l'époque, traduisait une volonté de qualité du produit qui sera reprise, par toutes les personnes qui auront à diriger les EAP

## 2) Production du test : le pointage de Lahy (PTD) (ta) (ΔΩ) (5)

Elaboré vers 1924, il se compose d'un coffret, sur lequel a été aménagée une fenêtre rectangulaire, laissant apparaître des plots de six millimètres de diamètre, placés irrégulièrement sur la paroi d'un cylindre tournant.

Le candidat, à l'aide d'un stylet, a pour consigne de toucher chaque plot avec le stylet, chaque contact étant enregistré par un compteur totalisateur. Comme pour tous les tests, l'examen comporte trois parties : la démonstration, l'apprentissage, le test.

La passation est individuelle, avec un temps de passation de dix minutes. La validation et les étalonnages furent réalisés sur plusieurs populations ouvrières d'adultes et d'adolescents.

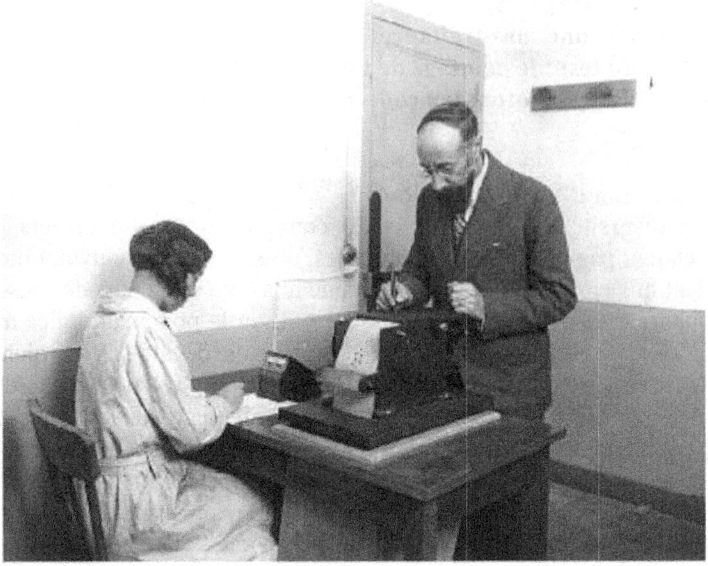

**Photo 6**

Le test n'exige qu'un travail purement moteur, qui fait appel aux mouvements simples d'ajustement à un rythme bien déterminé. Il permet de déceler l'aptitude de précision du geste et plus spécialement la stabilité du comportement dans les travaux monotones.

Ce test moteur sera utilisé au cours des années suivantes par un nombre relativement important de psychologues des laboratoires de psychologie des entreprises, mais aussi en orientation scolaire et professionnelle. La richesse des informations obtenues par la mesure de l'aptitude dans le domaine du comportement, mettant en évidence le risque d'instabilité, sera un des éléments les plus recherchés dans certaines professions, afin d'émettre un pronostic de réussite à, non seulement des postes destinés à des travailleurs manuels, mais aussi à ceux destinés aux personnels administratifs.

**3) Production du test d'attention concentrée de Lahy (MA) (ta) (ΔΩ) (6)**

Mis au point en 1921, il est constitué d'un coffret comportant une fenêtre dans laquelle apparaissent, sur un cylindre tournant et suivant un ordre préétabli, 150 séries de 5 lettres.

Le candidat, à qui le psychologue a remis une presselle, doit, à l'apparition de certaines lettres, réagir en appuyant sur le bouton de la presselle.

Les réponses sont enregistrées par des compteurs. Eventuellement, les lettres peuvent être remplacées par des chiffres ou des lettres de langues étrangères.

La passation est individuelle, le temps de passation de quatre minutes. La validation fut réalisée sur des populations d'entreprises de transport en commun. Les étalonnages portèrent sur des populations d'adultes.

L'attention étant la véritable base de l'activité de conduite des véhicules, puisqu'elle consiste, dans ces situations, à rejeter de sa pensée tout ce qui ne concerne pas cette activité, tout en conservant en « arrière-pensées » les connaissances qui seront utilisées dans les phases ultérieures, l'esprit est, alors, en attente, prêt à percevoir tout ce qui pourrait ne pas être en adéquation avec l'action de conduite et agir en conséquence.

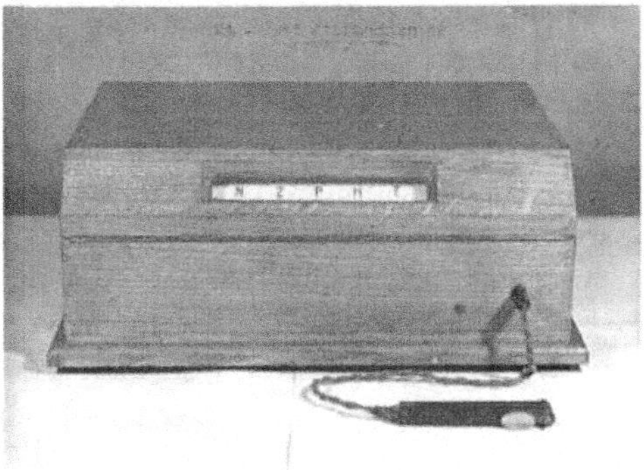

**Photo 7**

Le test est destiné à évaluer la force de concentration, où « attention concentrée », que pourrait posséder un candidat à un poste de travail ou les distractions extérieures sont nombreuses et difficiles à éviter. Ce test, de réactions psychomotrices, fut utilisé par tous les psychologues des laboratoires de psychologie des entreprises ayant à prendre en compte l'évaluation de la sécurité des conducteurs. A partir de 1950, il fut progressivement remplacé par le test des réactions complexes (RCB) de Raymond Bonnardel. Le test RCB dispose de trois programmes permettant des évaluations très précises, dont celle de l'attention concentrée.

**Congrès**

BARCELONE : Congrès international de psychotechnique.

**1931**
**Production du test : le tourneur de Lahy**
**Production du test : le traçage de Lahy**

**1) Production du test : le tourneur de Lahy (TOT) (ta) (ΔΩ) (7)**

Elaboré en 1919, il se compose d'un chariot identique à celui des tours, se déplaçant à l'aide de deux manivelles. Sur ce chariot est placé un col de cygne supportant un pointeau. Ce pointeau est en contact avec une plaque métallique sur laquelle est gravé un circuit rectiligne et curviligne rempli d'une matière isolante. A l'aide des deux manivelles le candidat doit déplacer le pointeau, rapidement, en suivant le circuit, du départ jusqu'à l'arrivée, en évitant d'entrer en contact avec la plaque métallique. Les contacts sont enregistrés en nombre et en durée par des compteurs. L'épreuve est chronométrée.

La passation est individuelle, avec un le temps de passation variant entre trois et six minutes. La validation fut réalisée sur des populations très diverses et les étalonnages effectués sur des populations d'adultes et d'adolescents.

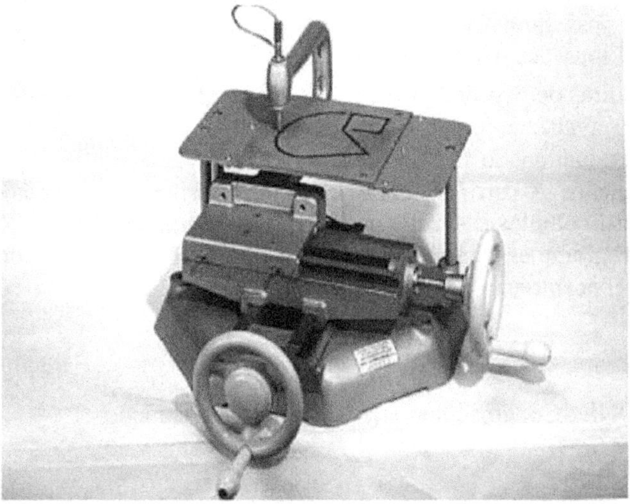

**Photo 8**

Le test apprécie la capacité que le candidat a, d'abord, à dissocier le mouvement de ses deux mains, ensuite, à réaliser leur coordination adéquate. Les scores obtenus : le temps pour réaliser l'épreuve (T), le nombre des erreurs (NE), la durée totale de ces erreurs (DE), permettent de mettre en évidence : la rapidité que possède le candidat à effectuer une tâche imposée (T) en étudiant sa précision (NE) et son adaptabilité à corriger ses erreurs (DE).

Ce test psychomoteur a équipé et équipe encore, de nombreux laboratoires de psychologie en France, ainsi que de nombreux laboratoires à l'étranger. S'il donnait toujours satisfaction pour certains travaux, les résultats obtenus à ce test n'apportaient plus une discrimination suffisamment fine pour les ouvriers travaillant dans les domaines de la mécanique. En 1947, Raymond Bonnardel étudie le test oméga qui éliminera la possibilité qu'avaient certains ouvriers à être favorisés par la passation d'un test, où ils retrouvaient une situation de travail identique à celle de leur machines (tours, fraiseuse,..). A cette date, si l'utilisation, par les psychologues, des tests du tourneur et du test oméga restait à l'avantage du test du tourneur, les années qui suivirent virent rapidement le test oméga prendre l'avantage sur le test du tourneur.

**2) Production du test : le traçage de Lahy (TR puis MLC) (ta) (ΔΩ) (8)**

Elaboré en 1921, il comprend un socle formant table, sur lequel repose, par l'intermédiaire de billes, une tablette mobile munie de deux poignées. Cette tablette mobile comporte un tracé sinueux continu en ébonite, large de trois millimètres. Au-dessus de la tablette mobile, un pointeau fixe est supporté par un col-de-cygne solidaire du socle. Le test consiste à faire glisser la tablette mobile de façon à ce que le pointeau ne quitte pas le tracé ; à chaque sortie du pointeau, un contact est enregistré ainsi que sa durée sur des compteurs.

La passation est individuelle, le temps de passation varie entre trois et sept minutes. La validation fut réalisée sur les mêmes populations que celle de la batterie Lahy. Les étalonnages portèrent sur des populations d'adultes.

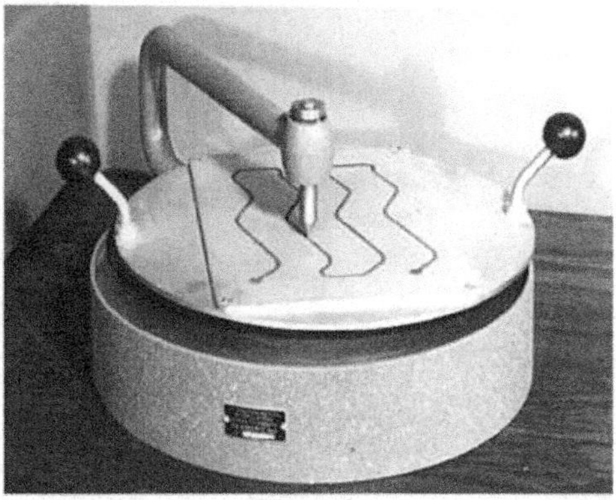

Photo 9

Ce test décèle des troubles psychomoteurs, qui s'expriment par le tremblement des mains (syndrome de Basedow..., éthylisme) ou encore par des gestes saccadés, inhibés, ou brusques.

Ce test, moteur, très valide statistiquement quant à la mesure de la stabilité motrice, obtenue par l'évaluation de l'inaptitude à la précision des mouvements, ainsi que celle des tremblements, fut contrarié dans sa diffusion par ses dimensions et les rigueurs des ajustages lors de sa fabrication, qui le rendait onéreux à l'achat. Encombrant et lourd, il fut vite délaissé. Il subit des modifications en 1948 pour devenir, quelques années plus tard, de plus petites dimensions. Il prit le nom de test des mouvements coordonnés de Lahy (MCL). Les études de validations mirent en évidence une mesure de la stabilité motrice tout aussi valide que celles obtenues avec le test original, avec, cependant, une meilleure évaluation de l'absence de tremblement dans les petits travaux qui émergèrent, à cette époque, avec l'électronique.

**Congrès**
MOSCOU : Congrès international psychotechnique.

**1932**
**Première présence de Denise Guyot aux EAP**
**Apparition des premiers tests-instruments (ti)**
**Production du test d'encastrement de Dearborn**
**Production du test : les cubes de Kohs**

## 1) Première présence de Denise Guyot aux EAP

J.-M. Lahy, qui cherchait un jeune collaborateur, proposa, à Gaston Guyot, de prendre sa fille, Denise, dans le laboratoire de psychologie comme assistante, afin de lui confier, au début, un travail de compilation des résultats, pour une première initiation aux calculs des étalonnages, qu'il obtenait régulièrement en grand nombre, à partir des examens effectués à la STCRP, puis, par la suite, la former à ces méthodes, pour qu'elle puisse acquérir les connaissances que devaient posséder tous les psychologues. Les travaux effectués par Denise Guyot avec J.-M. Lahy portèrent sur les études de la mémoire (test ES), de l'attention concentrée (test BATP), de l'appréciation suggestive du temps et bien d'autres, qui restèrent dans les annales de la psychométrie. Tout en travaillant avec J.-M. Lahy, elle partagea son temps avec son père aux EAP.

## 2) Les premiers tests-instruments (ti)

A ce moment, tous les tests appelés : tests-appareils (ta) de J-M. Lahy, utilisés dans les laboratoires de psychologie d'une manière permanente par les psychologues, sont disponibles à la vente aux EAP. Ceux qui sont d'un emploi sporadique ou encore à titre expérimental sont fabriqués à la demande. Les commandes se diversifient, les psychologues travaillant, non seulement pour des entreprises, mais aussi dans le domaine scolaire et dans celui de l'orientation professionnelle, se servent, dans ces nouveaux domaines, de tests différents, d'où l'apparition des premiers test-instruments.

Tous les tests, qu'ils soient des tests-appareils (ta) ou des tests-instruments (ti), étaient livrés avec leur feuille de notation et une notice d'utilisation. Ces documents annexes réalisés, à l'aide d'une machine à écrire, étaient dupliqués par une ronéo, afin de pouvoir satisfaire, quantitativement, les demandes des clients. Le manuel d'utilisation d'un test, imprimé sous la forme d'un livret très complet, reprenant des études le concernant, ainsi que les étalonnages disponibles, ne vit le jour que vers les années 1950. Avant cette date, tous les psychologues avaient une connaissance approfondie de tous les tests existant et disposaient, pour la plupart, d'une bibliothèque, où étaient classées les revues de psychologie qui relataient toutes les études réalisées sur les épreuves disponibles.

**3) Production du test d'encastrements de Dearborn (DB) (ti) (ΔΩ)**

Elaboré vers 1910, il est composé d'une planche, dans laquelle sont découpés cinq logements géométriques. Dans chaque logement géométrique peuvent être encastrées des figures identiques au logement, mais qui sont découpées en plusieurs éléments. Tous les éléments, au nombre de quatorze, sont présentés sur une planchette gabarit, elle-même prédécoupée suivant la forme de chacun des éléments. A partir de la planchette gabarit, le candidat doit retrouver et assembler les éléments afin de reconstruire la figure qui correspond au logement géométrique et les placer dans ce logement.

La passation est individuelle et le temps de passation varie entre quatre et huit minutes. La validation a été réalisée aux Etats-Unis d'Amérique et les étalonnages disponibles effectués sur des populations d'adolescents.

Fondé sur le raisonnement qui préside au choix des éléments qui permettront de reconstruire chaque figure, ce test décèle l'aptitude liée à ce raisonnement, appelée couramment intelligence concrète.

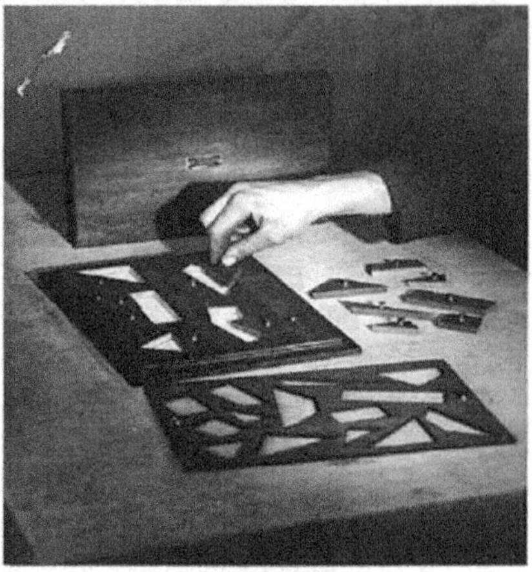

**Photo 10**

Ce test, dont l'auteur était originaire des Etats-Unis, a été, à son début, étudié sur des populations d'adolescents à la recherche d'un emploi et, plus particulièrement, en France, par les centres d'orientation professionnelle. Facile d'utilisation, peu encombrant, il sera remplacé, à partir de 1950, par des tests plus performants quant à la mesure de l'intelligence concrète, principalement les tests BOD et B101, mais aussi les autres tests d'intelligence pratique de la batterie factorielle standard de Raymond Bonnardel. Il restera toujours utilisé par un petit nombre de psychologues sensibles à son approche spatiale.

**4) Production du test : les cubes de Kohs (KO) (ti) (ΣΔΩ) (9)**

Elaboré vers 1910, aux Etats-Unis d'Amérique, par Samuel Celvin Kohs (1890-1984), il se compose d'une boite, où sont rassemblés seize cubes colorés de différentes couleurs sur toutes les faces, ainsi qu'un livret, où sont imprimés dix-sept dessins. L'épreuve consiste à reproduire, à l'aide des cubes, chaque dessin, présenté dans un temps limité.

La passation est individuelle, le temps de passation variable ou limité à dix minutes. La validation a été réalisée aux Etats-Unis d'Amérique et les étalonnages ont porté sur des populations d'enfants, d'adolescents et d'adultes.

Largement validé par de nombreuses études, ce test permet l'exploration mentale dans certains domaines comme ceux de l'intelligence concrète ou du développement mental.

Etudié dès 1923, ce test était destiné, à ses débuts, à l'évaluation de l'intelligence chez les enfants et les adolescents d'âge scolaire. Utilisé à partir de 1946 dans les milieux industriels en France, il fut rapidement abandonné à la suite des études réalisées sur l'intelligence concrète ou pratique par Raymond Bonnardel (1950). Cet auteur mit en évidence qu'une double évaluation, dans deux domaines psychologiques bien différents, l'un spatial (recherche de la couleur sur l'une des six faces), l'autre du raisonnement (recherche des éléments constituant les figures à reproduire), rendait les résultats du test des cubes de Kohs difficilement exploitables dans le milieu industriel. Ce manque de rigueur dans la conception du test entachait la mesure de l'aptitude recherchée, l'intelligence concrète, d'une erreur liée à un facteur spatial, qu'il était difficile d'estimer. Cette distorsion, affectant le résultat de l'examen, provient de l'obligation qu'a l'individu de déplacer, à l'aide de sa main, le cube dans l'espace en le retournant pour trouver la couleur correspondant à celle qui lui est présentée sur le dessin.

Le test des cubes de Kohs sera incorporé dans plusieurs tests-instruments comme, par exemple, le test de dépistage de la débilité mentale de P. Laurent, P. Kettler et Y. Thireau (KLT).

**Congrès**

COPENHAGUE : X$^{e}$ Congrès international de psychologie.

**1933**
**Organisation d'une chaîne de montage**
**Production du test : le dextérimètre de Moede**
**Production du test : les disques de Walter**

**1) Organisation d'une chaîne de montage**

Il n'est pas besoin d'avoir étudié en profondeur la gestion pour reconnaître, comme l'a constaté Gaston Guyot, que le choix de la sous-traitance au plus haut niveau, nécessitait une réorganisation de l'atelier de production. Il devenait opportun de concevoir une petite chaîne, où le montage d'un premier appareil pouvait s'effectuer en un temps minimum, tout en assurant, conjointement, le montage d'un deuxième appareil différent du premier, en attendant la livraison, par les sous-traitants, des éléments du premier, dont les délais de fabrication pouvaient être plus longs que les autres.

Sans mettre en place une organisation définitive, Gaston Guyot transforma son atelier tout en laissant libre cours à des possibilités d'amélioration dans le temps, ce qui lui permettait, entre autre, de se consacrer davantage aux recherches, toujours plus nombreuses, que lui soumettaient les psychologues.

**2) Production du test : le dextérimètre de Moede (DX) (ti) (ΔΩ) (10)**

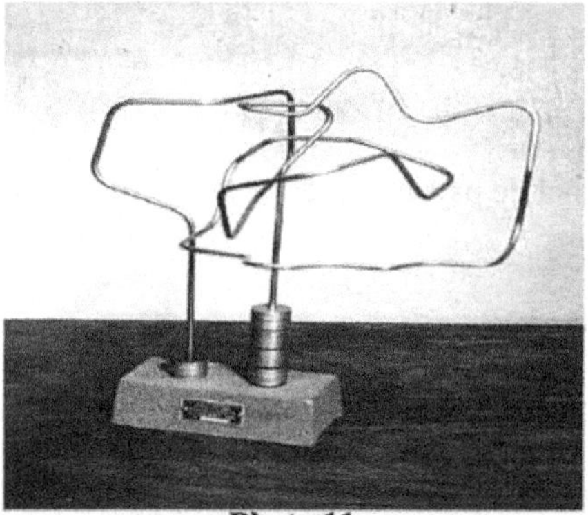
**Photo 11**

Elaboré en Allemagne vers 1930, il est constitué d'un fil métallique de quatre millimètres de diamètre, et de deux mètres de longueur, tortillé irrégulièrement pour former vingt neuf coudes, plus ou moins ouverts ; fixé sur un socle stable en ses deux extrémités et de cinquante-cinq rondelles de vingt-quatre millimètres de diamètre, percées d'un trou, enfilées sur le fil métallique. Le candidat doit déplacer toutes les rondelles, d'un bout à l'autre du fil, le plus rapidement possible.

La passation est individuelle, avec un temps de passation non limité. La validation a été réalisée en Allemagne et les étalonnages portent sur des populations d'adolescent et d'adultes.

Ce test, appelé aussi souricière de Moede, décèle une aptitude liée à la dextérité manuelle. Ce dextérimètre fut utilisé jusqu'en 1980. Son abandon, par les psychologues, dans les entreprises, date des années 1955-1957, en suite de la mise sur le marché de tests plus performants. Il restera toujours utilisé par des psychologues attachés à des centres de formation professionnelle.

**3) Production du test : les disques de Walter (DW) (ti) (ΔΩ) (11)**

Elaboré vers 1925 en Allemagne, il est constitué par 2 planches comportant 41 trous de 25 mm de diamètre, l'une de 2,5 mm de profondeur, l'autre de 5 mm et d'un jeu de 41 jetons de 23 mm de diamètre et 10 mm de hauteur.

Trois opérations pour l'utilisation ; la première : main droite et les pions de la planche de gauche à placer sur la planche de droite ; la deuxième : main gauche et les pions de la planche de droite à placer sur la planche de gauche ; la troisième : deux mains et les pions de la planche de gauche à placer sur la planche de droite.

La passation est individuelle, avec un temps de passation de dix minutes. La première validation fut réalisée en Allemagne. En France, les étalonnages furent d'abord réalisés sur une population d'adultes, puis, par la suite, sur des populations d'adolescents.

Ce test cherche à apprécier, par la mesure de la vitesse du mouvement horizontal, l'agilité manuelle, telle qu'elle intervient dans un ensemble de mouvements automatisés. Utilisé dans le milieu industriel en France vers 1932, il y fut remplacé, vers 1955, par des tests plus performants. Des psychologues, attachés à des milieux scolaires ou de formation professionnelle, continueront, néanmoins, à l'employer

Reprenant l'idée de ce test, Pierre Goguelin (1922-2004) réalisa, en 1953, avec la collaboration de Denise Guyot, l'étude d'un nouveau test pour évaluer la rapidité et la précision des mouvements des bras et des mains, complété par une évaluation de la qualité du coup d'œil : le test de rapidité et coup d'œil (RPCG).

## 1934
## Les petites séries et les fabrications à l'unité
## Production du test : les rondelles de Piorkowski
## Production des tests de trémomètrie et de tapping

### 1) Les petites séries et les fabrications à l'unité

1934 est l'année au cours de laquelle Gaston Guyot quitta la direction du laboratoire de psychotechnique de la STCRP pour prendre sa retraite. A partir de cette date, il se consacra à plein temps au fonctionnement des EAP, toujours en collaboration avec J.-M. Lahy, qui, s'il était à la retraite lui aussi depuis déjà quelques années, occupait toujours des fonctions de conseil.

Gaston Guyot se trouva aux prises avec toute la complexité d'une production de tests-appareils et de tests-instruments, dont les ventes variaient en quantité et en diversité. Comme le laissait présager une utilisation de ceux-ci de façon, soit permanente, soit ponctuelle, dans les laboratoires de psychologie, la demande de la clientèle ne pouvait faire l'objet d'aucune prévision : un appareil peu utilisé, donc peu vendu, pouvait provenir d'une commande urgente quant à la livraison, alors qu'un appareil d'une utilisation fréquente émanait d'une commande, dont le délai de livraison pouvait être normal.

Cet état de fait devait conduire à l'organisation d'une fabrication d'appareils sans stock pour ceux qui étaient peu utilisés et une fabrication destinée à un stock, variable en quantité, pour les appareils dont l'utilisation était plus ou moins permanente.

De la rencontre des difficultés inhérentes à ces situations complexes et à l'imagination naturelle de l'esprit humain, on peut facilement déduire, rétrospectivement, que l'adaptation de Gaston Guyot à cette situation marque déjà ce qui restera une constante des EAP pendant plus de soixante années : l'examen minutieux de chaque situation, afin de trouver une solution adaptée à la meilleure rentabilité pour l'entreprise et une totale satisfaction du client.

### 2) Production du test : les rondelles de Piorkowski (RP) (ti) (ΔΩ) (12)

Elaboré vers 1922, il se compose d'un manche, sur lequel sont fixées quatre tiges métalliques en acier indéformable et dix rondelles percées, dont les trous légèrement plus grands correspondent à l'écartement des tiges. Les rondelles étant sorties des tiges, le candidat doit les enfiler le plus rapidement possible.

La passation est individuelle et le temps de passation d'environ dix minutes. Les études et validations sont rassemblées dans la bibliographie. Les étalonnages disponibles portent sur des adolescents et des adultes.

Ce test évalue, d'abord, la compréhension qu'a le candidat du rapport qui existe entre l'écartement des quatre tiges métalliques fixées sur le manche et l'emplacement des trous situés sur les rondelles, puis l'habileté qu'il possède pour les enfiler les unes après les autres.

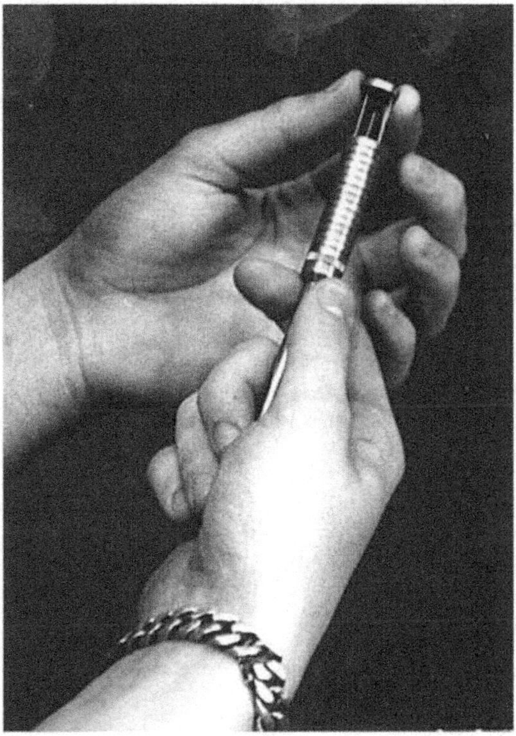

**Photo 12**

Ce test, dont l'utilisation est très pratique par son encombrement réduit, fut utilisé d'une façon constante jusqu'à 1955, date à laquelle Raymond Bonnardel mit en évidence que celui-ci mesurait simultanément deux facteurs psychologiques distincts, le premier, un facteur de compréhension (rapport entre les tiges et les trous), lié à l'intelligence pratique, le second, lié à l'habileté manuelle (enfiler les rondelles). L'obtention d'un résultat global, lors de la passation du test, où il est impossible de séparer les deux activités, n'était guère satisfaisante quant à une évaluation, qui se voulait la plus scientifique possible. Après cette date, seuls, quelques psychologues attachés aux milieux scolaires continueront à utiliser ce test.

**3) Production des tests de trémomètrie et de tapping (ta) (ΔΩ)**

Utilisés pour l'évaluation des tremblements, le trémomètre en V d'Henri Piéron, le trémomètre à trous, le trémomètre labyrinthe, faisaient l'objet de trois fabrications particulières.

Deux tests, dits de tapping, d'Henri Piéron, et de pointillage, de J.-M. Lahy, utilisés pour l'évaluation de la rapidité-précision du geste, faisaient, eux aussi, l'objet d'une fabrication particulière.

La passation est individuelle. Les étalonnages furent réalisés sur des populations d'adultes.

Chaque test avait ses particularités, qui répondaient à des besoins spécifiques des psychologues du travail, des médecins du travail ou encore en orientation professionnelle.

Les ventes, relativement importantes jusqu'à 1950, baissèrent régulièrement à partir de cette date, pour ne devenir que des ventes à l'unité (sur demande). En 1973, ces cinq tests furent rassemblés dans le coffret qui était utilisé pour la réalisation du test d'évaluation du mouvement juste du docteur René Bize : l'orthokinésimètre (OKZ) (la mesure du mouvement juste). Cette batterie de six tests moteurs relança l'intérêt des évaluations qui analysaient un même facteur psychologique, mais dans des domaines différents.

**Congrès**

PRAGUE : Congrès international de psychotechnique.

## 1935
## Première collaboration de Raymond Bonnardel avec les EAP
## Production du test d'intelligence mécanique de Stenquist

### 1) Raymond Bonnardel et les EAP

En 1935, Raymond Bonnardel, docteur es-sciences, docteur en médecine, psychologue, avait rejoint les chercheurs du laboratoire de psychologie de l'Université de Paris. Une mission très importante lui fut confiée dans le cadre de l'exposition universelle de Paris prévue en 1937. Pour ce faire, Raymond Bonnardel prit rendez-vous avec Gaston Guyot.

Alors, commença une grande aventure qu'ils n'oublièrent jamais ni l'un ni l'autre. D'un haut niveau intellectuel tous les deux ils se comprendront, quel que soit le projet à réaliser.

### 2) Production du test d'intelligence mécanique de Stenquist / Weinberg (WG) (ti) (ΔΩ) (13)

Elaboré vers 1926 aux Etas-Unis, il se compose d'une boîte divisée en 10 cases contenant targette simple, poignée, pince à linge, targette à ressort, robinet à gaz, tournevis, chaîne, clé anglaise, bouton de sonnette, serrure. Ces objets sont présentés démontés, la tâche consistant à les remonter correctement.

Destiné aux adolescents, la passation est individuelle, d'une durée de 30 minutes. Les premières études de validation furent réalisées aux Etats-Unis d'Amérique. Les étalonnages, en France, portèrent sur une population de 13 à 17 ans.

Dagmar Weinberg, (1897-1946) sous la direction d'Henri Laugier a, en 1934, réalisé une adaptation française du test imaginé en 1926 par Stenquist, puis remanié, en 1930, par Donald G. Paterson, Richard M. Elliot et Herbert A. Toops, à l'université du Minnesota. .

Cette épreuve met en jeu une forme d'intelligence dite mécanique / pratique ; elle permet de faire ressortir le goût du bricolage et de mesurer l'habileté mécanique. Les travaux d'Earle et Mocrae s'orientèrent vers la recherche de la nature de cette aptitude et démontrèrent que les trois éléments du succès de l'aptitude mécanique étaient l'intelligence générale, l'appréciation des formes, l'adresse manuelle. Ce test sera utilisé, à partir de 1932 et durant de nombreuses années, par la STCRP pour le recrutement des apprentis destinés aux métiers de la mécanique. Très utilisé par les psychologues jusqu'à 1970, il a été remplacé progressivement, après cette date, par des tests moins représentatifs d'objets usuels.

Il est intéressant de noter qu'en 1950, ce test fera l'objet d'une étude afin d'en rendre plus rapide l'utilisation. La modification porta sur une réduction du nombre des objets, 6 au lieu de 10. Destiné aux centres d'orientation, il fut dénommé Stenquist réduit (WGR).

**Congrès**

PARIS : 1e Congrès des conseillers d'orientation professionnelle (ACOF), les EAP y sont présents.

**1936**
**Première liste descriptive, avec tarif, des productions des EAP**
**L'orientation scolaire et professionnelle (INOP) et les EAP**
**Projet d'un test d'éblouissement**
**Edition de l'échelle d'optotypes Bonnardel**

**1) Liste descriptive des tests**

Sur un ensemble de cinq feuilles de format A4 fut imprimée une liste de 39 tests, accompagnés de leur description précise, rédigée sur plusieurs lignes. A cette liste descriptive furent ajoutées trois feuilles de format A4, sur lesquelles étaient imprimés les prix de chaque test.

**2) L'orientation scolaire et professionnelle et les EAP (16)**

L'histoire des EAP est très étroitement liée à celle des services de l'orientation professionnelle (OP) et à l'Association des conseillers d'orientation professionnelle (ACOP).

En 1921, des sections d'orientation professionnelle furent mises en place dans une trentaine de villes en France, les examens d'orientation touchèrent près de 4.000 jeunes. Un Institut de formation des conseillers d'orientation professionnelle fut crée en 1928. En 1936, on comptera environ soixante-dix offices départementaux.

A l'Institut national d'orientation professionnelle (INOP), dirigé par Henri Piéron, fut créé, en 1931, le premier diplôme de conseiller d'orientation.

En 1930, la création de l'Association des conseillers (AGOP devenue ACOF en 1954, puis ACOP en 1985) donnera naissance à un congrès annuel qui réunira, chaque année, un nombre important de conseillers.

En 1936, l'INOP, qui dépendait de la Direction de l'enseignement technique, était constitué de deux services, l'un de formation des conseillers d'orientation professionnelle, l'autre comprenant un centre d'examens d'orientation destiné aux enfants scolarisés du 5e arrondissement de Paris.

En janvier 1937, Raymond Bonnardel donne une conférence sur « L'examen physique en orientation professionnelle », qui fut publiée par dans la revue de l'INOP *(BINOP)*.

Après la seconde guerre mondiale, l'INOP dépendra du Conservatoire national des arts et métiers (CNAM).

Par la suite, le CNAM utilisera les locaux libres de l'immeuble occupé par l'INOP au 41 rue Gay-Lussac, à Paris, pour y loger les services de recherche en psychophysiologie, recherche en psychologie du travail, recherche en psychologie de l'enfant et une bibliothèque spécialisée en psychologie. Tous ces services furent en rapport avec les EAP, qui contribuèrent à les aider à choisir leurs équipements en appareils et matériels de psychologie.

La naissance d'une orientation scolaire sera beaucoup plus tardive. En 1944, par décret du 27 janvier, l'INOP devenue l'INETOP crée un diplôme d'état de conseiller d'orientation. Denise Guyot suivra cette formation dès la première année.

En 1953, pendant le XI$^{e}$ Congrès international de psychotechnique de Paris, H. Lacroix, directeur du Centre d'orientation professionnelle de Lyon, précisait, lors de sa communication sur l'orientation des élèves de l'enseignement du premier degré en France, certains chiffres intéressants : sur 550 000 à 600 000 des enfants atteignant 14 ans chaque année en France, 350 000 à 400 000 fréquentent encore l'école primaire ; en 1952 : 173 000 de ces élèves sont orientés ; en 1953 : plus de 200 000 le sont. Pour 10 examens d'OP de garçons, il y en a 7 de filles.

P. Henri, directeur du Centre d'OP du Mans signalait que dans, le département de l'Eure, en 1952, l'examen de 1 904 enfants avait donné lieu à 498 avis favorables pour une orientation vers le second degré. 268 enfants se sont présentés en 6$^{e}$, 94% ont été reçus. Il fut enregistré 6% d'échecs chez les enfants ayant reçus un avis favorable, 22% chez les autres.

Une étude a été faite sur 48 élèves du lycée de garçons du Mans, examinés en 1949 en 7$^{e}$, en 1953 : tous les élèves classés forts et assez forts poursuivent normalement leurs études, ainsi que 81% des enfants jugés supérieurs à la moyenne et 41% de ceux jugés inférieurs à la moyenne. Tous les sujets jugés faibles ou assez faibles ont quitté le lycée pour insuffisance scolaire (*Bulletin de l'association internationale de psychotechnique, psychologie appliquée,* n°2, décembre 1953, p. 73-78).

Les EAP participèrent à l'équipement, en tests psychotechniques, du centre d'examen de l'INOP, puis de ceux des offices départementaux, au fur et à mesure de leur création. Tous les examens, qui firent l'objet de communications, lors de congrès, étaient en grande partie, réalisés avec des tests publiés par les EAP.

**3) Projet d'un test d'éblouissement (14)**

A titre d'information et pour bien situer les activités des EAP, nous relatons, ci-après, une demande adressée, par le laboratoire de psychotechnique de la STCRP de la réalisation du projet d'un test d'éblouissement, dont les caractéristiques étaient les suivantes :

Principes de recherches *:* déterminer l'effet comparé de l'éblouissement produit dans un croisement par une voiture adverse sur le machiniste qui conduit un tramway ou un autobus.

Appareillage *:* utilisation de la plate-forme d'essais du laboratoire, telle qu'elle fonctionne actuellement, mais complétée par un pare-brise blanc sur lequel pourra s'adapter un écran de verre jaune.

En outre, un phare éblouissant sera monté sur le côté gauche de l'écran de notre cinéma, le faisceau lumineux étant dirigé vers le machiniste.

Ce phare pourra s'allumer à la demande, son allumage et son extinction seront enregistrés sur les graphiques de conduite des machinistes. Un luxmètre sera placé à la hauteur de l'œil du machiniste, afin de faire toutes les mesures d'éclairement.

Les réactions du sujet seront enregistrées et mesurées au 1/20e de seconde.

Technique *:* Une première expérience consistera à provoquer l'éblouissement avec le pare-brise blanc, puis une seconde expérience avec le pare-brise jaune. Les paramètres complémentaires seront définis ultérieurement.

Retrouvé dans les archives, ce projet ne sera jamais réalisé. Quelques années plus tard, un appareil de susceptibilité à l'éblouissement, étudié par Raymond Bonnardel, fera partie de la liste des appareils disponibles. Il a été impossible de retrouver la moindre information relative à ce test.

**4) Edition de l'échelle d'optotypes de Bonnardel (EO) (ti) (ΔΩ) (15)**

Elaborée vers 1930, elle est constituée par 23 bristols carrés de quatorze centimètres de côté. Chaque bristol porte un optotype et l'indication de l'angle « A » (en millième de grade), sous lequel l'élément de cet optotype est vu par le sujet, lorsque ce dernier est placé à une distance de 5 mètres de la figure d'épreuve.

Voici ce qu'écrivait l'auteur, le 23/01/1968, à un psychologue, qui lui demandait l'origine de son échelle :

« Il s'agit d'une échelle que j'ai conçue en utilisant l'unité d'angle officielle, c'est-à-dire le grade. Ici, il s'agit naturellement d'un sous-multiple : « A » correspond au millième de grade, l'échelle est placée à 5 mètres comme toutes les échelles médicales d'optotypes.

« Cette échelle a été établie à une époque où l'on pensait qu'il existait des différences d'acuité considérables entre les races humaines : certains ethnologues prétendaient ainsi que certains Indiens du Mexique avaient une acuité visuelle cinq fois plus fine que les Européens. C'est l'année où j'ai été chargé d'une mission au Mexique (en 1936) que j'ai été amené à construire cette échelle. J'ai pu constater que l'acuité des groupes d'Indiens mexicains que j'ai examinés avaient une acuité tout à fait comparable à celle des Européens. Il est maintenant bien établi que des différences raciales importantes sur le point de l'acuité visuelle n'existent pas.

« J'ai utilisé ces optotypes dans plus de 100 000 examens de mes laboratoires industriels mais je n'ai pas publié toute la documentation que j'avais groupée sur ce sujet. La seule publication que j'ai faite personnellement uniquement pour présenter cette échelle et indiquer la correspondance avec les échelles cliniques médicales (l'acuité 1 de ces échelles correspond à l'optotype A=18) se trouve dans *Le Travail Humain* de 1936, tome IV, p. 424.

« J'attire particulièrement votre attention sur le fait que si vous n'examinez pas en même temps la réfraction oculaire pour déterminer un degré de myopie, d'hypermétropie ou d'astigmatisme toute échelle vue à 5 mètres ne peut donner que l'indication d'une acuité brute. Un myope ne présentant qu'une très faible anomalie d'une ou deux dioptries n'est capable de lire que les gros optotypes à 5 mètres, alors que correctement corrigé de sa myopie il peut avoir une acuité normale (A=18). A titre d'information, pour obtenir l'équivalence des acuités données par les échelles cliniques médicales dites décimales (quoique basées sur un système de numération non décimal : degré, minute, etc..) et qui correspond à l'inverse d'un angle exprimé en minutes, il suffit d'utiliser la formule suivante :

1 / 0,054 x A (étant donné que le milligrade correspond à 0,054 minute).»

**Congrès**

LILLE : Congrès national de l'orientation professionnelle (ACOF), les EAP y sont présents.

## 1937
## Les EAP et l'exposition universelle du Palais de la Découverte
## Edition des premiers tests dits papier-crayon
## Edition du test d'intelligence logique de Lahy
## Production du test d'habileté manuelle d'Heuyer-Baille

### 1) Les EAP et l'Exposition universelle (18)

Dans le cadre de l'Exposition universelle de Paris, en 1937, la section culturelle scientifique était située dans le Petit-Palais, qui devînt, par la suite, le Palais de la Découverte. Cette section scientifique regroupait les disciplines les plus avancées à cette époque. Cette section abritait différentes disciplines, parmi lesquelles la biométrie humaine, où devaient être présentés, entre autres, des tests psychotechniques.

La responsabilité de cette section fut donnée au groupe de chercheurs du laboratoire de psychologie de l'Université de Paris, J.-M. Lahy, Henri Laugier, Raymond Bonnardel, qui confièrent la réalisation des tests psychotechniques aux EAP. Il leur fut demandé de fabriquer tous les tests psychotechniques qu'ils avaient choisis et de les présenter en fonctionnement pendant toute la durée de l'exposition, qui devait accueillir de nombreux visiteurs venus de France et de l'étranger. Ces tests psychotechniques, le test du tourneur, le test du pointage, le test du dynamographe et le chronoscope, étaient parmi ceux qui composaient la batterie Lahy. Lors de l'exposition, leur utilisation par les visiteurs fut importante. On raconte encore que les gens faisaient la queue pour attendre leur tour, afin d'expérimenter eux-même ces nouveaux appareils. Cette section fut transférée par la suite dans un local, à La Villette, où ils restèrent en fonctionnement jusqu'à 1965.

### 2) Premiers tests dits papier-crayon

Alfred Binet, (1857-1911) qui dirigeait depuis 1894, le laboratoire de physiologie créé par Henri Beaunis (1830-1921) en 1889, tenta, vers 1900, d'évaluer l'intelligence à partir d'un questionnaire, appelé échelle. Ce test, qui fera l'originalité et le succès de l'échelle d'intelligence qu'il proposa avec Théodore Simon (1873-1961) en 1908 était déjà, même s'il n'était pas utilisé directement par le sujet, puisqu'il ne servait qu'à noter, par le psychologue, les réponses données par l'enfant, un test dit papier-crayon.

En revanche, aux Etats-Unis d'Amérique, la préparation de la guerre en 1915, offre un modèle de ce que devait être l'utilisation de tests papier-crayon lors d'examens psychotechniques : 1 700 000 personnes furent examinées à l'aide de ceux-ci.

A partir de 1926, parallèlement au développement des tests appareils, J.-M. Lahy avait imaginé des tests qui utilisaient comme support le papier et comme moyen de réponse le crayon. Ceux-ci allaient donner naissance à ce qui devait devenir, en France, les tests papier-crayon.

Il décida, avec Gaston Guyot, de compléter l'activité de l'entreprise par cette production, en faisant appel à un imprimeur, celui-ci devant se conformer à toutes les contraintes caractérisant des épreuves toujours identiques dans le temps.

Ce premier test papier-crayon, qui devait évaluer les facultés mentales (l'intelligence) n'était autre que l'épreuve d'intelligence logique (IL) qui fut, par la suite, traduit dans plusieurs langues et utilisé par de nombreux pays.

D'autres tests papier-crayon seront commercialisés et viendront compléter ce qui deviendra, dans le langage courant, les batteries Lahy (sous-entendu les batteries de tests Lahy) ; ce sont, entre autres, le test d'intelligence technique (IT) et le test de mémoire et d'attention (ES).

### 3) Edition du test d'intelligence logique de Lahy (IL) (tpc) (ΔΩ) (17)

Elaboré vers 1930, il se compose d'un livret sur lequel sont imprimées 80 questions portant sur des synonymes, des antonymes, des séries numériques ; d'une feuille de réponses ; d'une grille de correction ; d'un manuel d'utilisation. La passation peut être individuelle ou collective, le temps de passation étant d'une heure et celui de la correction de 2 minutes. Ce test est destiné aux adolescents ou aux adultes. Les études et validation furent réalisées sur des populations diverses. Les étalonnages, très nombreux, portent sur des populations scolaire et professionnelle.

L'histoire nous a montré que les hommes ont été amenés à prendre possession du monde grâce aux groupements qu'ils ont faits des éléments qui le composent. Ce classement des faits dans des catégories de mieux en mieux définies a marqué les étapes du progrès matériel et intellectuel. Classer, c'est utiliser des rapports, c'est donc raisonner. Peu à peu, la pratique de la vie a crée cette forme d'activité mentale, dont la valeur dépend de certaines règles, qu'on appelle logique. C'est en s'appuyant sur cette constatation que J.-M. Lahy élabora son premier test papier-crayon, dont les questions, mettant en action l'activité mentale, consistent en l'emploi d'une logique élémentaire, courante et populaire, qui ignore les règles de la logique savante. J.-M. Lahy définissait son test de la façon suivante : « l'aptitude logique est l'essentiel de l'activité intellectuelle ; c'est l'outil de la pensée. Le raisonnement juste est celui qui doit nous conduire aux jugements vrais, c'est-à-dire aux jugements qui se vérifient par l'expérience ou par la réalisation des prédictions établies sur ce jugement. La logique est donc une discipline qui établit les formes de raisonnement comme des règles strictes que doit suivre un raisonnement qui veut être juste.

Notre test ne cherche pas à mesurer l'aptitude à la logique savante, il est destiné à apprécier la logique usuelle ».

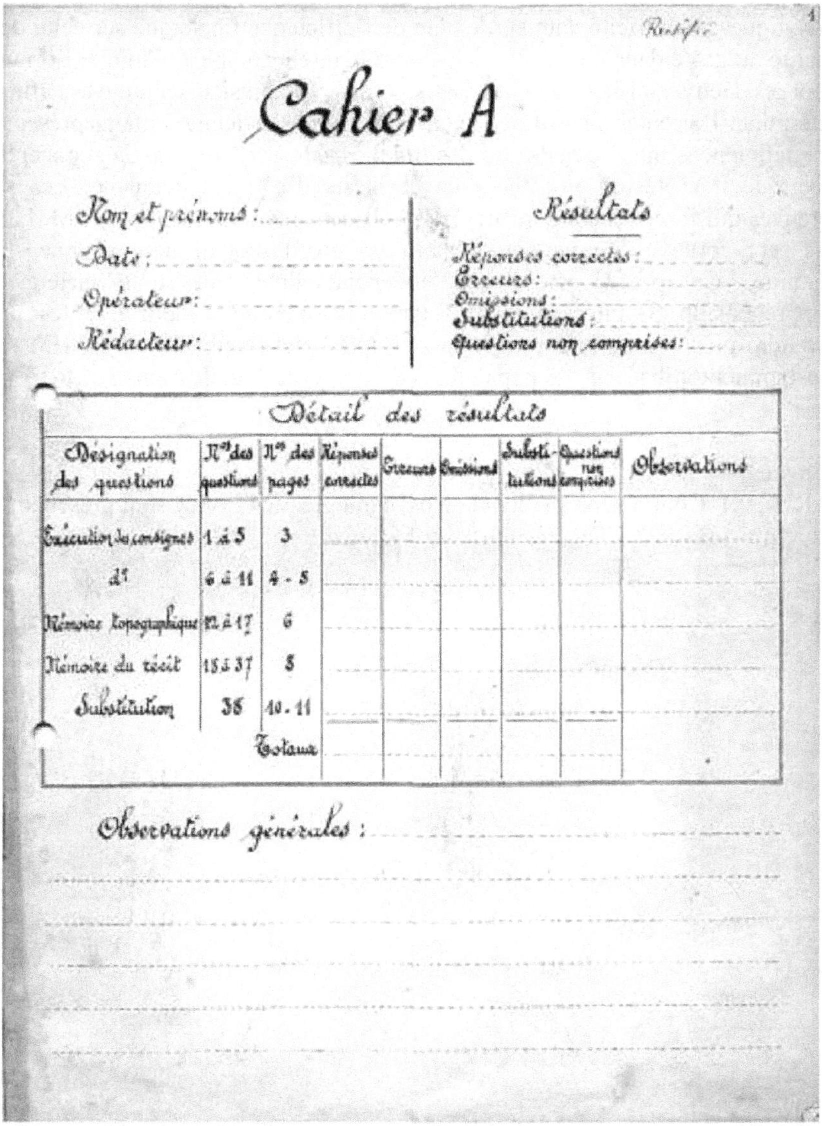

Cahier A

Nom et prénoms :

Date :

Opérateur :

Rédacteur :

Résultats

Réponses correctes :

Erreurs :

Omissions :

Substitutions :

Questions non comprises :

Détail des résultats

| Désignation des questions | N° des questions | N° des pages | Réponses correctes | Erreurs | Omissions | Substitutions | Questions non comprises | Observations |
|---|---|---|---|---|---|---|---|---|
| Exécution des consignes | 1 à 5 | 3 | | | | | | |
| d° | 6 à 11 | 4 - 5 | | | | | | |
| Mémoire topographique | 12 à 17 | 6 | | | | | | |
| Mémoire du récit | 18 à 37 | 8 | | | | | | |
| Substitution | 38 | 10 - 11 | | | | | | |
| | | Totaux | | | | | | |

Observations générales :

**Photo 13**

**4) Production du test d'habileté manuelle de Heuyer / Baille (HM) (ti) (ΣΔΩ)**

Le test d'habileté manuelle permet d'apprécier, d'une manière très analytique, la motricité, tant sur le plan de l'efficience finale que sur celui de la qualité du geste dans une tâche où le contrôle intellectuel est réduit. A l'origine, Georges Heuyer (1884-1977) et Baille utilisèrent plusieurs épreuves, afin de déterminer l'orientation professionnelle à donner à des jeunes enfants présentant des déficiences intellectuelles ou des troubles du caractère. Aucune conception théorique n'a présidé aux choix de ces tests d'habileté manuelle. Les sept épreuves qui furent choisies avaient été utilisées antérieurement par J.-M. Lahy. Ces sept épreuves permettent d'établir un profil moteur pour chaque sujet examiné. Ce profil est obtenu indépendamment de tout facteur de compréhension. Si, ultérieurement, Raymond Bonnardel a modifié de test pour le rendre plus compatible avec le monde industriel (Note D), le test HM sera constamment utilisé sur des populations d'enfants et d'adolescents.

**Congrès**

PARIS : XI$^{e}$ Congrès international de psychologie ; les EAP y sont présents.

## 1938
## Organisation des expéditions
## Production du test de vision stéréoscopique de Michotte
## Edition du test de mémoire de Lahy

### 1) Organisation des expéditions

Durant l'année 1938, Gaston Guyot perfectionne ce qui n'était, depuis la création de l'entreprise, que du coup par coup. Alors que chaque expédition demandait beaucoup de temps, puisqu'il fallait concevoir des boîtes et des caisses, il normalise et continuera de normaliser, les années suivantes, tous les éléments qui serviront aux expéditions en France et, plus tard, à l'étranger.

Il continua d'assurer lui-même les livraisons dans la région parisienne, ce qui lui donnait l'occasion d'installer lui-même le matériel. Cette première mise en route était accompagnée de ce que nous appelons aujourd'hui une formation. Contrairement à ce qui est devenu une source de revenus, celle-ci était, à cette époque gratuite.

### 2) Production du test de vision stéréoscopique de Michotte (VS) (ta) (ΔΩ) (19)

Ce test se compose d'un bâti, au centre duquel sont disposés verticalement quatre fils, un châssis mobile, un index se déplaçant le long d'une règle. Le sujet a pour seule tâche d'observer les fils et de juger de leur position relative.

Les étalonnages ont porté sur des populations d'adolescents et d'adultes.

Ce test est destiné à la mesure de l'acuité visuelle du relief. Il a été initialement mis au point dans le laboratoire de psychologie expérimentale de l'université de Louvain. Les études et les recherches furent effectuées par Albert E. Michotte Van den Berck (1881-1965). Discrimination entre les distances, perception de la profondeur ou stéréopsie ; cette aptitude est un élément important dans la perception des relations spatiales. La vision en profondeur est évaluée par la perception des différences de position des objets, les deux yeux constituant, avec ceux-ci, des ensembles géométriques triangulaires. La perception de la distance provient de l'intégration de la différence angulaire, exprimée en minutes, entre l'apparence de l'objet pour chaque oeil.

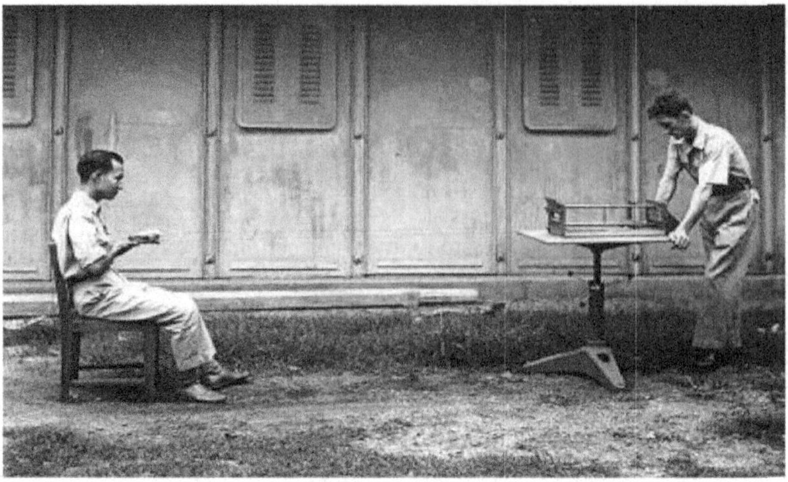

**Photo 14**

Michotte travailla plusieurs mois au laboratoire de Wilhelm Wundt, à Leipzig. Il s'intéressa plus tard à l'introspection sous l'influence d'Oswald Kulpe (1862-1915) et de l'école de Wursburg pour évoluer de plus en plus vers la psychologie de la Forme. C'est à cette époque qu'il entreprit ses recherches sur la notion de causalité, qui devait faire sa réputation. Il créa, en 1946, la Société belge de psychologie.

**3) Edition de la batterie de tests de mémoire de Lahy (ES) (tpc) (ΔΩ) (20)**

Elaboré vers 1930, elle se compose d'un cahier, sur lequel sont imprimés différents exercices et d'un manuel d'utilisation.

La passation peut être collective ou individuelle avec un temps de passation de 75 minutes et le temps de correction d'environ 5 minutes. Elle est destinée à des adolescents ou à des adultes. La validation et les étalonnages ont porté sur des populations scolaire et professionnelle.

Cette batterie de tests rassemble neuf épreuves évaluant cinq formes de la mémoire (mémoire immédiate des chiffres, mémoire des mots couplés, mémoire de reconnaissance, mémoire du récit, mémoire de la topographie), ainsi qu'une épreuve d'exécution des consignes, une épreuve de compréhension des consignes, une épreuve d'attention concentrée, et une épreuve de motricité. Ces 9 épreuves décèlent deux aptitudes : l'exactitude et la rapidité dans les domaines ci-dessus énoncés.

Les résultats, obtenus à la batterie de tests ES, peuvent être utilisés, soit en orientation scolaire, soit en formation professionnelle ou encore dans le cas d'un recrutement de personnel à des postes de travail bien précis.

## 1939
## Les E.AP et la déclaration de guerre
## Edition du test de barrage de Toulouse / Pièron
## Production du test des temps de réaction de choix de Guyot

### 1) La déclaration de guerre

Dès la déclaration de guerre, les activités des EAP se trouvèrent ralenties. Pendant cette période troublée, des événements eurent des incidences notoires sur le fonctionnement de l'entreprise. Malgré ces difficultés, les EAP continuèrent, au ralenti, leurs productions.

Cette année là, les EAP se virent confier un projet tout à fait spécial, qui nécessita toute l'ingéniosité de Gaston Guyot pour le mener à bien. Le ministère de la Justice, sur l'initiative de J.-M. Lahy, décida de créer un centre itinérant destiné à faire passer des examens psychotechniques d'orientation professionnelle aux détenus, en vue de permettre leur insertion professionnelle. Il fut prévu d'équiper un véhicule destiné à la passation des tests. Ce camion, transformé en centre psychotechnique, devait se déplacer sur tout le territoire et faire escale dans tous les centres pénitenciers. Ce laboratoire ambulant était équipé des tests d'orientation professionnelle suivants : la batterie Lahy, ainsi que des tests plus spécifiques à l'orientation professionnelle : de mesure de niveau mental (Binet- Simon et Terman-Stanford), d'intelligence mécanique-pratique (Stenquist-Weinberg), d'habileté manuelle (Heuyer-Baille) et du test des temps de réaction (Chronoscope de d'Arsonval).

Ce véhicule, premier de ce type construit en France, fut opérationnel dès la fin de l'année. Il resta entreposé dans la prison de Fresnes (environs de Paris), mais il intéressa, l'année suivante, dès leur arrivée à Paris, les troupes allemandes d'occupation, qui l'emmenèrent rapidement vers une destination inconnue.

### 2) Edition du test de barrage de Toulouse / Pièron (BATP) (tpc) (ΔΩ) (21)

Elaboré vers 1927, il se compose : d'une feuille de papier sur laquelle sont imprimées 40 lignes comportant 40 signes de forme carrée possédant une petite queue placée, soit sur l'un des 4 angles, soit au milieu de chacun des 4 côtés (4 + 4 = 8 caractéristiques différentes), d'une grille de correction, d'un manuel d'utilisation.

La tâche consiste, d'abord, à repérer 3 signes parmi les 8, puis à les barrer avec un crayon. Ces trois signes sont différents des 5 autres par la position de la petite queue. En plus des explications données au moment de la consigne, 3 modèles de ces 3 signes sont imprimés, bien visibles, sur la feuille de test.

La passation est individuelle ou collective avec un temps de passation de 10 minutes et un temps de correction d'environ 4 minutes, l'application réservée aux adolescents et adultes. La validation a fait l'objet de publications dans diverses revues. Les étalonnages disponibles ont été réalisés sur une population de tout-venants.

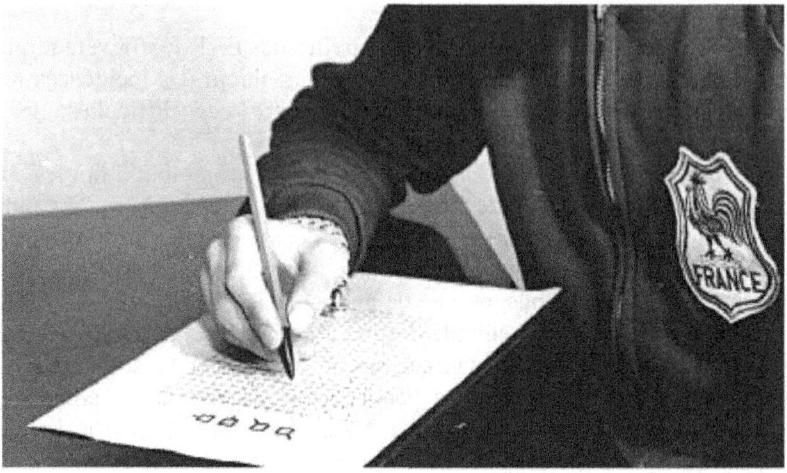


**Photo 15**

Ce test, conçu, à l'origine, par Benjamin Bourdon (1860-1943) a été étudié par Edouard Toulouse et Henri Piéron en 1920. A cette époque Edouard Toulouse, qui cherchait toujours des jeunes sujets pour effectuer des validations, sollicita Gaston Guyot, pour qu'il lui amène ses enfants. C'est ainsi que Denise Guyot, qui n'avait alors qu'une douzaine d'années, fut parmi les premières personnes à passer ce test. Les résultats mettent en évidence une aptitude d'attention concentrée dans un contexte de perception difficile.

### 3) Production du test des temps de réaction de choix de Guyot (CCRX) (ta) (ΔΩ)

Une demande, de la part de plusieurs psychologues, pour utiliser un test modifié des temps de réaction simple, impose, à Gaston Guyot, de réaliser un test où le candidat aura à répondre, non plus avec une main à un son ou à une lumière, mais par les deux mains à deux lumières de couleurs différentes ou à deux sons différents. Deux informations sont obtenues, la première, qualitative, sur le nombre d'erreurs, par exemple : réponse de la main droite au lieu de la main gauche ou inversement ; la seconde, quantitative, concerne la rapidité des réponses. Ce test, qui ne sera utilisé qu'à titre expérimental, sera amélioré, en

1950, par la présentation de trois sons différents ou trois lumières de couleur différente (rouge, verte, blanche). Les réponses sont obtenues en utilisant une presselle dans chaque main et une pédale pour le pied. Les études prouvèrent que, lors des accidents, ce n'est pas la rapidité (temps de la réaction), qui est en cause, mais toujours la qualité de la réaction (nombre d'erreurs), ce qu'avaient compris depuis longtemps J.-M. Lahy et, par la suite, Raymond Bonnardel.

## 1940
## Les EAP pendant l'exode
## Edition des abaques de corrélation tétrachorique de Bonnardel

### 1) Les EAP pendant l'exode

J.-M. Lahy et Gaston Guyot organisèrent leur exode qui eut lieu en mai et décidèrent de partir séparément, chacun avec leur voiture, pour rejoindre la propriété de J.-M. Jahy à Saint-Clair (Lavandou), dont il était conseiller municipal, et d'emporter tout ce qui pouvait les aider à continuer leur travail. Gaston Guyot chargea sa voiture de sa planche à dessin et des dossiers des projets en cours.

Gaston Guyot revînt à son domicile dès le mois de novembre avec sa famille, mais décida de laisser sa fille, Denise Guyot, en zone sud, qui lui paraissait plus sûre. Retrouvant des amis, elle sera, par la suite, incorporée dans un réseau de la Résistance. J.-M. Lahy décida de rester au Lavandou.

La situation économique de la France, hors la période des quatre mois d'exode, ne fut pas totalement anéantie. Quelques commandes permirent aux EAP de survivre. C'est à ce moment que Raymond Bonnardel, qui avait apprécié le travail de Gaston Guyot, lors de l'équipement du centre de biométrie humaine, au palais de la Découverte en 1936, lui demanda d'éditer et de distribuer des abaques servant à des calculs statistiques.

### 2) Edition des abaques de corrélation tétrachorique de Bonnardel (AB) (ti) (Ω) (22)

La détermination d'un indice de la corrélation existant entre deux séries de données numériques fut à la base d'un grand nombre d'investigations en biométrie et, plus particulièrement, en psychologie appliquée. Etant donné le nombre, souvent élevé, de variables, dont les corrélations furent étudiées, il fallut trouver des indices dont la détermination devait être le plus commodément et le plus rapidement effectuée.

Aux 50 abaques établis par Chesire, Saffir et Thurstone, de lecture délicate et difficilement utilisables, Raymond Bonnardel simplifie cette méthode et classe 5 abaques, dont 2 étaient, la plupart du temps, employés, et dont l'indice se lisait au 1/200$^{e}$ sur une échelle millimétrée.

L'auteur écrivait, le 7/03/1968, à un psychologue qui se servait de cet outil : « que le coefficient de corrélation tétrachorique était évidemment un moyen très pratique d'envisager avec un minimum de calculs l'ordre de grandeur du coefficient de corrélation, mais qu'il ne pouvait donner vraiment qu'un ordre de grandeur ».

## 1941
## Les EAP pendant la première année de guerre
## Production du test de mémoire visuelle de Carrard
## Généralisation de l'édition de feuilles de profils psychologiques

### 1) Les EAP pendant la première année de guerre

La France se trouve divisée en deux zones par une ligne de démarcation allant sensiblement des Sables-d'Olonne à Annecy. La zone Nord était occupée par les Allemands, la zone sud était dite libre. Cette division sera supprimée au début de 1943.

J.-M. Lahy, resté dans la zone sud, ne peut communiquer avec Gaston Guyot. Sa famille, dès la fin de la guerre, a précisé que, se sachant rechercher par les Allemands, il avait détruit une partie de documents politiques susceptibles de le compromettre ; d'autre part, son ami G. Refeuil précisa, dans une lettre à Raymond Carpentier, en 1980, que d'autres documents sur son activité au Grand Orient de France furent brûlés par lui-même, le 10 août 1940, à Brignoud (Isère).

Les psychologues se trouvant en zone sud étaient coupés de leurs approvisionnements en tests, puisque les EAP se trouvaient en zone Nord. Pour se dépanner, ils firent appel à un psychologue d'origine suisse, Alfred Carrard (1889-1948), qui possédait des relations dans le monde de l'industrie à Clermont-Ferrand. Sans aucun contrôle scientifique, une petite production de tests, copies approximatives des tests existants, n'ayant jamais fait l'objet de la moindre expérimentation, furent mis sur le marché dans cette région. Parmi ceux-ci, le plus typique était un modèle réduit du test du tourneur de Lahy. Aucune suite ne fut donnée à cette production après la suppression de la ligne de démarcation en 1943.

### 2) Production du test de mémoire visuelle de Carrard (KIM) (ti) (ΔΩ)

Elaboré en Suisse vers 1935, il se compose d'une première plaque métallique sur laquelle sont gravées, dans 16 cases, 16 figures, dont certaines présentent entre elles une certaine analogie, d'une seconde plaque métallique, identique à la première, mais dont les 16 cases sont sans gravure, de 16 plaquettes métalliques reproduisant les 16 figures.

L'épreuve consiste à observer les 16 figures de la première plaque pendant une minute, puis de la reconstituer de mémoire sur la seconde plaque à l'aide des plaquettes.

La passation est individuelle et dure trois minutes. Sa correction est rapide. Le test est destiné aux adolescents et aux adultes.

Les résultats évaluent l'aptitude de mémorisation visuelle, à partir des capacités d'analyses de figures géométriques et donne une indication sur la mémoire immédiate, sa rapidité et sa fidélité, souvent associées à l'organisation du raisonnement. L'observation du sujet, par le psychologue, lors de la passation, donne des informations sur la souplesse et la sûreté gestuelle de la main, la qualité de prise en compte et de mémorisation des détails des figures, la rapidité d'exécution, l'exactitude des reproductions, le soin apporté à la réalisation, la confiance en soi, la maîtrise de soi par l'auto-contrôle de l'émotivité et l'impulsivité.

**3) Généralisation de l'édition de feuilles de profils psychologiques (PRPS)**

Depuis quelques temps déjà, les psychologues avaient commencé à utiliser des « profils », pour shématiser les résultats des examens passés avec des tests.

Les domaines variés des pratiques de la psychologie, nécessitaient la concrétisation de feuilles différentes. Chaque feuille de profil, devant être conforme aux besoins des différentes disciplines ; psychologie du travail, orientation professionnelle, psychiatrie, psychologie de l'enfant [...], les psychologues prirent, alors, l'habitude de faire appel aux EAP, pour leur élaborer et éditer les différentes feuilles devant leur servir au traçage des profils.

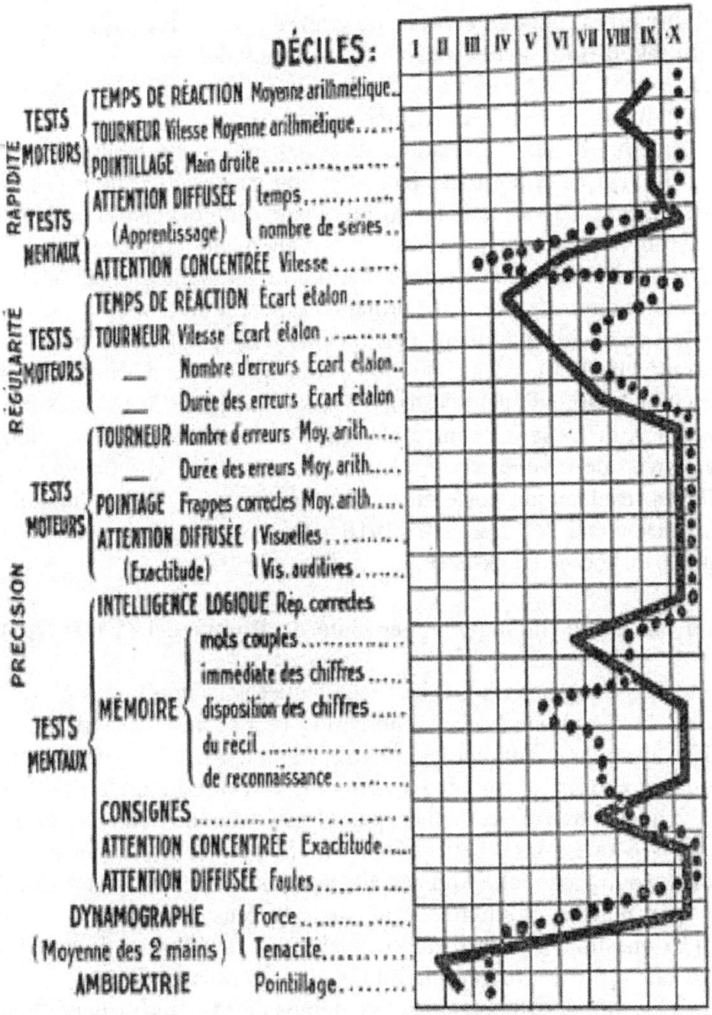
DÉCILES:
I II III IV V VI VII VIII IX X
RAPIDITÉ
TESTS MOTEURS
TEMPS DE RÉACTION Moyenne arithmétique
TOURNEUR Vitesse Moyenne arithmétique
POINTILLAGE Main droite
TESTS MENTAUX
ATTENTION DIFFUSÉE (Apprentissage) temps
nombre de séries
ATTENTION CONCENTRÉE Vitesse
RÉGULARITÉ
TESTS MOTEURS
TEMPS DE RÉACTION Écart étalon
TOURNEUR Vitesse Écart étalon
Nombre d'erreurs Écart étalon
Durée des erreurs Écart étalon
PRÉCISION
TESTS MOTEURS
TOURNEUR Nombre d'erreurs Moy. arith.
Durée des erreurs Moy. arith.
POINTAGE Frappes correctes Moy. arith.
ATTENTION DIFFUSÉE (Exactitude) Visuelles
Vis. auditives
TESTS MENTAUX
INTELLIGENCE LOGIQUE Rép. correctes
MÉMOIRE mots couplés
immédiate des chiffres
disposition des chiffres
du récit
de reconnaissance
CONSIGNES
ATTENTION CONCENTRÉE Exactitude
ATTENTION DIFFUSÉE Fautes
DYNAMOGRAPHE (Moyenne des 2 mains) Force
Tenacité
AMBIDEXTRIE Pointillage

Photo 16

**1942**
**Les EAP durant la deuxième année de guerre**
**Edition du test d'intelligence générale de Bonnardel**

**1) Les EAP durant la deuxième année de guerre**

En zone Nord, dès l'Armistice, les Allemands s'intéressèrent à toutes les entreprises françaises et portèrent leur attention sur les EAP pour essayer d'en tirer profit. Gaston Guyot reçut, lors d'une visite d'un officier allemand, l'ordre de fabriquer un pantographe pour le sculpteur allemand Arno Brecker.

La seule solution, pour ne pas répondre favorablement à cet ordre sans le dire, fut de faire durer l'étude de ce projet en espérant une fin de guerre rapide.

Le sort en décida autrement, Gaston Guyot décéda l'année suivante.

Entrant dans la Résistance dès 1941 et jusqu'à la fin des hostilités, Denise Guyot servit en qualité d'agent P1 dans le réseau ALI TIR des Forces françaises combattantes (FFC). Se sachant recherchée par les services de Vichy, elle trouva le moyen de revenir, en 1943, en zone Nord, où elle chercha refuge à Paris. Elle reprit alors son poste au service de psychologie de l'hôpital Henri-Rousselle, dirigé par René Zazzo (1910-1995) et, conjointement, reprit son travail auprès de son père aux EAP.

**2) Edition du test d'intelligence générale de Bonnardel (V1.2) (tpc) (ΔΩ) (23)**

Ce test se compose d'un cahier, sur lequel sont imprimées 60 questions réparties de la façon suivante : synonymes (écrire le synonyme d'un mot donné) (12 questions), antonymes (écrire l'antonyme d'un mot donné) (12 questions), mot en trop (parmi six mots, soulignez celui qui ne fait pas partie de la série) (12 questions), séries numériques (écrire trois nombres continuant une série donnée) (6 questions), petits problèmes (4 questions), explications (cinq explications, soulignez celle qui paraît la plus satisfaisante) (8 questions), proverbes (six phrases, soulignez deux dont le sens est proche du proverbe proposé) (16 questions), Interrogation diverses (8 questions), d'une feuille de réponses, d'une grille de correction, d'un manuel d'utilisation.

Passation individuelle ou collective, temps de passation 1 heure, temps de correction 5 minutes environ, âge d'application : adolescents et adultes. Etudes et validations disponibles dans la bibliographie. Etalonnages nombreux sur des populations scolaires (primaire et secondaire) et professionnelles.

L'intelligence générale, mise en évidence par les résultats à ce test, est la capacité à pouvoir raisonner successivement dans des délais brefs dans les domaines de la déduction, de l'induction et de l'analogie. Elle est l'essentiel de l'activité intellectuelle. Le test V1.2 sera utilisé au cours des décennies suivantes par un grand nombre de psychologues.

**1943**
**Les EAP pendant la troisième année de guerre**
**Direction et gérance provisoire de Denise Guyot**
**Inscription de Denise Guyot aux enseignements de L'INETOP**
***L'adaptation de l'homme à son métier* de Raymond Bonnardel**
**Edition du test des deux Barrages de Zazzo**
**Production du test en 9 morceaux de Wiggly**

## 1) Les EAP pendant la troisième année de guerre

En 1943, les décès successifs, à un mois d'intervalle, de Gaston Guyot (14 juillet), puis de J.-M. Lahy (22 août) entraîneront des modifications importantes dans la structure juridique et dans l'organisation de la société.

Le 14 juillet, une hémorragie cérébrale emporta, à son domicile de Chaville, Gaston Guyot.

Le 22 août, une crise cardiaque emporta, à St-Léger-le-Guérétois (Creuse), J.-M. Lahy. La mort l'a surpris, comme l'a précisé Mme Lahy (1881-1957), « après une de ses plus belles journées d'admirable lucidité, parmi des êtres chers », sans qu'il ait vu cette victoire finale qu'il avait tant souhaitée et dont, résistant de la première heure, il n'avait jamais désespéré.

J.-M. Lahy, connu des autorités locales, quitta sa résidence de Saint-Clair (Lavandou) dans des circonstances troublantes : un matin de bonne heure, des officiers italiens, qui occupaient la zone sud, vinrent le réveiller et lui annoncèrent : « Monsieur le professeur, nous avons l'ordre de vous arrêter à midi ». J.-M. Lahy, à demi réveillé, s'écrie « Mais alors, si je comprends bien, il faut que je parte ! ». Les officiers réitèrent : « Monsieur le professeur nous avons l'ordre de vous arrêter à midi ». J.-M. Lahy ne se le fît pas répéter une troisième fois, il quitta le Lavandou rapidement pour la Creuse, où il resta jusqu'à son dernier jour.

## 2) Direction et gérance provisoire

Denise Guyot, qui avait consacré beaucoup de temps à aider son père au cours des dix dernières années, connaissait, en partie, les arcanes du fonctionnement de l'entreprise. Seule au début, dans des conditions très difficiles, tant sur le plan commercial que juridique, elle mit tout en œuvre pour maintenir à flot la société, qui n'avait plus de tête.

Par bonheur, Gaston Guyot était un homme très bien organisé et méthodique. Tous les documents administratifs de la société étaient soigneusement classés, ainsi que les plans, schémas et dessins de chaque appareil. Le dessin utilisé pour la fabrication de chaque pièce d'un test était annoté de sa main et toutes les modifications ayant eu lieu dans le temps étaient expliquées. A l'aide de ces documents, Denise Guyot put confier la fabrication de ces pièces à un petit atelier de mécanique, non loin de chez elle, et reprendre progressivement les fabrications des tests. Parallèlement, elle s'occupa personnellement du secrétariat, ainsi que de la réception de quelques clients et de la publication de nouveaux tests, pour la plupart, des tests papier-crayon.

Dans cette tourmente, un point fort qui ne sera jamais démenti; la confiance que Raymond Bonnardel avait accordée à son père, il la reporta sur sa fille, sous la forme d'une continuité de la collaboration en cours.

### 3) Les premiers cours d'orientation scolaire et professionnelle à L'INETOP

L'Institut national d'orientation professionnelle, 41, rue Gay-Lussac, Paris V$^{e}$, organise des cours débouchant sur un diplôme de conseiller d'orientation. Denise Guyot s'inscrit dès la première année 1943 / 1944 et terminera cette scolarité en 1944 / 1945.

### 4) Le livre « *L'adaptation de l'homme à son métier* » de Raymond Bonnardel (24)

Ce livre, publié, par les Presses universitaires de France pendant la guerre, sera le ferment qui nourrira, durant les années de guerre, une conception nouvelle, un « penser nouveau », celui de l'adaptation réciproque entre l'homme et son métier, de ceux qui deviendront les psychologues du travail.

L'auteur a mis, à la disposition de tous, les réflexions que lui suggérait son expérience dans une matière où régnait, à cette époque, une grande confusion. Son expérience, remarquablement étendue et éclairée, lui permit de diriger les affectations des ouvriers et le recrutement de la maîtrise d'une des plus importantes entreprises de métallurgie de France. C'est par ce travail qu'il acquit l'expérience, unique à cette époque, sur cette question et dont il a fît part dans cet ouvrage, où il définit les termes de psychotechnique et psychométrie :

« La psychométrie comprend deux branches : l'une tournée vers la connaissance psychologique pure, l'autre vers les applications. Cette dernière est un chapitre de la psychologie appliquée ou psychotechnique. La psychotechnique est un immense champ de recherches pour la psychométrie, mais ne peut avancer qu'autant que progresse en même temps cette dernière. Aucune barrière ne sépare les deux aspects de la psychométrie, ils sont, au contraire, intimement liés, leurs méthodes, leurs techniques sont les mêmes ».

En 1764, le philosophe et naturaliste suisse Charles Bonnet (1720-1793) avait avancé le terme de « psychomètre » pour représenter le nombre « de composantes justes que différents esprits tirent du même principe. Et, peut-être, précisait-il, pourrait-on prévoir qu'un jour on mesurera les esprits comme on mesure les corps ». C'est Alfred Binet qui, en 1893, dans son *Introduction à la psychologie expérimentale* (Paris, Felix Alcan, 1894), forgea, à partir de « psychomètre », le mot psychométrie.

Le nom de l'entreprise, les Etablissements d'application psychotechniques, était en symbiose avec l'évolution des conceptions de l'adaptation de l'homme à son métier. Dès la fin de la guerre, les EAP devront faire honneur à leur nom et, par la suite, se situer à la hauteur des espérances des chercheurs par l'application de technologies toujours à l'avant-garde du progrès.

Si, à cette époque, la collaboration scientifique entre les EAP et Raymond Bonnardel n'était pas encore totalement effective, elle y était en puissance. Les années qui suivirent ne cessèrent de réaliser un rapprochement pour, vers 1948, devenir ce qu'était, pour celle-ci, J.-M. Lahy. Les EAP trouvèrent, en Raymond Bonnardel, la référence scientifique de ce qui avait été leur travail avec J.-M. Lahy depuis leurs origines. Il accepta, vers 1956, d'en présider le conseil scientifique.

**5) Edition du test des deux barrages de Zazzo (BAZ) (tpc) (ΣΩ) (25)**

Ce test se compose de deux feuilles de papier de format A4, sur lesquelles sont imprimés des signes de forme carrée, d'une grille de correction, d'une fiche de dépouillement, d'un ouvrage, *L'examen psychologique de l'enfant,* pour l'utilisation.

La passation est individuelle avec un temps de passation de 20 minutes et sa correction est rapide. Les études de validation sont incluses dans le manuel. Ce test, destiné aux enfants, a fait l'objet d'étalonnages nombreux.

Le test des deux barrages est destiné à évaluer le contrôle psycho-moteur, par un dispositif dont l'essentiel est la comparaison des performances et attitudes du sujet à deux niveaux différents d'activité : barrage d'un seul signe, puis barrage de deux signes. Les deux indices, autour desquels toutes les autres informations devront être groupées, expriment des relations, harmonie ou dysharmonie, entre les deux niveaux d'activité. C'est, d'une part, la comparaison des vitesses aux deux épreuves et, d'autre part, la comparaison des indices d'exactitude. René Zazzo, directeur du service de psychologie de l'hôpital Henri-Rousselle, ayant entrepris une recherche sur le comportement des malades mentaux internés dans cet hôpital, utilisa ce test en y apportant d'importantes modifications. Il confia à Denise Guyot la charge des recherches sur cette épreuve, dont les passations dépassèrent les 150 sujets. Des corrélations importantes furent trouvées avec les états dépressifs, paranoïaques et schizophrènes.

**6) Production du test : le bloc de Wiggly (WY) (ti) (ΔΩ) (26)**

Ce test, conçu vers 1928, est un instrument qui se présente sous la forme d'un parallélépipède en bois comprenant neuf morceaux qui sont emboîtés et peuvent être séparés en trois piles verticales de trois morceaux ou en trois couches horizontales de trois morceaux.

Les neuf morceaux étant séparés et mélangés, le candidat reçoit la consigne de reconstituer le parallélépipède le plus rapidement possible.

La passation est individuelle, le temps de passation est soit libre, soit chronométré. Les études et validation sont rassemblées dans la bibliographie. Les étalonnages portent sur des populations d'adolescents et d'adultes.

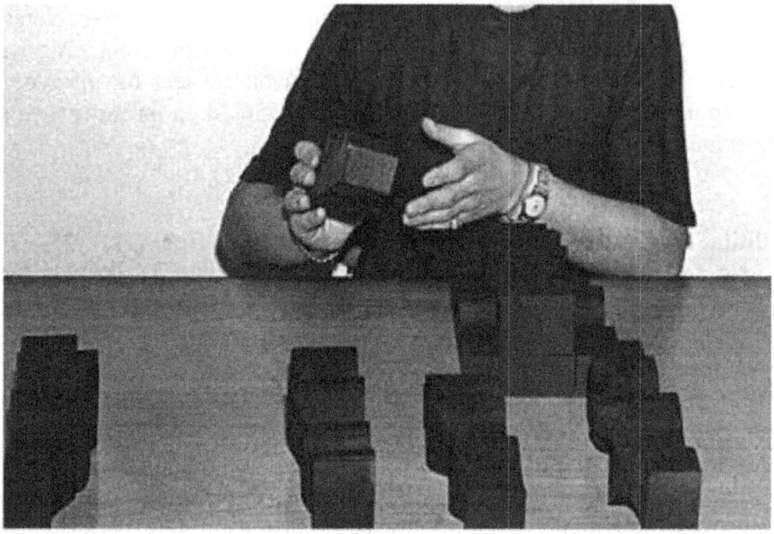

**Photo 17**

Si l'évaluation de l'intelligence pratique est possible avec ce test, il donne aussi des renseignements précieux sur la méthode utilisée, la façon de s'organiser, les qualités d'ordre et de perfectibilité. Ce test ne reste encore utilisé, aujourd'hui, que par un très petit nombre de psychologues qui le possèdent. Par son encombrement relativement important, il commença à être délaissé dès 1960 puis, par la suite, son coût, dû à une fabrication complexe, sera à l'origine de son abandon. Il sera, progressivement, remplacé par les tests d'intelligence concrète de Raymond Bonnardel (BOD, B101 ou B20) à partir des années 1950.

## 1944
## Les EAP pendant la quatrième année de guerre
## Le répertoire des tests, conçus et diffusés entre 1927 et 1944
## Edition du test de barrage des trois signes de Lahy

### 1) Les EAP pendant la quatrième année de guerre

Comme souvent en pareil cas, le syndic, nommé par le Tribunal de commerce de Paris, ayant en charge la liquidation de la société, qui aurait dû, par une action en justice, lui donner des chances de repartir sur de nouvelles bases, ne chercha aucune solution positive pour atteindre ce but. Denise Guyot et son frère, Robert Guyot, furent obligés de mettre en place une structure parallèle, qui contraignit le syndic à entreprendre les démarches indispensables à la remise à flot de la société.

A la fin de l'année 1943, les EAP furent consultés par les studios de cinéma de Courbevoie pour mettre en place un centre de psychologie destiné à mettre en scène, dans le film de Joanon, *Chiens perdus sans collier*, avec Jeanine Darcey et René Dary, une séquence, où devait apparaître un psychologue en train de soumettre des adolescents à un examen psychologique. Ce rôle de psychologue fut confié à Denise Guyot. Elle tourna, au début de 1944, plusieurs séquences pour laisser le soin au réalisateur de choisir celle qui lui convenait le mieux. Le montant de la prestation que lui octroyèrent les studios lui permit de passer un cap financier très difficile.

### 2) Répertoire des tests

Il était indispensable d'essayer de réaliser un audit aussi précis que possible sur les tests diffusés par les EAP, au moment où la nouvelle équipe prenait la direction des opérations.

Les descriptions qui précèdent, relatent des faits précis, engendrant une image aussi complète que possible des activités de l'entreprise, durant les dix-huit premières années. Ces descriptions émanent d'informations qui avaient été rassemblées dans des dossiers, par Gaston Guyot, et de souvenirs vécus, transmis par voie orale, par tous ceux qui participèrent à ces moments de l'histoire des EAP.

La listes des tests (appareils, instruments, papier-crayon) qui suit, très certainement établie par Gaston Guyot en 1941, en vue d'une publication qui n'a pas eu lieu, confirme que certaines productions, peut être de moindre importance, existèrent sans, pour autant, laisser de traces. Il est certain que tous les tests et appareils de cette liste résument, d'une façon limitative, les activités de production des EAP à ce moment :

**APPAREILS ET IMPRIMES POUR TESTS DIVERS**
ADAPTATION SENSORI MOTRICE – Appareil et jetons
APPRECIATION DES VITESSES ET DE DISTANCES – (Tachodomètre et pupitre opérateur)
APPRENTISSAGE - Test de Weinberg.
ATTENTION – Appareil de Giese modifié par Lahy
ATTENTION DIFFUSEE ET TEMPS DE REACTION DE CHOIX : test de Lahy – Pupitre opérateur, organe de réactions, appareil d'excitation, contacteur métronome et compteurs)
ATTENTION CONCENTREE – Test de Toulouse et Piéron
AUDIOMETRE – Petit modèle
AUDIOMETRE – Grand modèle
BOITE DE DECROLY
BOITE DE MONTAGE D'OBJETS – adapté par Weinberg
CHAMP VISUEL PRATIQUE
CHOIX MULTIPLE – Test de Yerkes
COUP D'ŒIL – Test de Lahy
DEXTERITE – Appareil et série de rondelles
DESCRIMINATIOPN RAPIDE DES COULEURS – Test de Weinberg
DISSOCIATION DU MOUVEMENT DES MAINS – Test de Lahy – appareil seul
(Nécessite un métronome et une batterie de 2 compteurs)
EXAMEN DES GESTES PROFESSIONNELS –
(Conducteurs de tramways et de voitures automobiles – Test de Lahy – Pupitre opérateur et équipement pour tramway ou automobile). (Nécessite un cinématographe et un enregistreur)
FATIGABILITE – Appareil de Lahy avec enregistreur
HABILETE MANUELLE – Test de Heuyer et Baille
INTELLIGENCE LOGIQUE – Test de Lahy - (cahiers)
INTELLIGENCE MECANIQUE – Test de Stenquist
INTELLIGENCE PRATIQUE – Test de Pinter et Paterson.
INTELLIGENCE – Test de Lahy – Cahier B, cahier C, cahier E
INTELLIGENCE TECHNIQUE – Test de Lahy – (cahier)
LUMINOMETRE – Appareil du Dr Hudelo
PIEZOGRAPHE – Appareil de Gomez et Langevin
POINCONNAGE – Test de Lahy – Appareil et compteurs
POINTAGE – Test de Lahy – Appareil et compteur
RAPIDITE DE PERCEPTION DES IMAGES – (Appareil de Michotte modifié par Lahy)
REFLEXE PSYCHO-GALVANIQUE – Appareil et électrodes
SUSCEPTIBITE A L'EBLOUISSEMENT – Appareil de Bonnardel
SUGGESTIBILITE MOTRICE – (Appareil de Binet modifié par Lahy avec enregistreur)

TRACAGE – Test de Lahy, appareil seul. (Nécessite un métronome et 2 compteurs)
TEMPS DE REACTION – 1) Chronoscope d'Arsonval seul. - 2°) Chronoscope avec contacteur. 3) Appareil Simonnet et Blanchard. - 4) Chronoscope inscripteur
VISION STEREOSCOPIQUE – Appareil de Michotte (modèle simple en ébénisterie fermée)

**APPAREILS COMPLEMENTAIRE COMMUNS A PLUSIEURS TESTS.**
APPAREILE CINEMATOGRAPHIQUE SPECIAL – (utilisé pour des gestes professionnels)
METRONOME A MERCURE
METRONOME COMMANDE PAR MOTEUR SYNCHRONE
BATTERIE DE 2 COMPTEURS
BATTERIE DE 2 COMPTEURS combinée avec METRONOME A MERCURE
BATTERIE DE 2 COMPTEURS avec métronome commandé par moteur synchrone
ENREGISTREUR UNIVERSEL
TABLE A HAUTEUR REGLABLE
CHRONOMETRE COMPTE – SECONDE
TRANSFORMATEUR – REDRESSEUR

**3) Edition du test du barrage de trois signes (BAMS) (tpc) (ΣΔΩ)**

Ce test, extrait de la batterie de tests dite de mémoire (ES) de J.-M. Lahy, se compose d'une feuille de papier de format A4 sur laquelle sont imprimées 25 lignes de 40 signes carrés, soit 1 000 signes. Chaque carré possède une petite queue placée de 8 façons différentes, soit sur un angle, soit au milieu d'un coté. La tâche consiste à repérer puis à barrer 3 signes, dont la position de la queue a été bien définie par la consigne.

La passation est individuelle ou collective, le temps de passation est de 10 minutes. Il est utilisé pour des adolescents ou des adultes. Les étalonnages ont porté sur des populations diverses à partir d'11 ans.

Les résultats à ce test prennent en compte la vitesse et l'exactitude avec lesquelles le travail a été effectué. Ce test de barrage est, sans doute, l'un de ceux qui ont été le plus fréquemment employés par les psychologues. Utilisé, à l'origine, presque uniquement pour déterminer les degrés d'attention concentrée, son emploi a été étendu à l'étude de l'entraînement, de l'apprentissage et de la fatigabilité.

# CHAPITRE II

## Les méthodes scientifiques associées aux données expérimentales consolident l'intérêt de la psychologie appliquée

**Survol du deuxième chapitre :** 1945 - 1972
**Direction** : Denise Guyot

Commencé lorsque la seconde guerre mondiale 1939-45 se termine, ce chapitre, qui couvre une trentaine d'années, assiste à la reprise de l'élan que possédait la psychotechnique avant le dramatique conflit, tant sur le plan expérimental que sur celui des applications. Au début de cette période, les EAP se sont structurés en une véritable entreprise, avec un service commercial et un bureau d'études, ainsi que la mise en place, d'abord, d'un tarif annuel, puis d'un catalogue, et enfin, d'un bulletin d'information, qui rendra compte, tous les ans, des nouvelles productions. Le mouvement est lancé vers un futur, qui laisse déjà, à cette époque, présager de ce que pourra être un développement national et international de la psychologie, mais il faudra attendre encore plus d'une décennie pour qu'il soit effectif.

Toujours dans le but d'une meilleure adaptation de l'homme à son métier, le développement du mouvement des tests reprend dans les pays industrialisés. Au commencement de ce deuxième chapitre, la psychotechnique, avec les méthodes psychométriques naissantes, portait l'espoir de différencier les hommes grâce à des épreuves « standards », et à des procédés statistiques, qu'il fallait mettre en œuvre, lorsqu'il fallait classer des ensembles de résultats numériques. Pour bien comprendre cette période, il devient nécessaire de schématiser pour mettre en lumière les faits saillants, et dégager la ligne générale de l'évolution des idées. Trois grandes tendances se sont confrontées, la « tendance dogmatique », la « tendance expérimentale structurale », la « tendance expérimentale essayiste ». Elles s'enchaîneront logiquement et chronologiquement.

Les premiers essais systématiques, relatifs à la tendance dogmatique, de l'adaptation de l'homme à son métier, décrit dans le premier chapitre, indiquent les deux grandes directions qui s'étaient imposées à cette époque : le synthétisme, dans lequel un seul test est supposé évaluer l'aptitude globale d'un métier déterminé, l'analytisme, dans lequel divers tests sont proposés pour mesurer, chacun, une aptitude spéciale, permettent d'obtenir les points du « profil psychologique » final. Ce qui caractérise le dogmatisme, c'est l'idée implicite que le problème des aptitudes de l'homme est résolu par la connaissance complète de celles-ci.

Charles Spearman (1869-1945), dont la haute personnalité dominait l'évolution des conceptions de cette époque, s'était acharné à poursuivre, avec sa méthode d'analyse unifactorielle, d'innombrables travaux, qui critiquaient les conceptions dogmatiques, en proposant de les remplacer par ce qui deviendra la tendance expérimentale structurale, celle-ci n'ayant été rendu possible que par l'élaboration des procédés d'analyse factorielle. Par la suite, naissait, avec Louis-Leon Thurstone (1887-1935), la méthode d'analyse multifactorielle, qui donna lieu, d'abord, à des travaux presque exclusivement consacrés à une psychologie théorique, puis à une utilisation en milieu industriel. Elle est caractérisée par les études des aptitudes, mais sous un point de vue tout autre que celui sous lequel la tendance dogmatique l'envisageait. L'hypothèse de base est la même que celle faite par Spearman, mais, au lieu d'un facteur commun unique, il pose la possibilité de multiples facteurs communs : facteur de raisonnement (G), facteur verbal (V), facteur numérique (N), facteur spatial (S), facteur perceptif (P), facteur d'attention (Q).

C'est dans ce contexte que survînt Raymond Bonnardel (1901-1988), avec une approche beaucoup plus pragmatique, dite : tendance expérimentale essayiste. Ce qui distinguait, du point de vue méthodologique, la tendance essayiste, de la tendance structurale, c'est que la première était fondée sur la constatation des liaisons, des corrélations existant entre les tests psychométriques, d'une part, et les notations professionnelles, d'autre part, tandis que la seconde l'était sur l'analyse des intercorrélations entre les divers tests psychométriques eux-mêmes.

Poursuivant, pendant une quinzaine d'années, dans des milieux industriels, scolaire et universitaire, au cours desquelles plus de 100 000 personnes furent examinées avec une centaine de tests, il dégagea l'intérêt relatif de chacun d'eux, par les méthodes d'analyse factorielle, et par recoupement avec les comportements et les degrés de réussite scolaire et professionnelle. C'est à partir des tests qui se sont révélés les plus intéressants qu'il constitua « l'examen standard », qui comprend :

- la batterie factorielle standard niveau A, pour les tâches manuelles et techniques, (facteur IPO intelligence pratique), (facteur D dextérité manuelle), (facteur P précision), (facteur R vigilance)

-la batterie factorielle standard niveau B, pour les tâches collaborateurs, (facteur PI potentiel intellectuel), (facteur V verbal), (facteur CPM célérité perceptive et mentale), (facteur CA calcul), (facteur OR orthographe), (facteur IPC intelligence pratique).

Les EAP participent à cette escalade effrénée vers les sommets de la psychométrie, en prenant part aux recherches, et par la publication des tous ces tests, dont la plupart n'auront que l'existence éphémère du temps de l'expérimentation.

Trois noms, Charles Spearman, Louis Leon Thurstone, Raymond Bonardel rassemblent ce qui devait constituer l'image de la recherche scientifique utilisée en psychologie, pour localiser ce que devait approcher la vérité, et dégager, lentement et progressivement, une œuvre d'une solidité incontestable.

Participant à cette œuvre colossale, les EAP tissent une toile d'araignée, qui couvre l'Europe entière et pénètre d'autres continents et aide ainsi à la pénétration de la psychologie appliquée dans tous ces pays. D'autres psychologues, à l'exemple de Raymond Bonnardel, reprennent ses méthodes et élaborent des tests plus spécifiques, qui seront édités au fur et mesure de leur expérimentation.

C'est au moment où de nouvelles technologies, qui révolutionneront le monde industriel, apparaissent, que prend fin ce deuxième chapitre, elles laissent déjà entrevoir l'importance que prendront, par les facilités des calculs à réaliser, les examens psychométriques.

## 1945
## Direction et gérance de Denise Guyot
## Edition du test de Chauffard

### 1) Gérance Denise Guyot

L'année 1945 est à l'origine de deux événements importants, le premier, la fin de la guerre avec la capitulation allemande, le 8 mai ; le second, la fin de la tutelle des EAP par le syndic.

Après un laborieux travail juridique, les EAP purent devenir, à nouveau, opérationnels. Dès la fin de l'année, lors de la première assemblée générale de la nouvelle structure, Denise Guyot et Robert Guyot furent nommés directeurs. Cette assemblée générale donnait à Denise Guyot pour mission de réorganiser la société qui avait, jusqu'à cette date, été surtout artisanale. De plus, elle devait trouver un local adapté à recevoir les différentes activités de l'entreprise.

**Denise Guyot,** issue en 1914 d'une famille d'enseignants, d'instituteurs, de directeurs d'établissements scolaires royaux puis républicains, suit des études classiques traditionnelles jusqu'au baccalauréat. Par la suite, dès 1933, son père, Gaston Guyot, ingénieur, joue un rôle important dans l'orientation professionnelle de sa fille en l'incitant à l'aider dans ses travaux aux EAP et à travailler, à la demande de J.-M. Lahy, à l'hôpital Henri-Rousselle, dans le laboratoire de psychologie qu'il dirige. En 1940, après l'Armistice, elle part pour la zone libre et s'enrôle dans la Résistance, dans laquelle elle s'investira intensément, devant faire face à de nombreuses situations à risques.

En 1942, recherchée en zone libre, elle fuit vers Paris, où elle retrouve son travail au laboratoire de psychologie de l'hôpital Henri-Rousselle, où l'accueille le nouveau directeur, René Zazzo (1910-1995), et aux EAP où, ayant retrouvé son père, elle s'y investie intensément. En 1943, sur les conseils du professeur Henri Piéron (1881-1964), elle suit les cours de l'Institut national d'orientation professionnelle. Au décès de son père, en 1943, elle quitte le laboratoire de psychologie pour assurer la direction des EAP jusqu'en 1973, date à laquelle elle prend sa retraite.

En 1980, elle est nommée chevalier dans l'Ordre national du mérite et reçoit cette distinction dans le Palais des Papes, à Avignon, durant le Congrès de l'ACOP

En 1991, elle crée un prix Denise Guyot de psychologie du sport et, en 1993, un prix pour la recherche en psychologie, qui a pour objectif d'aider un jeune chercheur en psychologie à poursuivre ses travaux dans le domaine de la psychologie appliquée. Elle entendait, ainsi, contribuer à la valorisation de la recherche appliquée française.

**2) Edition du test de personnalité de Chauffard (tpc) (Ω)**

Quelques tests de personnalité, sous la forme papier / crayon, commencèrent à être utilisés dès cette époque. Les demandes de plusieurs psychologues précipitèrent l'édition d'une épreuve dite d'aisance face à la vie (facteur F), traduite, par Colette Chaufard, d'un auteur américain, Janes McKeen Cattell (1860-1944) (CAF).

Ce test se compose d'un petit cahier sur lequel est imprimée une cinquantaine de questions ayant trait à des attitudes. La passation est individuelle ou collective, le temps de passation est libre et n'excède pas trente minutes, il est destiné aux adolescents et adultes.

Les étalonnages furent réalisés sur des populations d'adolescents et d'adultes.

Ce test évalue une attitude d'aisance face de la vie liée à l'absence d'inhibition et à une grande facilité de contact avec l'extérieur. Cette appréciation de l'extraversion et de l'introversion, dépouillé de l'aspect de l'inadaptation, s'éloignait, déjà, de l'introversion telle, qu'elle était décrite par Carl Gustav Jung (1875-1961)

## 1946
## Choix du siège social de la Société
## Production des tests de la Note P (précision) de la Batterie factorielle standard (BFS) de Bonnardel
## Edition des tests de Pacaud

### 1) Choix d'un siège social

La sortie de la période de guerre nécessita en France, en 1946, la mobilisation de toutes les énergies, qui favorisa la reprise économique. La valorisation des méthodes psychotechniques, réalisée avant la guerre, laissait présager un redémarrage relativement rapide de la production des tests. Plusieurs commandes, quantitativement importantes, aidèrent les EAP à reprendre un rythme de croisière régulier et furent à l'origine d'un développement équilibré et durable.

A la fin de l'année, Denise Guyot installa le siège social dans de nouveaux locaux situés à Clamart et y organisa les bureaux du service administratif, ainsi qu'un atelier de production (mécanique, menuiserie, électromécanique).

Face à une multitude de détails souvent imprévisibles, Denise Guyot et son frère, mirent tout en œuvre pour réussir l'installation dans les meilleurs délais. Leurs efforts portèrent sur trois secteurs bien définis : l'atelier de production, où devait être embauchées, rapidement plusieurs personnes, un dessinateur, un mécanicien, un électricien ; le service administratif qui, dans un premier temps, devait être confié à Denise Guyot ; le magasin avec un magasinier responsable du service des expéditions.

### 2) Production des tests de la note P (précision) de la BFS de Bonnardel. (ta) (ΔΩ) (30)

La mise en œuvre de la fabrication du test double labyrinthe, premier test, qui devait entrer, ultérieurement, dans la composition de la note précision (note P) de la batterie factorielle standard Bonnardel, commença dès le premier trimestre.

### Le test : double labyrinthe (B19DL) (27) (ta) (ΔΩ) (27)

Le test est constitué d'un cylindre tournant autour de son axe. Ce cylindre, dont la vitesse de rotation est constante, présente deux chemins sinusoïdaux. Dans chacun d'eux se trouve un ergot, dont le déplacement, parallèle à l'axe du cylindre, est commandé par une poignée. L'ensemble du mécanisme est enfermé dans un boîtier.

Lors de l'examen, lorsque le cylindre tourne, le sujet agit simultanément sur les deux poignées pour empêcher les deux ergots de toucher les bords des chemins respectifs. Le nombre des erreurs et la durée des erreurs sont enregistrés par des compteurs.

La passation est individuelle, le temps de passation de 4 minutes. Le test est destiné à des populations d'adolescents et d'adultes. Les étalonnages, très nombreux, furent réalisés sur des populations variées.

Le test du double labyrinthe évalue la coordination visio-motrice en rythme imposé.

Il peut être utilisé indépendamment de la note P. Ultérieurement, ce test fut utilisé lors d'examens effectués à de hauts niveaux d'activités professionnelles (pilotes de chasse, pilotes de transports aériens). Il équipa les principaux centres de psychologie de l'armée de l'air et de l'aviation civile, tant en France qu'à l'étranger. Toutes les études ont démontré que l'aptitude de coordination visio-motrice en rythme imposé était en fortes corrélations (.60, .70 et même .80) avec tous les métiers, où existe un travail à exécuter sous un rythme imposé (tour, fraiseuse, conducteurs de véhicules terrestres et aériens).

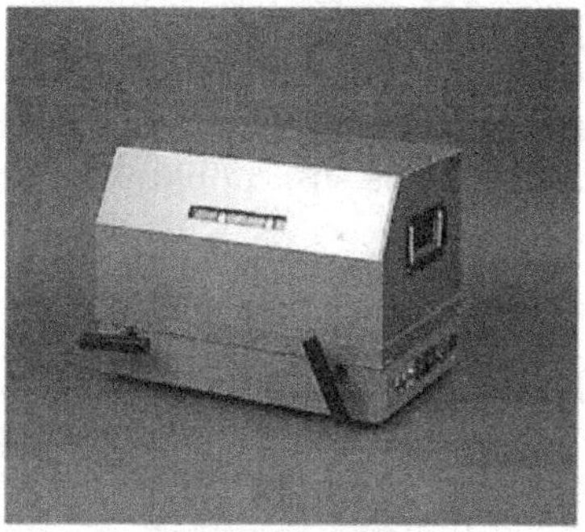

**Photo 18**

**Le test : oméga (OMB) (28) (ta) (ΔΩ) (28)**

Deuxième test entrant dans la composition de la note précision (note P), sera construit l'année suivante.

Le test se compose d'un coffret sur lequel est fixée une pièce métallique de forme carrée, percée d'un chemin représentant la lettre grecque oméga et dans lequel peut se déplacer un ergot commandé par un mécanisme, non visible, enfermé dans le coffret et deux boutons moletés. L'épreuve consiste à déplacer l'ergot, à l'aide des deux boutons moletés, sans toucher les bords du chemin.

Le temps de passation, le nombre et la durée des erreurs sont enregistrés par des compteurs, la passation est individuelle, le temps de passation est d'environ 3 minutes. L'application est réservée aux adolescents et aux adultes. Les étalonnages, très nombreux, portent sur des populations variées.

Si le test du double labyrinthe, B19DL, évalue la coordination visio-motrice en rythme imposé, le test oméga évalue la coordination visio-motrice en rythme libre. Comme le test B9DL, il peut être utilisé indépendamment de la note P.

Le test oméga s'inscrivait dans l'idée qu'il est impossible d'inférer les aptitudes à partir des performances provenant de l'inégale familiarité des sujets avec une tâche proposée, ce qui n'était pas le cas pour le test du tourneur de Lahy.

Avec le test oméga, l'auteur propose de placer le sujet dans une situation inhabituelle à celle de son travail, le degré de familiarité avec celle-ci étant, dans ce cas, nul. Chaque candidat est dans la même situation ; de plus, par la dissimulation du mécanisme de fonctionnement, qui est toujours visible dans les autres tests, l'auteur élimine tous les artefacts, principalement celui de la perception des mouvements susceptibles d'entacher la mesure de l'aptitude pour lequel ce test a été conçu.

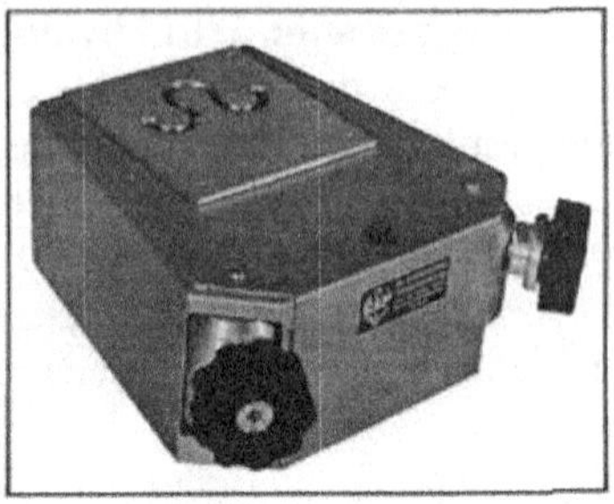

**Photo 19**

**Le test : la sinusoïde (SNB) (29) (ta) (ΔΩ) (29)**

Troisième test entrant dans la composition de la note P, ne sera construit que deux années plus tard.

Le test se compose d'un disque portant deux ergots pouvant se déplacer dans une gorge sinueuse. L'épreuve consiste à déplacer celui-ci, à l'aide des deux mains posées sur le disque, d'un bout à l'autre de la gorge, le plus rapidement possible, en évitant de toucher les bords. Le temps, le nombre et la durée des erreurs sont enregistrés.

La passation est individuelle, le temps de passation est d'environ 4 minutes. L'application est réservée aux adolescents et aux adultes.

Le test de la sinusoïde évalue la stabilité psycho-motrice, c'est-à-dire l'absence de tremblement. Cette évaluation ne peut être réalisée que par un test qui n'utilise pas de mécanisme comme intermédiaire, mais qui met en relation directe l'action des mains avec l'élément de mesure du tremblement, en l'occurrence l'ergot, qui entre en contact avec la gorge sinueuse au moment de chaque tremblement.

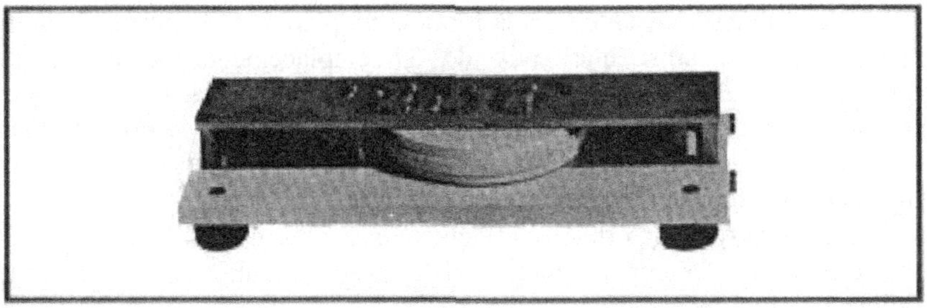

**Photo 20**

Comme les tests B19DL et OMB, le test SNB peut être utilisé indépendamment de la note P. Passé par plus de 200 000 personnes dans les services industriels créés par l'auteur, les résultats mirent en évidence deux types de tremblement : l'un, dont l'origine est alcoolique ; l'autre, dont l'origine est neurologique. Si l'absence de stabilité motrice, liée à l'alcoolisme ou à des drogues, est souvent à l'origine des accidents graves, celle dont l'origine est neurologique n'entraîne pas forcément des accidents. L'origine des tremblements peut être mise en évidence facilement.

Le fonctionnement mécanique des tests double labyrinthe et oméga ont fait l'objet d'un transfert de technologie en 1985, la réalisation d'un logiciel informatique les rendit opérationnels sur l'écran d'un ordinateur. Le test de la sinusoïde ne subit jamais cette transformation.

**3) Edition des tests de Pacaud**

L'auteur, Suzanne Pacaud (1902-1988), collaboratrice de J.-M. Lahy depuis de nombreuses années, avait conçu quatre tests papier / crayon, dont le but était d'évaluer les capacités des sujets dans les domaines de la mémoire et de la promptitude mentale. Ceux-ci, dont l'utilisation resta confidentielle, furent édités et mis à la disposition des psychologues.

**Le test de mémoire topographique (MTP) (tpc) (ΔΩ)**

Contrairement aux formes de mémoire, auditive, de récits, de mots, intellectualisées et nécessaires, lors d'acquisitions scolaires, le test de mémoire topographique permet d'évaluer la possibilité de restituer des informations engrangées visuellement. Les études démontrèrent que ces possibilités de retenir et de restituer, au moment voulu, des informations multiples, d'origine visuelle, sont à la base des bonnes performances lors des apprentissages ou dans les situations de la vie professionnelle.

L'épreuve se présente sous la forme d'un plan de ville portant le nom des principales rues, ainsi que ceux de 37 emplacements de magasins, de commerces et d'édifices publics. Après un temps relativement court de présentation du plan, afin de le mémoriser, le même plan, vierge de tous les noms, est présenté au sujet afin qu'il inscrive, sur les rues et sur les 37 emplacements, tous les noms dont il se souvient.

Des analyses factorielles, effectuées sur plus de 3 400 cas, mirent en évidence qu'un facteur commun existe avec certains tests d'intelligence pratique (saturations de .60).

**Le test d'attention (BCP) (tpc) (ΔΩ)**

Si, habituellement, l'attention concentrée avait été évaluée avec des tests de barrage de signes, l'auteur préféra créer une épreuve plus complexe, faisant appel à une perception de chiffres mélangés à d'autres. L'épreuve consiste à barrer deux chiffres, bien définis, placés entre deux autres chiffres, impairs ou pairs.

**Le test de mémoire et d'attention (MTPA) (tpc) (ΔΩ)**

Partant de la constatation qu'une situation nouvelle, à un moment précis, oblitère une partie de l'activité mnésique du moment précédent, il devenait intéressant d'évaluer, par la comparaison d'éléments mnésiques identiques, ce que devenait le souvenir. Afin de rendre objective cette évolution, il était préférable d'utiliser la mémoire visuelle plutôt que la mémoire auditive. L'utilisation successive du test MTP, puis celle du test BCP, donna lieu à la création du test de mémoire et d'attention MTPA.

Avec ce nouveau test, il devenait possible d'évaluer la mémoire immédiate, puis la mémoire à moyen terme, par l'utilisation, intercalée, du test d'attention concentrée pendant 10 minutes. Les résultats obtenus, d'abord, par les réponses immédiates au test de mémoire, puis par les réponses différées, obtenues au même test, après le travail d'attention concentrée de dix minutes, permettent d'obtenir une évaluation de capacités mnésiques différentes.

**Les tests de promptitude mentale (TPM) et (TPMP)**

Ces tests furent conçus dans le but de mettre en évidence la rapidité avec laquelle un sujet pouvait prendre une décision appropriée. L'évaluation d'une décision, rapide, précise et juste, dite promptitude mentale, est liée à la rapidité des fonctions : mnésiques (amplitude de la rétention et l'exactitude des souvenirs), cognitive (raisonnement mnésique), perceptive (repérage), psychomotrice. Les tests TPM et TPMP sont des épreuves qui actionnent le souvenir de certaines informations, afin de les associer entre elles pour agir. Le test TPM, d'une passation de 8 minutes, est utilisé pour les niveaux culturels élevés, le test TPMP, d'une passation de 20 minutes, permet de différencier les sujets de niveau culturel peu élevé.

**Congrès**

PARIS : Journées d'études des Conseillers d'orientation professionnelle (ACOF).

**1947**
**Réalisation du premier tarif**
**Création d'un département commercial**
**Production et édition des tests de Zazzo**

**1) Réalisation du premier tarif**

En 1947, fut réalisé le premier tarif EAP. Jusqu'alors les ventes avaient lieu uniquement sur devis. Les demandes, de plus en plus diversifiées et de plus en plus importantes, nécessitèrent l'édition d'un tarif aussi complet que possible. A cette époque, ce tarif, remis à jour tous les ans, n'était adressé que sur demande. Ce premier tarif, décrit ci-dessous, rassemble les catégories de tests suivantes : 13 tests appareils, 12 tests instruments, 11 tests papier / crayon, 8 accessoires divers.

EAP
55, Av Henri Barbusse
Clamart (Seine)
tél. : Michelet 09.84
Métro :Mairie d'Issy
Autobus : 190

**Tarif des tests 1947**
*(prix conforme A.M. 16.453)*

| **DESIGNATION** | | **PRIX EN FRANCS** |
|---|---|---|
| AD | Attention diffusée à commande automatique | sur demande |
| ADC | Attention diffusée avec temps de réaction de choix | sur demande |
| AS | Adaptation sensori-motrice de Couvé – test de classement | 6.435 |
| BI | Cubes de Binet | Sur demande |
| CC | Chronoscope d'Arsonval avec stimuli auditif | 38.575 |
| CCV | Stimuli auditif | 3.440 |
| CME | Compteurs d'erreurs à moteur électrique | sur demande |
| CS | Compte secondes | 2.060 |
| CV | Champ visuel pratique | 49.986 |
| DB | Planchette de Dearborn | 1.930 |
| DE | Dynamographe enregistreur de Lahy | 26.950 |
| DC | Discrimination des couleurs de Weinberg | 1.357 |
| DX | Dextérimètre de Moede | 3.358 |
| DW | Disques de Walter | 1.207 |

| | | |
|---|---|---|
| GA | Echelle de Grâce Arthur | 14.006 |
| HM | Habileté manuelle Heuyer-Baille | 3.922 |
| KO | Cubes de Kohs | 1.158 |
| MA | Test d'attention à réaction manuelle de Lahy | 38.683 |
| M12 | Planches de Minesota | 5.269 |
| M14 | Planche de Minesota ABCD | 9.312 |
| MEI | Mémoire d'images | sur demande |
| OM | Oméga du Pr Bonnardel (dissociation du mouvement des mains) | sur demande |
| PL | Platiscope | 2.392 |
| PT | Pointage de Lahy | 38.574 |
| RP | Rondelles de Piokowsky (modèle spéciale avec tiges en acier indéformable) | 571 |
| RC | Réglette de Carrare | 1.985 |
| SM | Suggestibilité motrice de Binet | 39.120 |
| TA | Tachodomètre de Lahy (appréciation des vitesses et des distances) | 46.722 |
| TN | Test de niveau mental de Terman (avec 50 fiches) | sur demande |
| TO | Test du Tourneur de Lahy (dissociation des mouvements des mains) | 27.111 |
| TR | Traçage de Lahy | 16.843 |
| TRM | Dextérimètre à trous dit trémomètre (avec compteurs inclus dans l'appareil) | sur demande |
| VD | Volant dynamographe | 50.700 |
| VL | Echelle de développement mental Vermeylen | sur demande |
| WG | Intelligence mécanique Stenquist-Weinberg | 1.739 |
| WY | Bloc de Wiggly | 1.853 |
| VS | Vision stéréo de Michotte avec éclairage intérieur | 5.445 |

| TESTS MENTAUX | | |
|---|---|---|
| BATP (21 x 27) | Attention concentrée Toulouse Pièron | sur demande |
| BAZN (27 x 42) | Zazzo numéroté | sur demande |
| BAZS (27 x 42) | non numéroté | sur demande |
| BAZN (27 x 84) | numéroté | sur demande |

| | | |
|---|---|---|
| **BAMS (27 x 42)** | avec modèle de signe | sur demande |
| **Fiches d'intelligence B** | cahier B de Lahy | sur demande |
| **Fiches d'intelligence C** | cahier C de Lahy | sur demande |
| **Fiches d'intelligence ES** | cahier ES | sur demande |
| **Fiches d'intelligence IL** | cahier IL | sur demande |
| **Fiches d'intelligence IT** | cahier IL | sur demande |
| **Fiches d'intelligence V1.2** | fiche du Pr Bonnardel | sur demande |

**CONDITIONS GENERALES DE VENTE**

Par le seul fait de la commande, le client reconnaît avoir pris connaissance de nos conditions de vente et les accepte même si ses bons de commande stipulent des conditions contraires.

**PRIX** – Nos prix s'entendent en francs français, pour marchandises non emballées prise en nos ateliers, payables à Paris, toutes taxes comprises. Ils sont susceptibles de variations et ne nous engagent en aucun cas.

**DELAIS** – Les délais ne sont donnés qu'à titre indicatif et aucune pénalité ne pourra nous être opposée en cas de retard.

**EMBALLAGES** – Les emballages sont facturés aux plus justes prix et ne sont pas repris.

**EXPEDITIONS** - Sauf demande expresse, les expéditions sont faîtes en port dû par le moyen de transport qui nous semble le plus économique tout en offrant un maximum d'avantages. Même en cas d'expédition franco, le matériel voyage aux risques et périls du destinataire. Tout frais au-delà du lieu d'expédition, en particulier ceux d'assurances, douane ou octroi, restent à la charge de l'acheteur.

**CONDITIONS DE PAIEMENT** – Sauf convention contraire, le règlement de nos factures pour la France s'effectue à Paris à 30 jours fin de mois de l'expédition, net sans escompte. Nos traites ou acceptation de règlement ne sont pas une dérogation au lieu de paiement.

**GARANTIE** – Notre matériel est garanti pendant un an contre tout vice de matière. Notre garantie est strictement limitée au remplacement en nos ateliers des pièces reconnues défectueuses sans autre indemnité. Les frais d'envoi et de mise en place sont à la charge du client. Les pièces soumises à usure normale sont exclues de la garantie. Celle-ci tombe si des modifications ou réparations ont été effectuées sans notre accord ou si ces pièces ont subi des dégâts par suite d'emploi abusif.

**JURIDICTION** – Toutes contestations sont uniquement de la compétence du tribunal de la Seine et la seule passation des ordres à nos Etablissements vaut acceptation de cette clause d'attribution.

**2) Création d'un département commercial**

Le département administratif, l'atelier de production et le magasin, fonctionnaient sans trop de difficultés, grâce à l'expérience acquise par Denise Guyot durant les années précédentes. Le commerce qui, en France et dans le monde, évoluait rapidement, laissait apparaître, dans l'organisation de l'entreprise, d'importantes lacunes. D'une part, la clientèle, composée de psychologues d'une nouvelle génération, devînt beaucoup plus exigeante et, pour satisfaire à leurs demandes, Denise Guyot se devait d'organiser un département commercial, consacré uniquement à la réception de la clientèle, ainsi qu'à la vente des tests. D'autre part, certains psychologues rechignaient à se déplacer hors de Paris, parce que les transports étaient peu commodes. Pour satisfaire à ces deux principales revendications, Denise Guyot, pour les EAP, fit l'acquisition d'un bureau, rue du Cardinal-Lemoine, à Paris, où elle y assuma la responsabilité du département commercial, en se déchargeant d'une partie de son travail administratif par le recrutement d'une secrétaire.

**3) Production et édition des tests de Zazzo**

Les tests de René Zazzo, publiés aux EAP, sont au nombre de trois : le test des deux barrages (BAZS et BAZN), le test d'Ozéretzki (OZ), le test de la NEMI.

**Le test des deux barrages (tpc) (Σ)**

Diffusé en 1943, à été conçu afin d'éprouver le contrôle psychomoteur par une épreuve permettant la comparaison des performances et attitudes du sujet à deux niveaux différents d'activité : la première consiste à effectuer le barrage d'un seul signe, mélangé parmi d'autres (BAZS) ; la seconde, à effectuer le barrage de deux signes, répartis parmi d'autres (BAZN). L'interprétation du test prend en compte la comparaison de deux résultats, d'abord par la comparaison des indices des vitesses et celle des indices de précision (exactitude) aux deux épreuves, exprimant des relations d'harmonie ou dysharmonie entre les deux niveaux d'activité, puis par la comparaison de la vitesse et de la précision pour chacune des épreuves comme valeur du contrôle ou régulation.

Le contrôle psychomoteur est apprécié principalement par la comparaison des deux épreuves et, secondairement, au niveau de chaque épreuve, par la comparaison de la vitesse et de la précision, ces deux comparaisons s'éclairant l'une l'autre. Toutes les études de ce test sont rassemblées dans l'ouvrage, en deux tomes, de René Zazzo, *Manuel pour l'examen psychologique de l'enfant.*

**Le test de développement moteur d'Ozéretzki (OZ) (ti) (ΣΔ) (31)**

Diffusé en 1949, il se compose de 60 épreuves de motricité, dont les résultats évaluent soit les déficiences de la motricité, soit le développement moteur. Dans un premier cas, sont évaluées les déficiences de la motricité (la coordination statique, la coordination dynamique des mains, la coordination dynamique générale, la rapidité des mouvements, les mouvements simultanés, la présence ou l'absence de syncinésies) ; dans un second cas, avec l'échelle conçue et réalisée par René Zazzo, lors de l'adaptation française de ce test, est évalué le développement moteur.

Si certains tests de développement permettent une cotation en âge mental ou en quotient intellectuel (QI), d'où le nom de test de développement, car ils indiquent le développement de l'intelligence, normal ou non, de l'enfant, par rapport à son âge, d'autres tests de développement existent pour mesurer d'autres domaines psychologiques : domaine psychomoteur, domaine sensori-moteur, domaine moteur. Dans le domaine moteur, lors d'études réalisées avec le test d'Ozéretzki, René Zazzo conçut et réalisa un profil permettant le calcul d'un quotient moteur (QM), qui peut être mis en parallèle avec le quotient intellectuel du test de la NEMI. Utilisant cette nouvelle échelle de développement moteur, René Zazzo, avec la collaboration de Denise Guyot, effectua de nombreuses recherches sur les gauchers.

**La nouvelle échelle métrique de l'intelligence (NEMI) (tpc) (ΣΔ)**

Ce test est une mise à jour de l'échelle métrique de l'intelligence de Binet et Simon, publiée en 1905. La réalisation de la nouvelle échelle métrique de l'intelligence (NEMI), diffusée en 1963, s'est déroulée de la façon suivante : en 1961, recherches et études de nouvelles épreuves pour compléter celles du test original ; en 1991, test provisoire expérimenté sur des groupes de 9, 10, 12, 14 ans pour la mise en place des consignes d'application, de la cotation et la vérification de la valeur génétique des différentes épreuves, afin de ne retenir que les plus discriminatoires d'âge en âge. L'étalonnage a été effectué, au cours des années scolaires 1961 / 1962 et 1962 / 1963, sur des groupes de garçons et filles de 8, 9, 10, 12, 14 ans.

Un test gradué en âge mental contient des items de difficulté croissante, l'âge mental de l'enfant étant déterminé en fonction du nombre de bonnes réponses qu'il a données. A partir de cet âge mental, la cotation en quotient intellectuel (QI) (âge mental / âge chronologique = ……..x 100) facilite la compréhension, puisque le sujet moyen aura un QI de 100.

**Congrès**

PARIS : Journées d'études des Conseillers d'orientation professionnelle (ACOF).

**1948**
**Création d'un bureau d'études**
**Psychométrie et validation expérimentale**
**Edition de l'échelle métrique d'intelligence de Binet / Simon**

## 1) Création d'un bureau d'études

En 1948, l'espoir d'atteindre, par les procédés de mesure que sont les tests, divers aspects du comportement de l'homme et de les différencier grâce à des épreuves dites standardisées, nécessita, afin d'obtenir une validation correcte, une succession de modifications de ceux-ci après chaque expérimentation.

Les modifications successives des tests appareil (ta) et des tests instrument (ti) ne vont pas sans poser de problèmes aux EAP. Au début, ces modifications n'étaient pas toujours réalisées dans l'esprit de l'auteur, quelques déboires, non imputables à un manque de compétences techniques ou professionnelles, laissaient planer un doute quant au niveau de compréhension des problèmes humains. A la demande de Raymond Bonnardel, la formation du personnel en sciences humaines devînt indispensable. Cette information psychologique, à partir de documents préparés par l'auteur, porta ses fruits ; dès cet instant les EAP, devinrent partie prenante des expérimentations et validations en cours.

Afin de répondre rapidement à des modifications fréquentes, la mise en place d'un bureau d'études, lié à l'atelier de production, fut décidée. Si, dans un premier temps, son objectif principal fut l'étude des modifications à apporter aux tests en cours de validations, dans un second temps, la réalisation des nouveaux tests s'y développa simultanément, ainsi que l'adaptation des nouvelles techniques sur les tests anciens.

Un ingénieur, du bureau d'études s'occupa, à plein temps, du fonctionnement de l'atelier de production, pendant que Robert Guyot travaillait sur les projets en cours. Les activités de Denise Guyot se répartissaient de la façon suivante : le matin, gestion et contrôle du département administratif, puis contrôle des études en cours, des productions, de l'organisation du magasin et vérification des expéditions ; l'après-midi, réception de la clientèle à Paris.

A compter de ce moment, la structure de l'entreprise comprendra 5 personnes : un service administratif (1), un service commercial (1), un atelier de mécanique et son bureau d'étude (3).

## 2) Psychométrie et validation expérimentale

Raymond Bonnardel, qui s'était consacré, avec intérêt, à la recherche en psychologie, va, en 1938, être amené à créer et diriger un service de recherches et d'application de psychologie industrielle aux usines Peugeot de Sochaux. De novembre 1938 à septembre 1939, il installe son laboratoire de psychotechnique et met en place la sélection des ouvriers et des agents de maîtrise.

En 1939, il succède à J.-M. Lahy, qui prend sa retraite, à la tête du laboratoire de psychologie appliquée à l'Ecole pratique des hautes études (EPHE) et reprend l'enseignement pratique de celui-ci à l'Institut de psychologie de Paris. Cependant, lorsqu'on lui propose la direction du laboratoire de J.-M. Lahy, première responsabilité institutionnelle vraiment significative, il n'accepte que sous la condition expresse qu'il pourra conserver ses fonctions aux usines Peugeot, qui comptaient environ 50 000 salariés. C'est dire à quel point cette implantation en entreprise lui tenait à cœur. Cette condition acceptée, Raymond Bonnardel dirigera pendant vingt ans, de 1939 à 1959, les deux laboratoires de psychologie.

D'un point de vue pratique, la raison d'être de la psychologie appliquée, à travers son laboratoire des usines Peugeot, n'était pas uniquement liée à la sélection du personnel, mais aussi à la prévention des accidents, à l'orientation professionnelle au sein de l'entreprise, à la détection des travailleurs susceptibles d'accéder à des postes plus qualifiés, à la valorisation des potentialités de chacun. C'est dans ce contexte qu'ayant déjà commencé à concevoir les tests double labyrinthe (B19DL) et oméga (OMB), dont il avait confié la réalisation aux EAP, il se rapproche, une nouvelle fois, de cette entreprise et s'y implique d'une façon plus constante comme partenaire et y assume, ultérieurement, la fonction de conseiller en psychométrie.

Confronté aux difficultés qu'il avait, lui-même, décrites dans *L'adaptation de l'homme à son métier*, Raymond Bonnardel eut à mettre en application ce qu'il considérait comme la seule démarche scientifique possible : « expérimenter avant d'appliquer, mais expérimenter avec toutes les règles strictes de l'expérimentation pour prouver que son action constitue une amélioration réelle par rapport à la situation antérieure ; il se devait, comme tout psychologue scientifique, d'acquérir cette certitude, pour chaque problème spécial, par une expérience à blanc, avant de passer à une application effective quelconque ».

Au fait des critiques qui circulaient sur les aptitudes, l'enjeu était d'importance. C'est la raison pour laquelle il définit schématiquement la méthode de l'expérience qu'il appliquera sans jamais y déroger :

1 - établissement d'une batterie de tests composés d'un nombre important d'épreuves très diverses,

2 - examen au moyen de cette batterie d'une centaine de candidats au métier,

3 - tous ces candidats entreprennent le métier,

4 - ils sont notés professionnellement,

5 - les liaisons, les corrélations sont établies entre les notes obtenues dans chaque test et la notation professionnelle,

6 - les tests donnant les corrélations les plus élevées sont conservés, les autres éliminés.

Les premiers recoupements permirent d'élaborer les hypothèses de travail qui guideront la création d'autres tests. La seconde batterie de tests sera expérimentée en reprenant les différentes étapes ci-dessus énumérées. Les seconds regroupements entérineront une nouvelle élimination et indiqueront l'orientation qui présidera à l'établissement et à l'essai de nouveaux tests. Le cycle recommencera à l'occasion des examens ultérieurs.

Dès que la corrélation entre la note globale de l'examen par tests et la notation professionnelle sera assez élevée, mais à ce moment seulement, l'application pourra être entreprise. Les recherches continueront à être poursuivies, afin d'augmenter la valeur prédictive de l'examen psychométrique, car il restera toujours un écart entre les deux séries de notation, qu'il faudra s'efforcer patiemment de réduire, sans, d'ailleurs, avoir la prétention de l'annuler jamais. Cette méthode allait permettre de prévoir, pendant de nombreuses années, avec une probabilité importante, le degré de réussite dans un métier déterminé.

La première étape de l'expérimentation regroupait obligatoirement les tests existants. C'est au cours des étapes suivantes que Raymond Bonnardel élimina les tests dont les résultats n'étaient pas en corrélations significatives avec les notations professionnelles.

Ces expérimentations successives l'obligèrent à grouper une masse imposante de faits expérimentaux précis, à établir de nouvelles techniques d'études, qui mirent en lumière des lois résumant et contenant l'essentiel de cette masse de faits expérimentaux, ce qui limitait le champ des hypothèses possibles. Cette limitation, qui constitue la recherche scientifique, lui permit de dégager, très lentement et très progressivement, d'abord, des tests nouveaux, mais, ultérieurement, une œuvre d'une solidité incontestable : la batterie factorielle standard.

De par sa formation, Raymond Bonnardel réussit là où beaucoup auraient échoué. Doté d'un esprit scientifique acquis, principalement, au cours des études qui débouchèrent sur deux doctorats, ès-sciences, en 1934, et en médecine, en 1936, il confirma scientifiquement les résultats de ses hypothèses. Tous ses travaux firent l'objet de publications dans plusieurs revues (30) et plus particulièrement dans *Le Travail Humain*, revue dont l'audience a toujours été internationale.

Il est l'un des plus grands inventeurs de tests avec André Rey (1906-1965) et l'INETOP, tous trois, publiés par les EAP. Ceux de Raymond Bonnardel donnèrent lieu, en 1958, à la publication de la batterie factorielle standard, utilisée par les milieux professionnels et scolaires. Le laboratoire de psychologie appliquée des usines Peugeot eut de nombreuses répliques, tant en France qu'à l'étranger.

Si le laboratoire de psychotechnique de J.-M. Lahy à la STCRP avait été à l'avant-garde, quant à la promotion de la psychologie, ceux de Raymond Bonnardel, où les études de validité statistiques des pronostics de réussite, furent sans égales quant à leur fiabilité, contribuèrent à l'insertion de la psychométrie dans le monde du travail à tous les niveaux et, ultérieurement, dans celui de la vie en général.

### 3) L'échelle métrique d'intelligence de Binet / Simon (BS) (tpc) (ΣΔ)

Cette échelle, qui était diffusée par les Editions Armand Colin jusqu'à 1978, pour ce qui concerne les documents imprimés, et par les EAP pour les matériels fabriqués, sera reprise et publiée entièrement par les EAP à partir de cette date.

L'échelle métrique d'intelligence (BS), servant à la mesure du développement de l'intelligence des enfants et des adolescents entre 3 et 16 ans, se compose de 60 épreuves qui évaluent l'âge intellectuel. Celles-ci sont classées selon l'âge moyen auquel elles correspondent, mais en entendant celui-ci comme âge moyen d'enfants bien définis. Cette échelle permet de savoir de combien d'années un enfant est en retard ou en avance afin d'établir un diagnostic. Celui-ci tient compte de deux éléments : l'âge réel et l'âge intellectuel (niveau intellectuel). La division de l'un par l'autre donne un quotient intellectuel ou Q.I. Cette échelle fera l'objet d'une nouvelle étude par René Zazzo en 1963 et d'un ré-étalonnage, qui donnera naissance à la Nouvelle échelle métrique d'intelligence, la NEMI.

**Congrès**

NANTES : 3e Congrès des Conseillers d'orientation professionnelle (ACOF). Les EAP y sont présents.

EDIMBOURG : XII$^{e}$ Congrès international de psychologie. Les EAP y sont présents.

## 1949
## Publication du premier catalogue
## Les EAP et l'exportation
## Edition des tests de Raven
## Edition des tests de Samper

### 1) Publication du premier catalogue

En 1947, la publication du premier tarif avait suscité une importante demande d'informations. La réalisation, puis la publication, d'un catalogue, destiné à répondre à cette demande, devenait urgente. Elle eut lieu dans des délais relativement brefs. Ebauche de ce qui deviendra un véritable recueil de tous les tests édités par les EAP, ce catalogue, qui fut promu à une grande diffusion, se composait, à l'origine, de quelques feuilles, de format A4, sur lesquelles étaient imprimée, par ordre alphabétique, la liste des différents tests disponibles, accompagnés d'une description très sommaire. Cette liste descriptive portait sur tous les tests diffusés depuis 1927 ; à ceux-ci s'ajoutaient quelques épreuves d'origine suisse et belge.

### 2) Les EAP et l'exportation

Les commandes émanant des pays étrangers, nombreuses en certaines périodes de l'année, nécessitèrent une organisation spéciale au sein du département administratif. Afin d'être informé d'une façon permanente des modifications des protocoles d'exportation et recevoir les informations les concernant, il fut décidé, d'abord, d'affilier l'entreprise à un syndicat patronal, le Syndicat général d'optique et d'instruments de précision (SGOIP), ensuite, de créer un service d'exportation. Ce service fut spécialisé dans l'établissement des documents complexes liés aux contraintes des services du ministère du Commerce extérieur, lors de l'exportation des tests.

La collaboration des EAP avec le SGOIP, interlocuteur officiel du ministère du Commerce extérieur, leur fut bénéfique. Ils s'insérèrent dans des actions commerciales dirigées vers l'étranger, qu'il eut été impossible d'organiser en solitaire. Le SGOIP disposait d'un répertoire dans lequel étaient classées les entreprises françaises, par catégories, d'après leur activité. La double activité des EAP, fabrication d'appareils de psychologie et éditeur, qui n'existait pas dans ce répertoire, obligèrent les responsables à la classer parmi les fabricants d'appareils de précision.

Les actions du ministère du Commerce extérieur avaient pour but, par l'intermédiaire des syndicats patronaux, le rayonnement des industries françaises à l'étranger. Le SGOIP sollicita souvent les EAP pour représenter la France dans leur domaine. Leurs prestations, dans plusieurs pays, furent toujours très appréciées.

L'administration des douanes, qui ne possédait aucune référence pour répertorier le matériel psychotechnique lors des ventes à l'étranger, créa un numéro spécifique, 9018, qui devait être, à partir de ce moment, systématiquement noté sur tous les documents d'exportation

**3) Edition des tests de Raven**

John Carlyle Raven (1902-1970), qui se passionnait pour l'application des principes de Charles Spearman, en matière d'éduction, de relations et de corrélats, ainsi que pour la capacité des personnes à percevoir juste et à juger avec sagacité, se persuada de la nécessité d'aborder la mesure de la déficience mentale par des tests dépourvus d'allégeance envers les aspects scolaires et verbaux. Elaborant une charte des exigences en vigueur pour de tels tests, il conçut un test consistant en cinq séries de matrices de plus en plus complexes dont un élément est systématiquement omis.

Le sujet est prié d'opter pour la seule solution qui, parmi six ou huit possibilités distinctes, complète la figure problématique. La publication, en France, de trois tests papier / crayon (tpc) dénommés Progressive matrices eut lieu entre 1949 et 1953.

**Le test des Progressive matrices pour enfants (PM47 ou PMC) (tpc) (ΣΔ)**

Il se compose de 36 exercices divisés en 3 séries de 12 problèmes à résoudre. La solution du premier problème est facile à trouver, les problèmes qui suivent deviennent progressivement plus difficiles. Pour attirer et maintenir l'attention des enfants, ce test est imprimé en couleurs ; il a été conçu de façon à donner, pour les enfants de 3 à10 ans, une large dispersion des résultats, afin de diminuer la possibilité de trouver la solution au hasard et de le rendre plus apte à sélectionner les sujets qui ont un niveau mental inférieur à la moyenne.

**Le test des Progressive matrices standard pour adultes (PM38 ou PMS) (tpc) (ΔΩ)**

Conçu pour comparer les individus quant à leur capacité d'observation et leur clarté de raisonnement, il se compose de 60 exercices présentés sous la forme de dessins, divisés en 5 séries de 12 problèmes à résoudre, dont la difficulté augmente progressivement. L'ordre de présentation fournit un entraînement méthodique à la manière de les résoudre. Les recherches ultérieures démontrèrent qu'il permettait d'évaluer le développement intellectuel, ses possibilités de satisfaire ou non à des formations et, éventuellement de déceler un retard mental.

**Le test des Progressive matrices advanced pour adultes (niv. sup.) (PMA ou APM) (tpc) (Ω)**

Il se compose de deux cahiers PMA1 et PMA2 conçus, afin de gagner du temps, pour ne pas utiliser le cahier PMA2, si le cahier PMA1 n'est pas réussi. Le PMS (Standard) a été élaboré pour couvrir toute l'étendue possible du développement intellectuel des adultes, quels que soient l'âge, l'instruction, l'état physique. Même si l'épreuve avait un très grand champ d'application, l'auteur avait conscience que ce test avait ses limites pour les niveaux supérieurs à la moyenne. Il élabora le PMA, dont l'étude et les validations furent réalisées en collaboration avec les commissions de sélection des officiers du ministère de la Guerre britannique et permirent de constater une meilleure répartition des individus de hauts niveaux.

**4) Edition du test de personnalité de Samper (QSS) (tpc) (ΔΩ)**

L'édition de ce test de personnalité, composé de trois questionnaires imprimés sur un cahier, d'une feuille pour les réponses, d'une grille de correction et d'un manuel d'utilisation est destiné aux adolescents. La passation s'effectue en temps libre et n'excède pas 40 minutes. Des étalonnages furent réalisés, par Germaine Samper, sur des populations de 16 à 21 ans.

Sont évalués, par le premier questionnaire l'ascendance / soumission, par le deuxième questionnaire l'introversion / extraversion, par le troisième les tendances suivantes : théoriques, utilitaires, esthétiques, sociales, dominatrices, spirituelles. Ces tendances n'ont pas pour objet de juger l'individu en lui-même, mais de donner une information par rapport à une profession ou un groupe de professions, qui permettra son épanouissement. Ce test, très simple d'utilisation, a surtout été utilisé jusqu'à 1960. Il ne le sera, après cette date, que pour obtenir des informations sur des populations en difficulté scolaire ou sociale.

**Congrès**

MARSEILLE : 4e Congrès des Conseillers d'orientation professionnelle (ACOF) : les EAP y sont présents.

BERNE : Congrès international de psychologie appliquée (IAPA) : les EAP sont présents.

**1950**
**Création d'un département de recherches en psychologie**
**Edition des tests de la note V (Verbal) de la Batterie factorielle standard**
**Edition du test éduction des corrélats de Bonnardel**
**Edition du premier livre de calculs statistiques de Pierre Goguelin**

**1) Création d'un département de recherches en psychologie**

En 1950, eut lieu la création d'un département d'études et recherches en psychologie. La demande d'épreuves susceptibles de mettre en évidence certaines aptitudes non encore étudiées, nécessita la création de ce département. L'embauche d'un psychologue eut pour principal but de répondre à cette demande, mais aussi de tout mettre en œuvre pour étudier scientifiquement les nouveaux tests. Ce service eut à satisfaire la demande de nombreux psychologues (professeurs d'université) qui sollicitèrent les concours des EAP pour mener à bien leurs propres recherches. Ces travaux firent l'objet de publication dans des revues spécialisées.

A compter de ce moment l'entreprise comprendra 9 personnes : un service administratif (1), un service commercial (1), un département d'études en psychologie (1), un atelier de mécanique et son bureau d'étude (5), un magasin et son service d'expédition (1).

**2) Edition des tests composant la note V (verbal) de la BFS de Bonnardel (BBV) (32)**

Tout en validant de nouveaux tests-appareils Raymond Bonnardel crée des tests papier/crayon et demande aux EAP l'édition du test de compréhension verbale abstraite (BV16) qui devait, plus tard, entrer dans la composition de la note V (verbal) de la batterie factorielle standard.

**Le test BV16 et le test BV17 (tpc) (ΔΩ)**

Le test BV16 de compréhension verbale abstraite se compose d'onze pensées de moralistes du XVII^e^ siècle. Chaque pensée est accompagnée de six phrases ; le travail consiste à découvrir, parmi les six phrases, les deux, dont le sens se rapproche le plus de la pensée. Ce test permet l'évaluation de l'efficacité de la pensée conceptuelle, valide à des niveaux élevés. Il est conçu sous une forme différentielle, c'est-à-dire que les personnes de faible niveau donnent des réponses fausses en toute bonne conscience.

Ce test donnera lieu, ultérieurement, à l'édition d'une forme parallèle, le test BV17.

**Le test BV8 et le test BV11 (tpc) (ΔΩ)**

Le test BV8 de compréhension sémantique se compose de séries de plusieurs mots. L'épreuve consiste à retrouver, dans la série, un mot qui a sensiblement la même signification que le premier mot de la série. Il évalue la capacité de la compréhension du vocabulaire.

Comme le BV16, le test BV8 est un test différentiel, conçu de telle manière que soient données, par certaines personnes, des réponses stéréotypées, alors que d'autres donnent des réponses réfléchies. Il a l'avantage de différencier les niveaux relativement élevés sans utiliser des mots faisant partie d'un vocabulaire rare ou spécifique.

Le test BV8 entre dans la composition de la note V (verbale). Ce test donnera lieu, ultérieurement, à l'édition d'une forme parallèle, le test BV11.

**Le test BV50 et le test BV51 (tpc) (ΔΩ)**

Constatant, lors d'études complémentaires, que les résultats au test BV16 étaient inexploitables sur des populations de faible culture, l'auteur procéda à l'édition de deux tests parallèles, le test BV50 et le test BV51 qui, reprenant les caractéristiques du BV16, pouvaient être, lors de l'examen, soit ajoutés l'un ou l'autre, soit substitués l'un à l'autre.

**3) Edition du test d'éduction des corrélats de Bonnardel (BV12) (tpc) (ΔΩ)**

Ce test fut conçu pour évaluer les activités inductives, l'induction étant la composante majeure de l'intelligence humaine, sa puissance peut varier d'un individu à l'autre. Utilisant un support verbal, composé de mots très usuels, afin de ne pas faire intervenir les connaissances dans le processus de raisonnement, il est du type éduction des corrélats (éduction : du latin *e-ducere*, faire sortir), mettant en jeu l'induction-déduction. Il donne des indications utiles à comparer avec celles que peuvent apporter, d'une part, les tests d'intelligence utilisant des symboles (raisonnement à support abstrait) et, d'autre part, les tests à caractère verbal (raisonnement à support verbal).

**4) Edition de « Les méthodes élémentaires de calcul statistique », de Pierre Goguelin**

Si, en France, il existait des livres de statistique mathématique, aucun ouvrage n'existait pour initier les étudiants aux étapes des divers calculs statistiques, dont l'ensemble constitue des techniques de base, que doivent posséder tous ceux qui se destinent à la recherche ou aux applications en psychométrie. L'auteur y définit la statistique comme « la science des dénombrements et de leurs conséquences ». L'ouvrage aborde successivement l'étude des séries statistiques isolées, le calcul de valeurs typiques permettant un maniement rapide et souple des mesures brutes fournies par l'expérimentation, l'utilisation de ces valeurs, l'étude des liaisons existant entre les séries statistiques prises deux à deux, l'élaboration des indices de corrélation en vue d'établir, d'évaluer l'interdépendance de deux phénomènes. Les méthodes d'analyse factorielle ne sont pas abordées dans cet ouvrage, elles feront l'objet d'une publication ultérieure.

**Congrès**

ROUBAIX : 5$^{e}$ Congrès des conseillers d'orientation professionnelle (ACOF), les EAP y sont présents.

**1951**
**Raymond Bonnardel, comme J.-M. Lahy, au sein des EAP**
**Création d'une filiale (ATM) à Bruxelles, en Belgique**
**Edition des tests de la note OR (orthographe) de la batterie factorielle standard (BFS) Bonnardel**
**Production des tests de Cesselin**

**1) Raymond Bonnardel, comme J.-M. Lahy, au sein des EAP**

Depuis leur création, les EAP ont toujours travaillé en collaboration étroite avec d'éminents professeurs universitaires, dont certains furent associés, ce qui permit aux EAP d'être en contact permanent avec le monde de la recherche en psychologie, non seulement avec l'esprit scientifique de la profession, indispensable à la bonne compréhension des problèmes du moment, mais aussi de pouvoir, dans le cadre des réalisations techniques et des publications psychologiques, être sans reproche sur le plan déontologique. Privés de ce soutien depuis le décès de J.-M. Lahy, en1943, les responsables de l'entreprise se retrouvaient seuls et se devaient d'être constamment à l'écoute des nouveautés psychologiques sans, toutefois, toujours parvenir à discerner toutes les caractéristiques de celles-ci. Sensible à la confiance que lui accordait Raymond Bonnardel, Denise Guyot lui proposa d'entrer dans la Société en devenant associé comme l'avait été jadis J.-M. Lahy, et d'y jouer le rôle de conseiller scientifique en supervisant la qualité des productions dans le domaine psychométrique. Comprenant la rigueur morale de cette démarche, qui n'avait d'autre intérêt que d'éviter de soumettre à la clientèle des produits qui risquaient de ne pas avoir toutes les qualités requises, sa réponse fut immédiate et positive. Homme de grande rigueur scientifique et morale, il contribua à ne jamais laisser, les personnes qu'il côtoyait dans l'entreprise, indifférentes aux problèmes de la psychologie appliquée. Après 1966, à la retraite, non loin des bords de la Loire, et jusqu'à la veille de son décès, il continua à suivre la marche de l'entreprise et recevait, plusieurs fois par an, Denise Guyot et Robert Simonnet, afin d'examiner avec eux les dernières nouveautés.

**Raymond Bonnardel** (1901 - 1988) né à Limay (Yvelines), le 17 mai 1901, il fait ses études au lycée Chaptal et passe son baccalauréat en 1918, section philosophie. Il joue de la clarinette, rêve de devenir musicien, écrit des vers, *Poésies d'avril*, et des revues satiriques et monte, avec le musicien Van Parys, une revue de music-hall : « *Reste en arrière, Bergson !* ». En 1926, il reprend ses études et poursuit simultanément des études de physiologie, de psychologie, de médecine. Il obtient le certificat de psychologie générale en 1928, et les diplômes de psychologie générale et appliquée de l'Institut de psychologie en 1933. Il est licencié es- sciences en 1929, et docteur en 1934. Il obtient le titre

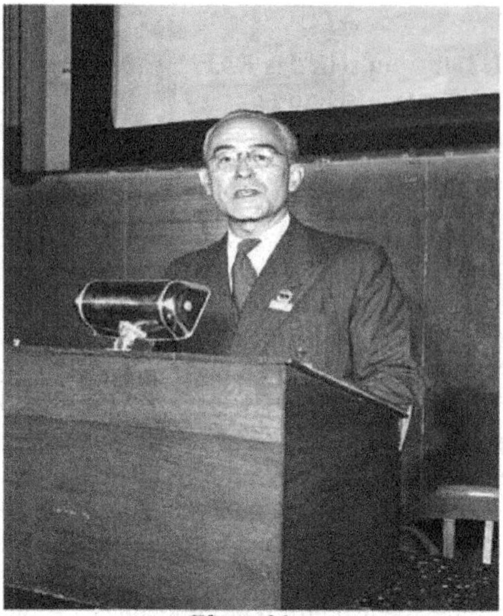

**Photo 21**

de docteur en médecine en 1936. Sa thèse s'intitule « *Vision et professions* » et lui vaut la médaille d'argent et le prix Vernois de l'Académie de médecine.

Il assura les fonctions universitaires suivantes : préparateur-adjoint au laboratoire de physiologie générale de la faculté des sciences de Paris en 1929-1930, préparateur au laboratoire d'organisation physiologique du travail de l'Ecole des hautes études en 1931, chef de travaux à la chaire de physiologie du travail, hygiène industrielle, et orientation professionnelle du Conservatoire national des arts et métiers, de 1932 à 1938, professeur suppléant à la même chaire, en 1937-1938, directeur du laboratoire de psychologie appliquée de l'Ecole des hautes études en 1939, chargé de mission à la direction du Centre national de la recherche scientifique en 1939-1940, professeur à l'Institut de psychologie de l'université de Paris en 1943.

En 1938 et 1939, il fut amené à créer et diriger un service de recherches et d'application de psychologie industrielle aux usines Peugeot de Sochaux.

Il s'occupa activement de plusieurs sociétés savantes : vice-président de la Société française de psychologie en 1950, secrétaire général de l'Association internationale de psychologie appliquée, de 1951 à 1964, dont il organisa, en 1953, à Paris, le X^e^ congrès, qui fera date et à laquelle il donna une impulsion nouvelle, membre fondateur, avec Paul Fraisse (1911-1996), de l'Association des psychologues scientifiques de langue française, en 1952.

A partir de 1946, il s'investit dans la revue *Le Travail Humain*, dont il assura seul la direction, de 1951 à 1959, Maurice Reuchlin devenant codirecteur. Ils assumèrent ensemble ces fonctions jusqu'à la retraite de Raymond Bonnardel, en 1966.

De 1940 à 1966, il publia 131 mémoires et documents des laboratoires de psychologie, dont la majorité (84) fûrent publiée dans *Le Travail Humain*, quelques-uns dans le BINOP, dans *L'Année Psychologique*, et dans *Enfance*.

Ses publications furent nombreuses : « *Vision et professions* » (Paris, PUF, 1936 et Issy-les-Moulineaux, EAP 1976), « *L'adaptation de l'homme à son métier* » (Paris, Presses Universitaires de France, 1943), « *Le fonctionnement du système nerveux* » (Paris, PUF, 1949).

Il est l'un des trois plus grands créateurs de tests, avec André Rey et l'INETOP. Ces tests visent essentiellement l'évaluation cognitive, les fonctions psychologiques et psychomotrices. Ils furent utilisés, aussi bien dans le milieu scolaire que professionnel, sans subir l'érosion du temps. Ses batteries de tests furent, par la suite, informatisées.

En résumé, du travail de Raymond Bonnardel, trois réalisations principales émergent : la création d'un laboratoire de psychotechnique dans une grande entreprise industrielle, la création des tests, hautement validés, en vue de l'orientation et la sélection, la direction d'une revue scientifique, qui a enrichi la connaissance des psychologues dans le domaine de la psychométrie.

Raymond Bonnardel vécut une retraite active à Chambon-sur-Cisse (Loir-et-Cher), à quelques kilomètres de Blois. Il partagea son temps entre le jardinage et la musique ; il lui arrivait quelquefois de composer une pièce pour piano. A ces activités, s'ajoutaient des articles de psychologie. Par les visites régulières que lui firent Denise Guyot et Robert Simonnet, il se tenait au courant des dernières nouveautés en psychologie. Il quitta ce monde le 18 décembre 1988 à Chambon-sur-Cisse (41190)

### 2) Création d'une filiale en Belgique

En 1951, les EAP procèdent à la création d'une filiale en Belgique : la psychotechnique française passe la frontière. Les EAP collaborent avec un professeur du laboratoire de psychologie de l'université de Louvain pour mettre en place une entreprise dénommée Application des techniques modernes (ATM). Celle-ci, tout en conservant une autonomie de gestion, se devait de ne diffuser que les publications des EAP. Par la suite, la possibilité de diffuser d'autres publications lui sera concédée, mais en privilégiant toujours les productions des EAP. En 1978, ATM changea de propriétaire, tout en gardant le même contrat. Francine et Francis Van Dam dirigèrent leur entreprise jusqu'en 2005.

Les contacts des EAP avec le laboratoire de psychologie de l'université de Louvain, où siégeaient, parmi d'autres, les professeurs Albert Michotte (1881-1965) et Arthur Fauville, furent à l'origine d'une interpénétration de la psychologie entre les deux pays.

### 3) Edition des tests de la note OR (orthographe) de la BFS Bonnardel (BBOR) (33)

Les études se poursuivant, Raymond Bonnardel propose l'édition des deux tests d'orthographe, le test BOR18 et le test BOR19, qui entreront ultérieurement dans la note orthographe (note OR) de la batterie factorielle standard.

**Le test BOR18 (tpc) (ΔΩ)**

Comporte une liste de 135 substantifs usuels, dont un certain nombre est mal orthographié. L'épreuve consiste à indiquer si l'orthographe de chaque mot est correcte ou non.

**Le test BOR19 (tpc) (ΔΩ)**

Se compose d'une série de phrases détachées et composées de façon à renfermer le plus grand nombre possible de fautes appartenant aux différents genres des règles d'accord. L'épreuve consiste à recopier les phrases en corrigeant l'orthographe.

L'évaluation des connaissances orthographiques par un test simple, pratique, bien étalonné (BOR18), pouvant éventuellement être complété par un test de connaissances des règles grammaticales (BOR19), a toujours été indispensable dans de nombreuses activités professionnelles, mais en corrélation pratiquement nulle (.05) avec le test BOR18, le test BOR19 peut être, comme le BOR18, utilisé seul.

**4) Production des tests de développement mental de Cesselin (TNM, DMAC) (ti) (ΣΔ)**

Lorsque des questions sont regroupées au sein d'une batterie composite, afin de situer les individus d'après leur niveau intellectuel, cette batterie composite prend le nom d'échelle de développement mental. Les échelles de développement ont leurs propres unités de mesure : l'âge mental et le quotient intellectuel ou (QI). La première correspond, pour le sujet examiné, à le situer dans la catégorie représentée par l'âge moyen de tous les enfants qui ont une efficience intellectuelle équivalente à celle du sujet examiné ; le second, le QI, est le rapport entre l'âge mental et l'âge réel, multiplié par 100.

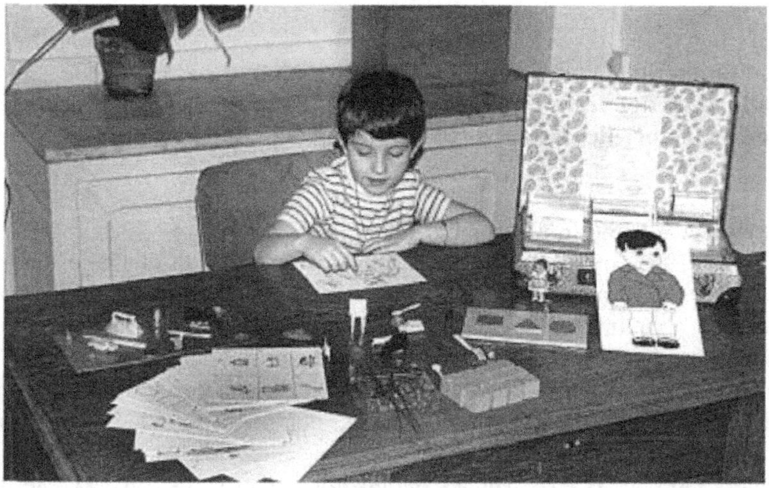

**Photo 22**

La première édition du test de développement mental de Terman (révision Stanford), dérivé de l'échelle de Binet et Simon, date de 1916. Par rapport à l'échelle métrique de Binet et Simon, l'évaluation, obtenue avec le Terman, apportait, par des items plus concrets que verbaux, une amélioration importante. En 1937, est apparu un nouveau test de développement mental, le Terman-Merril, qui apportait un nouvel avantage, celui de posséder deux formes parallèles, la forme L et la forme M, parfaitement homogènes permettant le re-test.

Encouragé par Lewis Madison Terman (1877-1956) lui-même, et par Henri Piéron, qui préfaça, en 1949, son livre: *Comment évaluer le niveau intellectuel*, Felix Cesselin, chargé de recherches à l'université Stanford, en Californie, adapta, pour la France, après l'avoir traduite, la forme L. En 1951, les EAP éditèrent cette échelle dénommée *Terman-Merril* (TNM).

Constatant, entre 1970 et 1975, au cours de plusieurs séjours en pays africains, que l'utilisation de son adaptation pour la France n'était pas satisfaisante pour ces pays, Felix Cesselin, avec l'aide de psychologues africains, modifie son test, et donne naissance à l'échelle de développement mental pour enfant de civilisation africaine (DMAC). En 1976, la publication de cette échelle est réalisée par des EAP

**Congrès**

TARBES : 6e Congrès des Conseillers d'orientation professionnelle (ACOF), les EAP y sont présents.

GOTEBORG : Congrès de Psychologie appliquée (IAPA), les EAP y sont présents.

STOCKHOLM : XIIIe Congrès international de psychologie.

**1952**
**Réalisation du premier « Bulletin d'information »**
**Production des tests des notes IPO et IPC (intelligence pratique) de la batterie factorielle standard (BFS) Bonnardel**

**1) Premier « Bulletin d'information »**

En 1947, publication d'un tarif, pour informer la clientèle des prix en cours et les aider à la rédaction de leurs commandes ; en 1949, publication d'un catalogue pour informer une clientèle, toujours plus nombreuse, de toutes les productions disponibles. Pour une entreprise, qui se voulait être à l'avant-garde, il manquait le troisième volet du triptyque, indispensable à toute communication efficace, *Bulletin d'information*, annuel, qui se devait de fournir tous les renseignements, non seulement sur les nouveautés éditées au cours des douze derniers mois, mais aussi sur les publications antérieures. En 1952, le premier *Bulletin d'information* prend naissance ; par la suite, un chapitre sera réservé aux étalonnages et aux documents statistiques disponibles pour chaque test.

**2) Production des tests des notes IPO et IPC (Intelligence concrète) de Bonnardel (34)**

Les études poursuivies dans l'industrie démontrèrent qu'à tous les niveaux, les meilleures épreuves permettant l'évaluation des activités cognitives concrètes étaient constituées par des tests individuels de performances. L'utilisation de telles batteries de tests permit d'obtenir un résultat, dont la corrélation est la plus élevée avec les appréciations de la maîtrise sur l'adaptabilité du personnel. Les tests, B101, B20, B43, B22 (facteurs *G et F*), pour lesquels les saturations sont les plus hautes, font intervenir la déstructuration d'une figure globale par l'analyse de chacun de ses éléments. Ils sont en forte corrélation avec la réussite dans les tâches les plus complexes, alors que la réussite dans les tâches plus simples est en corrélation avec les tests de caractère perceptivo-spatial, B3132, BOD (facteurs *S et F*).

Outre l'intérêt de ces tests de performance pour leur valeur prédictive, l'observation du candidat pendant de la passation renseigne sur son comportement dans les situations de travail.

**Le test de raisonnement B101 (intelligence concrète) (ti) (ΔΩ)**

Ce test dénommé, « les cubes de Bonnardel », se compose de 20 cubes de couleur noire, colorés sur une face et d'un carnet, où sont imprimées 16 figures en couleur, de graphismes différents. L'épreuve consiste à reproduire, à l'aide des cubes, les figures du carnet, qui sont présentées successivement.

Le test B101 mesure l'expression analytique et synthétique de la pensée conceptuelle, en éliminant le plus possible l'aptitude à la structuration spatiale. L'analyse des résultats permet d'évaluer les stratégies et le comportement que le sujet met en place dans une résolution de problèmes.

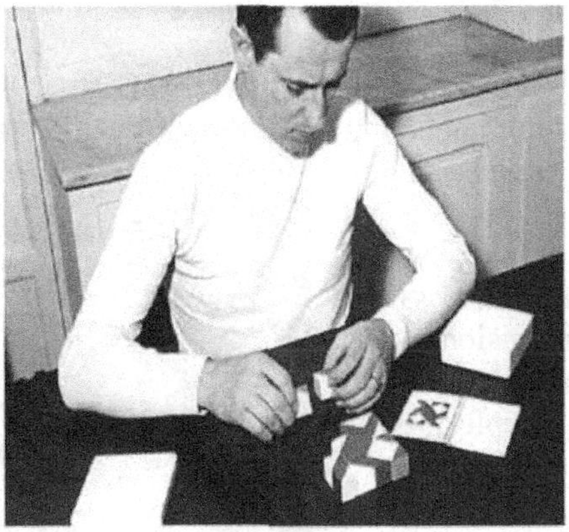

**Photo 23**

**Le test de raisonnement B20 (intelligence concrète) (ti) (ΔΩ)**

Ce test se compose de 12 cubes de couleur noire, colorés sur une face et d'un carnet, où sont imprimés des dessins. L'épreuve consiste à reproduire, successivement, à l'aide des cubes, les dessins du carnet.

Le test B20 a été conçu dans le but d'apprécier les divers niveaux d'intelligence concrète et permettre de différencier, d'une façon satisfaisante, les niveaux les plus élevés. Comme le test B101, il différencie les capacités d'analyse et de synthèse et donne la possibilité d'émettre un pronostic de réussite valide. Il peut servir à évaluer la dépendance / indépendance à l'égard du champ. Ce style cognitif correspond à la capacité que possède un sujet de dissocier un élément de son contexte et de faciliter la réutilisation de celui-ci dans un contexte différent. Les personnes, dont les résultats sont supérieurs à la moyenne, sont dites « indépendantes à l'égard du champ », leur

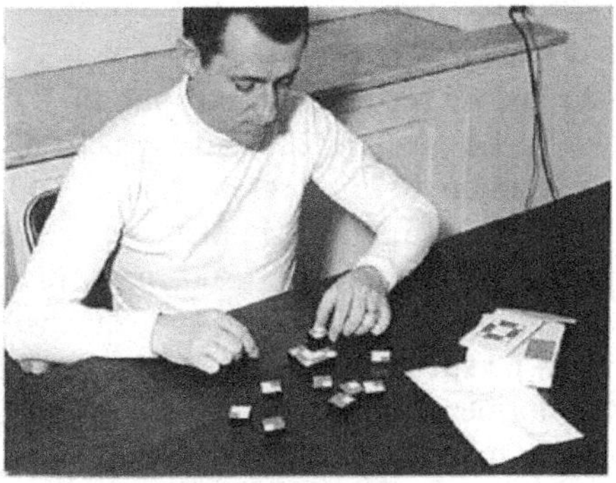

**Photo 24**

fonctionnement cognitif, de caractère analytique, possède une forte capacité différenciatrice ; les autres, dits « dépendantes à l'égard du champ », dont le fonctionnement cognitif est plus global, syncrétique, possèdent une faible capacité différenciatrice.

**Le test de structuration spatiale B43 (ti) (ΔΩ)**

Le test B43 fait appel à la perception de la représentation qui existe entre 10 figures complexes, de forme carrée, dessinées sur des cartons, en plan, en une dimension, sans perspective et 40 éléments en bois, de formes simples, qu'il faut, en moins de 10 minutes, assembler par 4 pour retrouver, très exactement, les 10 figures dessinées.

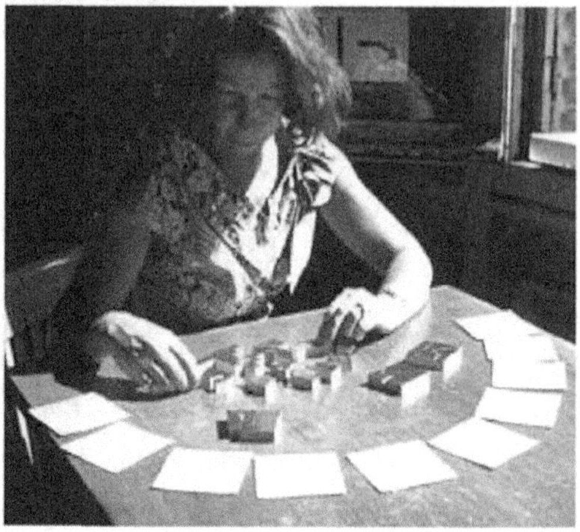

**Photo 25**

Si le test B101 privilégie le raisonnement concret (G), ne laissant qu'une petite place au raisonnement lié à un facteur spatial (S), le test B43 associe les deux formes de raisonnement avec un G plus important que le S (G > S). Les résultats à ce test permettent d'appréhender l'intelligence concrète liée à une aptitude à la structuration spatiale.

**Le test de représentation spatiale B22 (ti) (ΔΩ)**

Le test B22 fait appel à la perception de la représentation qui existe entre 10 figures simples de formes différentes, gravées, sur une plaque métallique, en plan, en une dimension, sans perspective, et 22 éléments en bois, de formes simples, qu'il faut, en moins de 15 minutes, assembler par 2 ou 3 pour retrouver les 10 figures dessinées.

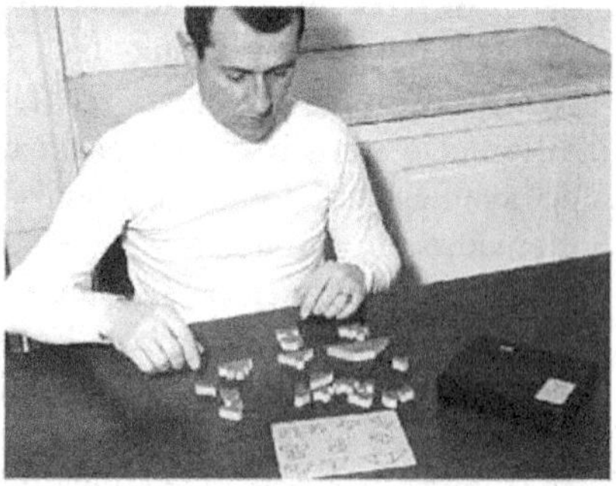

**Photo 26**

Comme le test B43, le test B22 associe les facteurs G et S, il privilégie la représentation spatiale, alors que le test B43 privilégie la structuration spatiale.

Si, comme dans le test B43, les deux facteurs de raisonnement G et S sont liés, le facteur S est plus important que le facteur G (G < S). Dans une analyse factorielle, effectuée sur un groupe de 600 ouvriers « tout venant » de 20 à 25 ans, la saturation observée dans un facteur représentant au mieux l'intelligence concrète, a été de .86.

**Le test de perception spatiale B3132 (ti) (ΔΩ)**

Le test B3132 fait appel à la perception de la représentation qui existe entre 24 figures dessinées, sur des cartons, en perspective, en 2 dimensions et 24 formes en bois, identiques aux 24 figures dessinées, présentées en 3 dimensions, qu'il faut apparier en moins de 10 minutes. Epreuve la plus spécifique du facteur spatial, le test B3132 fait appel à la perception des relations spatiales existant entre des formes présentées en 3 dimensions dans l'espace et la représentation de celles-ci dessinées en perspective (2 dimensions).

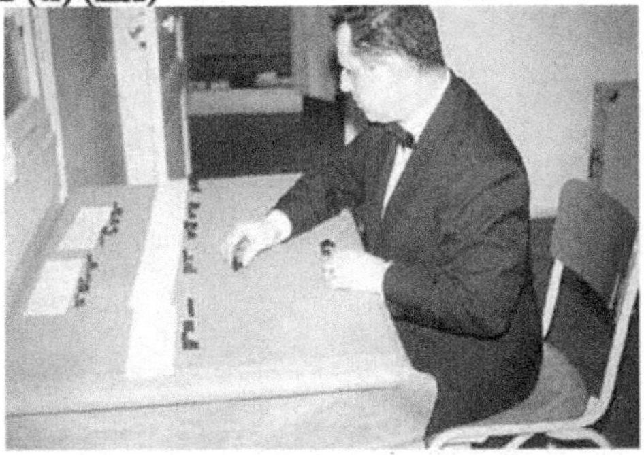

**Photo 27**

**Le test d'intelligence mécanique BOD (ti) (ΔΩ)**

Ce test, dénommé « test des disques de Bonnardel », se compose de 10 disques présentant 4 trous disposés de façon différente sur chacun des disques, et de deux plateaux sur lesquels sont placées 5 + 5 configurations de 4 ergots, identiques aux trous des disques. Les disques étant mélangés, l'épreuve consiste à placer chaque disque sur la configuration d'ergots correspondante.

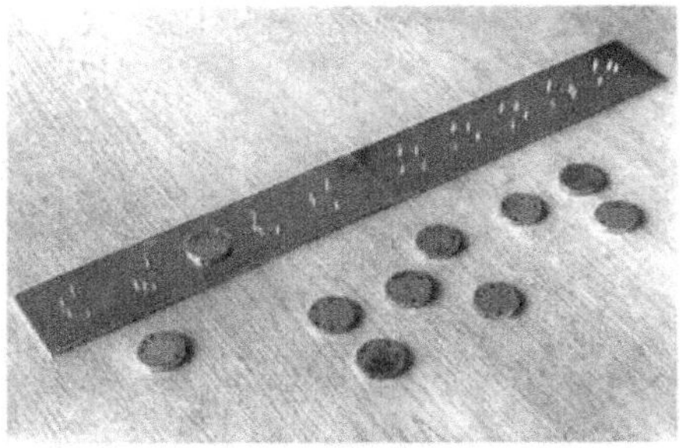

**Photo 28**

Le test BOD permet d'appréhender les possibilités de la bonne adaptation d'un sujet à la compréhension des problèmes liés à l'apprentissage ou à une formation technique, il met en jeu la pensée intimement liée au maniement d'objet.

*L'examen IPO* (BBIPO). L'évaluation de l'intelligence pratique au niveau ouvrier est réalisée avec les tests B101 - B43 - B22 - B3132 - BOD.

*L'examen IPC* (BBIPC). L'évaluation de l'intelligence pratique au niveau collaborateur est réalisée avec les tests B20 - B43 - BOD.

**Congrès**

SAINT ETIENNE : 7e Congrès des conseillers d'orientation professionnelle (ACOP), les EAP y sont présents.

**1953**
**Production de l'échelle de développement psychomoteur de la première enfance de Brunet / Lezine**
**Production des tests: la grecque et le labyrinthe mexicain de Bonnardel**
**Edition des tests composant la note CA (calcul) de la BFS de Bonnardel**

**1) Production de l'échelle de développement psychomoteur de la première enfance de Brunet / Lezine (BL) (ti) (Σ)**

Cette échelle donne accès à l'examen de l'enfant d'un à 30 mois pour la première échelle et de 3 à 5 ans pour la seconde. Cette échelle est née de l'étude comparée des diverses échelles dites *baby-tests*, notamment celles de Charlotte Bülher (1813-1974) et Hildegard Hetzer (1899-19991) et d'Arnold Gesell (1880-1961). Un travail de recherche a permis aux auteurs d'améliorer la sensibilité de l'échelle en choisissant des épreuves plus caractéristiques pour chaque niveau d'âge. Ce travail a été effectué sur plus de 1 500 enfants et a abouti à un étalonnage établi sur un échantillonnage représentatif de la population française. A cette échelle fut ajoutée, les années suivantes, une échelle de vision. Ces échelles sont présentées dans une mallette, le temps de passation est d'environ 45 minutes.

Le test BL (Brunet-Lézine) évalue les fonctions psychomotrices des enfants dès le premier mois de la vie. Reprenant certaines données qui avaient déjà été étudiées aux Etats-Unis d'Amérique, Odette Brunet et Irène Lézine (1909-1985) entreprirent leurs recherches à l'hôpital Henri-Rousselle avec l'aide de Denise Guyot, qui avait encore des activités dans cet hôpital à cette époque. Ces études donnèrent naissance à « l'Echelle de développement psychomoteur de la première enfance», échelle qui fut normalisée, d'abord, sur la population française, puis, par la suite, sur les populations de différents pays d'Europe.

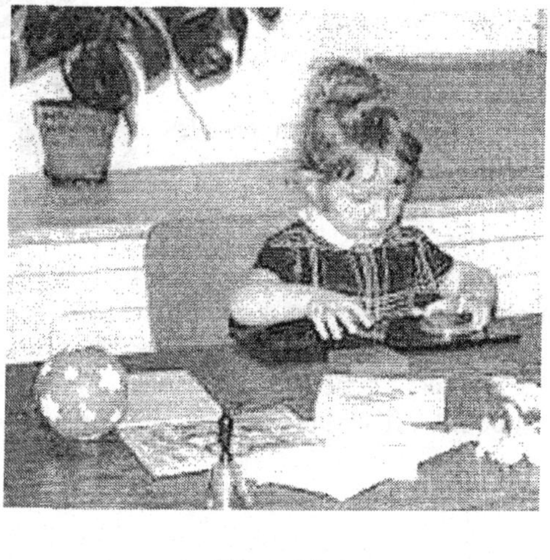
**Photo 29**

Avec la publication du test BL, les EAP se trouvèrent confrontés à la mise en œuvre d'une production complètement différente de celles qui existaient. Si, jusqu'à ce moment, la production se concentrait dans deux secteurs bien définis, la fabrication d'appareils mécaniques et électromécaniques et l'édition de cahiers de tests, cette nouvelle production orienta le travail vers l'assemblage d'objets très variés, qu'il fallait, soit fabriquer, soit trouver chez certains fabricants. Ces objets acquis, il devenait indispensable d'en assurer une présentation pratique, le plus souvent dans un coffret conçu spécialement à cet effet.

Ces tests / instruments (ti), qui devinrent, au cours des années suivantes, de plus en plus nombreux, furent à l'origine de bien des soucis. En effet, les objets acquis à l'extérieur, dont la fabrication était arrêtée subitement dans le temps, mais qui se devaient, afin de satisfaire aux normes statistiques, d'être remplacés par d'autres, conformes à ceux qui avaient été utilisés lors des études, obligèrent les EAP à mettre tout en œuvre pour respecter ces contraintes.

C'est à cette époque qu'apparut le besoin de scinder les différentes disciplines de la psychologie en secteurs bien définis : la psychologie du travail, l'orientation professionnelle, la psychologie de l'enfant, la psychologie scolaire.

**2) Production du test : la grecque de Bonnardel (GQB) (35) (ta) (ΔΩ)**

Ce test se compose d'une plaque métallique sur laquelle est découpé un chemin en forme de grecque dans lequel se déplace un ergot, commandé par deux leviers, le tout rassemblé dans un coffret. L'épreuve consiste à déplacer l'ergot, d'un bout à l'autre du chemin, sans qu'il touche les bords.

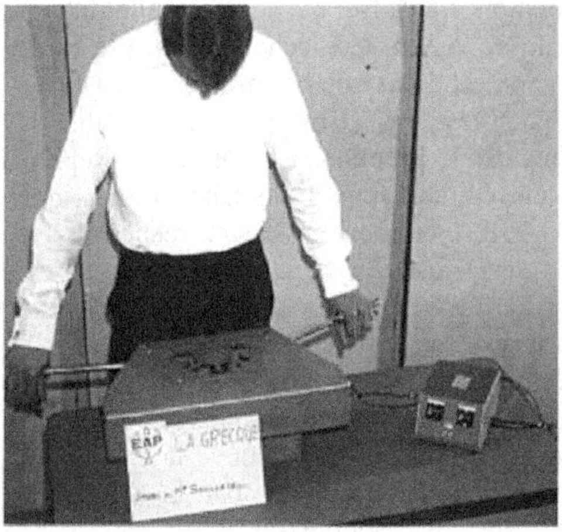

**Photo 30**

Ce test donne des informations valides quant à l'évaluation de ses aptitudes dans les tâches devant être exécutées avec les deux bras, par des gestes amples et précis. Cette évaluation de la stabilité psychomotrice, liée à l'absence de tremblements des membres supérieurs, confirme ou non la précision de ses mouvements. Ce test ne fut utilisé que pendant une dizaine d'années.

**Production du test : le labyrinthe mexicain de Bonnardel (LMB) (ta) (ΔΩ)**

Ce test se compose d'une plaque métallique sur laquelle est découpé un chemin complexe dans lequel se déplace un ergot commandé par deux boutons moletés L'ensemble est rassemblé dans un boîtier. L'épreuve consiste à déplacer l'ergot d'une extrémité à l'autre du chemin sans qu'il touche les bords.

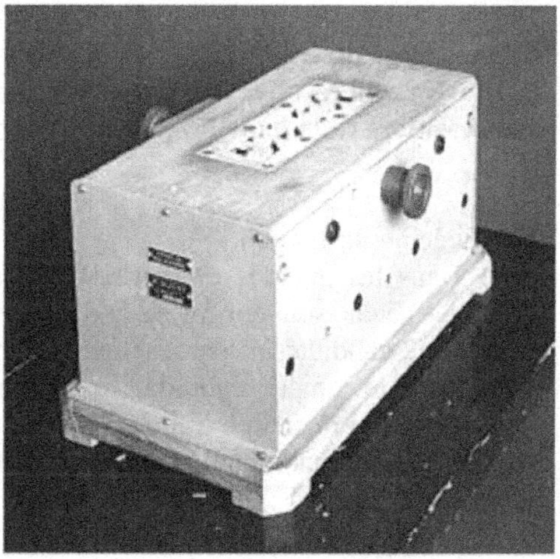

**Photo 31**

Ce test est utilisé pour évaluer la coordination psychomotrice nécessaire dans des activités professionnelles plutôt grossières, où les mouvements n'ont pas besoin d'une coordination fine. Le test du labyrinthe mexicain ne sera utilisé que pendant une dizaine d'années.

**3) Edition des tests de la note CA (facteur N) de la BFS de Bonnardel (BBCA)**

Les études de validation se poursuivant, Raymond Bonnardel en extrait plusieurs tests, regroupés dans un facteur numérique (N), qu'il dénomme « note CA (calcul) ». Le facteur numérique correspond à l'aptitude à manipuler des chiffres, il est mis en valeur dans des tests utilisant ceux-ci. Les tests, dont la saturation en facteur N est la plus forte sont, ceux qui font intervenir des opérations arithmétiques simples (additions, soustraction, multiplication) ; les tests de raisonnement arithmétique sont moins purs, ils sont saturés en facteur déductif.

Les trois tests numériques les plus saturés par le facteur de groupe numérique, retenus pour composer la note CA, sont : un test d'additions (BAD15 / CA1A), un test de multiplication (BMU16 / CA2M), un test de petits problèmes (BPB17 / CA3P).

**Congrès**

NANCY : 8e Congrès des conseillers d'orientation professionnelle (ACOF), les EAP y sont présents.

PARIS : Congrès de psychologie appliquée (IAPA) : organisateur, R. Bonnardel. Les EAP y sont présents.

## 1954
## La médecine du travail et les EAP
## Production du test des réactions complexes (RCB) de Bonnardel
## Les premiers tests pour les psychologues scolaires d'Inizan

### 1) Médecine du travail

Dans les grandes entreprises, en France, le laboratoire de psychologie appliquée était souvent intégré dans le service médical. Après l'examen médical, le candidat à l'embauche était pris en charge par le psychologue, qui transmettait le compte rendu de l'examen psychologique, au médecin du travail.

Face à la difficulté d'interpréter les résultats des bilans psychométriques, les médecins du bâtiment émirent le besoin d'une formation à la lecture de ces bilans.

Les EAP furent sollicités par leur association pour organiser une formation annuelle, de plusieurs jours, à laquelle participèrent un grand nombre de médecins. Ces formations furent suivies de séances d'informations complémentaires, d'une demi-journée, qui eurent lieu pendant leurs congrès annuels.

### 2) Production du test des réactions complexes (RCB) (36) (ta) (ΔΩ)

Ce test, de Raymond Bonnardel, évalue, à l'aide de plusieurs programmes, la surveillance attentive que possède une personne lorsqu'elle est placée dans une situation à risques. L'épreuve consiste à répondre, par les mains et les pieds, à des stimuli visuels, organisés de façon complexe et se succédant à des cadences variables. La surveillance attentive est interprétée comme la résultante d'une activité mentale. Elle prend en compte le problème sous-tendu par une situation complexe qui requiert, pour y faire face, une double attention : l'attention diffusée et l'attention concentrée.

Par une triple étude psychophysiologique, d'abord celle de la perception, puis celle du bon réflexe, enfin celle d'une non-inhibition, les résultats permettent de donner un pronostic de réussite valide, dans des activités où l'accident est latent.

Dans un premier temps, dans une situation dangereuse, la première action est d'en déceler, à temps, l'existence : la première partie, « signes », du programme du test RCB, relève directement des phénomènes de la perception centrale. Des signes, mêlés à d'autres, de même nature, doivent être perçus rapidement avec une réponse motrice très simple, ce qui peut être assimilé à l'évaluation de l'attention concentrée.

Dans un deuxième temps, vient la réaction appropriée et immédiate à la situation anormale perçue : la deuxième partie, « lumières directes », du programme du test RCB, porte essentiellement sur la coordination motrice centrale. Des réponses coordonnées des mains et des pieds sont données selon un code déterminé, ce qui peut être assimilé à l'évaluation de l'attention diffusée.

Dans un troisième temps, la réaction doit pouvoir rapidement s'adapter à toutes modifications de la situation dangereuse : la troisième partie, « lumières inverses », du programme du test RCB, évalue la réorganisation de la coordination motrice centrale. Des réponses coordonnées du même ordre que les précédentes sont données, selon un code différent, nécessitant, de la part du sujet, une réorganisation rapide des coordinations motrices précédemment mises en fonction, ce qui peut être assimilé à l'évaluation de l'inhibition rétroactive.

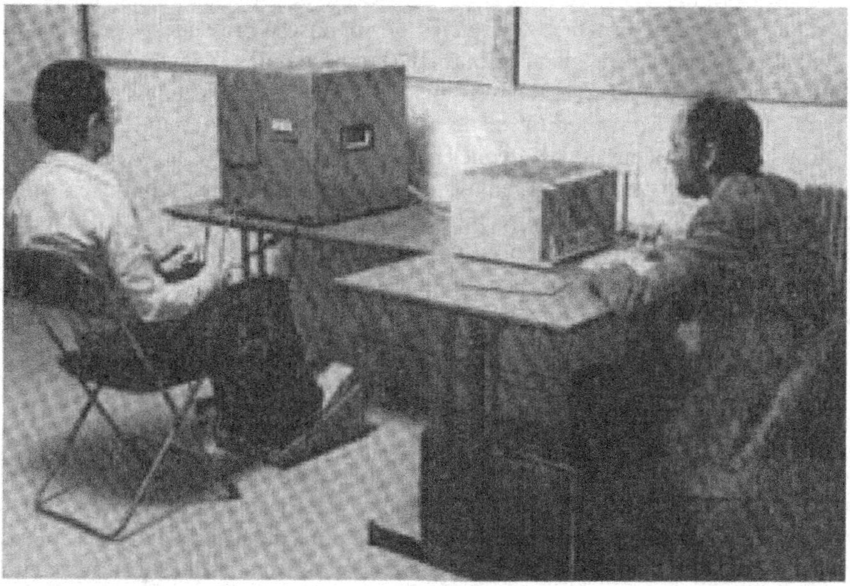

**Photo 32**

En 1978, un nouvel appareil, rassemblant les programmes du test RCB, auxquels sera ajouté le programme du test des temps de réaction simple, remplacera l'ancien appareil. Pour quelles raisons ajouter le test des temps de réaction simple au test des réactions complexes ? La prise en compte de l'évaluation des temps de réaction simple fut décidée en suite d'études réalisées par les psychologues du service de psychologie des usines Renault. Constatant, après les examens d'embauche effectués avec la note R (RCB+B19DL), que le nombre des accidents augmentait rapidement et d'une façon inhabituelle, les psychologues et les médecins, après un examen complémentaire des personnes accidentées, constatèrent qu'elles utilisaient des psychotropes, soit contre l'insomnie (hypnotiques), soit contre l'anxiété (anxiolytiques), soit contre la dépression (antidépresseurs) ou bien encore consommaient des drogues. L'enquête, ayant mis en évidence qu'elles se sevraient quelques temps avant l'examen, afin de le réussir et, l'ayant réussi, reprenaient ceux-ci, il devenait incontestable que ces drogues étaient à l'origine des accidents. Pour déceler l'état drogué, les études portèrent sur l'évaluation des temps de réaction. Les résultats, significatifs, mirent en évidence qu'une différence de plus d'un écart-type, par rapport à la moyenne de la population de référence, prouvait une altération du système neurophysiologique due à la prise d'un psychotrope. Dès lors, l'examen des temps de réaction simple fut ajouté à l'examen des réactions complexes.

A l'origine l'appareil RCB se composait de trois éléments, un coffret sujet, un pupitre opérateur, les organes de réponses (presselles, pédalier). En 1978, avec l'accord de l'auteur, afin d'en réduire le poids, l'encombrement et le coût, et conjointement avec l'insertion du programme des temps de réaction simple, l'appareil sera modifié et ne se composera que de deux éléments, un coffret sujet / opérateur et des organes de réponses.

Dans le temps, les programmes du test des réactions complexes seront incorporés, en 1971, dans l'appareil polyréactiographe (PRG), et, en 1988, dans le logiciel de l'appareil polypsychoinformatique (PPI). En 1989, les programmes furent entièrement automatisés dans l'appareil BRCX, qui remplacera définitivement l'appareil RCB.

**La note R (vigilance)**

La note R évalue la vigilance, et est établie au moyen de deux tests, le test des réactions complexes et le test de coordination visio-motrice du double labyrinthe (RCB + B19DL). Cette dernière partie de la batterie factorielle standard (BFS) évalue les risques d'accidentabilité des candidats à des postes dits de sécurité, c'est-à-dire des postes comportant des risques pour autrui et pour le candidat lui-même : surveillance sur des postes de contrôle à responsabilité, conduite de véhicules, conduite de ponts roulants, conduite d'engins de levage, pilotes, transports de produits dangereux : (batterie sécurité Bonnardel).

**3) Psychologie scolaire**

André Inizan conçoit et réalise la Batterie prédictive de l'apprentissage de la lecture (BP) (tpc) (Σ) et la Batterie de lecture (BL) (tpc) (Σ). La batterie prédictive détermine, pour tout enfant, l'opportunité de son engagement dans l'apprentissage de la lecture / écriture, ainsi que la cadence optimale de sa progression. La batterie de lecture détermine le seuil du savoir lire et, associée à la batterie prédictive, évalue le rendement de cet apprentissage. D'abord parues chez Armand Colin, toutes les publications d'André Inizan seront reprises et diffusées par les EAP

**Congrès**
PARIS : Journées d'étude des conseillers d'orientation professionnelle (ACOF), les EAP y sont présents.
MONTREAL : XIVe Congrès international de psychologie.

**1955**
**Implication des EAP au Caire (Egypte)**
**Edition des tests de la note PI (potentiel intellectuel) de la BSF de Bonnardel**
**Production des tests de la note D (dextérité manuelle) de la BFS de Bonnardel**
**Psychophysiologie : diffusion d'un audiomètre**
**Edition des tests de Meili**

## 1) Implication des EAP au Caire (Egypte)

Le ministère français des Affaires étrangères avise les EAP qu'une délégation du ministère des Armées de l'Egypte sera prochainement en déplacement en France et sollicite la visite de leur entreprise dans le but d'étudier, avec elle, une collaboration devant permettre la mise en place, au Caire, d'un laboratoire de psychologie pour l'armée de terre, identique a celui qui équipe l'armée française, auquel les EAP avaient participé pour l'équipement en tests.

A cette époque, les tests utilisés étaient, pour la plupart, des tests-appareils (ta), destinés à des évaluations physiologiques, psychophysiologiques, psychotechniques. En suite de plusieurs entretiens et une démonstration des principaux tests, la commande de ceux-ci parvînt aux EAP rapidement, après avoir reçu toutes les signatures des autorités militaires égyptiennes. Comme le prévoyait le contrat, dès les tests reçus et mis en place par les responsables du service de psychologie, Denise Guyot se rendit au Caire, pour effectuer la formation de psychotechniciens militaires. Un contretemps empêcha cette formation de se dérouler, Denise Guyot, de sexe féminin, ne put entrer dans la caserne sans l'accord de l'autorité religieuse, mais aussi sans l'autorisation du ministre concerné. Ce ministre étant absent, après plusieurs jours d'attente, elle regagna la France, sans avoir pu remplir sa mission. Les officiers chargés de l'utilisation des tests firent le voyage à Issy-les-Moulineaux, pour y suivre la formation prévue au Caire.

## 2) Edition des tests de la note PI de la BFS de Bonnardel (BBPI) (37)

La note PI, (potentiel intellectuel, facteur G) s'est révélée, au cours de toutes les études, être la plus représentative d'un facteur général intellectuel et la plus efficace pour pouvoir pronostiquer le niveau de réussite possible, tant dans les études scolaires et universitaires que sur le plan professionnel. Cette note est obtenue par l'utilisation des trois tests ; le test BV9, le test B53, le test BLS4. Portant sur des matériels très différents, les corrélations observées entre ces trois tests montrent qu'ils mettent en jeu, d'une façon tout à fait prépondérante, un facteur d'intelligence très général, abordé sous l'angle du dynamisme intellectuel, appelé par l'auteur « potentiel intellectuel ».

**Le test BV9 (tpc) (ΔΩ)**

Il utilise un matériel verbal, mais il ne comporte que des mots usuels et des phrases simples, afin d'éviter, dans la mesure du possible, l'intervention de facteurs verbaux spéciaux, de manière à ce que, du point de vue verbal, toutes les personnes se trouvent pratiquement dans les mêmes conditions, à partir d'une connaissance tout à fait élémentaire de la langue. Il évalue plus spécifiquement la souplesse mentale, c'est-à-dire la capacité à passer d'un mode de raisonnement à un autre. Son utilisation est prévue à partir des niveaux relativement faibles jusqu'aux niveaux les plus élevés. Il se compose de diverses catégories de questions, qui se rencontrent de façon cyclique et, pour chacune d'entre elles, se présentent selon une gamme de difficulté croissante.

**Le test B53 (tpc) (ΔΩ)**

Trois objectifs sont à l'origine des recherches qui ont donné naissance au test des suites logiques (B53) :

- la première, sur l'aspect dynamique de l'intelligence, la hiérarchie d'un grand nombre d'activités professionnelles étant beaucoup plus conditionnée par le dynamisme intellectuel mis en œuvre dans la résolution de problèmes qui se posent journellement, que par l'intelligence spéculative et contemplative ;

- la deuxième, sur la sensibilité de l'épreuve sur les différents niveaux mais, plus particulièrement, sur les plus élevés. Cette particularité a été obtenue par une graduation très étudiée de la gamme des items. Pour les groupes d'ingénieurs, on obtient des corrélations de l'ordre de .60 à .70 entre le test B53 et des tests comme le B101, le B20, le BLS4, et le BV9, pour les groupes tous niveaux, les corrélations du B53 avec les mêmes tests atteignent .76 et .78 ;

- la troisième, sur l'économie de temps de passation de l'épreuve, par l'utilisation d'items donnant des évaluations très satisfaisantes, dans les temps les plus courts.

**Le test BLS4 (tpc) (ΔΩ)**

Fondé sur la loi des séries, le test BLS4 est un test de production ; le candidat doit produire la réponse et non la choisir parmi plusieurs réponses possibles. L'évaluation des capacités de la sphère cognitive par ce test met en jeu des mécanismes mentaux liés à l'invention, l'ingéniosité, la créativité, mais l'activité inductive reste prépondérante. L'induction est la composante majeure de l'intelligence, sa puissance peut varier considérablement d'un individu à un autre, elle suppose qu'on prête attention à certains phénomènes, qu'on remarque leur répétition, qu'on s'interroge sur celle-ci et qu'on en découvre le principe et la raison. Logiquement, on eut dû parler, non d'induction, mais d'éduction. En effet, on tire, de cas particuliers, des règles générales ou des lois. Un processus d'abstraction et de généralisation intervient dans la découverte de ces règles, de ces principes ou de ces lois. Les tests, qui font intervenir une activité inductive, devraientêtre appelés tests éductifs. Le test BLS4, faisant intervenir des activités inductives, peut être considéré comme un test éductif.

**3) Production des tests de la note D de la BFS de Bonnardel (DTB) (38) (ti) (ΔΩ)**

La note D, de dextérité manuelle, faisant partie de la Batterie factorielle standard Bonnardel (BFS), se compose de 4 sub-tests différents, rassemblés dans un coffret : test des écrous, test des boulons, test des tiges, test des chevilles. La somme des 4 notes partielles, obtenue à chacun des 4 sub-tests, permet l'obtention de la note D, qui évalue la dextérité manuelle.

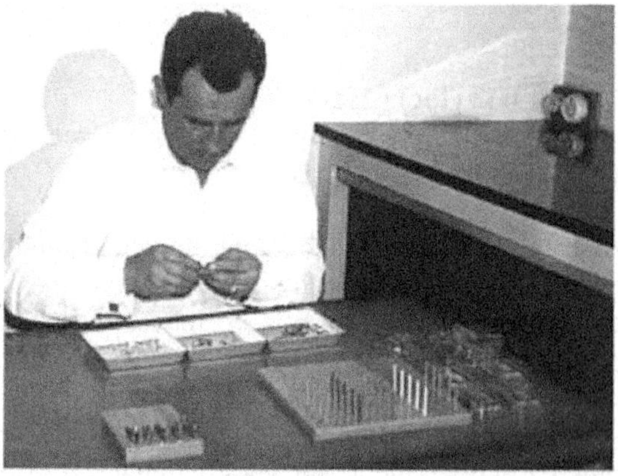

**Photo 33**

Le facteur de dextérité, obtenu à partir des tâches manuelles les plus simples, examiné, à la lumière des indications fournies par la maîtrise sur le travail des ouvriers, n'est pas aussi simple qu'on pourrait le penser *a priori*. Si les études ont montré que ce facteur est lié, dans une certaine mesure, à la dextérité manuelle pour les niveaux ouvriers les plus bas en revanche, dans certains travaux d'outillage, la précision importe avant tout et la rapidité n'est pas particulièrement cultivée. Ce n'est, le plus souvent, que si les capacités professionnelles d'une personne lui permettent d'accéder, un jour, au rang de contremaître, où le travail est vu de plus haut, que les résultats dans ce facteur deviennent bons. Si l'on complète l'examen en ajoutant, au facteur D, un facteur F d'intelligence concrète avec les tests comme le B101, le B22, le B43, on peut, en règle générale, conclure qu'un candidat obtenant à l'examen deux excellentes notes est capable de réussir dans n'importe quel travail d'atelier, qu'un candidat n'obtenant que des notes très faibles dans les deux facteurs ne peut être employé que dans de petits postes très simples (sans risque d'accidents), qu'un candidat obtenant une note élevée dans le facteur D et faible dans le facteur G, pourra faire un excellent travail dans les tâches faciles, que les candidats qui obtiennent une note faible dans le facteur D et élevée dans le facteur G, poseront le plus de problèmes, la maîtrise ne pouvant obtenir d'eux un travail assidu.

**3) Les EAP diffusent un audiomètre (ta) (39) (Examen sensoriel)**

L'audiomètre, du professeur Yvon Libert, émet 6 fréquences de 250 à 2 000 c/s avec 6 seuils de 0 à 70 db. Cet appareil a été conçu pour le dépistage rapide et précis des lacunes liées à l'acuité auditive.

**4) Edition des tests de Meili**

Auteur d'origine suisse, Richard Meili (1900-1991) a publié aux EAP, deux tests d'évaluation de l'intelligence, l'un pour enfant, le test analytique d'intelligence, IM, l'autre pour adulte, le test des leviers, LV.

**Le test analytique d'intelligence (IM) (tpc) (ΣΔ 10 / 18ans)**

Ce test poursuit deux buts, donner une mesure générale du degré d'intelligence des enfants à partir de 10 ans, jusqu'aux adultes de moins de 18 ans, par des problèmes dépendant le moins possible du langage et de connaissances spéciales, donner une connaissance du caractère qualitatif de l'intelligence, en faisant ressortir distinctement les cotés abstrait, concret, analytique et inventif. La batterie de tests IM se compose des six tests suivants : chiffres, images, analogies, lacunes, dessins, phrases. L'ensemble de ces tests évalue la facilité qu'a le sujet à s'adapter rapidement à des problèmes nouveaux, chacun des six tests demande une forme d'adaptation intellectuelle particulière, l'ordre dans le profil obtenu, de forme circulaire (en étoile), est organisé de façon à ce que la signification de chaque test soit intermédiaire entre celle des deux tests voisins.

**Le test des leviers (LV) (ti) (ΔΩ)**

Ce test se compose d'une plaque percée de 54 trous, de 4, 4, 4, 3 barrettes, percées respectivement de 5, 4, 3 et 2 trous, de 6 tenons et de 4 fiches. Le psychologue fixe 2 réglettes sur la plaque avec les tenons et demande à la personne de construire, à l'aide du matériel restant, un système de leviers, tel qu'un mouvement donné à une des réglettes, ait pour conséquence le déplacement, dans un sens précis, de l'autre réglette. Le test des leviers met en jeu l'intelligence concrète, qui utilise la pensée liée au maniement d'objets. Il permet, à la personne, de prendre conscience de ses erreurs au fur et à mesure que se déroule l'épreuve et de comprendre les problèmes qui lui sont soumis. Ce test d'intelligence pratique évalue, d'une part, l'adaptation d'un individu à la compréhension des problèmes liés à l'apprentissage ou à une formation ; d'autre part, le comportement de l'individu et donne la possibilité de dégager l'activité mentale organisée, l'organisation mentale rapide, l'activité mentale inorganisée.

**Congrès**

NICE : 9e Congrès des conseillers d'orientation professionnelle (ACOF), les EAP y sont présents.

LONDRES : Congrès international de psychologie appliquée, (AIPA), Les EAP y sont présents.

**1956**
**Equipement d'un centre de psychologie itinérant à Douala (Cameroun)**
**Intervention des EAP à Saïgon (Viêtnam), à Phnom Penh (Cambodge), à Calcutta (Inde), au Liban, en Syrie**
**Edition des tests de la note CPM (célérité perceptive et mentale) de la BFS**
**Edition du test d'Andrey**

**1) Mise en place d'un centre itinérant de psychologie à Douala (Cameroun)**

La psychologie appliquée, grâce aux congrès internationaux, qui propagent une valeur scientifique, résonne dans le monde entier et l'effet boomerang alimente les E.AP de demandes de plus en plus nombreuses et diversifiés.

Le ministère du Travail du Cameroun, à Douala, sollicita des EAP un rendez-vous pour étudier la faisabilité d'un centre de psychologie itinérant, susceptible d'effectuer des examens psychotechniques sur l'ensemble du territoire. Pour ce faire, il souhaitait équiper, d'une carrosserie spéciale, un véhicule qu'il restait à définir. Les EAP, s'inspirant du véhicule qu'ils avaient conçu, en 1939, pour le ministère de la Justice, choisirent un châssis de marque Citroën, qu'ils firent aménager par un carrossier de renom. Un habitacle, permettant à un psychologue d'y vivre, fut ajouté. Ce véhicule, entièrement équipé fut présenté par Denise Guyot au salon de l'automobile de Paris. Il reçut la visite du président de la République, René Coty (1882–1962), qui, très intéressé, la questionna longuement.

**2) Intervention à Saïgon (Viêtnam)**

La notoriété des Etablissements d'applications psychotechniques, hors des frontières françaises, était grande et toutes les activités psychologiques furent de plus en plus attachées à leur nom. Au Viêtnam, où les Français étaient encore présents, le ministre de l'Education nationale, par voie diplomatique, questionne son homologue en France pour mettre en place un service d'orientation scolaire et professionnelle, identique à celui de la France. L'administration oriente le ministre vers les EAP

Pour répondre à cette demande, les EAP, qui possédaient un correspondant à Saïgon décident de déplacer Denise Guyot au Viêtnam. Elle y organisa le projet d'un service d'OSP. Elle donna, à l'institut pédagogique, une conférence, résumée par le « *Journal d'Extrême-Orient* » du samedi 3 février 1956 sous le titre : « *La Psychométrie, science nouvelle, devient l'auxiliaire indispensable de l'homme dans le monde du travail* ».

La conférencière a divisé son sujet en plusieurs parties : l'orientation professionnelle ; la psychotechnique et, en dernier lieu, les méthodes de la psychométrie.

Insistant particulièrement sur la portée pratique de la psychologie appliquée, Denise Guyot a cité et commenté les résultats satisfaisants acquis, soit par les Etats, soit par les grandes entreprises qui avaient eu recours à la « psychologie appliquée ».

L'orientation professionnelle, qui a pour mission de guider l'élève dans le choix d'un métier grâce à des tests, est appliquée en France depuis 1920, n'a connu, jusqu'à présent, dans les 209 centres d'orientation professionnelle, que possède la France actuellement, que de rares échecs qui peuvent se chiffrer à environ 3%.

A propos de la psychotechnique, la conférencière a insisté sur l'application de cette méthode, pour la sélection des conducteurs de véhicules, dans plusieurs pays d'Europe et en Amérique.

En ce qui concerne la France, elle a révélé que cette méthode fut appliquée par l'Etat français, à partir de 1923, pour les conducteurs d'autobus parisiens, et « depuis lors, a-t-elle affirmé, les accidents routiers ont diminué de plus de 72%, pour cette catégorie de conducteurs ».

Parlant de la vulgarisation de cette méthode, elle a déclaré que, comme la plupart des pays d'Europe et d'Amérique, la République du Viêtnam l'a déjà appliquée, dans l'armée (Terre, Air, Mer), pour un choix rationnel des officiers et sous-officiers. Un film documentaire clôtura la conférence.

**Intervention à Phnom Penh (Cambodge)**

Le ministère du Travail du Cambodge, informé de l'initiative prise par le Viêtnam, profite de la présence de Denise Guyot, pour organiser, à Phnom Penh, une conférence sur le thème de la psychologie appliquée à l'orientation scolaire et professionnelle. Tous les médias furent convoqués et, malgré un succès important, le résultat n'eut jamais les retombées escomptées. Pour son retour à Saïgon, où l'insécurité devenait de plus en plus importante, Denise Guyot ne put emprunter les routes habituelles, elle fut contrainte d'effectuer le trajet dans un petit avion de tourisme, dont le pilote, peu expérimenté, lui demanda d'être son navigateur, en lui remettant une carte aérienne, qui ne ressemblait en rien à un bilan de psychologie. Comme le disait à l'époque l'humoriste Pierre Dac (1896–1965), psychologue à ses heures : « la psychologie est parfois une aventure dont certains n'en reviennent pas d'être revenus ».

**Intervention en Inde, au Liban, en Syrie**

Dans la continuité de son périple dans les pays d'Asie du sud-est, Denise Guyot se rendit en Inde. Après la visite traditionnelle à l'ambassade de France à

Calcutta (aujourd'hui Kolxata), une conférence sur le thème de l'adaptation de l'homme au travail fut organisée à l'hôtel Royal, où furent conviés les professeurs de psychologie de l'université, ainsi que les autorités de l'enseignement supérieur. Succès incontestable de cette conférence dans un pays, où peu de Français prenaient la peine de faire connaître les études réalisées en France dans un domaine qui suscitait, partout, un intérêt considérable.

Dans le cadre de la conférence, le professeur de psychologie de l'université de Calcutta, qui y avait rassemblé tous ses élèves, leur racontait, qu'ayant fait un séjour en France, il avait été surpris par l'accueil qu'il avait reçu, lui, homme de couleur. Il insistait sur cette attitude des Français, qu'il n'avait constatée nulle part ailleurs.

Faisant suite à son escale en Orient, Denise Guyot fit une halte au Liban. A la demande de l'université de Lyon, qui gérait l'université de Beyrouth, elle présenta, lors d'une conférence, les derniers travaux de Raymond Bonnardel sur la batterie factorielle standard. L'intérêt du public pour ce travail, permettant d'évaluer scientifiquement les capacités des populations, tant dans le domaine de l'orientation des jeunes, que dans celui de la promotion et l'emploi en milieu industriel, fut telle que, sous les applaudissements, sur une scène sans protection, l'oratrice, glissant sur des fils électriques perdit l'équilibre, et tomba dans la fosse d'orchestre située en contrebas. Par chance, elle ne s'en tira qu'avec une fracture du poignet.

C'est avec un poignet bandé, qu'elle reprit, le lendemain, l'avion pour faire escale à Damas, en Syrie, afin d'y donner, une nouvelle fois, la même conférence, dont le succès ne fut pas contesté. Si l'intérêt pour la psychologie ne fut pas, non plus, bien ressenti par cette population, les raisons en étaient un manque de connaissances, mais les besoins n'en étaient pas moins latents.

### 3) Edition des tests de la note CPM de la BFS de Bonnardel (BBCPM) (tpc) (ΔΩ)

La note CPM de célérité perceptive et mentale permet d'apprécier la célérité mentale, la célérité perceptive et le soin apporté dans l'exécution d'une tâche. La célérité mentale est la facilité à travailler et à intégrer des éléments rapidement, mais aussi la vivacité et l'agilité d'esprit. C'est l'aptitude à réagir vite devant telle ou telle situation. Celle-ci pouvant faire appel à l'intuition, suppose un jugement syncrétique, qui n'est précédé d'aucune élaboration logique. La célérité perceptive évalue l'aptitude à saisir rapidement les détails significatifs d'une situation. C'est la possibilité de faire des comparaisons exactes entre des éléments concrets ou de repérer des divergences de formes ou de relation dans différents domaines. Le soin apporté dans la rapidité de l'exécution d'une tâche indique une conception mentale qui préside à l'absence d'erreur lors de cette exécution.

Le facteur CPM de Bonnardel, comme le facteur perceptif P de Thurstone ou des facteurs P et Q de la batterie de l'USES, évalue, d'une façon plus valide, l'adaptabilité des candidats aux travaux monotones, de routine et répétitifs.

Six tests (tpc) entrent dans la composition de la note CPM :
- synonymes / antonymes CPM1 / (BV4),
- figures identiques CPM2 / (BG3),
- figures identiques CPM3 / (BG9),
- barrage CPM4 / (BG10),
- repérage numérique CPM5 / (B2C),
- repérage consonnes/voyelles CPM6 / (BCV)

**4) Edition du test d'intelligence générale d'Andrey (L61) (tpc) (ΣΔ 10 ans et +)**

Ce test fut conçu par Bernard Andrey, sous la forme d'une batterie de tests comprenant cinq tests d'intelligence logique, construit à partir de situations non verbales. L'intérêt de cette batterie de tests est de mettre en évidence les possibilités intellectuelles des sujets à partir de matériaux non verbaux. Ces matériaux évoquent l'intelligence, exprimée par des jugements et raisonnement portant sur des situations et des actions humaines, ainsi que la représentation de phénomènes physiques. Ce test donne, d'une part, l'appréciation d'une forme d'intelligence et, d'autre part, une analyse clinique objective rigoureuse de plusieurs facteurs de personnalité sous-jacents à la réussite ou à l'échec

**Congrès**
ANGERS : 10e Congrès des conseillers d'orientation professionnelle (ACOF), les EAP y sont présents.

**1957**
**Choix d'un agent exclusif pour la Grèce**
**Une vente hors normes au Brésil**
**Edition et production des tests de Goguelin**
**Edition des tests de Bourdier**

**1) Choix d'un agent exclusif à Athènes**

Les EAP reçoivent la visite d'un homme s'exprimant dans un français parfait, d'origine grecque, leur proposant de devenir, pour ce pays, leur agent exclusif. Après enquête, ils constatèrent que cette personne avait fait ses études à Paris et était diplômée de l'Ecole des travaux publics, ingénieur de formation, ayant une longue expérience dans le commerce international. Leur réponse fut positive. Cette collaboration efficace et de qualité dura jusqu'à 1986, date de son décès.

**2) Une vente, hors normes, de tests au Brésil**

Dans le cadre des ventes à l'étranger, il est bon de citer l'affaire du Brésil. En 1957, le ministère de la Marine du Brésil, très intéressé par les résultats positifs obtenus par l'utilisation de tests, afin de résoudre, lors d'examens de recrutements, les problèmes humains, demande, par l'intermédiaire de l'attaché commercial de l'ambassade du Brésil à Paris, via le ministère français des Affaires étrangères, d'organiser une visite des EAP

Lors de réunions, au sein des EAP, avec les responsables de la Marine du Brésil, décision fut prise du choix de tests les mieux adaptés, afin de résoudre leurs problèmes.

Après les démarches habituelles, consistant en une proposition sous la forme d'un devis dénommé, pour l'exportation, facture *proforma*, celle-ci engageant les EAP à garantir les prix et les délais de livraison, afin d'obtenir un règlement de banque à banque ferme et définitif, la commande officielle est reçue par les EAP rapidement.

Les délais de livraison de trois mois, imposés par le client, étant relativement courts pour une commande de cette importance, la décision fut prise aux EAP de surseoir temporairement à la livraison des commandes en cours et d'entreprendre, tout de suite, la mise en fabrication. A la date fixée, tous les tests sont emballés dans des caisses étanches et les documents administratifs officiels sont transmis à qui de droit. Malgré quelques relances, aucune réponse n'est enregistrée, une année se passe.... puis deux.... plus aucune nouvelle du Brésil. Enfin, un appel téléphonique, émanant d'un bar à Marseille, informe les EAP que le commandant d'un navire de la Marine nationale du Brésil, en escale à Marseille, détient un message de son gouvernement pour embarquer sur son bateau la commande et, ceci, sous 48 heures. Contrainte supplémentaire, il n'existait aucune relation commerciale entre la France et le Brésil, d'où la nécessité de charger les marchandises en dehors des eaux territoriales. Pour mener à bien cette transaction, les EAP firent appel aux douanes françaises qui, avec la collaboration de l'ambassade du Brésil, mettra tout en œuvre pour que le matériel, accompagné des documents administratifs officiels indispensables, puisse être embarqué dans les eaux territoriales. Les délais étant respectés, le commandant du navire remit, aux douanes françaises, le règlement de la facture.

### 3) Edition et production des tests de Goguelin

Pierre Goguelin (1922-2003), psychologue, professeur titulaire de la chaire de psychologie du travail au Conservatoire national des art et métiers, auteur de 21 ouvrages sur la psychologie, d'une centaine de publications, articles et communications, a créé et expérimenté, entre 1955 et 1967, des tests qui furent publiés par les EAP, se répartissant de la façon suivante : 1 test / appareil (ta), 4 tests / instruments (ti), 7 tests papier / crayon (tpc).

#### Le test du tourneur tridimensionnel (TDG) (42) (ta) (Ω)

Ce test se compose d'un fil métallique sinueux, en l'air, à 0,80 cm du sol, tenu uniquement à chaque extrémité, d'un œilleton placé autour du fil, pouvant se déplacer d'une extrémité à l'autre, d'un pupitre portant 3 manettes commandant le déplacement de l'œilleton dans les 3 dimensions. Le sujet, placé debout devant le pupitre, doit faire parcourir le fil à l'œilleton. Tout contact de l'œilleton avec le fil constitue une erreur, dont le nombre et la durée sont enregistrés par des compteurs.

Ce test a été conçu pour évaluer les capacités des candidats à des postes de grutiers, pontiers, où la coordination des mouvements dans les trois plans (translation, direction, levée), en liaison avec une vision, qui nécessite une vue en profondeur très précise, est indispensable.

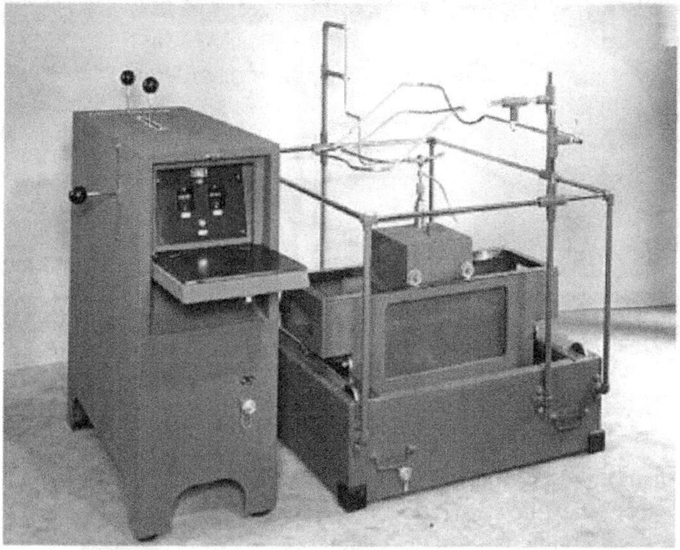

**Photo 34**

**Le test du fil de fer (FFGO) (ti) (ΔΩ)**

Il se compose d'un fil de fer de 10/10 de diamètre, recuit pour assurer une bonne flexibilité. Le sujet doit reproduire, à l'aide de ce fil de fer, une figure dessinée et affichée. Ce test possède une des meilleures corrélations avec la réussite professionnelle des apprentis mécaniciens.

**Le test d'intelligence pratique « form board » (ICG) (ti) (Ω)**

Le test pour adultes se compose d'une planche 75 x 50, dans laquelle 3 figures sont découpées : un trapèze, un carré, un cercle, de 13 morceaux de bois découpés permettant de combler exactement les 3 figures laissées en creux. Lors de la passation, le sujet doit assembler les 13 morceaux, dispersés sur la table, de façon à combler les 3 figures découpées. Ce test d'intelligence pratique a été conçu pour les populations de manœuvres ou de professionnels habitués à de gros travaux.

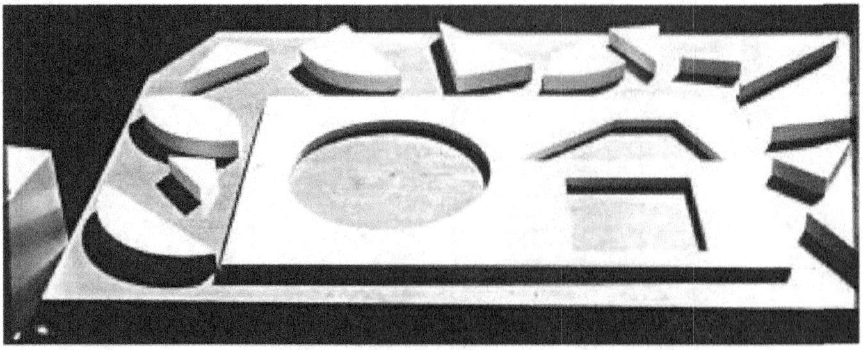

Photo 35

**Le test d'intelligence concrète (PIG) (ti) (Ω)**

Ce test, destiné aux niveaux supérieurs, se compose, dans un présentoir, de 10 plaquettes de 40 x 40 mm de chacune des 17 figures composant le test. Lors de la passation, le sujet doit reproduire, à l'aide des plaquettes, les dessins géométriques présentés sur un carnet d'images, en un temps limité. Comme tous les tests de manipulation qui, comme le « form board », sorte de puzzle, que le sujet doit reconstituer, en reproduisant une figure à l'aide d'éléments isolés ou, comme les cubes, où le sujet les tourne et les retourne pour reconstituer la figure présentée, le test PIG, a été créé afin de donner des résultats valables à des niveaux cadres dans l'évaluation de l'intelligence concrète. Les étalonnages portent sur des populations allant des Ecoles polytechnique, des Mines, des Arts et métiers, aux écoles d'ingénieurs comme Sudria, Bréguet.

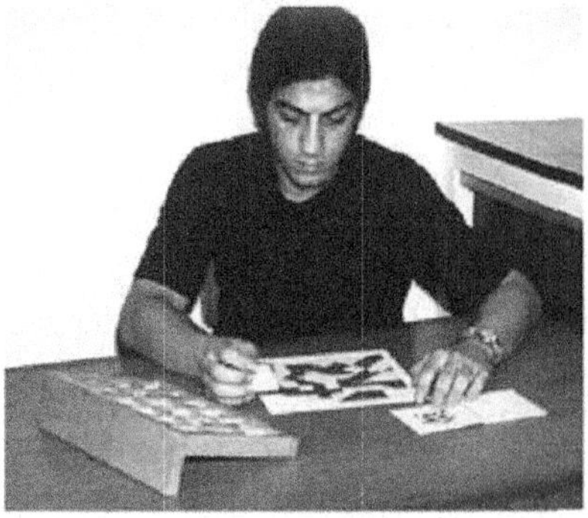

Photo 36

**Le test de rapidité de coup d'œil et de précision (RPCG) (ti) (ΔΩ)**

Ce test est constitué d'une planchette comportant 41 logements numérotés au hasard, 1 planchette gravée de cercles concentriques, 1 jeu de 41 jetons numérotés. La passation regroupe cinq opérations : trois opérations de rapidité motrice (déplacer les pions d'une place à l'autre), une opération de coup d'œil (déplacer les pions d'une planche à l'autre, en tenant compte des numéros), une opération de précision (déplacer les pions d'une planche sur celle marquée de cercles concentriques avec le plus de précision possible dans le meilleur temps). L'idée directrice, qui a présidé à l'étude d'une telle épreuve, répondait à des demandes de plus en plus nombreuses sur le complexe rapidité / précision. Les recherches et les études réalisées par l'auteur et Denise Guyot ont fait l'objet d'une publication dans BINOP, en 1953, sous le titre « Contribution à l'étude du complexe rapidité / précision ». Ce test met en évidence la prédisposition naturelle d'un sujet à être rapide et précis.

**Le test de mémoire du récit (MRG) (tpc) (ΔΩ)**

Ce test, qui se présente sous la forme d'un récit narrant le travail exécuté par une personne dans le courant de sa journée, peut être utilisé selon deux modes de passation : une seule passation, pour connaître la capacité de mémoire immédiate d'un récit, deux passations successives, visant à une étude plus approfondie de l'acquisition. Le récit est lu, puis on propose, au sujet, le texte de celui-ci, avec des passages laissés en blanc. Il doit reconstituer le récit d'origine en complétant ces passages.

**Le test de technique pratique (TPG) (tpc) (ΔΩ)**

Ce test comporte 72 items groupés en sept catégories : composition de force et frottements, centre de gravité / équilibre, résistance des matériaux, transmissions par leviers, transmissions par engrenages et courroies, briques de Yerkes, cubes de Yerkes. Il évalue l'aptitude mécanique. Fondé sur une compréhension plus intuitive et pragmatique que logique des relations mécaniques, a été étudié sur une population de 3 000 personnes appartenant à divers groupes : industrie, candidats à l'entrée de centres d'apprentissage de Paris et de province, collèges techniques, lycées, élèves de l'école des Travaux publics. L'analyse factorielle a mis en évidence un facteur d'intelligence générale et un facteur de visualisation spatiale, mais aussi que la technicité importante, qui existe dans certaines populations, laisse apparaître que le deuxième facteur domine le premier, sauf en ce qui concerne la résistance de matériaux.

**Le test de l'appréciation de l'aptitude au travail d'atelier (ATAG) (tpc) (ΔΩ)**

Ce test comprend 11 sub-tests classés en quatre catégories : habileté manuelle, repérage, coup d'œil, visualisation spatiale. Il a été conçu pour compléter le test TPG et vise à mettre en évidence l'habileté manuelle, mentalement contrôlée, nécessaire à la réussite au travail d'atelier. Etudié sur une première population de 1 316 apprentis, puis remanié et contrôlé sur une deuxième population de 1 590 apprentis, l'analyse factorielle, résultant de ces passations, dégage deux facteurs : l'un, d'intelligence pratique générale, l'autre d'habileté gestuelle. Les résultats d'études complémentaires de validation dégagent des corrélations avec la réussite professionnelle entre .20 et .60 pour les sub-tests et de .50 pour l'ensemble de la batterie.

**Le test de raisonnement concret (TRCG) (tpc) (ΔΩ)**

Ce test est composé de questions classées par ordre de difficulté croissante, il évalue les capacités de raisonnement et de déduction des populations de niveau moyen ou faible. Bien que le support soit littéraire, le facteur verbal n'intervient que pour une part infime : la personne doit se représenter immédiatement le problème en image puisqu'on lui demande de situer des objets usuels dans des boîtes, représentées par des rectangles, en fonction de certaines données. Le raisonnement pratique ne pouvant être appréhendé de façon significative qu'avec des tests / instruments (ti) du genre des tests B101 ou B20, il fallait trouver une solution pour évaluer ce mode de raisonnement lors d'examens collectifs. Le test TRCG répond à cette contrainte.

**Le test de raisonnement abstrait (TRAG) (tpc) (ΔΩ)**

Ce test est constitué de questions établies par ordre de difficulté croissante, où la personne doit comparer des phrases, supposées écrites en langue étrangère, avec leur traduction en français. Chaque couple de phrase étrangère et de traduction française constitue une équation. La comparaison entre les différentes équations permet de trouver la correspondance entre chaque mot étranger et chaque mot français. L'étude statistique, sur plus de 2 000 personnes, fait ressortir une corrélation de .50 à .70 avec le TPG, de .60 avec le test TRCG et seulement .10 avec le test à prédominance verbale PDG, ce qui confirme une évaluation de l'intelligence abstraite technique.

**Le test des phrases en désordre (PDG) (tpc) (ΔΩ)**

Ce test a été conçu, à l'origine, pour répondre à l'évaluation des capacités des agents chargés de répartir des informations qui, en cas d'incident, reçoivent, par téléphone, des informations très fragmentées et dans le désordre le plus complet, sur tous les points intéressés par cet incident. Ils doivent les recomposer dans un ordre chronologique et prendre rapidement une décision. Avec le test PDG, le même processus mental est observé, les mots sont fournis en désordre, leur séquence logique doit être reconstituée pour retrouver le sens de la phrase, en faire la critique et prendre une décision par une réponse « vrai » ou « faux ». Il met en jeu les activités cognitives les plus complexes, qui permettent d'accéder à la décision rapide, juste et précise.

**Le test d'intelligence générale non verbale (PIGC) (tpc) (Ω)**

Ce test est une transformation du test / instrument (ti) d'intelligence concrète PIG, de passation individuelle, en un test papier / crayon (tpc), pour une utilisation collective. La grande valeur de classement du test PIG, au niveau des cadres, dans l'évaluation, tant de l'intelligence concrète que de l'organisation du travail ou encore de l'analyse et de restructuration spatiale, nécessitait l'utilisation de test en passation collective sur des populations plus nombreuses. Les études sur des populations de niveaux de techniciens et d'ingénieurs s'étant révélées très encourageantes, des recherches complémentaires, en liaison avec un laboratoire de psychométrie d'une importante administration, donnèrent les corrélations suivantes : .64, significatif à .001 avec le PM38, .68, significatif à .001 avec le test mécanique de Benett, .67, significatif à .001 avec la note d'organisation et de méthode, .72, significatif à .001 avec la note globale de l'examen psychométrique.

**4) Edition des tests scolaires de Bourdier**

Psychologue, exerçant en milieu scolaire, Guy Bourdier publia, entre 1957 et 1965, trois tests aux EAP, le test des automatismes verbaux (AVB), un test de niveau mental et de dépistage scolaire (EDLTS), une échelle de quotient scolaire (EQS64).

**Le test des automatismes verbaux (AVB) (tpc) (ΔΩ)**

Ce test a été conçu pour évaluer le quotient intellectuel de l'adulte, à l'aide de questions demandant de compléter, par écrit, une quarantaine de tournures idiomatiques, de proverbes, de paroles célèbres ou encore de titres connus. Les corrélations entre ce test et les Progressive matrices (PM38) ou le test vocabulaire de Binois / Pichot ou encore le test de Wechsler / Bellevue, sont excellentes et la fidélité satisfaisante. D'une perspective entièrement nouvelle, ce test a été utilisé en psychologie du travail et en psychologie clinique pour évaluer un quotient intellectuel et calculer un coefficient de détérioration due à l'âge. Malheureusement, après 1968, les connaissances culturelles s'étant dégradées, cette épreuve devint difficilement applicable.

**Le test de niveau mental et de dépistage scolaire (EDLTS) (tpc) (Σ)**

Pour enfants de 5 à 11 ans, il donne une estimation de l'âge mental et du niveau scolaire. Il est utilisable sur des enfants, du cours préparatoire au cours moyen première année. Le test de dessin-lecture EDL, par le calcul de l'âge mental, situe le sujet parmi ceux de son groupe d'âge, alors que le test de dépistage TS permet le calcul d'un quotient scolaire, qui complète celui de quotient intellectuel obtenu avec le test EDL. A l'aide de ces deux épreuves, le psychologue dispose de deux données essentielles du dépistage des enfants déficients : l'âge mental et l'âge scolaire.

**L'échelle de quotient solaire (EQS64) (tpc) (Σ)**

L'échelle comprend six sub-tests : lecture courante, lecture de mots avec particularités, dictée, orthographe, opérations arithmétiques, petits problèmes. Elle a été étalonnée sur 1 517 enfants, du cours préparatoire au cours moyen première année. Elle permet de situer le niveau de développement scolaire d'un enfant pour les acquisitions des trois matières principales, durant les quatre premières années de l'enseignement primaire. Pour chaque année d'âge, elle permet aussi de connaître la position de l'enfant dans l'ensemble des enfants de son âge et de calculer un quotient scolaire, dont la comparaison avec le quotient intellectuel est intéressante et pourra en nuancer la signification.

**Congrès**

TOULOUSE : 11$^{e}$ Congrès des conseillers d'orientation professionnelle (ACOF), les EAP y sont présents.

BRUXELLES : XVe Congrès international de psychologie, les EAP y sont présents.

**1958**
**Création d'un département de psychologie appliquée**
**Choix d'un agent exclusif à Florence (Italie)**
**Edition de la Batterie factorielle standard (BFS) de Bonnardel**
**Edition et production des tests de Klingebiel**

**1) Création d'un département de psychologie appliquée**

Envisagé depuis plus de deux années, mais décidé au cours de l'assemblée générale de l'année 1957, le département de psychologie appliquée, confié à un psychologue, Louis Aymen de Lageard, fut opérationnel dès le mois de janvier. Créé pour répondre aux demandes de plus en plus nombreuses, ce département sera conduit à travailler, tant en psychologie industrielle qu'en orientation scolaire et professionnelle. Rattaché au département d'études en psychologie précédemment créé, il aura pour objet de répondre aux demandes de recrutement des petites et moyennes entreprises, qui n'avaient pas les moyens d'embaucher un psychologue. Si, dans un premier temps, les demandes n'émanèrent que de la France, très rapidement, elles eurent comme origine des organismes étrangers. En 1980, en suite du décès d'Aymen de Lageard, la direction de ce département fut confiée à Françoise Guyot, recrutée en 1976, fille de Robert Guyot.

A partir de ce moment, l'entreprise comprendra 10 personnes : un service administratif (1), un service commercial (1), un département de psychologie appliquée et son service d'études en psychologie (2), un atelier de production mécanique et son bureau d'études (5), un magasin et son service d'expédition (1) et une filiale à Bruxelles, un agent exclusif à Athènes, un agent exclusif à Florence.

**2) Choix d'un agent exclusif à Florence (Italie)**

Les commandes de tests, émanant d'Italie, devenant de plus en plus importantes, les EAP se mirent en quête d'une personne susceptible d'assumer la représentation de leurs publications dans ce pays. Pendant le XV$^{e}$ congrès international de psychologie, à Bruxelles, leur fut présenté, par un ami italien, le directeur, psychologue de formation, d'une société d'édition (OS), sise à Florence, et possédant un département de psychologie. Les premiers contacts, positifs, donnèrent lieu, pendant ce congrès, à la signature d'un contrat. En 1980, au moment de la mise en retraite de cette personne, son successeur assura une même collaboration.

### 3) Edition de la Batterie factorielle standard de Bonnardel (BFS) (40)

Cette batterie est l'aboutissement de recherches poursuivies dans les milieux industriel, scolaire et universitaire, durant plus de vingt années, au cours desquelles plus de 100 000 personnes, appartenant aux niveaux scolaires et professionnels les plus divers, ont été examinées. Plusieurs centaines de tests ont été ainsi étudiés. Leur intérêt a été dégagé par les méthodes d'analyse factorielle et par recoupement avec les comportements et les degrés de réussite scolaire et professionnelle. C'est à partir des épreuves, qui se sont révélées les plus intéressantes, que l'examen dit « standard » a été constitué et largement utilisé, en particulier dans l'industrie, pour donner une première base essentielle en vue de la classification, de l'orientation et de la promotion des différentes catégories de personnel. Cet examen « standard » comprend deux parties, l'examen A et l'examen B.

*L'examen A,* destiné aux tâches manuelles et techniques, est uniquement composé des tests de performance, il regroupe les facteurs suivants, appelés « notes » par l'auteur : « IPO », intelligence pratique au niveau ouvrier, « D », dextérité, rapidité manuelle, « P », précision dans le maniement des mécanismes et soin dans le travail, « R », vigilance. Chacune de ces notes est établie à partir de plusieurs épreuves, afin d'éliminer le plus possible, d'une part, le facteur spécifique à chacune d'entre elles et, d'autre part, les fluctuations de l'examiné. La durée de chaque épreuve est réduite dans la mesure où elle reste compatible avec l'obtention de résultats suffisamment stables.

Note IPO (intelligence pratique), tests de performance BOD, B31, B32, B22, B43, B101

Note D (dextérité manuelle), test DTB.

Note P (précision), tests de maniement des mécanismes OMB, SNB, B19DL

Note R (vigilance), tests des réactions complexes RCB, puis BRCX, B9DL.

*L'examen B* concerne tous les jeunes en cours d'orientation scolaire ou professionnelle, comme toutes les catégories de personnel, y compris les ingénieurs et les cadres. Il a été établi pour permettre d'estimer un très large éventail de capacités, en y incluant les niveaux les plus élevés qui ont été atteints, au moyen des épreuves qui furent mises au point.

Note PI (potentiel intellectuel), correspondant à la notion des facteurs g de Spearman, G de la batterie de l'USES, I et R de Thurstone et de Guilford-Zimmerman, établie au moyen des tests de raisonnement BV9, B53, BLS4.

Note IPC (intelligence concrète), au niveau collaborateur, établie au moyen des tests de performance B22, B43, B101, B20.

Note V (connaissance de la langue et la compréhension verbale), établie au moyen des tests BV8, BV50 ou BV51, BV16.

Note CPM (célérité perceptive et mentale groupant les facteurs P de Thurstone, P et Q de la batterie de l'USES), établie au moyen des tests BV4, BG3, BG9, BG10, B2C, BCV.

Note CA (calcul, rapidité dans les résolutions arithmétiques et de problèmes d'arithmétique élémentaire), établie au moyen des tests BAD15, BMU16, BPB17.
Note OR (orthographe), établie au moyen des tests BOR18, BOR19.

Toutes les notes des examens A et B sont obtenues au moyen de barèmes, à partir de résultats bruts dans les épreuves. Elles ont été étalonnées sur une très large population ouvrière sur une échelle fondée sur une moyenne égale à 10, chaque point, de part et d'autre de cette moyenne, correspondant à ¼ d'écart-type.

Les analyses des résultats se rapprochent sensiblement, dans leur cadre général, de celles effectuées à l'étranger (batterie factorielle de Thurstone, qui mesure les facteurs R, V, S, N, W ou G.A.T.B.), mais la batterie factorielle standard de Bonnardel (BFS) diffère par les points suivants :

- regroupement de certains facteurs en liaison plus ou moins étroite et ayant des significations professionnelles sinon tout à fait identiques, tout au moins très voisines, cela afin de rendre plus simple l'utilisation pratique des résultats ;
- emploi, pour chaque note, de plusieurs tests, afin d'amoindrir, dans la mesure du possible, la spécificité de chacun, ce qui n'est pas le cas dans la plupart des batteries factorielles en usage aux Etats-Unis-d'Amérique ;
- utilisation, pour certaines notations et certains niveaux, de tests de performance tout à fait nécessaires, en particulier pour les tâches manuelles.

N. B. La pertinence des études réalisées par Raymond Bonnardel lui valut d'être récompensé par la Légion d'honneur, qui lui fut remise lors du premier Congrès de psychologie d'après guerre.

**4) Production et édition des tests de Klingebiel**

Psychologue scolaire de formation, Pierre Klingebiel (1896-1984), auteur de l'ouvrage *L'écolier gaucher* (Paris, Editions sociales françaises, 1963), a publié, aux EAP, un test de raisonnement inductif et une méthode de rééducation et rééquilibration sensori-motrice.

**Le test de raisonnement inductif (NK) (tpc) (ΔΩ)**

Le test se compose de cinq questionnaires destinés aux classes de CM2 à 5^e^, 4^e^ à 3^e^, 2^e^ à 1^e^, aux niveaux supérieurs et adultes. Les tests NK évaluent la logique inductive par des questions qui portent sur l'alphabet et sur des nombres, sans jamais faire intervenir un savoir culturel.

**La méthode de rééducation (MRPK) (ti) (ΣΔΩ)**

Le test, composé d'une vingtaine d'éléments, permet d'explorer les coordinations sensori-motrices, de dépister une organisation perceptive visuelle mal élaborée à l'origine et de rééduquer le sens de l'espace. Elle est destinée à tous les enfants souffrant de troubles de la latéralisation et de troubles de la coordination sensori-motrice.

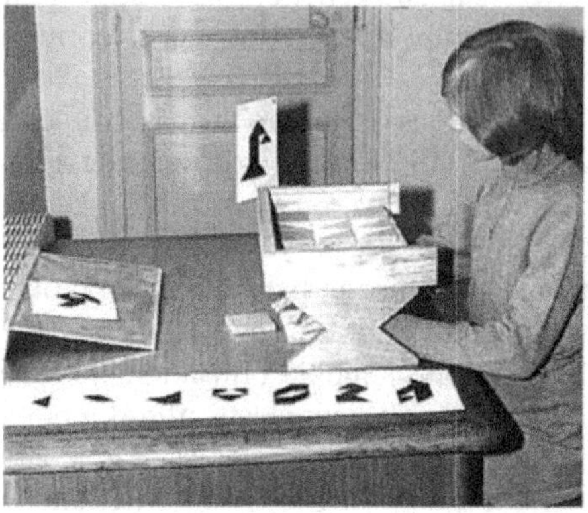

**Photo 37**

**Congrès**

ROME : XIIIe Congrès international de psychologie appliquée (AIPA), les EAP y sont présents.

Le 10 avril 1958, accompagnant une soixantaine de responsables du congrès, Denise Guyot assiste au discours du Pape, Pie XII, au Vatican, dans ses locaux privés. Il y abordera :

- la définition de la personnalité humaine au point de vue psychologique et moral,
- les obligations morales du psychologue à l'égard de la personnalité humaine,
- Les principes moraux fondamentaux concernant la personnalité humaine en psychologie, et conclura son discours :

« Au début de cette allocution, nous avons défini la personnalité comme « l'unité psycho-somatique de l'homme, en tant que déterminée et gouvernée par l'âme », et Nous avons précisé le sens de cette définition. Puis Nous avons tenté d'apporter une réponse aux questions, que vous aviez posées, sur l'emploi de certaines méthodes psychologiques et sur les principes généraux, qui déterminent la responsabilité morale du psychologue. Chez celui-ci on attend non seulement une connaissance théorique de normes abstraites, mais un sens moral profond, réféchi, longuement formé par une fidélité constante à sa conscience. Le psychologue vraiment désireux de ne chercher que le bien de son patient, se montrera d'autant plus soucieux de respecter les limites fixées à son action par la morale, qu'il tient, pour ainsi dire, en main les facultés psychiques d'un homme, sa capacité d'agir librement, de réaliser les valeurs les plus hautes que comporte sa destinée personnelle et sa vocation sociale ».

« Nous souhaitons de tout cœur que vos travaux pénètrent toujours davantage dans la complexité de la personnalité humaine, l'aident à remédier à ses défaillances et à répondre plus fidèlement aux desseins sublimes que Dieu, son Créateur et son Rédempteur, forme à son égard et lui propose comme idéal ».

« En appelant sur vous, sur vos collaborateurs et sur vos familles les plus abondantes faveurs célestes, Nous vous en donnons pour gage Notre bénédiction Apostolique ».

**1959**
**Transfert de l'atelier de production en province**
**Mise en place d'un centre de psychologie à Athènes (Grèce)**
**Edition des tests de Duchapt**
**Edition et production des tests d'Alquier**

**1) Transfert de l'atelier de production**

Depuis quelques années, le gouvernement français avait organisé un plan de décentralisation des entreprises de la région parisienne vers la province. L'atelier de production et le magasin étant de plus en plus à l'étroit à Clamart et les avantages accompagnant cette mesure n'étant pas négligeable financièrement, il fut décidé, lors de la dernière assemblée générale, de tout mettre en œuvre pour satisfaire à cette nouvelle réglementation. Utilisant des relations personnelles, Robert Guyot, mis en contact avec le maire de Villeneuve-sur-Lot, effectua un déplacement pour examiner ce qui lui était proposé, sur une zone industrielle nouvellement créée. Cette zone, très bien située, non loin du centre de la ville, comportait un ensemble de cinq à six locaux, dont certains étaient réservés et d'autres, déjà occupés. Après visite des locaux disponibles, il examina, plus particulièrement, un local dont la surface de 300 $m^2$ lui semblait convenir, pour y aménager le département de production électromécanique, ainsi que le département magasin / expédition, tout en réservant une surface importante pour permettre une production, annexe, d'éléments en matière plastique, qu'il souhaitait développer.

Toutes les conditions semblant favorables à ce transfert, décision fut prise de donner rapidement un accord positif au maire, et réunir tous les documents nécessaires à cet achat, afin de pouvoir organiser le déménagement pendant la période des vacances scolaires. Les stocks des tests les plus demandés ayant été préparés en conséquence, le déménagement de l'atelier de production électromécanique et du magasin s'effectuèrent sans encombre et n'eurent aucune incidence sur les livraisons à la clientèle.

Ce changement nécessita une réorganisation complète de l'entreprise ; d'une part, la cogérance fut modifiée, Denise Guyot devenant gérante des EAP ; d'autre part, l'atelier électromécanique et le magasin, toujours propriété des EAP, s'inséra dans une nouvelle société, créée à Villeneuve-sur-Lot, « Les Techniques modernes ». Celle-ci, avait pour objectif de produire, pour les EAP, leurs tests, mais aussi d'assumer la production d'éléments en matière plastique.

Si les communications, difficiles à cette époque, furent à l'origine de quelques problèmes sans grande gravité, il faut reconnaître que, dans l'ensemble, cette opération s'est bien déroulée.

**2) Aide à la mise en place d'un centre de psychologie à Athènes**

Le ministère du Travail et de la main d'œuvre de Grèce consulte les EAP, par l'intermédiaire de leur agent exclusif à Athènes. Il leur demande une collaboration, afin de réaliser un centre de psychologie du travail.

La mise en place d'un tel centre nécessitait une adaptation en langue grecque de certains tests papier-crayon, ainsi qu'une formation du personnel à leur utilisation. En présence du psychologue du ministère du Travail, futur responsable du centre, Denise Guyot assura la formation d'une semaine. Pendant cette formation eut lieu, en présence des médias, l'inauguration de ce centre par les autorités officielles. Cette inauguration fit l'objet de nombreux articles dans la presse locale.

**3) Edition des tests de Duchapt.**

Ces tests, étudiés par Henriette Duchapt, pour simplifier les recrutements annuels des secrétaires dans les administrations et les grandes entreprises, sont rassemblés en deux batteries.

**La batterie de tests pour emplois de bureau (BUR1) (tpc) (ΔΩ)**

Cette batterie évalue les habiletés, particulières au travail de bureau, acquises par le candidat. Elle comprend des sub-tests, d'orthographe, de calcul, de signification de mots, de recopie, de raisonnement arithmétique, de classement, de collationnement. Les étalonnages furent réalisés sur des populations se présentant à ces postes de travail.

**La batterie des tests pour emplois de bureau (BUR2) (tpc) (ΔΩ)**

Cette batterie est composée de sub-tests sensiblement identiques à ceux de la batterie BUR1, elle est un inventaire du niveau de qualification des candidats dans les différents types de tâches de bureau et peut être considérée comme une batterie parallèle à la batterie BUR1. Elle s'administre de la même façon ; seule, la notation est différente, ne tenant compte que des points positifs.

**4) Edition et production des tests d'Alquier**

Les tests de Georgette Alquier portent sur deux domaines bien différents de la psychologie, les tendances caractérielles et affectives pour l'un ; les connaissances techniques pour l'autre.

**Le test des connaissances techniques (DCTA) (43) (tpc) (ΔΩ)**

Ce test, composé de 40 questions de technologie, a pour but de jauger rapidement le niveau de connaissances techniques assimilées et mémorisées pour un ouvrier professionnel, candidat à une promotion dans les professions connexes de la mécanique. Partant des résultats obtenus à ce test, une analyse de variance a permis de conclure à un fort parallélisme entre la hiérarchie des niveaux de connaissances et celle des résultats à ce test, révélant sa fiabilité lors des évaluations des connaissances techniques des ouvriers professionnels mécaniciens.

**Le kinésigraphe automatique (TMA) (ta) (ΔΩ)**

Ce test est composé d'un coffret métallique, dans lequel un système de rouleaux, mus par un moteur synchrone, entraîne une feuille de papier sur laquelle le sujet doit tracer des traits de longueur déterminée par des butés escamotables, évalue les tendances caractérielles et actives de celui-ci. Une étude a porté sur le degré de prédiction du test quant aux tendances actives. La corrélation de .58, obtenue avec une population d'adolescents en 3$^{e}$ année d'apprentissage, a confirmé la qualité de l'interprétation. Le recoupement des hypothèses émises avec d'autres traits de caractère, recueillis au cours de l'étude, confirma la fidélité du test quant au reflet de l'état psychologique du sujet au moment de l'examen.

**Congrès**

CLERMONT-FERRAND : 12$^{e}$ Congrès des conseillers d'orientation professionnelle, les EAP y sont présents.

**1960**
**Transfert des services administratifs de Clamart à Issy-les-Moulineaux**
**Publication d'une liste de références**
**Une exportation pas comme les autres en Chine**
**Mission à Moscou (URSS)**
**Edition du test de Xydias**
**Edition du test de Maury**

## 1) Transfert des services administratifs de Clamart à Issy-les-Moulineaux

L'atelier de production et le département magasin avec son service d'expédition ayant quitté le local de Clamart à la fin de l'année précédente, Denise Guyot s'était mise en quête d'un local lui permettant de regrouper, dans ce nouveau siège social, les deux départements situés à Clamart, administratif et psychologie appliquée, ainsi que le département commercial situé à Paris. Privilégiant un emplacement proche d'une station de métro, après lecture des annonces immobilières, elle trouva, à Issy-les-Moulineaux, à 300 mètres de la station de métro, un local commercial, quelque peu vétuste, mais dont la disposition lui permettait une installation facile des départements, avec une pièce indépendante destinée à celui de psychologie appliquée.

Le déménagement, qui eut lieu durant les congés de Noël, permit un enregistrement au greffe du tribunal de Commerce, du nouveau siège social, 6 bis rue André-Chenier à Issy-les-Moulineaux, dès le mois de janvier 1960.

## 2) Publication d'une liste de références

Depuis 1927, étaient rassemblés, pour un usage interne, dans une liste, tous les clients des EAP. Pour répondre à des demandes de la clientèle étrangère, désirant connaître les principaux utilisateurs des tests publiés, cette liste fut éditée et adressée systématiquement à ceux qui le souhaitaient. Elle est présentée, ci-après, identique à ce qu'elle était en 1960.

**FRANCE**
**UNIVERSITES :**
Paris, Lyon, Rennes, Toulouse, Strasbourg, Sarrebruck, Alger
**ADMINISTRATIONS :**
Ministères : de l'Air, de la France d'Outre-Mer, de la Guerre, de la Justice, Intérieur, de la Marine, des PTT, de l'Education nationale. - Centres départementaux d'Orientation Professionnelle. - Ecoles Normales d'Instituteurs et d'Institutrices. - Sécurité Sociale : Paris, Bordeaux, Nancy. - Association pour la Sauvegarde de l'Enfance. - Centre National de la Recherche Scientifique. - Electricité et Gaz de France. - Hôpitaux. - Port Autonome du Havre

**TRANSPORTS :**
Régie Autonome des Transports Parisiens (R.A.T.P.). - Société Nationale des Chemins de Fer Français (S.N.C.F.). - Compagnie des Tramways de Bordeaux, Bourg-en-Bresse, Limoges, Lyon, Marseille, Toulouse. - Fédération nationale des Transports Routiers. - Automobile club marocain de Casablanca
**MINES :**
Houillères des bassins du Pas de Calais, d'Aquitaine, de Lorraine. - Mines de Sarre, Sarrebruck. - Mines de potasse d'Alsace, Mulhouse. - Offices Chérifiens des Phosphates, de Tunisie
**INDUSTRIES :**
Association des Industriels du Nord de la France : (A.I.N.F.) Lille. – Alsthom. - Calor, Lyon. - Cartonnerie de Kaysersberg. - Forges et Aciérie de Firminy, Longwy, Escault et Meuse, Pompey, de Wendel. - Manufacture d'horlogerie de Béthune. - Merlin Gérin de Grenoble. - Michelin de Clermont-Ferrand. – Raffinerie de sucre de Mahavavy,. – Raffineries de pétrole de Marseille. – Société Solvay. – Sociétés de construction automobile, Citroen, Ford, Panhard, Peugeot, Renault

**ETRANGER**
**Angleterre :** Foldex LTD Londres
**Argentine :** Association Francesa Filantropica Buenos-Ayres
**Belgique :** Ministère de la guerre. – Ministère de l'Education Nationale. – Société Nationale d'Armes de Guerre, Liège. – Université de Liège. – Université de Louvain. – Chemins de fer belges
**Canada :**_B.O.P. Montréal.
**Congo belge :**__Union Minière Haut-Katanga, Elisabethville. – Service Enseignement Léopolville
**Brésil:**_Ministère de la Marine
**Egypte :**_Université du Caire. – Armée égyptienne
**Espagne :** Institut National de Psychotechnique
**Italie :** Usine automobiles Fiat à Turin. – Azienda Tranciara Municipale de Milan. – Addetto Aeronautica
**La Havane :** Université de Cuba
**Liban :** Ecole Supérieure des Lettres
**Pays-Bas :** Gemeentelijke Geneeskundige en Gezondheidsdienst à Rotterdam. – Chemins de fer des Pays-Bas
**Pérou :** Aéronautique de Lima
**Pologne :** Ministerstwo Komunikacji à Varsovie
**Roumanie :** Societatae Communale a tramdaielor Bucuresti. – Chemins de fer de Roumanie
**Suède :** Psykotekinsta instituet Stockholm
**Suisse :** Centre d'Orientation Professionnelle de Lausanne.- Chemins de fer Fédéraux à Berne

**Syrie :** Université de Damas
**Tchécoslovaquie :** Mines, Forges et Aciéries de Vitkovice
**Turquie :** Ecole Nationale d'Enseignement Technique Ankarra. – Université d'Ankara
**U.S.A.:** Center for Psychological Service, Washington

**3) Une exportation pas comme les autres en Chine**

Dans le courant de l'année, les EAP reçoivent, par courrier, un accréditif bancaire de Chine, entièrement rédigé en langue chinoise, où, seuls, le nom et le sigle du test étaient rédigés en langue française. Il s'agissait du test RCB (Réactions complexes de Bonnardel) avec son imprimante, destinée à lire automatiquement les résultats.

Cette commande imposait que le test fût embarqué, à une date précise, sur un bateau qui devait passer au large du port du Havre, sans y faire escale.

Après avoir pris connaissance des informations du document et procédé à toutes les démarches liées à cette exportation, les EAP déposèrent le colis au service des douanes du port, dans les délais imposés. Une vedette, ayant pris possession du colis, le transporta, puis le transborda en mer, sur un bateau chinois, et revint, munie des documents officiels, signés en bonne et due forme. Preuve que la livraison avait été effectuée dans des conditions officielles, ces documents, déposés en banque, permirent le versement, sur le compte des EAP, de la valeur de la transaction.

Malgré de nombreuses recherches, il n'a jamais été possible de connaître l'utilisateur de ce test et les conditions de son utilisation. Quelques années plus tard, les EAP reçurent une commande de papier pour l'imprimante, ce qui laissait penser que l'appareil était utilisé et qu'il devait donner satisfaction. Une mystérieuse commande qui ne fut jamais élucidée.

**4) Mission à Moscou**

Sollicités par le ministère du Commerce extérieur, par l'intermédiaire de leur syndicat, le SGOIP, pour participer à une exposition de matériel médical français, à Moscou, les EAP, représentés par Denise Guyot, participent à la mission et présentent les tests de Raymond Bonnardel rassemblés dans deux mallettes dénommées « valises psychométriques ». Ces deux mallettes étaient organisées de façon à recevoir les tests, permettant une évaluation psychométrique des trois notes de la Batterie factorielle standard, note d'intelligence concrète (IPC et IPO), note de dextérité (D), note de coordination psychomotrice (P). Non seulement les tests de Raymond Bonnardel suscitèrent l'intérêt des participants à cette réunion, mais leur présentation, sous une forme pratique d'utilisation et de transport rassembla tous les suffrages. Nombreux furent les psychologues russes désirant acquérir les valises psychométriques, mais les tests étant interdits dans leur pays, il ne leur restait plus que le rêve, comme dans bien d'autres domaines.

La psychologie étant toujours enseignée à l'université, Denise Guyot réussit à y visiter le centre de psychologie, où elle rencontra le professeur Dimitri Ochanine (1907-1978), avec qui elle échangea des informations sur les travaux français en psychologie, mais aussi sur ceux de la psychométrie en milieu industriel.

En orientation professionnelle, il n'existait pas d'organisation publique, du fait de l'interdiction de l'emploi des tests par le pouvoir.

**5) Edition du test de connaissances en mathématiques de Xydias (MAT) (tpc) (Ω)**

Ce test, de Nelly Xydias, comporte 24 questions de difficultés croissantes, de l'addition à l'équation différentielle. Il peut être appliqué à tous les niveaux professionnels, des manœuvres aux cadres, et permet de déterminer rapidement, dans un milieu professionnel, à quel niveau de connaissance le candidat se situe.

**6) Edition du test de connaissances scolaires de Maury (CPCM) (tpc) (Σ)**

Ce test de connaissances pour enfants du cours préparatoire se compose de douze sub-tests. Les études furent réalisées, par Henry Maury, sur 1 317 élèves de CP et 751 élèves de CE1. Les étalonnages, en échelles, furent normalisés et établis en cinq catégories pour chacun des douze sub-tests et en onze catégories pour le total des notes, en calcul, en lecture, en français, et pour le total général.

**Congrès**

EVREUX : 13e Congrès des conseillers d'orientation professionnelle (ACOF), les EAP y sont présents.

BONE : XVIe Congrès international de psychologie, les EAP y sont présents.

**1961**
**Les nouvelles technologies**
**Une vente exceptionnelle à Ankara (Turquie)**
**Production des tests de Boppe**
**Edition du test de Bastin**
**Edition du test de Morin**

## 1) Les nouvelles technologies

L'électronique ayant fait son apparition depuis quelques années, les EAP utilisèrent cette nouvelle technique en mettant au point le test des temps de réaction simple (chronoscope), en vue de remplacer l'ancien test, électro-mécanique. Après de nombreux essais concluants, le test fut commercialisé et l'armée belge commanda l'un des premiers appareils. Dès sa réception à Bruxelles, le psychologue chargé de son utilisation, téléphona pour informer les EAP que l'appareil ne fonctionnait pas. Retourné en France, pour vérifications, et remplacement si besoin, le technicien des EAP brancha l'appareil et constata un fonctionnement normal. Il questionna par téléphone le psychologue belge, qui lui confirma que l'appareil ne fonctionnait pas à Bruxelles.

Denise Guyot décida de prendre le train et de livrer, elle-même, ce test. Munie d'un sauf-conduit dûment tamponné par le ministère des Armées belges, elle passa la douane avec difficultés, les tracasseries douanières étant nombreuses à cette époque, avant de rejoindre Bruxelles, où l'attendaient trois officiers supérieurs. Arrivée au centre de psychologie des armées, elle brancha, elle-même, l'appareil, sous le regard des officiers et, à sa grande surprise, l'appareil ne fonctionna pas. L'image des EAP était compromise, Denise Guyot le savait, mais toujours au fait d'incidents imprévisibles elle demanda à ce qu'il soit branché dans un autre local. Tous les officiers la suivirent dans le nouveau local et, à leur grand étonnement, constatèrent qu'il fonctionnait normalement, l'honneur des EAP était sauvé.

Quelles pouvaient être les raisons de cet incident ? Troublé par cette nouvelle technologie, le psychologue avait subi une inhibition de ses facultés intellectuelles, celle-ci l'empêcha de se poser la plus simple des questions: la prise du courant est-elle alimentée ?

## 2) Vente exceptionnelle en Turquie

Une commande pour le moins inhabituelle fut reçue par les EAP. Elle émanait de l'université d'Ankara, et était composée de toutes les pages du tarif, sur lequel avait été inscrit, manuellement, un signe devant un grand nombre de tests. A ce document était jointe une lettre précisant d'expédier tous les tests marqués d'une croix.

L'accusé de réception de cette commande, qui reprenait chaque test et, sur lequel était précisé le délai de livraison de quatre mois, était accompagné d'un questionnaire, lié à la déontologie sur l'utilisation des tests.

La réponse ne se fit pas attendre, le professeur de psychologie de l'université indiquait qu'il venait de créer un département de psychologie et, qu'il désirait posséder toutes ces épreuves afin de pouvoir organiser un laboratoire de psychologie du travail

Ce laboratoire de psychologie fut équipé dans les délais prévus et acquerra, dans les années qui suivirent, une renommée importante quant à la formation de psychologues du travail. Curiosité pour tous les pays du Moyen-Orient, ce laboratoire, qui était équipé à plus de 85% des tests d'origine EAP, restera pendant de nombreuses années, une fantastique vitrine pour les productions françaises dans le domaine de la psychologie.

**3) Edition et production des tests de Boppe**

Publiés entre 1956 et 1963, ils sont au nombre de quatre. Etalonnés par Pierre Boppe sur plus de 1 000 personnes, les uns furent conçus pour évaluer des aptitudes ou des niveaux de scolarisation, de personnes francophones, illettrées ou faiblement scolarisées, dont la langue maternelle est différente de la langue française, l'autre pour évaluer l'appréciation de la vitesse de perception dans le domaine de la conduite de véhicules.

**Le test d'intelligence générale (VOPCK) (tpc) (ΔΩ)**

Ce test, pour analphabètes, est composé de planches à compléter. A partir d'un dessin, dont une partie est absente, il s'agit de le compléter, en choisissant le dessin juste, parmi les quatre qui sont présentés.

**Le test de raisonnement (VOSIK) (tpc) (ΔΩ)**

Ce test pour analphabètes, se compose de plusieurs pages, sur lesquelles est imprimée une série d'images, dont l'une est à éliminer en raison de son caractère particulier, qui ne correspond pas à l'idée exprimée dans la série.

**Le test de vocabulaire (VOCAK) (tpc) (ΔΩ)**

Ce test est destiné à évaluer le niveau de scolarisation du point de vue de la connaissance de la langue française. Il se compose de 125 images, représentant des animaux ou des objets connus. Sous chaque image, le sujet est invité à écrire, en français, le nom les désignant.

**Le test des mobiles (TMB) (ta) (ΔΩ)**

Ce test est contenu dans un meuble métallique de forme très allongée (2,00 x 0,50 x 0,32m), monté sur un trépied, dont les éléments sont réglables en hauteur, dans le but d'ajuster l'axe de visée à la taille des sujets. Une ouverture de 18 x 10 cm, pratiquée sur la face avant, limite la vision aux seuls mobiles. Deux larges portes donnent accès aux mécanismes. Les organes de commande se trouvent sur le coté gauche arrière. Ce test permet de mesurer avec quelle exactitude un sujet est capable d'apprécier la vitesse de deux mobiles se déplaçant l'un vers l'autre ou se rattrapant dans la profondeur de son champ axial. Il reprend la notion d'exactitude du tachodomètre de J.-M. Lahy, en y ajoutant un facteur de vision stéréoscopique. Le sujet doit réagir, en appuyant sur une presselle, lorsqu'il perçoit les mobiles se croisant ou se rattrapant. La réaction sur la presselle déclenche, soit un compteur, qui enregistre son erreur en avance, soit un compteur, qui enregistre son erreur en retard. La note globale est la somme algébrique des deux compteurs à la fin de la passation. Chaque mobile étant animé de 3 vitesses différentes, sont obtenues 9 combinaisons de rencontre, 3 de poursuite.

**4) Edition du test de relations parents / enfants de Bastin (QRPE) (tpc) (Δ)**

Ce test comporte 23 questions qui présentent 5 activités concrètes à classer par ordre de préférence. Il est fondé sur les cinq options proposées aux élèves qui terminent leur première année d'enseignement professionnel : sciences, technique, art, activités littéraires, commerce, activités socio-économiques. L'expérimentation fut réalisée par Georges Bastin sur une population de 366 garçons, âgés de 13 à 15 ans, scolarisée en enseignement général et technique.

**5) Production du test des mosaïques de Morin (48) (G52) (ti) (ΔΩ)**

Ce test d'intelligence pratique se compose de palets de différentes tailles, peints, et résulte d'une adaptation des tests des cubes B101 de Bonnardel et des cubes KO de Kohs, sur des populations nord-africaines, adultes, sans formation scolaire. Les tests, B101 et KO, s'étant révélés non classants lors de leur utilisation sur des populations africaines, l'auteur, J. Morin, étudia les raisons pour lesquelles ils ne donnaient pas satisfaction, et imagina un nouveau test. C'est à partir de ces études que fut créé le test

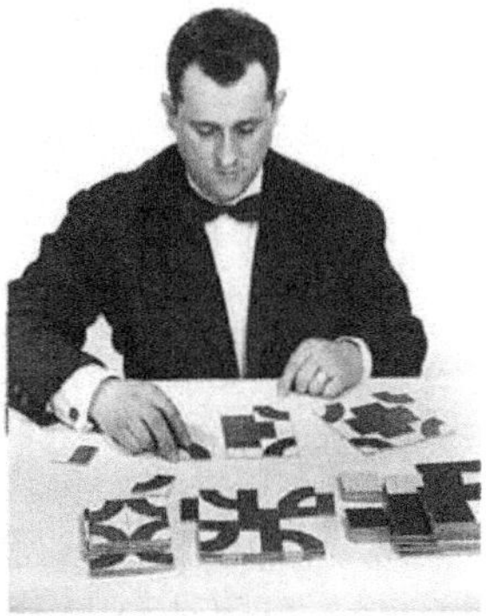

**Photo 38**

G52. Très fidèle (.80) et valide pour des postes variés, le test G52 se caractérise par une saturation élevée en facteur général, parmi plusieurs autres tests utilisés (.88 pour la seconde partie, comprenant 14 scores courants).
Ce fut le meilleur test d'intelligence pratique, jamais conçu, pour évaluer les populations africaines illettrées. La première partie sert uniquement à familiariser le sujet avec le matériel, la seconde consiste à reconstituer, en 15 minutes, à l'aide de palets carrés jaunes et bleus, des figures présentées sur des planchettes de même nature. Le système de notation prend en compte le nombre de palets bien placés, sachant qu'il existe un temps limité pour exécuter chaque figure.

Outre son intérêt pratique, lié à une validité généralement bonne, le G52 examine des aspects les plus typiques de la mentalité africaine ; la représentation spatiale de figures dans le sens analytique ou global d'une structuration. La validation du test G52 a porté sur deux populations : 8 500 Marocains et 1 500 Algériens

**Congrès**

COLMAR : 14e Congrès des conseillers d'orientation professionnelle (ACOF), les EAP y sont présents.

COPENHAGUE : Congrès international de psychologie appliquée (AIPA), les EAP y sont présents.

**1962**
**Examen A de la BFS dans les centres psychotechniques de l'AFPA**
**Les chemins de fer de Yougoslavie s'équipent sur le modèle français**
**Edition des tests de Pire**
**Production du test de Placidi**
**Edition de la batterie générale d'aptitudes (BGA)**

**1) Utilisation de l'examen A de la BFS dans les centres psychotechniques de l'AFPA**

Les centres psychotechniques de l'Association de formation professionnelle pour adultes (AFPA) du ministère du Travail, qui orientaient un nombre important de candidats vers différents métiers, se trouvèrent confrontés à une exigence de qualification de plus en plus grande de la part des employeurs. Afin de sélectionner, puis d'orienter cette population vers les différents stages proposés, dont ceux des métiers de la conduite des véhicules en tous genres, il fut décidé, après consultation des Caisses régionales d'assurance maladie (CRAM), qui utilisaient les méthodes psychométriques, d'acquérir les tests susceptibles de rendre plus valides les pronostics de réussite.

L'examen A de la batterie factorielle standard Bonnardel fut retenu, il comprenait :
- une évaluation de l'intelligence concrète : note IPO et IPC,
- une évaluation de la dextérité manuelle : note D,
- une évaluation de la précision des mouvements : note P,
- une évaluation de la vigilance : note R.

A partir d'un programme s'étalant sur plusieurs années, tous les centres de l'AFPA s'équipèrent des tests de l'examen A. Grâce aux bilans psychométriques obtenus avec cet examen A, et les compétences des psychologues qui les exploitèrent, l'orientation des personnes, vers les stages, déboucha sur des qualifications professionnelles, qui donnèrent entière satisfaction aux entreprises qui les recrutèrent, dans des proportions jamais atteintes auparavant.

L'utilisation, pour les postes de conduite, d'une sélection particulière des tests de l'examen A, comme le faisait, déjà, les CRAM, se révéla judicieux. Ce choix, qui sera repris les années suivantes par tous leS centres de psychologie, qui eurent à sélectionner des conducteurs de véhicules, donna naissance à ce qui allait devenir la batterie sécurité Bonnardel.

**2) Les laboratoires de psychométrie des chemins de fer en Yougoslavie**

La Compagnie générale des chemins de fer de Yougoslavie décide de mettre en place, dans chaque Compagnie des sept républiques du pays, un centre de psychologie qui devra être équipé de tests identiques à ceux des chemins de fer français (SNCF). Pour ce faire, le directeur et ses adjoints font appel aux EAP pour, dans un premier temps, équiper un centre pilote à Maribor, en Croatie.

Très informés et décidés à utiliser, dans ce centre pilote, les tests de l'examen A de la batterie factorielle standard Bonnardel pour les conducteurs, les directeurs s'appuyèrent sur des connaissances très complètes des travaux de cet auteur qu'ils avaient rencontré lors de congrès. Raymond Bonnardel, qui, sur le plan international, avait développé très largement l'Association international de psychologie appliquée (AIPA), avec la collaboration de Morris Simon Viteles (1898-1996) (Etats Unis d'Amérique) et C. B. Frisby (Grande-Bretagne), avait été président au congrès international de psychologie de Paris en 1953 et fut l'initiateur des congrès qui suivirent, à Londres, en 1955, à Rome, en 1958, à Copenhague, en 1961 et à Ljubljana, en 1964. Ces congrès contribuèrent à faire connaître tous ses travaux, et la médaille d'argent, qui lui sera décernée en 1965, « pour l'importante contribution méthodologique qu'il a apportée à la psychologie », par le Centre national de la recherche scientifique (CNRS), confirma le choix de cette batterie factorielle.

Comme prévu par les accords définis lors de la commande, dès la livraison et la réception des tests, par le centre pilote de Maribor, Denise Guyot se déplaça, pour procéder, pendant plusieurs jours, à la formation du personnel chargé d'utiliser ces tests. Cette formation ayant lieu, en décembre, à Maribor, situé dans un site entouré de montagnes, ce qui n'était pas envisagé, arriva, la neige tomba tous les jours sans arrêt, avec une intensité rare, empêchant tous transports par le train, par avion, et par la route, à la grande satisfaction des Yougoslaves qui bénéficièrent d'une formation prolongée de plusieurs jours.

Après une utilisation de cinq à six mois, la validité des résultats, supervisée par le département de psychologie appliquée des EAP, confirma les qualités, déjà acquise, de cette batterie. Durant les années qui suivirent, les EAP équipèrent les centres des six républiques yougoslaves, la Slovénie, la Croatie, la Bosnie, la Serbie, le Monténégro, la Macédoine.

### 3) Edition des tests de Pire

Psychologue belge, Georges Pire sollicite les EAP pour publier son test d'intelligence non verbal MGM et leur confie, en exclusivité, pour la France et les pays francophones, ses deux tests, édités chez A.T.M, en Belgique.

#### Le test d'intelligence, non verbale (MGM) (tpc) (ΔΩ) (44)

Le test est constitué de 40 planches ; il utilise les cartes à jouer, imprimées sur un cahier. Une des cartes, deux parfois, qui constituent chaque planche, est retournée. Il s'agit, pour le sujet, de trouver quelle est cette carte.

Test d'évaluation des activités inductives, le sujet doit découvrir la relation existant entre les cartes et les groupes de cartes composant les planches et déduire la couleur et la valeur de la carte manquante. Les calculs de fidélité ont été réalisés à partir de deux groupes, l'un de 224 filles de 15 à 16 ans, l'autre de 119 garçons de 15 à 16 ans, testés trois fois dans les conditions matérielles identiques, à des intervalles de 2 semaines entre la 1ére et la 2$^{e}$ application, et de 6 mois entre la 1$^{e}$ et la 3$^{e}$ application. Les indices de constance obtenus furent de .88 dans le premier cas et de .87 dans second cas.

**Le test des cinq séries cycliques (CSC) (tpc) (ΔΩ)**

Ce test verbal d'intelligence, destiné moins au dépistage des insuffisances intellectuelles qu'à l'établissement d'une hiérarchie parmi les sujets moyens et supérieurs, mesure l'aptitude fondamentale à apprendre, par la compréhension et non pas par la mémorisation. Il demande de la persévération, de la concentration, et un effort orienté vers l'analyse systématique de chaque problème.

**Le test d'intelligence Ikonia (IKA) (tpc) (Σ)**

Ce test destiné aux enfants entre 6 et 12 ans, fait intervenir des images. Il est fondé sur des choses et des faits simples, appartenant à la vie courante et bien connus des enfants. Pour chaque planche d'images, l'enfant doit prendre consciences des données de celle-ci :
- la prise de conscience s'accompagne d'une analyse et d'une mise en relation de ses parties,
- l'absence d'analyse donne une image floue et globale,
- l'analyse sans mise en relation engendre le pointillisme,
- des relations fausses ou incomplètes faussent la prise de conscience ou la laisse incomplète. Le test ikonia regroupe les facteurs, numérique, spatial, et de raisonnement.

**4) Production du test de sélection des pilotes d'avions de Placidi (CMP) (ti) (Ω)**

Ce test reproduit, en partie, la situation d'une carlingue. Le sujet, assis sur un siège de pilotage, actionne le manche et le palonnier disposés devant lui, comme dans une carlingue. La tâche consiste à suivre trois pistes lumineuses et sinueuses avec trois pointeaux indépendants, que le sujet dirige en agissant sur le manche et le palonnier. Les sinuosités, qui apparaissent dans les trois fenêtres en face du sujet, sont calculées de telle sorte que les actions nécessaires pour les suivre reproduisent des mouvements typiques du pilotage. Ce test psychomoteur évalue la dissociation et la coordination des mouvements des bras et des jambes. Le manche, manœuvré d'avant en arrière, meut le pointeau supérieur dans le sens de la profondeur et, manœuvré vers la gauche, oriente le pointeau inférieur situé à gauche, vers la gauche, l'action sur le palonnier meut le pointeau inférieur situé à droite vers la droite. Les scores traduisent le temps de contact simultané des trois pointeaux avec les trois pistes.

**5) Edition française de la BGA, adaptation de la GATB américaine**

L'institut de l'université de Neuchâtel avait traduit en langue française la GATB, élaborée par les services nord-américains de l'emploi (USES) et avait entrepris une enquête longitudinale. Les passations des tests eurent lieu en 1953, en 1954, en 1955 et en 1956 ; les validations furent réalisées en 1957, en 1961, et en 1962. La qualité des résultats a conduit à la publication d'une version française, dénommée Batterie générale d'aptitudes (BGA). Sur cette recherche, menée avec l'aide de fonds de la recherche scientifique suisse, se sont greffées les recherches fondamentales de Jean Cardinet. Celles-ci visaient à une formulation nouvelle de la théorie générale de l'orientation professionnelle et à une étude systématique des dimensions à considérer dans l'élaboration du conseil d'orientation. Cette batterie de tests, publiée par les éditions Delachaux et Niestlé, en Suisse, fut confiée aux EAP pour une diffusion en France et tous les pays francophones. A partir de 1975, l'édition et la diffusion de cette batterie sera entièrement confiée aux EAP.

La BGA fournit onze notes d'aptitudes intellectuelles et motrices, dont une estimation de l'intelligence générale. Par construction, elle englobe toutes les aptitudes qui ont été reconnues importantes pour le succès professionnel. Des analyses factorielles américaines et suisses ont précisé la signification réelle de chacun des tests. Après l'adaptation en français, elle a été passée par plus de 1 000 jeunes gens de 15 ans (échantillon stratifié). Les étalonnages sont ainsi exactement adaptés à la situation typique de l'orientation professionnelle européenne. Une partie des jeunes gens ont terminé avec succès leur formation professionnelle et ont fourni des normes par groupes de métiers et par voie de formation professionnelle. Aux aptitudes fondamentales pour le succès professionnel s'associent 15 échelles d'intérêts incorporées à la batterie, aiguillant le psychologue et lui permettant de concentrer l'entretien avec le sujet sur les domaines d'activités qu'il préfère. La correction de la BGA fut informatisée en 1983.

## 1963
## Exposition française à Mexico (Mexique)
## Production des tachytoscopes de Fraisse et Guyot
## Production des tests de Guyot
## Edition du test d'Heuyer-Courthial

### 1) Exposition française de Mexico (Mexique)

Comme l'avait déjà réalisé certains pays, le gouvernement français décide de promouvoir les productions françaises à travers le monde en organisant régulièrement de grandes expositions dans des pays susceptibles de pouvoir déplacer les populations des pays les entourant. Le pays choisi cette année-là était le Mexique, vers lequel pouvait converger une grande partie des populations d'Amérique latine. L'exposition portait sur toutes les productions françaises, depuis les productions aéronautiques jusqu'aux vêtements en tous genres. Le ministère du Commerce extérieur français, par l'intermédiaire du SGOIP, sollicita les EAP pour présenter leurs productions lors de cette exposition. Décision fut prise d'y participer, afin de donner la possibilité, à tous les clients de l'Amérique latine, de connaître les dernières nouveautés. Il fut décidé de présenter l'ensemble de la batterie factorielle standard Bonnardel (examen A et examen B), ainsi qu'un chronoscope. En accord avec le SGOIP quant à la surface indispensable à la présentation du matériel et le choix de l'emplacement sur le stand, il fut acquis que la présence des EAP ne serait pas statique, mais dynamique.

Cette exposition, à laquelle participèrent Denise Guyot et Robert Simonnet, dont la durée s'étala sur une dizaine de jours, fut une réussite totale. Sur le stand, furent reçus le président de la République du Mexique en personne qui confirma, par sa présence, l'intérêt qu'il portait aux méthodes de psychologie du travail, des personnalités de l'Université, de la Chambre de commerce, des ministères du Transport et de la Santé, de nombreux responsables de grandes entreprises de l'Etat et du privé. Si, par la présence sur le stand, des tests Bonnardel, l'intérêt dominant des visiteurs était orienté plus particulièrement vers la sécurité, tant dans les transports en commun que dans le travail en général, il faut, néanmoins, préciser que tous les aspects de la psychologie appliquée à tous les domaines furent abordés.

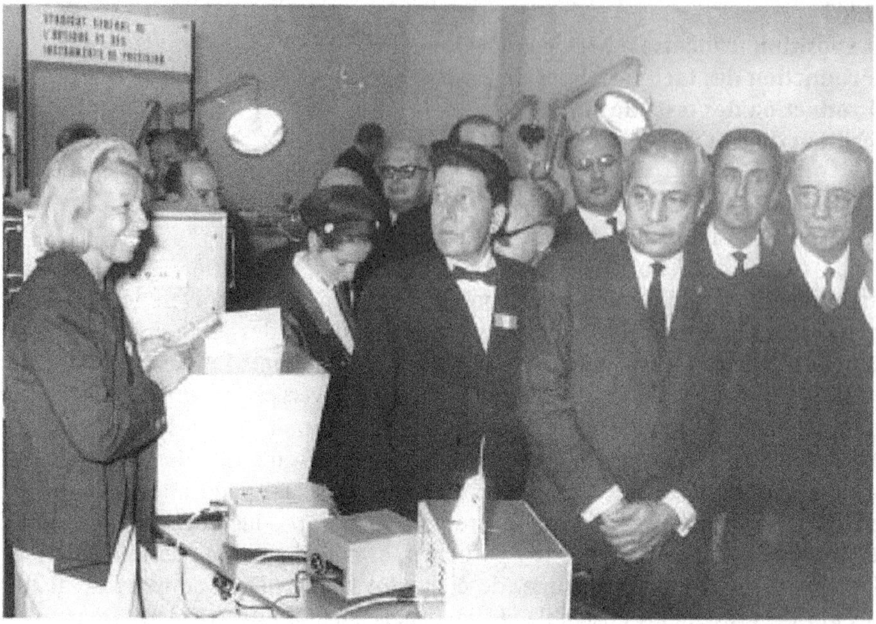

**Photo 39**

La chance voulut qu'une application concrète d'un d'examen psychométrique pût être réalisée sur place. Pendant cette exposition, une firme française de production d'hélicoptères était présente et avait reçu l'autorisation d'organiser des baptêmes de l'air. Intéressés par les tests exposés, les trois pilotes qui se relayaient à cette tâche, firent part, lors d'une visite sur le stand, qu'une fatigue, beaucoup plus importante que celle ressentie dans des situations identiques en Europe leur posait quelques problèmes. Cette fatigue, qui ne devait être occasionnée que par les1 800 mètres d'altitude de Mexico, devait donner lieu à des évaluations. Les baptêmes de l'air ne commençant que vers 11 heures et se terminant vers 16 heures, il fut décidé que, tous les matins, avant les premiers vols, les pilotes subiraient, à l'aide du chronoscope, un examen de leurs temps de réaction visuel et auditif et, l'après-midi, le même examen après leur dernier vol. L'expérience dura quatre jours. Tous les examens du matin furent normaux pour chaque pilote, mais ceux de l'après-midi firent apparaître une différence de la moyenne, supérieure, de plus d'un écart type, confirmant une fatigue excessive.

Cette vérification objective d'une impression subjective, faite par des tests et mise en bonne place sur le stand à la disposition des tous les visiteurs, réduisit bien des doutes qu'avaient certaines personnes sur la fiabilité des méthodes psychométriques.

C'est avec satisfaction que le dernier jour de l'exposition, le responsable du département de psychologie de l'université de Mexico se présenta avec un bon de commande pour l'achat de tous les tests présentés sur le stand.

**2) Production du tachytoscope à 2 canaux de Paul Fraisse (TTCT) (ta) (ΔΩ) (45)**

Ce tachytoscope, utilisé dans les examens des perceptions visuelles, se compose d'un appareil transistorisé monté sur trois pieds de hauteur réglable, comprenant deux chambres, l'une de présentation, l'autre de repos. La durée de l'éclairement de la première chambre donne la possibilité au sujet de reconnaître ou non un stimulus précis. Le temps de l'exposition est commandé par un minuteur électronique à transistor, permettant d'assurer un équilibre rigoureux entre l'éclairement des présentations, d'obtenir une gamme de vitesses de présentation très étendue et rigoureusement étalonnée (rapide de 1/1 000 à 999/1 000 de secondes) (lent de 1/10 à 999/10 de seconde).

**Production du tachytoscope à 3 canaux d'Aymen de Lageard (TT3C) (ta) (ΔΩ) (45)**

Ce tachytoscope est l'appareil le mieux adapté pour les recherches expérimentales. Utilisé plus particulièrement pour la mesure des phénomènes psychologiques de perception en psychologie expérimentale.

**Production du tachytoscope à projection de Denise Guyot (TTCP) (ta) (ΔΩ) (46)**

Le tachytoscope à projection est constitué d'un projecteur de 220 volts, équipé d'une lampe fournissant une source ponctuelle de 1 400 lumens, d'un obturateur fixé à l'extrémité de l'objectif permettant, avec une grande précision, dix vitesses de déclenchement entre la seconde et le 1/500 de seconde. Le sujet doit pouvoir reconnaître les divers signes qui lui sont présentés, soit successivement, soit conjointement. Les temps de présentation peuvent être variables d'une épreuve à l'autre. Parallèlement aux travaux de psychologie expérimentale dans le domaine de la rapidité de perception, certaines recherches en psychologie appliquée ont montré l'intérêt de cette perception en utilisant les méthodes de psychologie différentielle. Dans certains travaux, il a été démontré que l'importance du nombre des erreurs était liée à un manque de rapidité de perception. Ce tachytoscope a été utilisé dans les milieux de la publicité, afin l'évaluer l'impact de certaines affiches publicitaires.

### 3) Production des tests psychomoteurs de Guyot

Sans compter l'étude réalisée avec Pierre Goguelin sur le test de rapidité et coup d'œil (RPCG), Denise Guyot, pour répondre à des demandes précises de la clientèle, a étudié et diffusé, entre 1950 et 1970, deux tests qui furent largement utilisés en milieu industriel, auxquels s'ajoute le tachytoscope ci-dessus décrit.

#### Le test dactyl-réaction (DR) (ta) (ΔΩ)

Ce test, composé d'un boîtier sur lequel sont fixés des voyants lumineux laissant apparaître 11 lettres, et d'un clavier à touches avec les mêmes 11 lettres, s'attache à mesurer la plasticité d'apprentissage lors de l'utilisation de machines perforatrices et vérificatrices, de machines comptables, de machines à écrire, de téléimprimeurs, de linotypes et toutes autres machines utilisant un clavier. Constatant qu'il ne suffisait pas d'avoir une agilité des doigts pour bien taper à la machine, mais aussi savoir bien lire un texte et bien connaître la disposition des lettres sur le clavier pour éviter des tâtonnements, les premières études du test furent concluantes quant à l'évaluation de la plasticité d'apprentissage de ce métier. Deux études permirent d'étalonner les diverses données de ce test. La première porta sur 212 personnes tout venant, de 19 à 24 ans, la seconde sur 228 sujets de milieux très divers, de 20 à 25 ans. Les résultats obtenus à partir de ces deux populations étant comparables, ils permirent de réaliser le premier étalonnage en 9 classes normalisées. Ultérieurement, une troisième expérimentation, sur une population de 14 à 17 ans d'un centre d'apprentissage, mit en évidence une différence non significative dans les divers éléments de cotation, ce qui permit d'affirmer la fidélité de ce test.

#### Le test de dissociation des mouvements (DM) (ta) (ΔΩ)

Ce test, présenté dans un boîtier métallique, se compose d'une manivelle, d'un levier, et d'une plaque métallique sur laquelle est percée une gorge sinueuse. Contrairement à tous les tests existant ce test de dissociation des mouvements demande un travail très différent de chacun des membres. Le principe de base reste le même : le sujet doit déplacer un ergot d'un bout à l'autre d'un circuit sinueux, sans toucher les

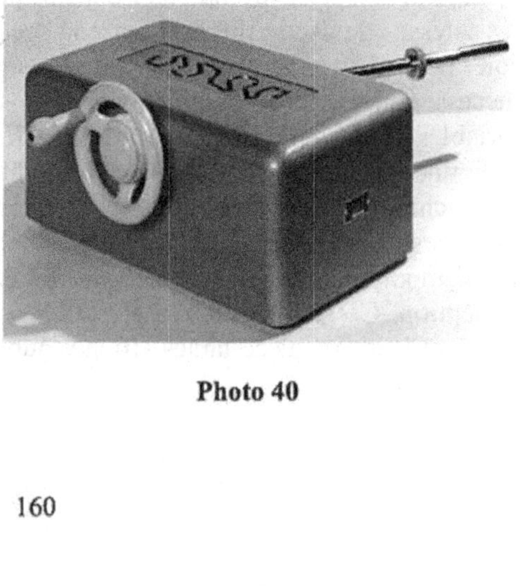

**Photo 40**

bords. Pour cela, il dispose d'un volant semblable à celui du tourneur de Lahy pour commander les déplacements longitudinaux, d'un levier semblable à celui de la grecque de Bonnardel pour commander les mouvements latéraux. Les études portèrent sur deux populations, celle d'un centre d'apprentissage de plus 90 sujets de 18 à 20 ans, et celle de 167 ouvriers d'un centre industriel important de la région parisienne. Par sa passation, plus difficile que d'autres tests de coordination, le test DM se révéla beaucoup plus classant.

**4) Edition du test des tendances psychiatriques d'Heuyer-Courthial (QWO) (tpc) (ΔΩ)**

Ce test se compose de questions, posées oralement par l'examinateur, auxquelles les sujets doivent répondre. Les résultats donnent des indications sur les tendances suivantes : émotivité simple, psychasthénie / obsessions, schizoïdes, paranoïaques, dépressives / hypocondriaques, impulsives / épileptiques, instables, antisociales. La passation de courte durée favorisa une utilisation fréquente auprès des malades, Denise Guyot l'utilisa lors d'études réalisées à l'hôpital Sainte-Anne.

**Congrès**

ANNECY : 15e Congrès des conseillers d'orientation professionnelle (ACOF), les EAP y sont présents.
WASHINGTON : XVIIe Congrès international de psychologie.

**1964**
**Création d'une filiale, MEPSA, à Madrid (Espagne)**
**Production de la batterie sécurité Bonnardel (15)**
**Edition du test de Lavoégie**
**Edition des tests de Mortevielle**
**Edition de la nouvelle échelle métrique de l'intelligence de Zazzo**

**1) Création d'une filiale, MEPSA, à Madrid**

Depuis quelques temps, les demandes de tests, par des psychologues espagnols ou des pays d'Amérique du Sud, devenaient de plus en plus nombreuses. Si l'utilisation des tests-appareils (ta) était facile après la traduction en langue espagnole des manuels et des feuilles de réponses, il n'en était pas de même pour les tests-instruments (ti) et les tests-papier / crayon (tpc), qui nécessitaient, après leur traduction, une adaptation sur les populations de ces pays.

La rencontre d'Aurora Murga, diplômée de psychologie de l'université de Madrid et docteur en psychologie de l'université de Paris (directeur de thèse : Maurice Reuchlin), lors du congrès international de psychologie appliquée (IAPA) à Ljubljana, en Slovénie (Yougoslavie), fut à l'origine de la première ébauche d'une création, à Madrid, d'une entreprise filiale des EAP. Dès l'automne, l'étude de faisabilité réalisée, d'abord à Madrid, puis complétée à Paris, était positive. Les accords, qui prévoyaient, pour les EAP, une participation de 49 % dans le capital de MEPSA, et une gérance de trois années de Denise Guyot, furent signés avant la fin de l'année. Un stage de trois semaines fut mis en place à Paris dans la société-mère, afin qu'Aurora Murga pût mettre en place une organisation de MEPSA identique à celle des EAP

Les trois années de gérance de Denise Guyot s'écoulèrent sans encombre, MEPSA prit son envol sans problème majeur et, en 1968, Aurora Murga devint gérante et racheta progressivement les parts de la société-mère pendant les dix années qui suivirent. Les travaux de traduction et d'adaptation furent nombreux. Il est possible d'estimer qu'environ 50 % des productions des EAP furent transposés en langue espagnole.

**2) Production de la batterie sécurité Bonnardel (BSB) (41)**

Le concept de poste de sécurité[3] désigne les activités de travail mettant en danger, soit les personnes transportées, soit les personnes situées dans

---

[3] Poste de sécurité : la dénomination de poste de sécurité s'applique à un poste de travail susceptible de constituer, pour d'autres travailleurs (ou personnes publiques), un risque d'accident à l'occasion, soit d'une insuffisance d'aptitudes, soit d'une défaillance subite du travailleur à ce poste.

l'environnement immédiat, soit le travailleur lui-même. Le concept de sécurité commença à s'appliquer à une batterie de tests destinée à évaluer les capacités des travailleurs à ces postes, dits de sécurité. Les évaluations, réalisées par l'ANPE, les CRAM, les divers centres de psychométrie et bien d'autres, seront à l'origine de ce qui deviendra, dans quelques années, la batterie sécurité Bonnardel.

La batterie sécurité Bonnardel (BSB) n'est qu'une partie de l'examen A de la Batterie factorielle standard (BFS). L'examen A a été étudié, au cours de nombreuses années, par les diverses techniques statistiques (étalonnages, corrélations, analyses factorielles), dont Raymond Bonnardel avait été l'initiateur en France dans l'enseignement qu'il avait donné à l'Institut de psychologie de l'université de Paris. Ces techniques ont été utilisées dans les recherches et les applications qu'il avait réalisées, aussi bien dans son laboratoire de psychologie appliquée de l'Ecole pratique des Hautes études que dans le laboratoire de psychologie appliquée, qu'il avait créé et dirigé pendant une vingtaine d'années dans les usines de la Société des automobiles Peugeot, où plus de 100 000 examens individuels ont été passés sous sa direction. De nombreux mémoires sur ces techniques et sur les résultats relatifs à la réussite professionnelle des intéressés furent publiés dans la revue *Le Travail Humain,* qu'il dirigea de 1945 à 1966.

Ses recherches le menèrent à distinguer deux ordres de techniques de prévention : l'une, concernant le personnel de fabrication dans les tâches où les dispositifs matériels de prévention des accidents sont bien étudiés et établis, mais, cependant, encore trop fréquents ; l'autre, concernant les postes dits de sécurité, en particulier ceux comportant le maniement d'engins se déplaçant dans le milieu ambiant et dépendant nettement de la sûreté du comportement des conducteurs et de leur vigilance (conducteurs de toutes catégories : avions, automobiles, autocars, camions, bennes, ponts roulants, grues, matériels de travaux publics, motos). Plus spécialement, en ce qui concerne la conduite des autocars, il faut préciser que les usines Peugeot avait un important service d'autocars amenant chaque jour, par milliers, dans un rayon d'une cinquantaine de kilomètres, les ouvriers de la région. Tous les conducteurs de ces véhicules ont fait l'objet de recoupements avec les divers tests pour établir la meilleure formule d'examen, ce qui donna naissance à la Batterie de sécurité.

Cette batterie de sécurité, évaluant les aptitudes nécessaires à la conduite des véhicules, porte sur trois facteurs psychologiques précis : l'intelligence pratique, la précision et le soin dans le maniement des engins roulant ou volant, la vigilance par le contrôle émotionnel des réactions. Elle se compose des tests suivants :

- un test d'intelligence concrète, le test B101,

- trois tests de précision et soin dans le maniement des engins, l'oméga, le sinusoïde, le double labyrinthe,
- deux tests de vigilance, les réactions complexes, le double labyrinthe.

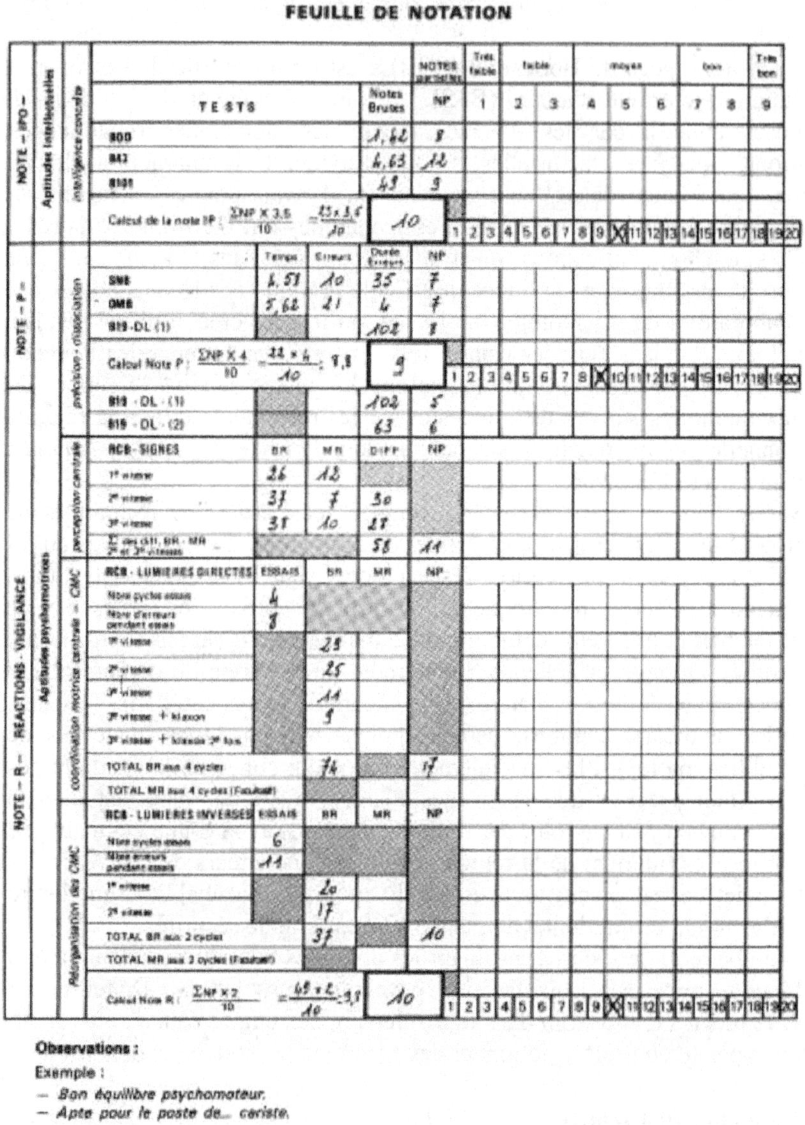

**FEUILLE DE NOTATION**

| NOTE – IPO – Aptitudes intellectuelles – intelligence concrète | | | NOTES partielles | Très faible | faible | | moyen | | | bon | | Très bon |
|---|---|---|---|---|---|---|---|---|---|---|---|---|
| TESTS | | Notes Brutes | NP | 1 | 2 | 3 | 4 | 5 | 6 | 7 | 8 | 9 |
| 800 | | 1,62 | 8 | | | | | | | | | |
| 843 | | 4,63 | 12 | | | | | | | | | |
| 8191 | | 43 | 9 | | | | | | | | | |
| Calcul de la note IP : $\frac{\Sigma NP \times 3,5}{10} = \frac{43 \times 3,6}{10}$ | | 10 | | | | | | | | | | |

Échelle : 1 2 3 4 5 6 7 8 9 ~~10~~ 11 12 13 14 15 16 17 18 19 20

| NOTE – P – précision – dissociation | Temps | Erreurs | Durée Erreurs | NP |
|---|---|---|---|---|
| SNB | 4,51 | 10 | 35 | 7 |
| OMB | 5,62 | 21 | 4 | 7 |
| 819-DL (1) | | | 102 | 8 |
| Calcul Note P : $\frac{\Sigma NP \times 4}{10} = \frac{22 \times 4}{10}$ ; 8,8 | | | 9 | |

Échelle : 1 2 3 4 5 6 7 8 ~~9~~ 10 11 12 13 14 15 16 17 18 19 20

| NOTE – R – RÉACTIONS – VIGILANCE – Aptitudes psychomotrices | | | | |
|---|---|---|---|---|
| 819 - DL - (1) | | | 102 | 5 |
| 819 - DL - (2) | | | 63 | 6 |
| **perception centrale** – RCB - SIGNES | BR | MR | DIFF | NP |
| 1re vitesse | 26 | 12 | | |
| 2e vitesse | 37 | 7 | 30 | |
| 3e vitesse | 38 | 10 | 28 | |
| Σ des diff. BR - MR 2e et 3e vitesses | | | 58 | 11 |
| **coordination motrice centrale – CMC** – RCB - LUMIÈRES DIRECTES | ESSAIS | BR | MR | NP |
| Nbre cycles essais | 4 | | | |
| Nbre d'erreurs pendant essais | 8 | | | |
| 1re vitesse | | 28 | | |
| 2e vitesse | | 25 | | |
| 3e vitesse | | 11 | | |
| 3e vitesse + klaxon | | 9 | | |
| 3e vitesse + klaxon 2e fois | | | | |
| TOTAL BR aux 4 cycles | | 74 | | 17 |
| TOTAL MR aux 4 cycles (Facultatif) | | | | |
| **Réorganisation des CMC** – RCB - LUMIÈRES INVERSES | ESSAIS | BR | MR | NP |
| Nbre cycles essais | 6 | | | |
| Nbre erreurs pendant essais | 11 | | | |
| 1re vitesse | | 20 | | |
| 2e vitesse | | 17 | | |
| TOTAL BR aux 2 cycles | | 37 | | 10 |
| TOTAL MR aux 2 cycles (Facultatif) | | | | |
| Calcul Note R : $\frac{\Sigma NP \times 2}{10} = \frac{49 \times 2}{10}$ ; 9,8 | | | 10 | |

Échelle : 1 2 3 4 5 6 7 8 9 ~~10~~ 11 12 13 14 15 16 17 18 19 20

**Observations :**

Exemple :

– *Bon équilibre psychomoteur.*
– *Apte pour le poste de... cariste.*

**Photo 41**

**Intelligence (B101)**

L'auteur a démontré que « face aux dangers impliquant des prises de décisions, seul le facteur d'intelligence était en cause et que le pronostic effectué à l'aide des tests d'intelligence de la note IPO (ou dans certains cas du test B101) était valide lorsque les résultats à ce test étaient en dessous d'un certain seuil ». Les sujets peu intelligents n'ont pas la capacité de jugement et de décision pour échapper à certains dangers, ils ne sont pas en mesure de prévoir les risques et sont éventuellement portés à les assumer inconsidérément. Quelques années plus tard, pour des activités identiques, de haut niveau intellectuel, comme les pilotes, Jacques Brémond (docteur en médecine et docteur en psychologie), ayant effectué d'importantes recherches sur les pilotes de l'armée de l'Air, est arrivé aux même conclusions en ce qui concerne, cette fois, les traits de personnalité et a précisé qu'à ces niveaux « les facteurs de personnalité de l'individu entraient en jeu et étaient souvent à l'origine d'accidents ».

**Précision : Oméga (OMB), Sinusoïde (SNB), Double Labyrinthe (B19DL)**

Ces tests de coordination / précision et soin dans le maniement des engins, entraînent le sujet, pour ceux qui sont en rythme libre (OMB, SNB), vers un état conflictuel, où la rapidité devrait avoir l'avantage sur la précision, jusqu'au moment précis où elle devient source d'erreurs (fautes), laissant, alors, au sujet, la possibilité de se corriger en donnant l'avantage à la précision, gage de réussite. Le test, où la rapidité d'exécution est imposée (B19DL), confirmera ou non l'impossibilité qu'aura le sujet à suivre une cadence sans commettre des erreurs, c'est-à-dire posséder la précision suffisante pour éviter les accidents lors de la conduite d'engins, dont le mouvement (rythme) est toujours imposé.

**Vigilance : Réactions complexes (RCB)**

L'évaluation des réactions dites complexes est réalisée par le test RCB, qui permet de nombreuses combinaisons, des plus simples aux plus complexes et possède un grand pouvoir différenciateur pour des groupes très divers. Ce test a été conçu pour l'étude des divers phénomènes désignés sous les termes de *learning*, inhibition rétroactive, persévération, rigidité / flexibilité, plasticité fonctionnelle. La note vigilance ainsi obtenue permet de situer le sujet.

Faisant suite à la batterie Lahy, la batterie sécurité Bonnardel, étudiée plus scientifiquement et d'une utilisation beaucoup plus pratique, fut utilisée, non seulement en France, mais aussi à l'étranger. La réduction importante des accidents qu'elle engendra dans tous les pays fut, en grande partie, à l'origine, pour les EAP, d'une image de marque, où la qualité scientifique, ne fut, dans le monde, jamais contestée.

**3) Edition du test d'auto estimation de Lavoégie (EAE) (tpc) (ΔΩ)**

Cette échelle d'auto-estimation, de Madeleine Lavoégie, est destinée à servir de base aux entretiens individuels, en apportant des éléments d'information sur les sujets, quels que soient leurs niveaux intellectuels ou économico-sociaux. Ce test, composé de questions liées à des adjectifs, évalue les neuf traits de comportement suivants : énergie / dynamisme, sociabilité, ténacité, intelligence sociale, ambition / confiance en soi, réflexion / circonspection, optimisme, sincérité, pondération. L'étude interne mit en évidence l'importance de la valeur implicite des traits de comportement étudiés et, corrélativement, l'importance de l'appariement des items à l'intérieur de l'épreuve. Les étalonnages portèrent sur 718 sujets appartenant aux groupes suivants : étudiants en psychologie (279), en chimie (102), employés de bureau (143), candidats cadres supérieurs (194).

**4) Edition des tests de connaissances de Mortevielle**

Au nombre de deux, les tests de M. Mortevielle, portent sur des connaissances techniques.

**Le test de connaissances en dessin industriel (CDI) (tpc) (ΔΩ)**

Il est constitué de 52 questions et a été mis au point en vue de l'orientation à l'embauche de personnel d'une importante société située dans la Sarthe. Cette épreuve est également utilisée pour des populations de tourneurs, fraiseurs, d'ajusteurs, ainsi que pour l'encadrement du personnel d'atelier. Les étalonnages ont porté sur des populations de 18 à 50 ans.

**Le test de connaissances en électricité (CEA) (tpc) (ΔΩ)**

Il est composé de 32 questions de difficulté croissante a été élaboré pour les niveaux CAP électriciens, élèves de cours professionnels des écoles de métiers (ENP).

**5) Edition de la nouvelle échelle métrique de l'intelligence de Zazzo (NEMI)**

Cette échelle, qui était publiée par les Editions Armand Colin jusqu'en 1978, sera reprise par les EAP. Se composant de plusieurs objets (poids, pièces de cartons), produits par les EAP, que les Editions Armand Colin ne fournissaient pas l'échelle complète fut diffusée par les EAP, à partir de cette date.

Inspirée des recherches de Binet-Simon, ainsi que celles de Lewis Madison Terman, la mise au point de la NEMI s'est déroulée en plusieurs étapes échelonnées de 1960 à 1963. Elle se compose de tests de difficulté croissante, elle analyse le raisonnement verbal, numérique, abstrait, concret, ainsi que la mémoire, l'attention. Comme l'échelle métrique de Binet-Simon, elle permet de calculer un quotient intellectuel (Q.I.).

**Congrès**

CHAUMONT : 16$^{e}$ Congrès des conseillers d'orientation professionnelle (ACOF), les EAP y sont présents.

LJUBLJANA : Congrès international de psychologie appliquée (IAPA), les EAP y sont présents.

**1965**
**Achat d'un local destiné à la production, à Sèvres**
**Participation à l'exposition française de Moscou (URSS)**
**Examen A de la BFS dans les centres psychotechniques des CRAM**
**Production du test de Bize**
**Edition et production des tests de Royer**

**1) Achat d'un local à Sèvres**

La satisfaction avec laquelle avait eu lieu, en 1959, le transfert de l'atelier électromécanique et du département magasin à Villeneuve-sur-Lot, fut de courte durée ; d'abord, la production des tests était perturbée par des délais de livraison de pièces entrant dans leur fabrication, beaucoup trop longs, mais, plus grave encore, était le fait que les fournisseurs se trouvant, pour la plupart, en région parisienne, il devenait impossible de les rencontrer, afin de leur expliquer concrètement les aléas des fabrications complexes d'appareils qui, pour être fiables psychométriquement, devaient respecter des tolérances de fabrication très précises. Quant aux exportations, il fallait se déplacer à Bordeaux pour effectuer les démarches administratives. Ces contraintes, ces pertes de temps, ces dépenses d'énergie, eurent des conséquences sur la clientèle qui, mécontente de certains retards ou délais de livraisons, laissèrent planer des doutes sur la bonne gestion de l'entreprise. Denise Guyot décida, lors de l'assemblée générale de 1964, de chercher un local dans les environs d'Issy-les-Moulineaux, pour y rapatrier l'atelier électromécanique et le magasin. Elle découvrit un local de 230 $m^2$, dans la zone artisanale de Sèvres. Ayant trouvé le financement auprès de sa banque, l'affaire fut conclue en ce début d'année. Le déménagement, de Villeneuve-sur-Lot à Sèvres, s'effectua au mois de mai. Ces départements furent opérationnels en juillet, une inauguration eut lieu en septembre.

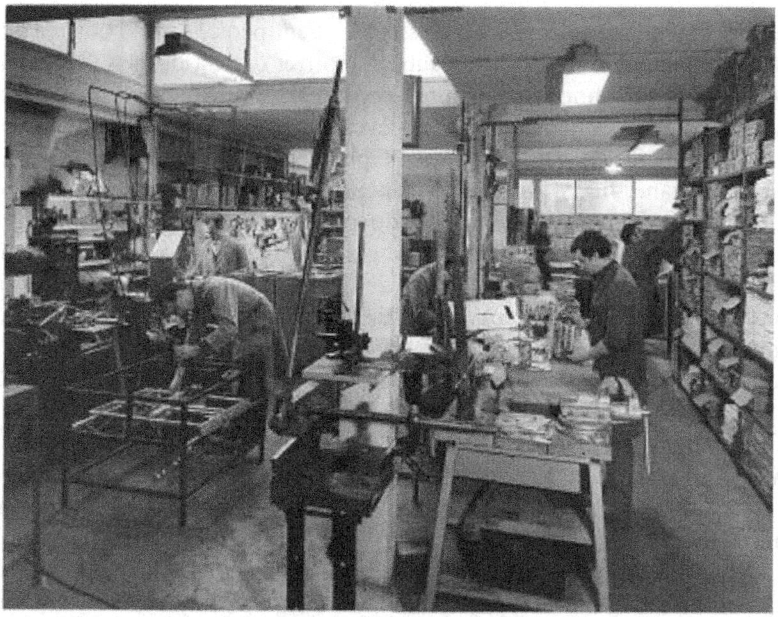

**Photo 42**

**2) Participation à l'exposition française de Moscou**

Comme il l'avait réalisé en 1963 à Mexico, le gouvernement français organisa une très importante exposition des productions françaises à Moscou. Le ministère du Commerce extérieur, par l'intermédiaire du SGOIP, sollicita une nouvelle fois les EAP pour participer à cette exposition. Comme pour l'exposition de Mexico, toutes les dispositions avaient été prises plus d'une année à l'avance et rien n'avait été laissé au hasard.

La mission scientifique organisée, en 1963, à Moscou, à laquelle Denise Guyot avait participé, laissait déjà entrevoir les besoins des psychologues russes dans le domaine de la psychologie appliquée. Cette participation avait concrétisé le choix des tests qu'il fallait présenter pour tenter de pénétrer le marché russe, le nombre de conférences ayant eut pour sujet les accidents dans les diverses entreprises d'Etat en Union soviétique, laissaient prévoir le succès de la présentation des tests de Bonnardel, tels qu'ils étaient utilisés en France dans les centres psychométriques des caisses d'assurance maladie (CRAM).

Malgré un emballage réalisé avec beaucoup de soins, les caisses, qui contenaient l'ensemble des tests, furent ouvertes à leur arrivée en URSS par les douanes qui, après contrôle de la conformité avec les documents d'expédition, les refermèrent en utilisant des clous inadaptés à ce genre d'emballage. Lors de la mise en place des tests sur le stand, la veille de l'ouverture de l'exposition, apparut l'ampleur des dégâts. Deux clous avaient percé, l'un le coffret du test des réactions complexes (RCB), l'autre le coffret du test du double labyrinthe (B19DL). Des réparations sommaires permirent, néanmoins, de présenter ces deux tests en fonctionnement mais, les cycles du RCB s'arrêtaient avant la fin, alors que celui de B19DL ne s'arrêtait plus. Si les psychologues russes, qui visitèrent le stand, furent enthousiastes pour mettre en place ces méthodes dans les entreprises où ils travaillaient, leur direction, à l'écoute des mots d'ordre de la classe politique s'opposa à leur introduction dans le pays. Cette exposition, si elle était, pour la France, une vitrine de son savoir-faire dans tous les domaines, et plus particulièrement dans celui de la psychologie appliquée, aucune commande ne fut enregistrée.

### 3) L'examen A de la BFS dans les Centres de psychologie appliquée des CRAM

La Caisse régionale d'assurance maladie (CRAM) de Bordeaux avait organisé, en 1958, avec le concours des EAP, un centre psychotechnique, afin que soient réalisés des examens sur les personnes accidentées, dans les entreprises de la région. S'appuyant sur les travaux de Raymond Bonnardel, le directeur du centre de Bordeaux s'était fait présenter les tests qui lui permettraient, lors d'accidents avec traumatismes corporels, d'évaluer les aptitudes du conducteur impliqué dans celui-ci. Les tests de l'examen A de la Batterie factorielle standard lui furent présentés, parmi lesquels un certain nombre fut retenu. L'expérimentation eut lieu en 1963 et 1964, sur plus de 300 personnes accidentées. Les tests examinaient l'intelligence concrète (cubes B101 et disques BOD), la précision des mouvements (oméga, sinusoïde, double labyrinthe), la vigilance (réactions complexes et double labyrinthe).

Avec cette nouvelle batterie de tests, prenait naissance celle qui, à partir de1970, sera dénommée Batterie de sécurité Bonnardel (BSB). Les cinq centres psychotechniques, de Strasbourg, de Dijon, de Marseille, de Toulouse, de Bordeaux et de Rennes, s'équipèrent de cette batterie, quelquefois en deux ou trois exemplaires. Toutes les normes de passation étaient identiques pour tous les centres de façon à pouvoir comparer les résultats sur l'ensemble de la France. Les centres, qui disposaient de plusieurs batteries, effectuèrent des études de fiabilité sur chaque test, afin d'être assurés que le résultat obtenu par une personne sur le test X d'une batterie Y, fût identique à celui obtenu avec le test similaire X' de la batterie Y'. Des études de fiabilité inter-tests, étaient effectuées au moment des premiers examens, lorsque les tests étaient neufs et répétés régulièrement tous les deux ans, alors que les appareils avaient subi une certaine usure. Ces études ne laisseront apparaître aucune distorsion, la qualité du matériel utilisé pour leur fabrication ne fut jamais prise en défaut. Les résultats, furent communiqués aux EAP, afin que leur bureau d'études prît en compte toutes ces informations, lors d'éventuelles commandes. Ces études serviront de base lorsque seront utilisées des techniques modernes, en 1976 avec l'électronique et, en1981, avec l'informatique.

Les examens réalisés par les centres psychométriques des CRAM eurent un important retentissement sur l'ensemble des grands groupes industriels tant en France qu'à l'étranger.

De nombreuses études, réalisées plus particulièrement par Justin Schegel et Jean Claude Wittersheim, firent l'objet de communications lors de congrès.

**4) Production de l'orthokinésimètre de Bize (OKZ) (ta) (ΔΩ) (47)**

L'orthokinésimètre, diffusé depuis 1958, sera modifié pour recevoir tous les tests évaluant le tremblement (trémomètres), afin de constituer une batterie de tests moteurs. Présenté sous forme d'un coffret transportable, cette batterie se compose d'une plaque en matière isolante et d'une plaque métallique. Sur la plaque en matière isolante sont réunis trois tests moteurs, l'orthokinésimètre (BT1), le test du *tapping* de Piéron (BT2), le test de pointillage de Lahy (BT3). Sur la plaque métallique sont réunis trois autres tests moteurs, le trémomètre à trous (BT4), le trémomètre labyrinthe (BT5), le trémométre en V de Piéron (BT6).

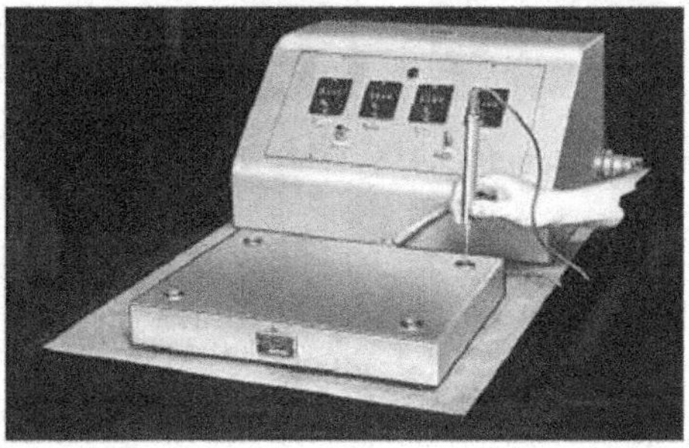

**Photo 43**

Lors de l'utilisation de l'orthokinésimètre de René Bize (BT1), il est demandé au sujet de toucher avec un stylet des petites plages, chacune d'elle constituée de trois aires concentriques, l'une au centre, la deuxième intermédiaire, la troisième extérieure. Les résultats sont bons lorsque l'aire centrale est touchée, sont moyens lorsque l'aire intermédiaire est touchée, et mauvais lorsque l'extérieure est touchée. Les résultats chiffrés évaluent la rapidité, la précision, l'imprécision, la sûreté, le rapport rapidité / précision, la perfectibilité dans la précision, la perfectibilité dans le rendement, l'indice d'ambidextrie.

L'utilisation des tests BT2 et BT3 consiste à demander au sujet de taper le plus rapidement possible sur des surfaces métalliques avec un stylet. Le nombre de touches est enregistré.

L'utilisation des tests BT4, BT5 et BT6 consiste, soit à positionner un stylet dans des trous (BT4), soit à déplacer un stylet dans un labyrinthe (BT5), soit à déplacer un stylet dans un chemin en forme de V (BT6), sans toucher les bords. Les erreurs sont enregistrées par un compteur.

**5) Production et édition des tests de Royer**

Edités aux EAP entre 1963 et 1971, les tests de Jacqueline Royer sont au nombre de cinq et se répartissent de la façon suivante : un test-instrument (ti), quatre tests papier-crayon (tpc), présentés sous forme de livre. Spécialisée en psychologie de l'enfant, l'auteur a travaillé uniquement sur des enfants et des adolescents.

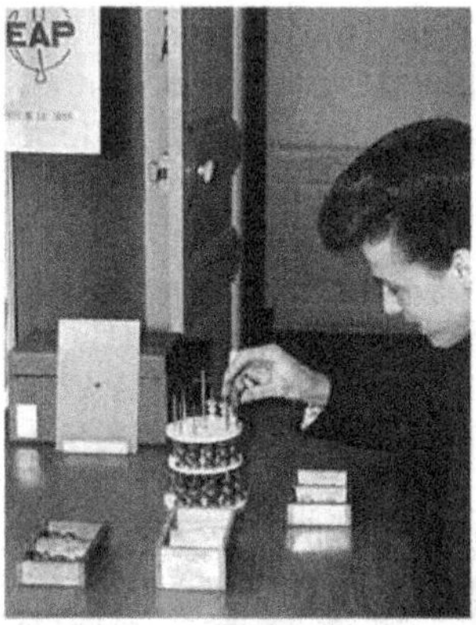

**Photo 44**

**Le test de latéralité et de motricité de la Tour (TOUR) (ti) (ΣΔ)**

Il se compose d'une tour à trois plateaux garnis de pointes, de 15 billes et 30 demi-billes de couleurs différentes, réparties dans six petites cases, d'une plaque, d'un tube, le tout rassemblé dans un coffret. Le sujet à pour tâche d'enfiler, successivement, sur les pointes des plateaux, les perles de couleurs différentes, puis de les remettre en place. Ce test permet d'obtenir une appréciation cotée, très complète, des diverses caractéristiques du geste de la main : quotient de motricité manuelle, rapidité et finesse du geste automatique de chaque main, quotient de latéralité et homogénéité du geste, rendement du geste organisé, sûreté de la préhension, exactitude de la tâche, possibilité d'amélioration et de fatigabilité, stabilité de la tendance dextrogyre (sens de l'écriture). Ce test apporte des informations intéressantes sur les gauchers, les dyslexiques, les débiles intellectuels, les déficients moteurs. Les études et les étalonnages ont porté sur 200 adolescents : 100 sujets normaux intellectuellement (50 garçons et 50 filles), et 100 débiles (50 garçons et 50 filles). Il peut être utilisé sur des populations d'adultes et, sous une forme simplifiée, sur des populations d'enfants plus jeunes.

**Le test de mémoire auditive (NCF) (tpc) (ΣΔ)**

Portant sur des noms, des chiffres et des faits, il a été construit pour mettre en relief l'amplitude de la rétention de la mémoire, ainsi que sa fiabilité (exactitude des souvenirs). L'interprétation des résultats permet les déductions suivantes : les sujets, chez qui les performances de la mémoire sont nettement supérieures à celles de l'intelligence, sont généralement des enfants travailleurs, mais vite en difficultés scolaires, vivant au-dessus de leurs moyens intellectuels. Ils peuvent faire illusion quelque temps, mais sont vite submergés ou en voie de l'être. Le cas inverse est beaucoup plus complexe : il a été constaté que certains enfants étaient paresseux, d'autres fatigués, d'autres atteints de troubles physiologiques importants, d'autres souffrant de troubles affectifs notoires (névrose, dépression engendrant une émotivité désorganisante). Les notes de fiabilité permettent de nuancer ces appréciations. Dans l'ensemble, les résultats au test de mémoire représenteraient les possibilités actuelles de travail du sujet, tandis que les résultats aux tests d'intelligence représenteraient ses possibilités virtuelles. Les sujets, dont la fiabilité est faible, sont, en général, des enfants stimulés, qui cherchent à réussir à tout prix, même au détriment d'une entorse à la vérité ou encore des mythomanes, dont les erreurs sont plus inconscientes. En revanche, les sujets, dont la fiabilité est très élevée, sont des enfants craintifs, inhibés, hésitants, ayant peur de mal faire, quelque peu phobiques, anxieux, culpabilisés, dont les parents sont souvent sur-protecteurs et perfectionnistes. Les études et les étalonnages, établis en décilages, portent sur une population de 350 sujets normalement scolarisés, échelonnés par tranches d'âges de 11 à 18 ans.

**Le questionnaire d'anamnèse (JRF) (tpc) (ΣΔ)**

Il est utilisé pour donner un surcroît de précision et vise à mieux comprendre un cas lors d'un entretien en psychologie clinique. Ce questionnaire d'anamnèse, de quatre pages, est remis aux parents avant l'examen psychologique de l'enfant et est rapporté au praticien au moment de cet examen. Il est destiné aux parents d'enfants entre 3 et 18 ans. Il comporte sept rubriques : identification de la demande d'examen, situation et comportement scolaire, loisirs et intérêts, projets professionnels, caractère de l'enfant vu par ses parents, aspects matériels, psychologiques, éducatifs, de l'ambiance familiale, renseignements médicaux.

**Le test des contes (TCR) (tpc) (ΣΔ)**

Présenté sous forme d'un livre d'environ 200 pages, c'est une technique projective destinée aux enfants de 6 à 13 ans. Elle est constituée de 21 thèmes d'histoires, dont le sujet examiné est invité à imaginer oralement le développement. Les héros de ces histoires, sont, en général, des animaux. Les thèmes des contes portent sur les motifs classiques des troubles affectifs, stades oral et anal, stade œdipien, rivalité fraternelle, inadaptation scolaire, mais aussi d'autres motifs moins souvent appréhendés, dissension familiale, abandon et placement, traumatisme de naissance, apprentissage de la marche. L'étude, qui a porté sur des enfants normaux sur le plan intellectuel et affectif, ainsi que sur des enfants inadaptés, retardés scolaires, débiles, cas sociaux, névrosés et psychotiques, différencie bien ces diverses populations.

**Le test du dessin d'une maison (1KTDM) (tpc) (ΣΔ)**

Présenté sous la forme d'un livre de 500 pages avec 100 illustrations en couleurs c'est un classique de l'étude psychologique de l'enfant. La maison étant l'un des thèmes de dessin préféré des enfants, d'une très grande richesse projective, a été étudiée de façon approfondie à travers 2 000 dessins en couleurs d'enfants de 4 à 13 ans sous deux angles complémentaires : interprétation symbolique des détails présents, appréciation cotée du degré d'adaptation de l'auteur du dessin, fondée sur des statistiques relatives au sexe, à l'âge, aux aptitudes intellectuelles et à la pathologie affective. La prédominance de l'intellect ou de l'affectivité dans le mode d'adaptation du sujet apparaît aussi.

**Congrès**

DOUAI : 17e Congrès des conseillers d'orientation professionnelle (ACOF), les EAP y sont présents.

**1966**
**Les Mines de phosphates du Maroc s'équipent de matériel de psychométrie**
**Les EAP présents à Moscou pour le congrès international de psychologie**
**Réalisation d'un appareil d'anesthésie électrique**
**Edition des tests de Baert**
**Edition du test d'orthographe de Simon**

**1) Utilisation des méthodes psychotechniques par les Mines de phosphates du Maroc**

Le Directeur du personnel du plus grand complexe industriel du Maroc, qu'étaient les mines de phosphates, dont l'effectif dépassait largement les deux mille ouvriers et cadres, questionna les EAP quant à la réalisation, d'un centre d'examen de psychologie, efficace et performant. Parmi les conseils qui lui furent donnés, celui du recrutement d'un psychologue français, possédant une grande expérience de l'entreprise avait la priorité. Ce centre, opérationnel six mois après les premières démarches, dirigé, comme prévu, par un Français, fut équipé de différentes batteries de tests, choisies par rapport aux catégories professionnelles à examiner. Il travailla en étroite collaboration avec le département des recherches des EAP. Les adaptations des tests français aux populations d'Afrique du Nord, furent nombreuses. Elles donnèrent, notamment, lieu aux premières publications des étalonnages du test des mosaïques de *G. Morin* (G52), sur les populations marocaines. L'évaluation, de l'ensemble des personnels de l'entreprise, fut réalisée dans les années qui suivirent. Elle servit de base aux recrutements des nouveaux personnels ; les pronostics de réussite, jamais démentis durant les décennies qui suivirent, permirent d'améliorer leurs compétences aux postes de travail vers lesquels ils furent orientés, ainsi que la qualité de leur travail.

**2) Les EAP participent, à Moscou, au congrès international de psychologie**

Situé dans l'université de Moscou, le XIXe congrès international de psychologie eut lieu en juillet. Pendant ce congrès, un local fut mit à la disposition des éditeurs, afin qu'ils puissent organiser l'exposition de leurs productions. Une vingtaine de stands de différentes tailles, recevaient chaque éditeur qui était tous étrangers au pays organisateur. Les EAP y représentaient la France. L'examen A de la BFS de Bonnardel, qui avait été présenté à Moscou, lors de l'exposition française, l'année précédente, fut remplacé par les tests de l'examen B du même auteur, auxquels furent ajoutés des tests de *Pierre Goguelin* : le test de rapidité et coup d'œil (RPCG), le test d'intelligence concrète (PIGC) et le test de form board (ICG), et des tests utilisés pour l'examen des enfants ; le test de Brunet et Lezine (BL), le test moteur d'Ozéretcki-Zazzo (OZ).

L'intérêt des psychologues russes pour la psychologie confirma ce qui avait été perçu lors des deux derniers déplacements dans ce pays, mais les autorités ne modifièrent aucunement leur politique de fermeture à toute utilisation de celle-ci, tant dans le domaine scolaire que professionnel.

**3) Réalisation d'un appareil d'anesthésie électrique**

Ayant pris rendez-vous par téléphone, un stomatologue se présenta dans les bureaux des EAP, avec de nombreux documents. A cette réunion, organisée par Denise Guyot, participaient, Georges Gotghebeur, ingénieur, responsable du département de production et son adjoint Michel Jorret. Le stomatologue exposa un projet, bien différent de ceux de la psychologie appliquée, habituellement présentés. Cette réunion se termina tard, y fut mis en évidence la complexité de la réalisation d'un appareil d'anesthésie électrique. Celui-ci devait servir, lors d'une intervention dentaire importante, par l'application d'électrodes sur la personne devant subir les soins, à l'insensibiliser.

Reprenant, sous un angle différent, ce qu'Arsène d'Arsonval (1851-1940), physicien et médecin français, professeur au collège de France, avait déjà entrepris au début du siècle par l'application, à la thérapeutique, des courants de haute fréquence, le stomatologue présenta ses expériences, réalisées sans l'aide des procédés bénéficiant des dernières nouveautés techniques, dont il fallait doter le futur appareil. Son projet, bien structuré, complet dans le domaine de l'information technique, susceptible d'être bien accepté par la profession, engendra une décision positive quant à la réalisation d'un appareil expérimental.

L'appareil expérimental ayant donné satisfaction, non seulement lors d'opérations dentaires importantes, mais aussi lors d'accouchements, une petite série de trois appareils, dénommés ANESTELEC, fut réalisée deux années plus tard, et utilisés dans plusieurs hôpitaux et cliniques de la région parisienne. Durant une longue période de trois à quatre ans, aucune information ne parvînt, ni au psychologue des EAP, qui avait veillé au bon fonctionnement de l'appareil lors des anesthésies, ni à ceux du département de production, qui avaient assurés le service après vente, en perfectionnant, toujours davantage, l'appareil, durant les premières interventions.

En 1974, réapparition du stomatologue aux EAP, avec une revue française, qui, sur plusieurs pages, photos à l'appui, relatait qu'aux Etats-Unis d'Amérique un accouchement avait été réalisé avec succès, à l'aide d'un appareil ANESTELEC, de fabrication française, par les EAP. L'information fut reprise, au même moment, par la télévision française, lors d'un journal télévisé. Beaucoup de bruits médiatiques, qui pouvaient laisser présager une production relativement importante, si l'application se généralisait.

A nouveau, silence complet pendant plusieurs mois, mais, surprise, lorsque surviendra une lettre de l'Agence nationale pour la valorisation de la recherche (ANVAR), qui relatait qu'elle était sollicitée par une entreprise, d'une mise à disposition de fonds importants pour la recherche et la réalisation d'un appareil d'anesthésie électrique. Ayant fait une recherche d'antériorité dans ce domaine, elle avait découvert qu'il existait un appareil dénommé ANESTELEC, qui avait fait l'objet d'un brevet, déposé par les EAP, en 1967, et demandait des explications.

La surprise laissa place à la confirmation subodorée d'une malhonnêteté en puissance. Le stomatologue, sans aucun scrupule, avait mis tout en œuvre pour élimer les EAP de la production de l'appareil, en créant une société, avec deux amis, pour toucher des fonds, mis en place par l'Etat, pour la valorisation de la recherche. Autrement dit, les études et la production, qui ne pouvaient bénéficier d'une telle aide à cette époque, financées entièrement par les EAP dès la réalisation du premier appareil, et pendant les dix années qui suivirent, pouvaient être passées par profits et pertes.

Au siège de l'ANVAR eut lieu une réunion des deux parties qui fut houleuse. Il y fut décidé :

- qu'une série de dix appareils, payée par l'ANVAR, serait produite par la Société SIREL, filiale électronique des EAP,
- que ce prix serait calculé de telle façon qu'une somme serait réservée aux EAP, afin de couvrir de la totalité des dépenses encourues pendant les dix années,
- que l'auteur toucherait ses droits d'auteur.

Toutes ces décisions furent exécutées dans les cinq années qui suivirent.

**4) Edition des batteries de tests de raisonnement de Baert**

Les batteries de tests de Maurice Baert sont au nombre de trois, établies et validées, après plusieurs années d'expérimentation, sur des populations variées par des praticiens confirmés, elles se sont avérées fiables d'application et d'exploitation aisées.

**La batterie de tests de raisonnement verbal et numérique (CM2A) (tpc) (Σ)**

Elle fut étalonnée sur plus de 400 élèves (garçons et filles) de CM2. Elle se compose d'épreuves classiques, et a pour objectif d'obtenir, du sujet examiné, qu'il s'exprime au mieux de ses possibilités effectives. La combinaison des résultats, obtenus aux diverses épreuves, permet d'obtenir un niveau global d'aptitudes, en liaison étroite avec le pronostic de réussite scolaire.

**La batterie de tests de raisonnement verbal et numérique (CM2B) (tpc) (Σ)**

Cette batterie, de forme parallèle à la précédente, avec des exemples identiques, permet une application simultanée afin d'éviter des copiages.

**La batterie de tests de raisonnement verbal et numérique (BVR6) (tpc) (Σ)**

Elle est le prolongement et l'adaptation, au niveau de la 6^e^, des tests des batteries CM2A et CM2B. Ces deux batteries furent appliquées sur une population importante de 6^ème^ (lycées, CES, CEG). Les résultats furent étudiés item par item, en prenant en compte le pourcentage des réponses aux diverses solutions proposées. A cause de leur excessive facilité, les séries d'items du début de l'épreuve, furent éliminées, ce qui permit d'être exigeant sur le choix de ceux à retenir, afin de réaliser, finalement, une progression rigoureuse de la difficulté. Elle resta stable après des années d'application.

**5) Edition du test d'orthographe de Simon (MRUP) (tpc) (Σ)**

Cette épreuve consiste en une dictée de difficulté croissante. La feuille de correction permet une analyse du type des erreurs. Les étalonnages portent sur une population d'enfants de 7 à 12 ans, fréquentant les classes de CP, CE1 et CE2.

**Congrès**

MOSCOU : XIX^e^ Congrès international de psychologie. Les EAP y sont présents.

## 1967
## Création d'un département d'électronique
## Edition du test de Boissier
## Edition du test de Weinstein

### 1) Création d'un département d'électronique

Les nouvelles techniques, plus particulièrement l'électronique, remplaçant de plus en plus les techniques électromécaniques utilisées jusqu'à ce jour, il devenait urgent, pour l'entreprise, de transformer son mode de production. Jusqu'alors les modifications, peu nombreuses, étaient sous-traitées dans une entreprise hautement spécialisée : Electro-technique-industriel (ETI). Les prévisions laissaient présager que des pans entiers de la production électromécanique, allaient être soumis, dans les prochaines années, à une transformation complète. La décision fut prise, en assemblée générale, d'ajouter à l'atelier électromécanique existant un atelier électronique.

En cours d'année, l'entreprise de sous-traitance ETI, abandonna son département d'électronique pour se diriger vers d'autres activités. D'un commun accord, les trois électroniciens qu'elle employait, ainsi que la clientèle pour laquelle travaillait, furent mis à la disposition des EAP. Parmi ces trois électroniciens, un ingénieur et deux techniciens, deux d'entre eux avaient déjà travaillé sur les tests-appareils, qui avaient été donnés en sous-traitance. Ce département électronique possédait une double activité, l'une, de se consacrer à la transformation de tous les tests-appareils susceptibles de pouvoir être transformés d'électromécanique en électronique ; l'autre, d'assurer l'activité existante, qui consistait maintenir et réparer des appareils électroniques de pesage, en service dans plusieurs entreprises.

Ce département d'électronique fut à l'origine d'une dynamique qui sensibilisa, d'une part, l'ensemble du personnel de la Société, en lui laissant percevoir qu'une importante étape technologique venait d'être franchi ; d'autre part, la clientèle, qui constata que, malgré des transformations techniques importantes, l'entreprise, non seulement répondait toujours à des critères qualitatifs de production, mais pouvait s'adapter aux nouvelles technologies, tout en contrôlant et respectant les contraintes statistiques requises pour chaque test, sans en altérer les conditions de fonctionnement.

A compter de ce moment, l'entreprise comprendra 15 personnes : un service administratif (2), un département commercial (1), un département de psychologie appliquée et son service d'études en psychologie (2), un atelier d'électromécanique et son bureau d'études (5), un atelier d'électronique (3), un magasin avec un service d'expédition (2), et une filiale à Bruxelles, une filiale à Madrid, un agent exclusif à Athènes, un agent exclusif à Florence.

**2) Edition du test projectif sonore de Boissier (GBS) (ti) (ΔΩ)**

Partant de l'idée que, chez un individu, la perception auditive pouvait être modifiée par des troubles de la personnalité, l'auteur, Gabrielle Boissier, a conçu un test projectif sonore, qui se présente sous la forme d'une bande enregistrée à faire écouter au sujet. Les réactions aux sons choisis permettent d'établir un diagnostic différentiel, entre les sujets névrosés et psychotiques, d'une part, et les sujets dits normaux, d'autre part.

**3) Edition du test d'évaluation du savoir se mettre en valeur de Weinstein (WAE) (tpc) (ΔΩ)**

Ce test, de Glorice Weinstein, permet au psychologue, d'engager un dialogue avec le sujet, tout en s'appuyant, pour l'interprétation, sur des indices statistiques précis. Il consiste en une auto- évaluation sur divers aspects de la personne : physique, intellect, sociabilité, morale, en mettant des notes de 0 à 10. Il lui est, ensuite, demandé d'imaginer les notes que lui mettrait son entourage, pour les mêmes qualités. Le sujet révèle, ainsi, ce qu'il pense de lui-même, son sentiment interne de valeur personnelle, et l'image qu'il croit donner aux autres, sans soucis d'objectiver, par un regard extérieur. Les liens entre l'image de soi, et celle qu'il croit présenter aux autres, sont étudiés suivant une double analyse, par des étalonnages et des indices et, d'une façon clinique, par une discussion libre.

**Congrès**

BREST : 18e Congrès des conseillers d'orientation professionnelle (ACOF), les EAP y sont présents.

**1968**
**Conformément à la loi, recrutement d'un handicapé physique**
**Utilisation de nouvelles techniques, en électronique**
**Inauguration d'un centre psychotechnique à Athènes (Grèce)**
**Edition des tests de Bouilly**
**Edition du test de Baud**

### 1) Recrutement d'un handicapé physique

Depuis quelques années, le gouvernement français, avait rendu obligatoire, pour l'entreprise, l'embauche de personnes handicapées. Afin de satisfaire à cette obligation, les EAP consultèrent un organisme d'aide aux personnes handicapées. Le choix dépendait de la capacité, de la personne handicapée à pouvoir se servir de ses bras et de ses mains, du soin qu'elle pouvait apporter lors de travaux minutieux, et de son niveau intellectuel, qui devait être supérieur à celui de la débilité légère. Il fallait, aussi, que son lieu d'habitation ne soit pas trop éloigné de l'entreprise. Un adulte de 24 ans, habitant dans le XV$^{e}$ arrondissement de Paris, vivant chez ses parents, se déplaçant sur un siège roulant, fut choisi. Il avait, comme principal intérêt, la mécanique, et passait une grande partie de son temps à bricoler. Les travaux qu'il devait réaliser consistaient à visser et coller, sur une petite plaque en matière plastique, les objets du test de Terman-Merril, ainsi que le collage des papiers, de différentes couleurs, sur les cubes en bois des tests de Bonnardel et de Kohs. Ce travail représentait, pour lui, deux à trois après-midi de travail. La bonne organisation, par les EAP, des travaux qu'il devait réaliser, porta ses fruits. Si les premières exécutions firent l'objet de critiques, celles-ci, bien acceptées, furent sans lendemain. Cette collaboration dura plus de sept années, l'aggravation de la maladie le contraignit, avec beaucoup de regrets, de ne plus accepter, pour un certain temps, pensait-il, ce travail. Malheureusement l'issue, qui semblait prévisible, parvint relativement rapidement.

### 2) Utilisation de nouvelles technologies en électronique

La première utilisation de l'électronique avait eu lieu en 1961, avec la réalisation des tests de mesure des temps de réactions ; d'abord, le chronoscope, destiné à la mesure des temps des réactions simples (CCRS), puis le chronoscope, destiné à la mesure des temps des réactions de choix (CCRX). Déjà, en 1964, des modifications techniques améliorèrent considérablement le fonctionnement de ces appareils, mais, en 1968, de nouvelles technologies permirent des modifications, sans commune mesure, avec ce qui existait auparavant. Elles permirent, à l'utilisateur, de lire plus facilement, avec beaucoup de précision, les chiffres du temps de la réaction, qui s'affichaient, en grands formats, sur la face de l'appareil. Cette nouveauté, dénommée « sept segments », imposa une refonte totale de la conception électronique des deux tests. Cette refonte, par l'utilisation de nouveaux matériaux, les rendait beaucoup plus fiables dans le temps. Mise en place par Jean Fer et ses collaborateurs, du département électronique, cette technique, hautement perfectionnés, utilisée dans les différents satellites habités de l'époque, sera appliquée, progressivement, à tous les tests et autres instruments de mesure des EAP.

### 3) Inauguration d'un centre psychotechnique à Athènes

Pressentie, l'année précédante, par le ministère du Travail de Grèce, pour définir les tests qui devaient être utilisés, par leur nouveau centre de psychologie appliquée, qu'il souhaitait créer à Athènes, Denise Guyot, après avoir procédé à l'expédition des tests, se déplaça à Athènes. Elle avait pour mission, d'abord, de participer à l'inauguration, qui donna lieu à d'importants commentaires, dans tous les journaux du pays, puis, d'organiser un stage de formation, à l'utilisation des tests, de quatre psychologues, qui devaient, par la suite, assurer la formation, des futurs opérateurs, à la passation de ceux-ci.

Les tests avaient été choisis, après un examen détaillé des populations, devant être orientées vers des formations professionnelles bien définies :
- pour les formations liées à des emplois administratifs, furent sélectionnés : le test des progressives matrices de Raven (PM38), les tests de célérité perceptive et mentale de Bonnardel (note CPM).
- pour les professions liées aux travaux manuels, furent retenus : le test de technique pratique de Goguelin (TPG), le test de raisonnement analytique de Pire (MGM).

Une grille d'interprétation des résultats des deux tests, TPG et MGM, fut élaborée. Elle devait donner la possibilité, aux psychologues, de juger des capacités du sujet, pour lui permettre de réaliser un examen complémentaire, en prenant en compte ses intérêts professionnels.

L'examen complémentaire, variable en fonction de la formation professionnelle définie, se devait de pouvoir évaluer une ou plusieurs des aptitudes suivantes : le raisonnement pratique avec les tests de Bonnardel (NOTE IPO), la dissociation / précision des mouvements des mains avec le test de Guyot (DM), la stabilité psychomotrice avec le test de Lahy (MCL), la résistance à la monotonie avec le test de Lahy (PTD), la rapidité et le coup d'œil de Goguelin (RPCG).

Le centre de psychologie appliquée joua un rôle de sensibilisation important auprès des directeurs et des responsables du personnel des entreprises de Grèce. Sceptiques au moment de l'inauguration, ils constatèrent rapidement que le personnel qu'ils embauchaient, formé, par ce centre, à partir des méthodes psychologiques, leur donnait rapidement satisfaction, alors qu'auparavant les résultats étaient plutôt médiocres.

Plusieurs centres, identiques à celui-ci, furent mis en place, les années suivantes, dans les principales villes du pays.

**4) Edition des tests d'arithmétique de Bouilly (MB1 – MB2) (tpc) (Σ)**

Il se compose de deux parties ; la première explore les mécanismes des opérations élémentaires, la seconde, le raisonnement appliqué à des problèmes simples. Les étalonnages, en déciles et en échelles normalisées, furent réalisés, par M. Bouilly, sur des classes de CE2 et CM1, pour le test MB1, et de CM2 et $6^{ème}$, pour le test MB2.

**5) Edition de la méthode d'analyse du caractère de Baud (ADC) (tpc) (ΔΩ)**

Le livret d'utilisation, composé par Francis Baud, permet de réaliser une analyse du caractère, par une étude de l'écriture et du visage, sans exiger un long apprentissage de la graphologie et de la morpho- psychologie. L'examen commence, par une analyse des trois grandes dimensions de l'action humaine : modalités d'extériorisation, d'orientation et d'organisation. Pour chacune de ces modalités, un certain nombre de variables, de l'écriture et du visage, sont décrites et illustrées par des spécimens d'écritures et de croquis de visages, et évaluées suivant quatre degrés d'intensité. Cette méthode permet l'établissement de deux profils comparatifs, facilitant un recoupement entre la graphologie et la morphologie. Un chapitre, sur la genèse du comportement, aide à faire la synthèse des divers éléments de l'analyse, pour établir les profils de personnalité et d'aptitudes professionnelles. Cette méthode, fondée sur une approche clinique, sans étude statistique, fut utilisée en complément d examens psychométriques, afin de satisfaire la curiosité de certaines personnes attachées à ces méthodes peu scientifiques.

**Congrès**

JOUY en JOSAS : $19^{e}$ Congrès des conseillers d'orientation professionnelle (ACOF), les EAP y sont présents.

AMSTERDAM : Congrès international de psychologie appliquée (IAPA), Les EAP y sont présents.

**1969**
**Recrutement de Robert Simonnet comme attaché de direction**
**Recrutement de militaires en Arabie saoudite**
**Edition et production des tests d'Aufaure**
**Production du test d'Ohwaki**
**Edition du test de Formilor**
**Edition de la batterie de dépistage des inadaptations scolaires de Prudhommeau**

### 1) Recrutement de Robert Simonnet

Depuis une dizaine d'années, Robert Simonnet, ingénieur, travaillant dans le secteur de la mécanique automobile, tout en suivant les cours de psychologie au Conservatoire des arts et métiers de Paris, participait à tous les congrès ou les expositions des EAP, tant en France qu'à l'étranger. Rodé aux techniques de productions mécaniques, il assurait, lors de ces manifestations, la présentation et les vérifications de fonctionnement des tests présentés.

Se trouvant libre de toute activité professionnelle, proposition lui fut faite, en avril 1969, d'intégrer les EAP comme attaché de direction, à laquelle il répondit favorablement. Tâche importante, où il avait pour mission, de confirmer, sur un plan qualitatif, la fiabilité de la production des tests, sachant que les transformations technologiques généraient, sur ceux qui les subissaient, des contre-performances, quant à leur fidélité statistique.

Un test, utilisant une technologie électromécanique, est fidèle si, destiné à classer des individus, placés dans une première situation lors de son utilisation, il classe, encore, de la même façon, les mêmes individus placés dans une deuxième situation, aussi semblable que possible à la première, mais en utilisant une technologie électronique.

Conjointement à ce travail, il devait recevoir les nouveaux auteurs, afin d'examiner la faisabilité du nouveau test qu'ils venaient présenter, en vue d'une future publication. Par la suite, il lui incombera, dans le cas d'une décision positive, de suivre la fabrication du prototype.

Le futur projet d'acquisition d'un local, où devait être rassemblés le magasin et le service des expéditions, lui fut confié.

### 2) Sélection des pilotes et des tireurs sur auto-mitrailleuses de l'armée saoudienne

Ce compte rendu, fut établi par Louis Aymen de Lageard, psychologue des EAP, en suite de la mission qu'il effectua à Taïf en Arabie saoudite.

Le 24/03/1969, lors de la séance préparatoire, réunissant les autorités saoudiennes et la direction de l'Instruction militaire, un programme de déroulement des séances de sélection a été défini, d'où il ressortait :

- un effectif disponible à Taif, de 240 candidats, parmi lesquels seraient choisis les 60 élèves pilotes, et les 60 tireurs, devant commencer leur stage le 15/04/69 ;
- un effectif de 180 à 200 élèves, répartis dans trois écoles professionnelles, à examiner sur place, pour sélectionner 100 élèves, pour les cours de techniciens ;
- un effectif de 300 à 320 candidats, destinés au deuxième stage d'instruction pilotes et tireurs, devant commencer le 15/08/69.

Soit un total de 750 candidats, environ, pouvant subir les tests, avant le 15/05/69.

De l'effectif théorique de 240 candidats à Taïf, pour la première tranche, il n'est resté que 125 candidats réellement examinés, sans qu'il soit possible d'obtenir une explication claire sur ce phénomène d'évaporation. Le Commandement de l'école est resté très évasif.

De la même façon, les effectifs annoncés pour les 2$^{e}$ et 3$^{e}$ tranches, ont fondu dans des proportions telles qu'il n'était plus possible d'envisager la moindre sélection, puisqu'on arrivait, *grosso modo*, à la proportion de deux candidats pour trois postes à pourvoir. Il ne restait, donc, qu'à répartir les 125 candidats examinés, et en éliminer le moins possible pour garder un effectif approchant des 120 officiellement prévus, sans admettre pour autant des sujets trop faibles.

Chaque épreuve a été étalonnée en 9 classes normalisées à ½ écart-type d'intervalle, sur l'échantillon de 125. Le barrage de refus a été placé à la limite inférieure de la troisième classe, ce qui représente, à peu près, 10% de l'échantillon. Le profil psychométrique était composé de 7 notes ainsi décomposées :
- une note d'intelligence concrète (test G52),
- une note de représentation spatiale et d'observation (test BOD),
- trois notes de coordination motrice des mouvements des bras ; temps, précision, rythme (test oméga OMB),
- deux notes de réactions complexes (test RCB),

En fonction des profils, 26 sujets ont été éliminés catégoriquement, parce que se classant au moins quatre fois dans les classes 1et 2. Cela représentait, en gros, 20% de l'échantillon, donc un barrage indulgent, comparé à ce que l'on rejette en France pour les emplois de sécurité.

Dans la mesure du possible, c'est-à-dire dans tous les cas où le profil est typé, les deux premières notes des tests G52 et BOD, ont prévalu pour le choix des tireurs. Les notes de réaction complexes ont été retenues pour le choix des pilotes, tandis que les notes de coordination sont, à peu près, également réparties entre les deux catégories. Le classement final a donné 40 tireurs et 56 pilotes.

De l'expérience réalisée à Taïf, il est possible de tirer quelques conclusions, d'une valeur relative étant donné le petit nombre :
- le niveau moyen de l'échantillon examiné est supérieur à celui des Marocains, légèrement scolarisé, examiné à l'embauche de grands centres industriels au

Maroc et en Mauritanie. La moyenne du niveau de compréhension est supérieure d'½ écarts étalon. Les mesures de la coordination motrice des mouvements sont supérieures de plus d'un écart étalon. Les qualités des réactions complexes sont comparables.

- le rythme de travail est nettement plus rapide, mais ce n'est pas toujours un avantage, car le Saoudien est plus décontracté, il ne se crispe pas sur les commandes, il ne cherche pas à « passer en force » et à casser (2% seulement de travail en force). En contre-partie, la tendance générale est de se débarrasser de la tâche, dans les meilleurs délais, avec une attitude lymphatique.

**3) Edition et production des tests d'Aufaure**

L'auteur, Liliane Aufaure, publia ses tests, aux EAP, entre 1965 et 1976. Ceux-ci portent sur des domaines aussi différents que le niveau en mathématiques, des épreuves analytiques de l'âge préscolaire, un schéma corporel et une méthode de psychothérapie.

**Les tests de niveau en mathématiques (AME) (tpc) (ΣΔ)**

Ces tests furent conçus afin, d'une part, de déterminer le niveau des acquisitions atteint par l'élève, de 5 à 12 ans, au CP, et au CM2 ; d'autre part, de rechercher les difficultés rencontrées dans l'assimilation de cette matière. Les séries d'épreuves entrant dans la composition de ces tests, furent mises au point, et étalonnées, en deux temps successifs, sur une population de plus de 1 500 élèves des écoles primaires de Paris.

**Les épreuves analytiques de l'âge pré scolaire (APS) (ti) (Σ)**

Conçues pour répondre aux difficultés rencontrées par le manque d'épreuves analytiques standardisées, dans la mesure du développement de certains secteurs particuliers de la psychologie de l'enfant, elles permettent d'évaluer la mauvaise adaptation à l'école maternelle, les difficultés psychomotrices, les difficultés de latéralisation. Intéressantes surtout, lorsque l'évolution de l'enfant se fait de manière dysharmonique, et qu'il est important de pouvoir apprécier, grâce à des repères précis et objectifs, les zones qui évoluent normalement et celles qui présentent des troubles ou déficits dans leur fonctionnement. Les épreuves furent étalonnées sur 500 enfants, fréquentant des écoles maternelles, elles portent sur le vocabulaire, le graphisme, la motricité manuelle, la latéralité usuelle.

**Le schéma corporel (SHE) (ti) (ΣΔΩ)**

Conçu, par l'auteur, pour tous les sujets pour lesquels l'examen clinique ou les tests ont mis en évidence une anomalie ou un retard plus ou moins grand dans l'organisation du schéma corporel. L'épreuve est destinée à améliorer la connaissance du corps et du visage, par la manipulation concrète des modèles proposés. Le sujet est appelé à nommer chaque partie du corps, en utilisant le puzzle qui lui est soumis, et de remettre chaque élément en place.

**La méthode de psychothérapie (JPS45) (ti)**

C'est une méthode d'investigation médico-psychologique, qui contribue à l'étude approfondie de la position psychique des enfants, devant les êtres et les choses du monde extérieur, notamment de sa vie affective, compte tenu des facteurs psychologiques. Elle donne une vision de la structure générale de l'enfant, de sa nature, de ses dons, de ses tendances conscientes et de ses traits de caractère.

**4) Production du test d'intelligence pour aveugles d'Ohwaki (KOAV) (ti) (ΣΔΩ)**

De nombreux tests avaient été appliqués aux aveugles, ils étaient tous à support verbal, traduit en braille, comme le test de Binet / Simon. Tous dépendaient du niveau de connaissance en braille, ce qui apportait une distorsion dans le résultat. L'auteur, Y. Ohwaki, qui utilisait le test des cubes de Kohs, sur des populations voyantes, eut l'idée de remplacer les couleurs de chaque face du cube, par des surfaces rugueuses, la perception tactile permettant de les discriminer facilement par les populations d'aveugles. Les études permirent d'établir des statistiques, donnant lieu à une note de quotient intellectuel (Q.I.).

**5) Edition du test de connaissance en hydraulique de Formilor (CHF) (tpc) (ΔΩ)**

Ce test a été étudié, après une analyse du travail des ouvriers, chargés de l'entretien d'engins de chantier. L'analyse a pu mettre en évidence les interventions les plus fréquentes sur les différents organes que sont le réservoir, la pompe, le distributeur, le limiteur de pression, le vérin, le clapet anti-retour. Le test peut être utilisé à des fins de formation ou de recrutement.

**6) Edition de la batterie de dépistage des inadaptations scolaires de Prudhommeau (PRUD) (tpc) (ΔΩ)**

La batterie fut créée, par Maurice Prudhommeau, dans un but très précis et bien délimité, d'être efficace jusqu'à l'âge de 10 ans, mais, à l'usage, l'efficacité de la feuille de dessins s'est révélée telle, qu'elle fut progressivement utilisée à tous les âges de la scolarité, et même pour des recherches en ethnographie. Cette feuille de dessins, permet de faire le point sur l'évolution de l'enfant, et sa situation affective et sociale.

**Congrès**

MONTPELLIER : 20$^{e}$ Congrès des conseillers d'orientation professionnelle (ACOF), les EAP y sont présents.

**1970**
**Création d'une filiale, SIREL, destinée à la production électronique**
**Edition et production des tests de Laurent**
**Edition des batteries de tests de Manzione**
**Edition du test de Parenti**

**1) Création d'une filiale, SIREL, destinée à la production électronique**

Le local de Sèvres, où étaient rassemblés les départements de mécanique, d'électromécanique, d'électronique et le magasin, se trouva rapidement trop exigu. De plus, il devenait évident, que la cohabitation entre les deux groupes était difficile. La rigueur des méthodes de travail des électroniciens s'accommodait mal au comportement plus laxiste des mécaniciens. Les conditions de propreté, indispensables à tous les travaux en électronique, n'étaient pas réalisées du fait des poussières occasionnées par les travaux sur les tours et sur les fraiseuses. La décision fut donc prise de déplacer le département électronique dans un local mieux adapté, où seraient éliminés tous ces inconvénients.

Les trois électroniciens, Jean Fer, ingénieur, Marc Catrice et Michel Sagnet, techniciens, résidant dans la région est de Paris, furent chargés de trouver un local pouvant satisfaire à la mise en place d'une future entreprise sachant, qu'une société à responsabilités limitées (SARL) serait créée en collaboration avec les EAP, dont ils assureraient la gérance. Ils choisirent un local à Chelles, qu'ils dénommèrent : Société industrielle de réalisations électroniques (SIREL). Elle fut opérationnelle dès le mois d'avril.

La société SIREL, dont les EAP restèrent actionnaires pendant 16 années, vécut en symbiose avec la société mère EAP, jusqu'en 1995. Toutes les anciennes productions électromécaniques furent réétudiées et transformées pour fonctionner avec les nouvelles technologies. La liste des tests, ci-dessous, donne une idée du travail accompli.

1970
- prototype du chronoscope, temps de réactions simples (CCRS) (186)

1971
- prototype du test polyréactiographe (PRG) (185)

1972
- prototype du chronoscope, temps de réactions de choix (CCRX) (205)

1973
- transformation des tachytoscopes TTCT et TT3C

1974
- prototype de la batterie de compteurs pour tests mécanique (CTCS) (138)
- transformation de l'ANESTELEC

1975
- prototype de l'audiomètre (AURS) (81)

1976
- prototype des chronoscopes, simples, et choix, phoniques (CCRSP, CCRXP)
1977
- transformation électronique du tachytoscope à projection (TTCP)
- transformation électronique des batteries de compteurs (CTSS)
1978
- prototype du test d'attention diffusée (AD) (17)
- réalisation du polyréactiographe collectif
1979
- prototype du test d'attention concentrée (MA) (11)
1980
- prototype du test des réactions complexes (RCB) (149)
1982
- prototype du test de décision-présision (VHDP) (6)
1983
- prototype du test d'attention soutenue (ASP)
1985
- prototype du test de pointage (PTD) (45)
1987
- transformation de l'orthokinésimètre (OKZ) (9)
1988
- premières études du poly-psycho-informatique (PPI) (9)
1989
- transformation du test RCB en test BRCX (44)
1990
- prototype de la batterie de tests BOS (Oméga-Sinusoïde) (39)

A compter de ce moment, l'entreprise comprendra 17 personnes : un service administratif (4), un département commercial (1), un département de psychologie appliquée et son service d'études en psychologie (2), un atelier d'électromécanique et son bureau d'études (5), un magasin avec un service d'expédition (2), une filiale autonome d'électronique, SIREL (3), une filiale à Bruxelles, ATM, une filiale à Madrid, MEPSA, un agent exclusif à Athènes, un agent exclusif à Florence.

**2) Edition et production des tests de Laurent**

Les tests de Philippe Laurent, publiés aux EAP, sont au nombre de deux : le premier, le psychorater, évalue la personnalité ; le second est utilisé pour la détection des débiles, dans des populations importantes.

**Le questionnaire d'investigation de la personnalité, psychorater (Philippe Laurent, J. Bernot et A. Philonenko) (PSY) (tpc) (ΔΩ)**

Ce questionnaire est utilisé pour différencier, rapidement, du reste de la population, soit les sujets atteints de troubles psychiatriques, soit les sujets non atteints de troubles psychiatriques, mais qui ont une personnalité fragile, qu'il s'agisse d'états mineurs de troubles de la personnalité, qui sont susceptibles de compromettre l'adaptation sociale ou, encore, d'affections psychosomatiques, facteurs de graves perturbations, dans la vie professionnelle et sociale.

Le questionnaire comprend deux parties : la première cherche à déceler la nature psychosociologique, l'adaptation, familiale, matrimoniale et professionnelle, les contacts sociaux ; la seconde recherche ; les troubles de la personnalité et les troubles psychiatriques, l'hyperémotivité, la dépression, l'anxiété, l'hypocondrie, la schizothymie, la paranoïa, l'instabilité, l'hypomanie, l'hystéroïdie.

**L'échelle de débilité mentale (Philippe Laurent, Kettler et Thireau) (KLT) (ti) (ΔΩ)**

Conçue afin de détecter tous les débiles d'une population tout-venant, l'échelle fut réalisée sur une population de 300 000 jeunes, de 18 à 20 ans, dans laquelle il fallait mettre en évidence, ceux qui seraient susceptibles de s'adapter à la vie communautaire et de participer à des activités polymorphes simples. Les corrélations entre les résultats aux tests existants et, d'une part, le diagnostic clinique psychiatrique et, d'autre part, l'autonomie sociale et la réussite professionnelle étant faible, il apparut que, d'une part, la notion de Q.I. est illusoire et fallacieuse, quand il s'agit de débiles, adolescents ou adultes ; d'autre part, qu'il ne pouvait exister d'échelle d'inintelligence.

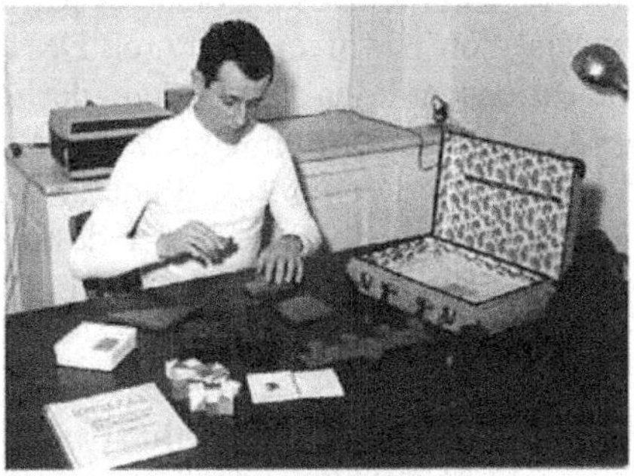

**Photo 45**

De ces constatations, naquit cette échelle KLT, exclusivement, réservée à la débilité, dans laquelle, la notion classique de zone de débilité se substitue à celle de Q.I. Elle fut élaborée à partir de tests usuels qui, expérimentés sur 6 000 débiles, se sont révélés sélectifs à l'égard de cette population. Elle corrèle, étroitement avec le diagnostic clinique et les possibilités d'intégration sociale et professionnelle. Composée de deux épreuves verbales et de six épreuves de performance, elle permet, d'abord, un tri efficace, puis un diagnostic psychologique précis.

**3) Edition des tests et des batteries de tests de Manzione**

L'auteur, Jean-Gabriel Manzione, a publié, en six années, deux batteries factorielles, s'inspirant des travaux de Louis Leon Thurstone pour les facteurs psychologiques, et des travaux de Raymond Bonnardel en ce qui concerne la structure des tests composant ces batteries, un questionnaire d'intérêts professionnels, un questionnaire d'auto estimation scolaire.

**La batterie factorielle d'aptitudes (niveau 2) (BFA) (tpc) (ΔΩ)**

Organisée de façon à rendre compte des capacités, dans les différents facteurs psychologiques, définis par Louis Leon Thurstone (G, V, N, S, W), cette batterie évalue plus particulièrement l'efficience intellectuelle générale (EIG) et, conjointement, l'efficience verbale (EIV) et l'efficience scientifique (EIS). Plus complète et plus pratique que toutes les batteries utilisées jusqu'alors, elle aborde l'aspect cognitif avec une plus grande fiabilité. Les résultats, sont analysés secteur par secteur, de façon à appréhender une éventuelle lacune de l'efficience intellectuelle. De nombreuses études statistiques furent réalisées : analyse factorielle, comparaison des moyennes, fidélité, validité. Des étalonnages permettent d'établir rapidement, un profil, soit par âge, soit par niveau culturel. Des tableaux, spécifiques, peuvent fournir des indications utiles à l'utilisateur désirant évaluer un quotient d'efficience. La BFA se compose d'un cahier, sur lequel sont rassemblées toutes les épreuves, d'une feuille de réponses, d'une grille de correction. D'une durée de passation de 2 heures, cette batterie est destinée à des populations de niveau culturel supérieur à la seconde des lycées.

**La batterie factorielle d'aptitudes (niveau 1) (BPAPC) (tpc) (ΔΩ)**

D'une structure identique à celle de la BFA, la batterie de tests BFAPC s'adresse à des niveaux culturels inférieurs ou égaux à la troisième. Dans une perspective scolaire, elle est destinée à apprécier et à approcher, au mieux, les capacités nécessaires à une orientation déjà prise. Elle autorise une analyse discriminante des mécanismes intellectuels nécessaires à toute démarche pédagogique adaptée. Dans une perspective professionnelle, la BFAPC évalue l'efficience intellectuelle globale des sujets, dont les niveaux culturels sont peu élevés. Cette évaluation donne la possibilité d'un pronostic de réussite, soit à des stages de formation dans le cadre d'une promotion, soit à l'embauche.

**Le questionnaire d'intérêts professionnels (MAIP) (tpc) (ΔΩ)**

Le test MAIP est destiné à définir un secteur d'orientation plus qu'une profession précise. Il s'adresse, essentiellement, aux adolescents poursuivant des études secondaires ou techniques.

- La première partie du questionnaire, composée de 36 items, définit un cadre professionnel particulier : -A- professions à caractère social, -B- professions à caractère agricole, -C- professions à caractère technique, -D- professions à caractère commercial, -E- professions à caractère artistique, -F- professions à caractère scientifique.
- La seconde partie, composée de 36 items, définit les goûts, pour les qualités requises, dans l'exercice d'une profession. Elles se regroupent, parallèlement aux six cadres professionnels précédents, au sein de six autres cadres : A', B', C', D', E', D', F'.

Le test MAIP, est le seul questionnaire qui tolère une comparaison aisée, entre les intérêts professionnels et les goûts, pour les qualités requises. Certaines discordances peuvent apparaître, elles donnent l'occasion, aux psychologues, d'obtenir de précieux renseignements sur la détermination d'un projet professionnel en cours d'élaboration ou, bien souvent, sur les niveaux d'aspiration.

**Le questionnaire d'auto estimation scolaire (MSAE) (tpc) (ΔΩ)**

Le questionnaire MSAE, est une épreuve destinée à apprécier le niveau d'adaptation d'un élève de niveau seconde et plus, par rapport à son vécu scolaire : disciplines littéraire et scientifique, moyens d'apprentissage, aspirations, relation maître-élève et élève-milieu familial. Les résultats à ce test autorisent la comparaison du sujet à des populations adaptées scolaire ou en situation d'échec scolaire.

Le test MSAE se subdivise en deux parties :

- dans la première, le sujet doit s'auto-évaluer dans les diverses matières scolaires, afin d'obtenir un profil d'intérêts, de réussite et de capacités, ainsi que deux coefficients d'utilisation des intérêts, d'une part ; des capacités, d'autre part ; un coefficient général d'efficience scolaire,
- dans la seconde, le sujet doit s'estimer, à partir d'un certain nombre de critères, afin d'obtenir une appréciation quantitative en 9 facteurs bipolaires essentiels : difficultés d'apprentissage en lecture, en écriture, en mémoire, constance dans le travail, tonus énergétique général, fragilité des structures d'adaptation scolaire, rapidité du rythme, continuité des conduites, propension à l'excitation et à la stimulation émotionnelle, tonus neuropsychique, adaptation aux structures familiales, auxquels s'ajoutent deux facteurs associés, capacités énergétique d'adaptation, fragilité psychologique.

Des études différentielles ont apporté une très nette différentiation entre les diverses populations examinées, élèves fréquentant le lycée (garçons, filles et mixte) ou élèves fréquentant des établissements de réadaptation. Les étalonnages ont porté sur plus de 700 élèves, de classes de seconde à la terminale.

**4) Edition du questionnaire de conduite automobile de Parenti (QCP) (tpc) (ΔΩ)**

Conçu par A. Parenti, ce questionnaire, fondé sur le vécu de la conduite automobile, est destiné à confirmer les observations cliniques, établies lors des examens psychométriques, des sujets confrontés à des situations à risques, dans l'exercice de leur métier, et à vérifier l'hypothèse d'une différence d'attitude devant les risques, selon que les candidats présentent ou non des « réserves » à l'issue de l'examen de sécurité. A partir de l'examen de sécurité, il est possible d'établir un indice de « dangerosité », qui donne la possibilité de pronostiquer une certaine propension aux accidents. Les indices obtenus, auprès d'un échantillon tout venant de plus de 300 personnes, apparaissent significativement liés avec le pronostic de sécurité, émis à l'issue de l'examen de sécurité. Les sujets ainsi dépistés, pour leur indice élevé, devront faire l'objet d'investigations plus approfondies, afin de mieux cerner les problèmes qu'ils posent.

**Congrès**

BELFORT : 21e Congrès des conseillers d'orientation professionnelle (ACOF), les EAP y sont présents.

LONDRES : XIXe Congrès international de psychologie, les EAP y sont présents.

**1971**
**Acquisition d'un local destiné au département magasin / expédition**
**Recrutement d'une secrétaire de direction : Christine Claveau**
**Participation à la Commission internationale des tests**
**Production du test de Piaget / Longeot**
**Réalisation du Poly-réactio-graphe de Guyot / Simonnet**

**1) Acquisition d'un local destiné au département magasin et expédition**

Le volume de plus en plus important des stocks, dû à une production des tests plus grande et plus diversifiée, se trouvant à l'étroit dans le local de Sèvres, il devenait urgent de pallier cette situation, qui ne pouvait qu'être source d'erreurs, lors de l'expédition des commandes aux clients. En général, il était de règle que les commandes, enregistrées par le service administratif, le jour de la réception du courrier, soient emballées au magasin, le lendemain matin, en vue d'une expédition en fin de journée. L'emplacement réservé aux emballages et aux expéditions, occupait une place devenue importante, prise sur celle de l'atelier de production.

Afin de satisfaire à une meilleure organisation du travail, il fut décidé de rechercher un local, mieux adapté à cette double activité. Lors des recherches, la découverte d'un promoteur, qui proposait à la vente, à Meudon, des locaux commerciaux neufs, donna lieu à des négociations, qui aboutirent. L'acquisition fut réalisée durant le premier semestre de l'année. Le transfert du stock, effectué pendant les mois de juillet et août, ne perturba aucunement les expéditions, peu nombreuses à cette époque de l'année. Dès le mois de septembre, le magasin et son service des expéditions devenaient opérationnels.

**2) Recrutement d'une secrétaire de direction**

Parallèlement aux activités confiées à Robert Simonnet, une réorganisation de la communication vers la clientèle devenait urgente. Si le bulletin d'information était distribué régulièrement, lors des congrès ou expositions ou encore ajouté dans chaque colis lors des expéditions de commandes, il n'était lu que par les psychologues les plus assidus. Il devenait indispensable, d'organiser un fichier, regroupant le maximum d'utilisateurs potentiels.

L'acquisition d'un appareil, capable d'imprimer automatiquement des étiquettes à partir de cartes métalliques, sur lesquelles avaient été gravées, par un spécialiste, les adresses des clients fut, avant l'ordinateur, un précurseur des techniques modernes de gestion des fichiers clients, il ne restait plus qu'à coller ces étiquettes sur les enveloppes. Le premier système de routage semi-automatique était en place aux EAP.

Dans chaque enveloppe était glissé le bulletin d'information de l'année. Si au début, le nombre d'adresses ne se situait qu'entre 700 et 800, il augmenta rapidement, pour se situer autour de 2 000, ce chiffre ne pouvant être dépassé avec le matériel acquis.

Malgré l'utilisation de ce matériel performant, ce travail nécessita un tel investissement en temps, qu'il devenait indispensable de recruter une personne de haut niveau, à même de comprendre le fonctionnement de l'entreprise et d'être capable de prendre des décisions en rapport avec les besoins du moment.

Sur les conseils de Raymond Bonnardel, Christine Claveau, qui avait suivi deux années de cours de psychologie à l'Université, fut recrutée en juillet. Son titre de secrétaire de direction l'amena à prendre en charge le fichier clients et à le tenir à jour toute l'année.

**3) Commission internationale des tests**

Déjà, en 1961, la Société française de psychologie avait publié un code de déontologie, engageant tous ses membres à s'y conformer dans leur conduite professionnelle. Ce code portait sur les sept domaines suivants : domaine d'application, d'éthique, du secret professionnel, du respect d'autrui, de la science, de l'autonomie technique, d'indépendance professionnelle.

En 1971, naissait, au Congrès international de psychologie appliquée (IAPA) de Liège, la « commission internationale de réglementation de la production et de la vente des tests », qui organisa la réglementation de la distribution des tests sous la forme suivante:

Pour protéger le public des dangers d'utilisation abusive des tests, il est demandé :

- aux auteurs, de limiter la distribution de leurs tests aux personnes habilitées à les utiliser, par leur formation et leur respect de la méthodologie et de la déontologie de leur profession,
- aux éditeurs, de contrôler efficacement la distribution des tests en ne les vendant que directement aux utilisateurs professionnellement qualifiés.
- aux utilisateurs, de s'engager implicitement à appliquer les tests selon les directives et dans l'esprit des auteurs. Ils doivent respecter les droits des auteurs, ne pas reproduire, traduire, adapter ou modifier un test d'aucune façon sans la permission de l'auteur et de l'éditeur. Les personnes dont la formation est incomplète ne peuvent recevoir et utiliser des tests que par l'intermédiaire et sous la surveillance d'une personne formée.

Cette réglementation s'appliquait à l'ensemble des tests publiés par les Etablissements d'applications psychotechniques.

**4) Production de l'échelle de développement de la pensée logique de Piaget / Longeot (EPL) (ti) (ΣΔ)**

Les travaux de Jean Piaget (1896-1980), concernant le développement de l'intelligence, furent à l'origine des recherches effectuées à l'Institut national de l'étude du travail et de l'orientation professionnelle (INETOP) par François Longeot. Cette échelle, comporte quatre tests, qui font chacun l'objet d'une notation, ceux-ci se regroupant deux par deux :

- les épreuves testant les opérations concrètes simples (classement des jetons avec changement de critère, couleur, forme, taille ; sériation de bâtonnets en fonction de la taille. Ces deux sub-tests qui n'exigent pas de réponse orale, sont utilisables chez des enfants ayant des troubles, de l'expression ou de la compréhension du langage)
- les épreuves testant les opérations concrètes complexes (conservation de la quantité de la matière et la conservation ; de la longueur, avec, pour chaque épreuve, deux niveaux, renversabilité et réversibilité, l'enfant devant expliciter verbalement sa réponse).

**5) Conception, réalisation et production du Polyréactiographe de Guyot / Simonnet (PRG) (ta) (ΔΩ)**

La découverte, par Robert Simonnet, des nouvelles technologies telles que, d'abord, l'électronique, puis, plus tard, l'informatique, lui donna, par sa double formation, ingénieur et psychologue, des idées sur des applications possibles. Si elles étaient, au départ, confuses, elles devinrent, par la suite, grâce à l'expérience de Denise Guyot, plus claires, et donnèrent naissance au « polyréactiographe » (PRG). Cet appareil n'était pas un nouveau test, mais l'application de nouvelles technologies sur des tests de réactions psychomotrices, qu'il était possible de rassembler dans un même appareil. Ce PRG possédait une possibilité supplémentaire, autorisant le psychologue à disposer de moyens lui permettant de créer son « propre test », dans un programme vide.

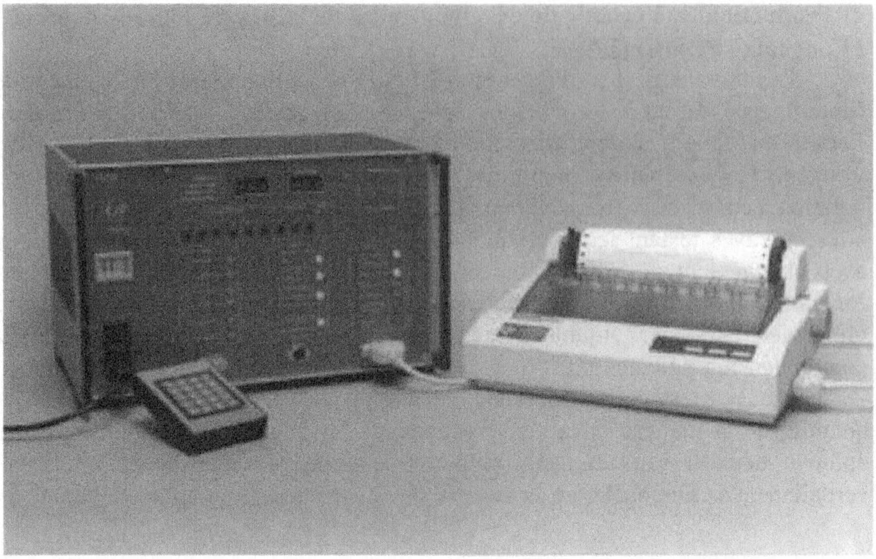

**Photo 46**

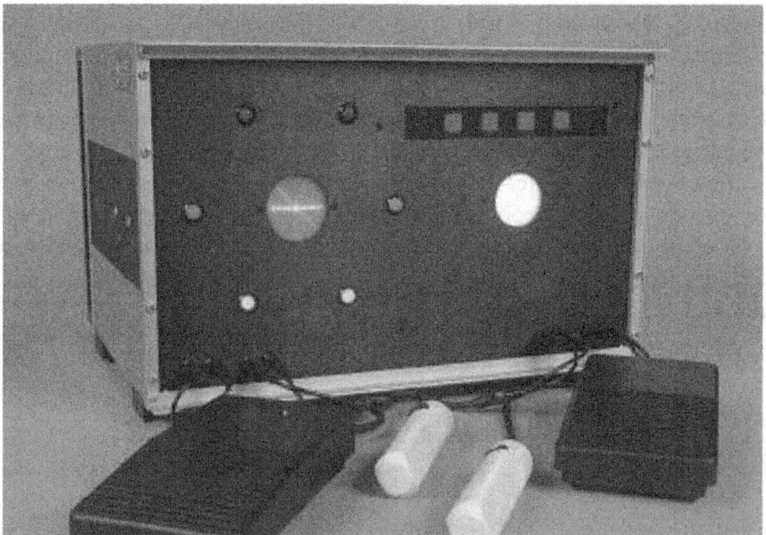

**Photo 47**

Pour la première fois, la technique, avec un PRG, donnait l'occasion à un psychologue, de devenir maître d'un programme de test, qu'il inventait. Les caractéristiques du programme vide sont les suivantes :
- un comptage de temps au 1/100 de seconde, variable entre 70/100 à 300/100 de seconde.
- un double programme de temps, variable entre chaque stimulus et variable dans le temps total.
- un aiguillage des 4 réponses vers la main droite, la main gauche, le pied droit, le pied gauche.
- un aiguillage des 9 stimuli vers 6 couleurs (rouge, orange, jaune, vert, bleu, violet), 6 signes géométriques, 3 stimuli auditifs, 600, 800, 1 200 pps, qu'il est possible d'intercaler entre des couleurs.
- 2 presselles, pour les réponses avec les mains.
- 2 pédales, pour les réponses avec les pieds
- 4 témoins lumineux, pour le contrôle des réponses
- 3 totalisateurs des réponses, avec une remise à zéros, pour, les bonnes réponses, les erreurs, le total.

La liste des tests de réactions psychomotrices, rassemblés dans le Polyréactiographe, sont les suivants : réactions simples (CCRS), Réactions de choix (CCRX), Attention diffusée (AD), Attention soutenue (AS), Attention concentrée (MA), à partir de 1979 Réactions complexes (RCB).

Le PRG subira 3 modifications techniques importantes, la première en 1979 où la programmation utilisant un circuit intégré avec des diodes « silectro » passera de 16 pas à 30 pas, la deuxième, en 1984, avec l'utilisation d'un microprocesseur 6 802, et une mémoire de 27/17 k/octets et, en 1986, où le même microprocesseur 6 802 disposera d'une mémoire de 27/256 k/octets.

En 1980, la mise sur le marché d'un appareil, miniaturisé, de visualisation d'une figure graphique, le « selfcan », a donné la possibilité d'utiliser, pour la première fois, l'électronique, pour le test des réactions complexes de Bonnardel (RCB). Ce « selfcan » sera ajouté sur les PRG, afin d'en faire bénéficier les utilisateurs. Le « selfcan » est un petit écran sur lequel furent programmés les signes de la première partie du test RCB.

Si l'utilisation d'une imprimante fut possible dès le premier PRG, les calculs des moyennes et des écart-types ne purent être réalisés qu'en 1984, avec l'utilisation du microprocesseur.

**Congrès**

GRENOBLE : 22e Congrès des conseillers d'orientation professionnelle (ACOF), les EAP y sont présents.

LIEGE : Congrès international de psychologie appliquée (IAPA), les EAP y sont présents.

**1972**
**Assemblée générale : Denise Guyot cède la direction à Robert Simonnet**
**Edition du test de Poisson**
**Production du test de Mariel**
**Edition du test de Meunier**
**Etudes et réalisation de tests expérimentaux**

### 1) Assemblée générale : Denise Guyot transmet la gérance à Robert Simonnet

Denise Guyot sollicita, en début d'année, un rendez-vous avec Max Beaujard, expert-comptable de la Société, depuis de nombreuses années. Exerçant la double activité d'expert comptable et de conseil en entreprise, Max Beaujard était la personne la mieux placée pour examiner son éventuel retrait de la gérance, et donner son avis sur la nomination de Robert Simonnet, qui y travaillait, depuis plus de 10 années. Ses réponses positives aux questions qui lui furent posées durant cet entretien, donna la possibilité, à Denise Guyot, de proposer, à l'assemblée générale du mois de septembre, d'abord sa démission du poste qu'elle occupait, puis son remplacement par Robert Simonnet, proposition acceptée par les actionnaires, sous réserve d'une confirmation, lors de la prochaine assemblée, après une période d'essai d'une année. Sans quitter les EAP, Denise Guyot, libérée d'une présence continue, se cantonna plus particulièrement dans des activités de conseil, tout en participant aux congrès et expositions.

### 2) Edition du test de compréhension du vocabulaire de Poisson (VBP) (tpc) (ΔΩ)

Ce test fut conçu par J. Poisson, avec l'idée qu'une évaluation cognitive dans le domaine verbal était indispensable pour une meilleure intégration dans un milieu industriel ou administratif. Son originalité réside dans le fait que tous les mots inducteurs et 80% des synonymes sont des mots fondamentaux de la langue française, extraits du dictionnaire de Georges Gougenheim (1900-1972). Celui-ci résultait d'enquêtes statistiques sur le français parlé, et d'enquêtes sur les centres d'intérêts dans le langage. Le test VBP corrèle avec la note d'ensemble de la batterie PMA de Louis Leon Thurstone, ainsi qu'avec la note d'aptitude scolaire à .72.

### 3) Production du test des carrés pour enfants de Mariel (HTC) (ti) (Σ)

Ce test, de Raymond Mariel, est orienté vers l'éducabilité cognitive de l'enfant, en essayant de lui apprendre un savoir-faire par des explications. Le test des carrés fournit aussi, au psychologue, la possibilité d'observer l'émergence des possibilités d'analyse et de synthèse de l'enfant et son sens de l'organisation. L'épreuve est constituée de palets carrés, deux séries d'images modèles, établies à la même échelle que les constructions demandées, permettant d'évaluer le niveau obtenu par l'enfant et la performance qu'il peut accomplir, après apprentissage.

**4) Edition du test de créativité de Meunier (ECM) (tpc) (ΔΩ)**

Ce test, de G. Meunier, fut mis au point lors d'une recherche dans laquelle il était proposé d'explorer les facteurs de la créativité. Deux facteurs furent mis en évidence, le premier consistant à l'interprétation de figures ne possédant pas de signification objective ; la seconde, la réalisation de compositions par assemblage de ces mêmes figures. L'application de ce test à des groupes différenciés par leurs capacités imaginatives permet de mettre en évidence la capacité d'évocation d'images, les capacités à utiliser ces images pour former des ensembles originaux. Le dépouillement s'effectue selon six critères : le nombre de réponses, le nombre de compositions structurées, les réponses kinesthésiques, la densité des compositions, l'économie des moyens, l'évitement de la symétrie.

**5) Etudes et réalisations de tests expérimentaux**

Ces tests sont considérés comme expérimentaux, parce qu'ils n'ont pas donné lieu à une production, sous le contrôle des auteurs, supérieure à deux ou trois exemplaires. Tous ces tests avaient de bonnes raisons de donner lieu à une étude, entièrement financée par les EAP, en vue d'une future production, intérêt suscité par la démarche de l'auteur, validation et fiabilité confirmées. Malgré une aide à leur commercialisation, par les auteurs, lors de réunions d'information ou de conférences données pendant des congrès, afin de contribuer à leur lancement, jamais l'intérêt des psychologues, pour ceux-ci ne fut positif, d'où une existence de courte durée.

Rétrospectivement, l'analyse de ces échecs commerciaux, qui n'étaient que commerciaux, puisque, scientifiquement, chacun d'eux avait été étudié avec beaucoup de soins et de rigueur, avait mis en évidence que, soit que le coût de production, qui déterminait le prix de vente, fut trop élevé, soit que leur application fut trop longue ou trop compliquée.

**Le test de coordination audio-motrice : l'Audiokinétron d'Anderhuber (AK) (ta) (ΔΩ)**

Ce test a été conçu à partir de la constatation qu'une manipulation des appareils électroniques, comme les radars sonores, les appareils de poursuite des satellites artificiels, les radiogoniomètres, les sonars et beaucoup d'autres, faisaient appel à la dissociation et à la coordination des mouvements des mains, mais aussi du système auditif, des opérateurs. Si la réalisation l'Audiokinétron était complexe, son principe de fonctionnement était relativement simple. A l'aide de deux commandes frontales, une manivelle à droite, un levier à mouvement horizontal rectiligne à gauche, le sujet doit rechercher l'intensité d'un son à fréquence unique préréglée, diffusée soit par haut-parleur, soit par casque écouteur unilatéral. La difficulté que rencontre le sujet est de constater que ce son se dérobe, par la diminution de son intensité, à une vitesse proportionnelle au degré d'intensité initial, obtenu par lui. Il lui est demandé de chercher à rétablir, au plus vite, l'intensité la plus élevée possible ou à la maintenir à son niveau initial, en manipulant judicieusement les commandes. Plus le sujet est doué, plus le programme se déroule rapidement. La note obtenue, qui correspond au temps d'exécution, est une note intégrée.

(Temps extrêmes : 607 secondes/1 342s. Moyenne : 888s. Médiane : 852s. Dispersion : $\sigma$ 151s). Les études ont démontré que le nombre de sujets considérés comme inaptes s'élevait à 12% de l'effectif.

**La batterie de sélection des aveugles de Xydias (BAX) (ti) (Ω)**

Utilisée pour la sélection des masseurs, des ouvriers, des standardistes, cette batterie de tests a fait l'objet d'une conférence, très appréciée, lors du premier congrès international de psychologie des aveugles, qui s'est tenu à Assise (Italie) en 1959. Ce congrès regroupait des psychologues, des médecins, des chefs d'entreprise, ainsi qu'une délégation importante d'aveugles. Ceux-ci prirent part aux débats qui eurent lieu durant cette manifestation. Les travaux de Nelly Xydias avaient commencé, en collaboration avec les professeurs de l'association Valentin-Haüy, dès 1950. L'auteur avait élaboré ces tests de sélection et d'orientation qui furent validés sur de nombreuses promotions d'élèves. La batterie se compose des tests suivants :

- pour les masseurs : orthographe, vocabulaire, problèmes, mémoire des objets, raisonnement, spatial, angle, planche à deux formes, planche du casuiste, Wiggly block, souricière de Moede, dynamomètre, situations, Ascendance / soumission, présentation, lecture, dictée,
- pour les ouvriers : planche à deux formes, planche du casuiste, angles, test du fil de fer, pliage, triage, ramassage, souricière de Moede, planche à chevilles, dynamomètre,

- pour les standardistes, vocabulaire, mémoire, classement des jetons, sonnerie, planche à chevilles, triage de cartes, recherche de fiches, lecture, dictée.

**Les appareils d'anthropométrie de Verdun**

Ces appareils sont au nombre de trois. L'auteur, Maurice Verdun, docteur en médecine, jésuite, s'était spécialisé dans la recherche en anthropologie. Il effectua une mission importante en Chine où il créa le centre médico-chirurgical de Sien-Hsien dans le Pei-ho. Il reviendra en France et sera nommé professeur à l'Institut catholique de Paris. Il publie, en 1950, un traité de caractérologie « le caractère et ses corrélations », dans lequel il y examine le caractère, le tempérament et la personnalité.

**La table anthropométrique universelle (TV) (ta) (ΣΔΩ)**

Cette table a été conçue pour mesurer, avec exactitude et précision, dans les trois dimensions, les divers segments du corps humain étendu, convenablement immobilisé, en position de repos, et dans des conditions toujours identiques, lors de chaque expertise. Cette table comporte :
- sur son grand axe longitudinal : un butoir fixe pour la tête servant d'origine pour la mesure de la taille, un butoir mobile pour les pieds, un fil repère du plan sagittal, afin d'assurer la rectitude de la position pendant les mesures,
- sur le bord gauche : un bâti coulissant, servant de support à la règle mobile horizontale de 1,20 m, avec 3 curseurs, qui permet la mesure de tous les diamètres longitudinaux du tronc, de la tête et des membres, un dispositif spécial pour l'immobilisation du bras pendant sa mensuration,
- sur le bord droit : coulissant le long d'une règle millimétrique, un index de Viola pour le repérage des points anthropométriques de la moitié droite du corps, un pied à coulisse d'épaisseur qui permet, dans un parallélisme parfait au plan de la table, sur lequel repose le sujet, la mesure de tous les diamètres antéro-postérieurs,
- à son haut bout : un serre-tête, un bâti quadrangulaire, servant de support à un prosopomètre sagittal, pour la mesure de la hauteur du crâne, et des diamètres antéro-postérieurs du massif facial.

Cette table anthropométrique, avec son dispositif, fiable et précis, élimine, au cours de mensurations particulièrement délicates, tous risques d'erreur liée, non seulement à l'orientation défectueuse du petit pied à coulisse à branches inégales, mais aussi à la dissymétrie si fréquente du massif crânio-facial, qui vient inévitablement fausser leur évaluation unilatérale.

**Le prosopomètre vertical (PV) (ta) (ΔΩ)**

C'est un appareil anthropométrique permettant la cotation millimétrique de la hauteur de tous les points, médians et latéraux, de la face, par rapport au point mentonnier, pris comme point d'origine, sur la tête correctement orientée et immobilisée pendant les mensurations.

**Le pied à coulisse (PCV) (ta) (ΔΩ)**

Pour emploi sur la table anthropométrique, il permet la mesure en projection de tous les diamètres longitudinaux, transverse et antéro-postérieurs du tronc, des membres, et de tous leurs segments, sur le sujet vivant et, dans des conditions standard d'orientation correcte, et d'immobilisation totale.

**Le test de réflexe d'orientation conditionné de Floux-Guyot (ROC) (ta) (Σ)**

Ce test a été mis au point, par Janine Foux-Guyot, pour permettre la mesure de l'audition chez les jeunes enfants d'1 à 3 ans. Le matériel ressemble à un triptyque, dont les angles sont très ouverts. Chacun des 2 côtés comporte un haut-parleur dans sa partie supérieure et une niche dans sa partie inférieure. Les niches sont fermées par un verre « mouchard », de telle sorte que, lorsqu'elles ne sont pas éclairées, rien de ce qui se trouve à l'intérieur n'est visible. Lorsqu'on éclaire l'une ou l'autre des niches, le jouet qui se trouve à l'intérieur, devient visible. Pour la partie son, l'appareil est équipé de haut-parleurs de haute fidélité. Le ROC permet d'établir la courbe aérienne binaurale, correspondant à la meilleure oreille, lorsqu'il existe une différence d'acuité entre les deux.

**Le test de sociométrie : le Cybernomètre de Lambert (CYB) (ta) (ΔΩ)**

Ce test, de R. Lambert, est destiné à mesurer l'influence de chacun des membres d'un groupe de travail, sur la performance réalisée par ce groupe, au cours d'une tâche coopérative. La tâche, de type vitesse / précision, consiste à demander à 5 sujets, assis autour d'une table ronde, mesurant environ un mètre de diamètre, de déplacer un mobile le plus rapidement possible, avec un minimum d'erreurs, au milieu d'un dispositif à chicanes. Chaque sujet dispose d'un petit câble de traction, à l'aide duquel il peut agir à tout moment sur le mobile, mais le déplacement correct de ce mobile ne peut être effectué que par l'action concertée de plusieurs membres du groupe. Tous les itinéraires possibles étant équivalents, cette coopération nécessaire peut se développer de multiples manières.

Un dispositif électrique permet, chaque fois que la tête du mobile touche le dispositif à chicanes, l'enregistrement automatique de l'erreur, et la durée de l'erreur, et provoque l'allumage d'une lampe témoin sur la tête du mobile. Au départ, le mobile est placé au centre du dispositif. A chaque porte, il peut être tiré, soit à droite, soit à gauche. Lorsque l'un des cinq buts, disposés symétriquement, est atteint, une sonnerie retentit, le mobile est alors replacé au centre du dispositif, et une nouvelle épreuve peut recommencer.

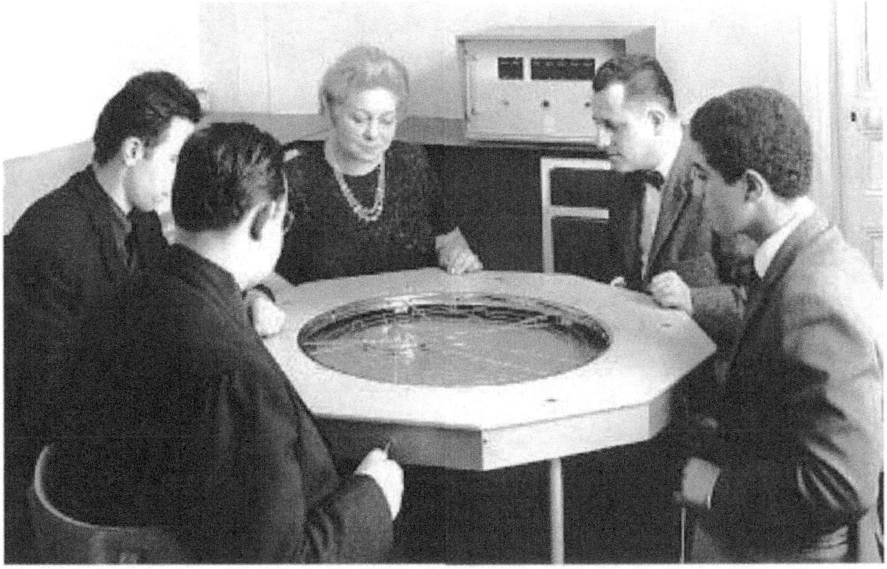

**Photo 48**

Ce test fournit une estimation de la participation de chacun à l'action commune, et une indication sur le comportement économique du groupe, la consigne pouvant mettre l'accent sur la minimisation de l'énergie globale consommée. Il permet également de mesurer le degré de compétition à l'intérieur du groupe, lorsque cette variable est introduite par l'expérimentateur, en jouant, par exemple, sur le mode de rémunération des sujets.

**Congrès**

ORLEANS : 23e Congrès des conseillers d'orientation professionnelle (ACOF) : Les EAP y sont présents.

TOKYO : XX$^{e}$ Congrès international de psychologie.

# CHAPITRE III

## L'informatique au service de la validité du pronostic de réussite

**Survol du troisième chapitre :** 1973-1995
**Direction** : Robert Simonnet

Dès le début de ce troisième chapitre, les EAP, tel un satellite mis sur orbite par sa fusée, parcourent le monde, l'ensemençant de techniques psychologiques toujours nouvelles.

A ce moment, tous les grands courants de la psychologie appliquée et plus particulièrement de la psychométrie sont en place, Charles Spearman, Louis Leon Thurstone, Raymond Bonnardel, règnent par l'application de leurs travaux. Une ombre plane, celle du psychologue Victor Kouteynikoff qui travaillait, jusqu'à son décès, en 1968, en orientation scolaire et professionnelle. Après avoir examiné la batterie factorielle de Louis Leon Thurstone et correspondu avec lui, il créa sa propre batterie factorielle et calcula des abaques d'évolution probable, qui donnaient un pronostic de réussite scolaire pour un âge choisi. Sans prendre part aux débats intellectuels de l'époque, il surfe, avec sa batterie d'analyse multifactorielle, sur la « méthode expérimentale structurale » de Thurstone, pour terminer sa course, par la méthode pragmatique de ses abaques d'évolution probable et leur pronostic de réussite, sur « la méthode expérimentale essayiste » de Raymond Bonnardel. Ayant atteint un des sommets de la psychométrie scientifique, ses travaux resteront peu diffusés jusqu'au moment où le directeur du Centre d'orientation de Lille, Jean Cnudde, admiratif des abaques, sollicite une publication de cet auteur. Ses travaux prendront alors un nouvel essor.

Dans un tout autre domaine, celui des pilotes militaires, Jacques Brémond, reprenant, lui aussi, à son compte, la « méthode expérimentale essayiste » de Raymond Bonnardel, l'applique, non plus à des tests d'aptitudes, mais à un inventaire de personnalité détectant des troubles pouvant entraîner des difficultés d'adaptation à la formation ou à l'emploi. Ce questionnaire, orienté vers le dépistage et l'exploration des tendances psychopathologiques, accorde une place plus importante aux comportements de la vie courante qu'aux symptômes psychopathologiques caractérisés. Ayant vérifié son hypothèse de base d'un continuum entre la personnalité normale et la personnalité pathologique, quelle que soit la population et pour toutes les dimensions, Jacques Brémond établit un étalonnage original, sur plus de 20 000 personnes, offrant deux seuils critiques à 1,5 et 2,5 écarts-types au-dessus de la moyenne. Les études de validité prédictive, au nombre de neuf, rarement menées pour un inventaire de personnalité, permirent d'asseoir, avec beaucoup plus de rigueur, une décision d'aptitude ou d'embauche lors des recrutements.

Les travaux de Victor Kouteynikoff, comme ceux de Jacques Brémond, s'insèreront parmi ceux qui donnèrent à la psychométrie ses lettres de noblesse.

Pendant cette période, se mettait en place une révolution technologique. Alors que les hommes marchaient sur la lune, les EAP, grâce aux performances de l'électronique, après avoir mis en place une unité de composition assistée par ordinateur et une imprimerie intégrée, s'engagent dans l'édition en publiant des livres et des revues consacrées uniquement à la psychologie. Les titres publiés dépasseront la centaine en vingt années et les EAP deviendront un éditeur à part entière.

Profitant de cette impulsion, la psychologie et la psychométrie pénétrèrent tous les secteurs de la vie courante : l'orthophonie, le sport, la musique et le solfège, l'éducabilité et la médecine, avec les méthodes de rétroaction. De nouvelles techniques se développèrent ; l'électronique absorba tous les tests utilisant l'électromécanique. Le poly-réactio-graphe, avec lequel Jacques Brémond évaluera les deux premiers cosmonautes français, qui rassemblait tous les tests de réactions psychomotrices, devint le test de référence dans ce domaine.

C'est à cette époque décisive qu'il devient évident que les psychologues firent leur propre histoire, dans l'ignorance des conséquences de cette histoire. Sur le plan des faits, certaines remises en question des méthodes utilisées par eux apparurent et laissèrent planer un doute sur la validité de certains de leurs résultats ; les forces existantes, ébranlées, se transformèrent pour résister. Le développement de l'informatique, qui s'inséra lentement dans le secteur des tests papier-crayon, donnera, ultérieurement, un nouveau souffle aux évaluations, en présentant, par la méthode psycho-informatique, des comptes rendus automatisés, plus complets, plus précis, permettant de mieux structurer les contenus des entretiens, ne laissant plus aucune place aux critiques.

Profitant de la miniaturisation de l'informatique, celle-ci sera mise à profit pour changer la présentation des tests utilisant la mécanique en une présentation sur un écran d'ordinateur par l'intermédiaire d'un logiciel. Le poly-psycho-informatique, avec sa conception informatique, transforma définitivement l'image « retro » de certains tests, qui n'avaient que peu évolué depuis leur origine psychotechnique, en une image d'avant-garde.

Parallèlement, l'association du lecteur optique et de l'informatique remettaient en question l'utilisation des grilles de correction, du calcul des scores et l'usage des étalonnages. La méthode psycho-informatique, qui automatisait tous les travaux annexes à la passation des tests, rendait compte des scores obtenus, par un profil, complété d'une explication sous la forme d'un texte et une note psychométrique globale, liée à un pronostic de réussite. Durant plus d'une dizaine d'années, la méthode psycho-informatique, appliquée sur des populations différentes, dont le nombre dépassa les 550 000 personnes, devint la référence, même au-delà des frontières.

Au moment de la cession, les EAP étaient considérés comme la mémoire de la psychométrie. Leurs archives rassemblaient tous les tests des auteurs francophones. L'organisation de celles-ci donnait la possibilité de réimprimer, sur simple demande d'un utilisateur ou d'un chercheur, le ou les test(s) désiré(s). L'ensemble de leur personnel était à même de pouvoir répondre à toutes questions concernant les tests.

Les annexes qui suivent donnent un aperçu ; des documents disponibles, des auteurs qui contribuèrent à donner, à la profession, les outils dont elle avait besoin.

**1973**
**Direction et gérance de Robert Simonnet**
**Création d'un atelier d'imprimerie**
**Création d'un département de composition assistée par ordinateur (CAO)**
**Edition des premiers tests pour les orthophonistes**
**Production du test de Piterman-Scoatarin**
**Edition d'une grille d'analyse de Hontarrède**
**Production du test de Perron-Borelli**
**Publications : deux livres**

**1) Gérance : Robert Simonnet**

Lors de l'assemblée générale de septembre 1972, la décision avait été prise, sur demande de Denise Guyot, de nommer Robert Simonnet gérant des EAP à partir du 1er janvier 1973. Cette succession eut lieu en deux temps, le premier d'une durée d'une année, pendant laquelle Denise Guyot assura une présence quotidienne à mi-temps ; le second, pendant lequel sa présence devînt plus irrégulière. Afin de rester en contact avec la profession, elle continua d'être présente lors des congrès et des expositions, qui eurent lieu jusqu'à 1995. En ce qui concerne la clientèle, ce changement important passa inaperçu, l'habitude ayant déjà été prise depuis plusieurs années d'une présence simultanée de l'un ou de l'autre, soit au bureau, soit lors des rendez-vous.

**Robert Simonnet**, né en 1932, fit des études secondaires à l'école Bréguet, puis obtînt le diplôme d'ingénieur de l'Ecole supérieure de techniques aéronautique et de construction automobile (ESTACA). Il travailla, durant les périodes de vacances, dans l'industrie automobile, où il complétait ses connaissances théoriques par des activités pratiques.

Appelé, dès la fin de ses études, sous les drapeaux, dans l'armée de l'air, pour dix-huit mois, il y obtint un brevet de météorologiste. Libéré de ses obligations, il s'orienta vers l'industrie automobile et entra dans une agence Citroën, comme attaché de direction. En 1954, six mois après avoir été libéré, il est rappelé sous les drapeaux, pour aller en Algérie, où il y resta sept mois et où il organisa la station météo de la nouvelle base aérienne de Tlemcen.

Conjointement à ses activités professionnelles, qu'il avait retrouvées dès son retour d'Algérie, il s'inscrit, en 1958, au Conservatoire des arts et métiers (CNAM) en psychologie du travail, études sanctionnées par le diplôme de psychologue du travail, après sept années de cours. Pendant ces études, il rencontra de nombreux professeurs de psychologie, ainsi que les responsables des EAP, qui lui donnèrent les moyens de parfaire ses connaissances et l'aidèrent à réaliser ses mémoires de fin d'étude.

Dès 1960, utilisant ses moments libres, il participe à de nombreux congrès et expositions avec les EAP, dont il deviendra actionnaire. En 1969, il quitte définitivement l'industrie automobile pour prendre la fonction d'attaché de direction aux EAP. En 1973, aidé par sa double formation d'ingénieur et de psychologue, il est promu gérant, fonction qu'il occupera jusqu'à la vente de la Société en 1995.

### 2) Création d'un atelier d'imprimerie intégrée

Des difficultés de plus en plus grandes se firent jour quant au travail des deux imprimeurs utilisés par les EAP, situés, l'un à Villeneuve-sur-Lot, l'autre à Moulins, qui devaient respecter les contraintes strictes, liées aux impressions des tests papier-crayon, destinés à la vente. Les obligations portaient principalement sur la qualité d'un papier, qui devait être non transparent et d'une résistance au déchirement importante ; l'impression, qui devait être identique dans le temps et respecter une homogénéité des caractères lors de nouvelles compositions et, de plus, la rapidité de livraison due à une rupture de stock, non prévisible. Toutes ces contraintes laissaient la porte ouverte à des déboires, qu'il fallait, sans cesse, surveiller, rectifier et gérer. Ces déboires furent à l'origine de la création d'un département dit « d'imprimerie intégrée », intégrée au sein de l'entreprise.

Ce nouveau département, tout en laissant beaucoup plus de souplesse quant à la gestion du stock, limita, pour les EAP, le nombre des imprimeurs extérieurs à une seule société, à laquelle était confiée tous les travaux qui relevaient d'une compétence technique, que, seul, un imprimeur hautement qualifié pouvait réaliser.

Dès les premiers mois, cette imprimerie intégrée, qui comprenait deux personnes (un conducteur de machine offset et un opérateur sur massicot) devint opérationnelle. Par la suite, le nombre de machines augmentant, le personnel se situa entre quatre et six personnes.

### 3) Création d'un département de composition assistée par ordinateur (CAO)

La mise en place d'une imprimerie intégrée ne résoudra qu'une partie du problème, celui de l'impression. S'il était facile, dans un premier temps, de clicher les tests papier-crayon existant, pour réaliser une plaque offset qui servirait à les imprimer correctement, il n'en était pas de même, lorsque le test papier-crayon n'existait pas ou était hors d'usage. Il fallait, pour qu'il existât, le composer, soit par les moyens classiques utilisés chez les imprimeurs de métier (la typographie), soit en utilisant une nouvelle méthode, la « multipoints » d'IBM. Utiliser la typographie réservée aux métiers d'imprimeurs, étant impossible pour les EAP, il ne restait que la solution de la « multipoints ».

Pour ce faire, il devenait indispensable d'embaucher une « multipointiste », une généraliste, travaillant sur machine « multipoints ». L'annonce, dans une revue spécialisée, d'une personne recherchant une place de multipointiste fut une chance pour les EAP. Informés, dès leur premier appel téléphonique, par l'annonceur, que cette femme, qu'il employait avec satisfaction depuis plus d'une année, était sourde et muette, laissait présager qu'aucune suite positive ne pouvait être donnée. Déployant des arguments persuasifs, il proposa des conditions acceptables : prendre à l'essai cette multipointiste pendant trois mois, sous le contrôle permanent du service de formation des handicapés de chez IBM, avec lequel il était en constante relation et la reprendre, si l'essai n'était pas concluant.

Non seulement l'essai fut concluant, mais cette technicienne travailla à ce poste jusqu'au changement de propriétaire en 1995 et travaillait encore, dans la nouvelle structure, en 2005. Pendant les 22 années, après avoir été formée sur la première multipoint, elle fut ensuite formée sur les deux nouveaux modèles, qui existèrent entre 1973 et 1980, puis accepta une formation sur la « composition assistée par ordinateur » (CAO), sans jamais avoir été dépassée par les nouvelles techniques.

Ce département de composition assistée par ordinateur compléta le département d'imprimerie et fut conduit, au cours des années suivantes, à réaliser la composition de revues et de livres.

A compter de ce moment, l'entreprise comprendra 22 personnes : un service administratif (4), un département commercial (2), un département de psychologie appliquée et son service d'études en psychologie (2), un atelier d'électromécanique et son bureau d'études (5), un département d'imprimerie intégrée (2), un département de composition assistée par ordinateur (1), un magasin avec un service d'expédition (3), un département autonome d'électronique SIREL (3), une filiale à Bruxelles, ATM, une filiale à Madrid, MEPSA, une filiale à Lisbonne, PSICO, un agent exclusif à Florence, un agent exclusif à Athènes.

**4) Edition des premiers tests pour les Orthophonistes**

La création de nouveaux postes d'orthophonistes en France modifia la demande des outils que diffusaient les EAP. Cette profession, très bien structurée, élabora de nouveaux tests d'évaluation plus spécifiques à la profession que ceux existant.

Grâce aux départements d'imprimerie intégrée et de composition assistée par ordinateur (CAO), les EAP répondirent avec rapidité à cette demande. Rétrospectivement, il est indéniable que la complexité des matériels utilisés pour ces évaluations, comme l'étaient, plus particulièrement, les tests de

Suzanne Borel-Maisonny (1900-1995), aurait créé bien des soucis s'il avait fallu en sous-traiter la fabrication et l'impression à une société non spécialisée en psychologie.

La réalisation de ces matériels, dont les éléments consistaient en des impressions d'images dans des formats peu habituels, en des dessins très élaborés, en noir et blanc ou encore en couleurs, en des objets, peu communs, à réaliser, soit en bois, soit en matière plastique, le tout à ranger à l'intérieur d'une mallette (de façon à assurer à l'utilisateur la simplification du rangement et une commodité de transport) furent, pour la plupart, assimilés bien souvent, lors de leurs réalisations, à un « case-tête » chinois.

A des éléments fabriqués par les EAP, s'ajoutèrent des objets de la vie courante, qu'il fallut rechercher chez divers fabricants, tout en supposant qu'ils devaient être produits encore longtemps, afin de répondre aux normes statistiques établies par l'auteur et ne pas altérer les résultats de l'évaluation dans le temps. Déjà, à cette époque, le côté éphémère des productions commençait à poindre, ce qui nécessita, très souvent, l'acquisition de stocks importants pour satisfaire, ultérieurement, à la rigueur scientifique.

La liste, ci-après, des tests d'orthophonie, produits par les EAP au cours des années, donne une idée du travail accompli :

- Test de langage de Pitermann, Caracosta, Van Waeyenberghe,
- Test sans parole de Borel-Maisonny
- Test d'aptitudes de Borel-Maisonny
- Test de langage de Borel-Maisonny
- Test des troubles du langage de Ferrand
- Echelle d'évaluation de l'aphasie de Mazaux, Orgozozo
- Test d'évaluation des aptitudes syntaxiques de Chevrie-Muller,
- Test de vocabulaire actif et passif de Deltour, Hupkens
- Test des relations topologiques de Deltour
- Test de discrimination phonémique de Deltour, Lacert

**5) Production du test de langage de Piterman-Scoatarin, (TLP) (ti) (Σ)**

L'auteur, Simone Piterman Scoatarin, aidée par Hélène Caracosta, Madeleine Van Waeyenberghe, Jacqueline Zivy, réalisa ce test, qui se compose de 73 items. Il distingue les performances des sujets dans quatre catégories linguistiques : lexèmes, flexions, référents, circonstants. La méthode de sollicitation du langage consiste à demander à l'enfant de poursuivre le discours entamé par l'examinateur à propos d'images spécialement conçues. Cette méthode présente l'avantage de réduire le fonctionnement métalinguistique du sujet. Il permet de situer les résultats d'un enfant par rapport à la réussite moyenne des autres enfants de son âge, de donner son niveau de langage, de différencier les erreurs, de noter dans l'évolution du langage des retards pathologiques, d'affiner les indications de rééducation orthophonique.

**6) Edition de la grille d'analyse du comportement de Hontarrède (GAC) (tpc) (Σ)**

Cette grille permet de confronter les résultats de l'examen psychologique au portrait de l'enfant en situation scolaire, d'une part et de saisir, d'autre part, l'évolution comportementale d'un enfant placé dans une situation pédagogique donnée (classe de perfectionnement, d'adaptation, institutions diverses). Les données de la grille peuvent être regroupées en quatre chapitres : façon d'être de l'enfant, aptitudes aux apprentissages, attitudes scolaires, relations avec autrui. Les étalonnages, en 5 classes normalisées, réalisés par E-G. Hontarrède, portent sur 428 enfants, filles et garçons.

**7) Production des échelles différentielles d'efficience intellectuelle de Perron-Borelli (EDEI) (ti) (ΣΔ) (49)**

Ces échelles furent créées, par Michèle Perron-Borelli, pour permettre l'analyse de l'efficience intellectuelle de l'enfant, suivant quelques grands axes de développement intellectuel. Les différents aspects de ce développement sont évalués par les sept échelles de la batterie. Celles-ci ont été choisies à partir d'une réflexion critique de la tradition psychométrique issue d'Alfred Binet et de certains apports fondamentaux de la psychologie génétique. Trois échelles permettent l'évaluation de l'activité catégorielle selon les travaux d'Henri Piéron et Jean Piaget. Elles ont recours au langage en tant qu'instrument de la pensée. Une échelle de vocabulaire permet l'évaluation du développement du langage. Une échelle d'intelligence sociale évalue la compréhension de certaines situations sociales, des rôles et valeurs, qui organisent les relations humaines. Une échelle permet d'évaluer l'adaptation pratique dans une tâche d'organisation spatiale, utilisant un matériel concret. Une échelle de connaissance permet une évaluation du développement intellectuel.

Publications : deux livres :
Roger Mucchielli : *Le test du village imaginaire*
Charles Chandessais : *Introduction à l'étude des systèmes*

**Congrès**

NIORT : 24e Congrès national des Conseillers d'orientation professionnelle (ACOF), les EAP y sont présents.

**1974**
**Création d'une filiale (PSICO) à Lisbonne, Portugal**
**Création d'une librairie EAP, à Paris**
**Adaptation, du test scolaire d'Andrey, en iranien (Théhéran)**
**Edition des tests de Mounaix**
**Edition du test de Hays**
**Edition du test de Goodenought**
**Publications : deux livres**

### 1) Création d'une filiale (PSICO) à Lisbonne

Les retombées, dues à la diffusion des tests EAP en Espagne par l'intermédiaire de leur filiale MEPSA, pénètrent lentement jusqu'au Portugal et, plus particulièrement, à Lisbonne, où il est plus facile d'adresser des commandes directement en France, que d'effectuer le détour par Madrid. La rencontre, en 1972, au congrès international de psychologie appliquée de Liège, de Manuel Castella, Portugais d'origine, avait déjà laissé entrevoir la possibilité d'une collaboration avec ce pays.

Ayant, à Lisbonne, une activité de diffusion d'appareils paramédicaux, Manuel Castella, qui possédait une culture psychologique importante, se présenta aux EAP avec le projet de quitter l'entreprise dans laquelle il travaillait, pour créer sa propre société, « PSICO », dans laquelle les EAP pouvaient être partie prenante sous la forme de 40% du capital. Il y prévoyait la collaboration de sa fille, Isabelle Castella, multilinguiste (anglais, allemand, français, espagnol, portugais) qui, de plus, avait suivi les cours de psychologie à l'université de Lisbonne.

Les résultats commerciaux de la filiale MEPSA, à Madrid, étant positifs, la réponse à ce projet ne pouvait être que favorable, sous réserve qu'Isabelle Castella participât à un stage, d'une durée de deux mois, aux EAP. Ce stage avait pour but de reproduire, à l'intérieur de la nouvelle société PSICO, une structure identique à celle des EAP. Les contraintes administratives portugaises, liées à la création d'une entité fanco-portugaise s'étant terminées par la première assemblée générale de cette nouvelle société, en juillet, et le stage d'Isabelle Castella ayant eut lieu pendant les mois d'octobre et de novembre, les Etablissements PSICO devinrent opérationnels dès le début de l'année suivante. Pendant les années ultérieures, la satisfaction permanente de la clientèle, due à la qualité du travail de Manuel et Isabelle Castella, ainsi que de celle de leurs techniciens et employés, permit, une dizaine d'années plus tard, de les libérer de la tutelle des EAP. En 1999, Manuel Castella ayant pris sa retraite, PSICO, sous la responsabilité de sa fille, Isabelle Castella, fonctionnait toujours en 2007, résultat d'une bonne gestion due à une organisation sans faille.

**2) Création d'une librairie EAP à Paris**

Plusieurs professeurs de psychologie du Conservatoire national des arts et métiers (CNAM), ayant eu connaissance, non seulement qu'une imprimerie intégrée fonctionnait aux EAP, mais qu'ils avaient publié plusieurs ouvrages sur lesquels aucune critique négative n'avait été enregistrée, leur proposèrent, par l'intermédiaire de Jean-Pierre Lapeyre, la publication d'ouvrages, dont les contenus reprendraient leurs cours au CNAM.

Les frais énormes d'une telle opération nécessitèrent une double réflexion : comment faire pour répondre favorablement à cette demande de publication ? De quel genre de local fallait-il disposer pour être opérationnel ?

A la première question, après examen des cours dispensés au CNAM, il devenait évident que la publication et la diffusion de ces ouvrages devaient s'accompagner de la mise à disposition aux étudiants, de tous les cours donnés au CNAM. Ce constat déboucha sur la nécessité de créer une librairie très proche du CNAM. A la seconde question, le volume des ouvrages à posséder en stock restait déterminant quant aux choix d'un local relativement grand en surface.

Jean-Pierre Lapeyre qui, de par son milieu familial, avait vécu très proche de l'édition, concrétisa le projet par la recherche et le choix d'un local, qu'il trouva à louer, à proximité du CNAM. Il fut embauché comme directeur de cette librairie EAP, y travailla avec deux personnes, pendant six années, avec succès. Avant de quitter son travail, pour rejoindre le sud de la France, il forma son successeur, Alain Champalbert, qui, lui aussi, travailla, avec succès, durant six années. Pendant toute cette période, le premier local, qui était devenu trop exigu, fut remplacé par un second beaucoup plus spacieux, qui permit l'embauche de quatre personnes.

A compter de ce moment, l'entreprise comprendra 24 personnes : un service administratif (4), un département commercial (2), un département de psychologie appliquée et son service d'études en psychologie (2), un atelier d'électromécanique et son bureau d'études (5), un département d'imprimerie intégrée (2), un département de composition assistée par ordinateur (1), un magasin avec un service d'expédition (3), une librairie (2), un département autonome d'électronique, SIREL (3), une filiale à Bruxelles, ATM, une filiale à Madrid, MEPSA, une filiale à Lisbonne, PSICO, un agent exclusif à Florence, un agent exclusif à Athènes.

**3) Adaptation, en langue iranienne, d'un test scolaire d'Andrey**

En août 1974, un psychologue iranien, de culture française, demanda, par courrier, un rendez-vous aux EAP, afin de présenter son travail d'adaptation d'un test français, dont la publication était réalisée par les EAP.

Lors de cette réunion, ce psychologue, exerçant dans les milieux scolaires à Téhéran, fit une présentation des documents qu'il avait rassemblés, lors d'études réalisées en Iran pendant plus de cinq années. Les résultats obtenus semblèrent, en première analyse, remarquables.

Il s'agissait du test d'intelligence générale (L61) de Bernard Andrey. Présenté sous la forme d'une batterie, étalonné en France sur des populations d'adolescents ou adultes de niveau troisième, il fut réalisé pour mettre en évidence les possibilités intellectuelles des sujets, à partir de présentation d'éléments non verbaux, évoquant des situations concrètes.

Les résultats mirent en évidence qu'en Iran comme en France, les aspects de l'intelligence, exprimés par des jugements et des raisonnements portant sur des situations et des actions humaines, étaient propices à des orientations scolaires ou professionnelles.

Après en avoir informé l'auteur, les EAP établirent un contrat, permettant la traduction, l'impression et l'utilisation de ce test en Iran, mais sollicitèrent, de la part du psychologue, que le contenu de toutes les recherches fasse l'objet d'un manuel d'utilisation, et que leur traduction, en langue française, leur soit systématiquement adressée. Le travail, réalisé, par ce psychologue et son équipe, était en tous points remarquables.

A cette époque, la France, par la psychologie, prenait pied en Iran. Satisfait des réunions de travail organisées aux EAP, ce psychologue devait participer, par la suite, au congrès de psychologie de Téhéran, pour y présenter son travail. Invités à ce congrès, Denise Guyot et Robert Simonnet devaient y rencontrer la Shabannou, qui s'intéressait tout particulièrement à la psychologie et prévoyait d'organiser une réception au Palais, en l'honneur des deux Français.

Malheureusement, les événements, en décidèrent autrement. Depuis cette date, l'influence que la France avait acquise, grâce à la psychologie, disparut complètement de cette partie du monde.

### 4) Edition des tests de connaissances en français de Mounaix, (MAFI) (MAFO) (MAFU) (tpc) (ΔΩ)

Ces trois tests sont destinés à l'évaluation des connaissances générales en français. Elles se subdivisent en trois parties : la première porte sur les acquisitions du vocabulaire général de la langue française, la seconde nécessite la connaissance de notions grammaticales, la troisième traite plus spécifiquement de notions plus littéraires et culturelles (elle se réfère à un vocabulaire plus littéraire et à des connaissances d'auteurs).

Le test MAFI est destiné aux élèves de 1$^{ère}$ et 2$^{d}$, le test MAFO aux élèves de 2$^{d}$ et 3$^{e}$, le test MAFU aux élèves de 3$^{e}$ et 4$^{e}$.

**5) Edition du test de connaissance en anglais de Hays (MASA) (tpc) (ΔΩ)**

Cette épreuve, de C. Hays, est destinée à établir une estimation des connaissances scolaires devant être acquises par un élève de l'enseignement secondaire, du niveau de fin de première ou début de terminale. Elle se structure en trois parties : connaissances grammaticales, compréhension de textes, vocabulaire connaissance et vocabulaire utilisation.

**6) Edition du test du dessin d'un bonhomme de Goodenought (GOO) (tpc) (Σ)**

Si le test du dessin d'un bonhomme, de Florence Goodenought, ne peut être comparé, comme instrument de mesure du Q.I., à une échelle d'intelligence, c'est, néanmoins, un outil d'appoint ou un moyen de contrôle périodique très satisfaisant. Il permet de dépister rapidement un risque de débilité ou un retard mental, si un enfant reste accroché à un niveau précédemment décrit. Il corrèle à .74 avec le test « révision Stanford » de Terman. Les travaux de Jacqueline Royer ont ajouté, à l'étude de l'intelligence avec ce test, une évaluation de la personnalité de l'enfant.

Publications : deux livres
Andrée Girolamy : *Pour savoir lire*
Roger Mucchielli : *Analyse et liberté*

**Congrès**

SAINT-GERMAIN **:** 25^e^ Congrès des conseillers d'orientation professionnelle, les EAP y sont présents.
MONTREAL **:** Congrès international de psychologie appliquée (IAPA), les EAP y sont présents.

**1975**
**Création d'un département d'édition de livres et de revues de psychologie**
**Production du test de Mucchielli**
**Edition du test de Morrisby**
**Edition du test de Masset**
**Production du test de Chevrie-Muller**
**Publications : trois livres**

**1) Création d'un département d'édition de livres et de revues de psychologie**

Les EAP recevant, depuis plusieurs années, des manuscrits, avec demande d'édition, prirent, lors de leur assemblée générale, la décision de « franchir le pas », en devenant des éditeurs à part entière. Néanmoins, une restriction importante limita ce domaine à l'édition de documents ayant trait à la psychologie.

Cette décision ne reçut pas l'accord de tous les actionnaires, lors de l'assemblée générale, du fait de la prise de risques financiers qu'elle sous-entendait. Il fut demandé que, durant les premières années, les résultats financiers de ce département soient examinés avec attention lors des prochaines assemblées. Le succès, lent à venir, fut, malgré tout, au rendez-vous, grâce à l'efficacité des directeurs de collection.

Le professeur Roger Mucchielli, dont l'ouvrage *Le test du village imaginaire,* publié aux Presses Universitaires de France était épuisé depuis plusieurs années, sollicita les EAP, pour envisager une nouvelle édition. Ce livre, très demandé par les psychologues, fut le premier livre publié par les EAP.

Grâce à leur imprimerie intégrée, les EAP purent imprimer et éditer, avec plus de souplesse et à moindre coût, ce qui limita les risques financiers, toujours importants dans ce domaine. A cette époque, plusieurs éditeurs en cessation de paiement, furent repris par des groupes financiers qui refusaient l'édition d'ouvrages dont le tirage était estimé à moins de 4 000 exemplaires ou encore, dont les tirages, supérieurs à 4 000 exemplaires, ne pouvaient être vendus dans un délai inférieur à trois années. Bien des ouvrages de psychologie de qualité ne pouvaient satisfaire à ces contraintes.

Afin de contourner les coûts importants, dus à des tirages réduits, les EAP adoptèrent une formule qui se révéla rentable. La composition du texte, effectuée par le département CAO, devait être simplifiée au maximum, tout en restant claire, lisible et agréable à consulter. L'impression, réalisée par l'imprimerie intégrée, devait ne porter que sur 1 000 exemplaires. La reliure, effectuée en sous-traitance par un spécialiste, devait être solide et ne porter que sur 500 exemplaires, les 500 suivants n'étant reliés qu'après épuisement du stock.

Cette organisation, qui a évité d'avoir recours à des prêts bancaires, toujours très onéreux, limitait des frais financiers, qui pouvaient entraîner des déficits importants pour la société.

Le pari fut gagné et, en une dizaine d'années, les EAP publièrent une centaine d'ouvrages, dont la moyenne des ventes se situa entre 1 300 et 1 400 exemplaires (avec un maximum de plus de 5 000 exemplaires, atteint par l'un d'eux).

A la publication des livres s'ajouta rapidement la publication de revues, dont les périodicités furent annuelles, semestrielles, trimestrielles.

Pour la publication de ces revues, le besoin d'une gestion complète se fit sentir, mais il fallut attendre quelques années pour satisfaire, par l'informatique, cette demande. La revue de l'ACOF, éditée depuis plusieurs années par les EAP, put, en 1982, avec l'aide du département informatique nouvellement créé, bénéficier d'une gestion comprenant la création d'un fichier d'environ 1 500 abonnés, le contrôle des abonnements et réabonnements, le bilan financier, l'impression des étiquettes pour le routage et le routage.

A compter de ce moment, l'entreprise comprendra 26 personnes : un service administratif (5), un département commercial (2), un département de psychologie appliquée et son service d'études en psychologie (2), un atelier d'électromécanique et son bureau d'études (4), un département d'imprimerie intégrée (2), un département de composition assistée par ordinateur (1), un département d'édition de livres (1), un magasin avec un service d'expédition (3), une librairie (3), un département autonome d'électronique, SIREL (3), une filiale à Bruxelles, ATM, une filiale à Madrid, MEPSA, une filiale à Lisbonne, PSICO, un agent exclusif à Florence, un agent exclusif à Athènes.

**2) Production du test du village imaginaire de Mucchielli (VIM) (ti) (ΔΩ) (50)**

En construisant son monde, selon la consigne : *village imaginaire dans lequel vous habiteriez,* sur un plateau standardisé et avec un matériel d'environ 300 pièces, qui constituent le lexique codifié de son expression, le sujet examiné traduit l'univers des significations dans lequel il se situe. Il exprime, en dehors de sa conscience réfléchie, mise hors jeu par l'appel à l'imaginaire et par l'implication affective totale que suscite ce test, les structures actuelles de sa manière d'être au monde et de réagir. Le test révèle l'univers de significations du sujet et les structures

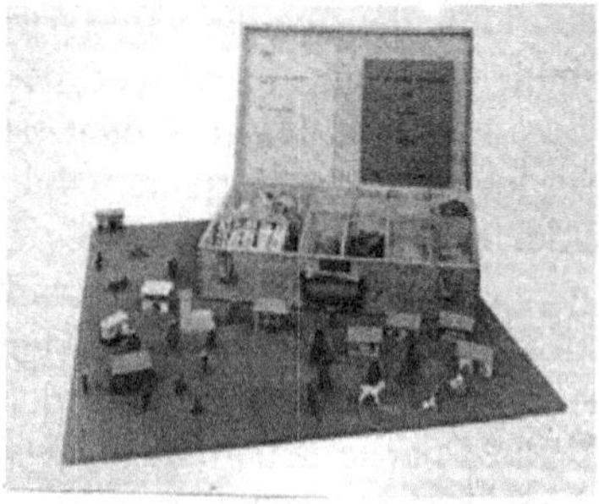

**Photo 49**

actuelles de son monde vécu, qu'il traduit à la fois métaphoriquement et symboliquement, grâce à la valeur expressive des pièces et à l'implication affective complète suscitée par cette méthode. Le test du « village imaginaire » est un test projectif original. Le test du « village » a été repris par plusieurs auteurs, mais, seul, Roger Mucchielli a su lui donner toute son importance en proposant, par le côté imaginaire, une interprétation plus profonde de la personnalité.

**3) Edition du test des séries composées de Morrisby (CST) (tpc) (ΣΔΩ)**

Le test de J-R. Morrisby est une épreuve d'intelligence non verbale, qui n'est pas affectée par un facteur culturel. La médiocrité du « savoir » ne réduit pas les résultats, pas plus que sa richesse ne les améliore. Il est conçu pour couvrir une gamme de niveaux extrêmement large en une seule échelle. Il n'existe pas de plafond, très peu de sujets parvenant à obtenir le score maximaum et, à l'autre extrémité, un enfant de 6 ans est capable d'obtenir un score valide. L'épreuve mesure l'aptitude à diriger et à maîtriser un effort intellectuel sur une tâche donnée.

**4) Le test de dépistage des enfants déficients visuels de Masset (DDV) (ti) (Σ)**

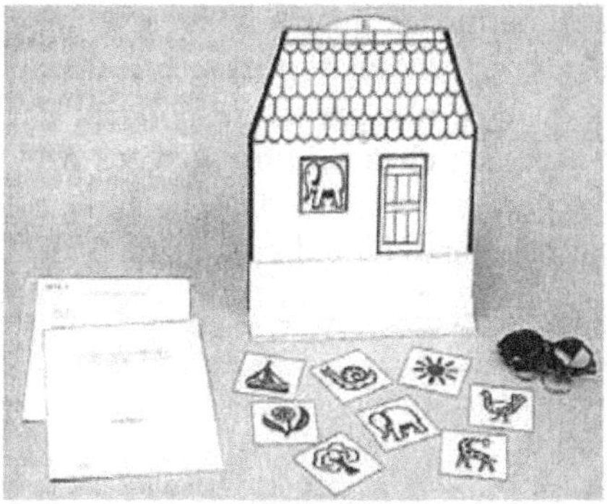

**Photo 50**

L'épreuve de C. Masset, utilise la technique de l'appariement de dessins. Avant l'âge de six ans, les « tests lettres » et les « tests géométriques » ne sont pas utilisables. L'appariement fait abstraction des difficultés langagières et de l'inhibition du jeune enfant. L'épreuve se présente comme un jeu sensoriel bien accepté par les très jeunes enfants, la notion de « pareil » apparaissant vers l'âge de deux ans. L'épreuve n'a pas pour but de déterminer la nature et la gravité du handicap, mais d'extraire rapidement, d'une population, les enfants semblant présenter une anomalie et qui seront, par la suite, dirigés vers un ophtalmologiste. Au cours de l'expérimentation 214 enfants, âgés de 2 à 6 ans, furent examinés et 14,5% échouèrent à l'épreuve. Après examen par un ophtalmologiste, il est apparu que 11,7% présentaient une anomalie visuelle.

**5) Production et édition des tests de Chevrie-Muller**

Claude Chevrie-Muller a publié deux tests, l'un dans le domaine du développement du langage, l'autre dans le domaine du développement cognitif.

**Production de l'échelle de développement cognitif de l'enfant. (EPC) (ti) (ΣΔ)**

Cette échelle, de Claude Chevrie-Muller, A-M. Simon et Lenormand, a été construite à partir d'épreuves, décrites par Jean Piaget, pour tester les premiers mécanismes opératoires. Elle comporte quatre tests, qui font chacun l'objet d'une notation et qui se regroupent deux par deux : épreuves testant les opérations concrètes simples, épreuves testant les opérations concrètes complexes. Les études portèrent sur 384 enfants, de 5 à 8 ans.

**Edition du test d'évaluation des aptitudes syntaxiques. (NSST) (tpc) (Σ)**

Ce test, évaluant le développement du langage, de Claude Chevrie-Muller, Françoise Weil-Halpern, Anne-Marie. Simon et C. Guidet, permet, à l'enfant, de discriminer et/ou d'utiliser des morphèmes (flexions, désinences, marques de genre, de nombre), ainsi que des éléments fonctionnels (ordres des mots), qui assurent le fonctionnement de la langue dans sa deuxième articulation (celle des mots en phrases). Pour la compréhension, le principe de l'épreuve est celui du repérage (désignation), parmi les quatre images, d'une planche, des deux images illustrant chacune des oppositions testées (il y a donc deux images piège). Pour l'expression, les deux phrases correspondant à l'opposition sont illustrées, chacune, par une image ; elles sont prononcées par l'examinateur, puis l'enfant doit répéter la phrase correspondant à l'image qu'on lui désigne. Les étalonnages portent sur une population d'enfants de 5 à 8 ans.

Publications : trois livres
Jacqueline Royer : *Le test des contes*
Edouard Guilmain : *L'activité psychomotrice de l'enfant*
A. Chevalier : *Pour une clinique de groupe en psychologie de l'éducation*

**Congrès**

LIMOGES : 26e congrès des onseillers d'orientation professionnelle (ACOF), les EAP y sont présents.

**1976**
**Participation au XXI^e Congrès international de psychologie à Paris**
**Production de l'audiomètre de Simonnet**
**Edition des tests d'Abraham**
**Edition du test de Barthélémy**
**Edition de test de Spearman**
**Production du test de Laborde**
**Publications : trois livres**

**1) Participation au XXI^e Congrès international de psychologie à Paris**

En 1976, le XXI^e congrès international de psychologie, organisé par Paul Fraisse, eut lieu à Paris, à l'université des sciences économique d'Assas. Une grande première en France : une entreprise privée, les EAP, spécialistes de la profession, furent sollicités plus d'une année à l'avance, par le comité organisateur, pour mettre sur pied l'exposition internationale, qui devait avoir lieu dans les locaux de la faculté de pharmacie. A cette exposition, devaient participer les principales firmes spécialisées en psychologie de la planète.

Les EAP confièrent, à Christine Claveau, le soin de mener à bien cette exposition. Pour ce faire, elle assista à toutes les réunions du comité d'organisation et prit contact, par courrier, avec tous les exposants potentiels, afin de leur réserver, dans la salle destinée à cette exposition, leur emplacement respectif. Comme bien souvent, ceux-ci ne se précipitèrent pas pour répondre, et c'est à la dernière minute qu'il fallut modifier le plan d'occupation des sols, pour satisfaire des retardataires.

Jamais confrontés à l'organisation d'une exposition internationale de cette envergure, les EAP prirent conscience qu'une prestation, même satisfaisante, pourrait être critiquée et nuire, par la suite, à l'image de marque qui leur avait valu la confiance du comité organisateur. Il fallait, donc, que tout fût parfait, tant pour le comité organisateur que pour les exposants. Deux mois avant l'ouverture du congrès, Christine Claveau engagea l'ensemble du personnel dans l'aventure. Deux jours avant l'inauguration, tout était prêt : les différents tests des exposants, expédiés par avion, furent déposés sur leur stand respectif, les derniers détails de décoration furent terminés la veille de la séance inaugurale, de façon à satisfaire les organisateurs, lors de leur visite d'inspection.

Participant, eux-mêmes, à cette exposition, les EAP présentèrent un stand qui leur fit honneur. A l'écoute de tous les exposants durant toute l'exposition, Christine Claveau, Denise Guyot et Robert Simonnet furent chaleureusement remerciés par ceux-ci. Le succès de cette exposition fut ressenti par le comité d'organisation, qui les associa à leur discours de clôture.

**2) Diffusion du « Visiotest » et production de l'audiomètre de Simonnet :**
**L'audiomètre (AURS) (ta) (ΔΩ)**

Profitant des compétences en électronique de la filiale SIREL, Robert Simonnet, aidé par Jean Fer, s'attelle à l'étude d'un nouvel audiomètre, entièrement électronique, comportant : neuf fréquences (250 – 750 – 1000 – 1 500 – 2 000 – 3 000 – 4 000 – 6 000 – 8 000 Hz), un son continu ou pulsé (2,5 pulsations par seconde), une intensité de -5 à 70 dB, un atténuateur gradué de 5 en 5, de –5 à 30, de 10 en 10, de 30 à 70, une alimentation de 115 à 220 volts (50 périodes) et des écouteurs positionnés sur casque antibruit de 8 Ohms.

Appareils conçus pour le dépistage rapide et précis des lacunes liées à l'acuité auditive, il complétait l'examen psychométrique dans le domaine de l'audition, comme le test Visiotest complétait cet examen dans le domaine de la vision. La détermination des seuils sensoriels de l'acuité auditive trouvait sa place dans les examens d'orientation scolaire et professionnelle, tant pour le dépistage des déficiences que dans la recherche du niveau des aptitudes auditives, lorsqu'il s'agissait de métiers dans lesquels la finesse de l'audition constituait une aptitude professionnelle.

**Le visiotest (VTE) (ta) (ΔΩ)**

Les examens sensoriels de la vue et de l'audition, de plus en plus demandés, surtout lors d'examens où la sécurité devait être appréhendée avec le plus de rigueur possible, obligèrent les EAP à rendre disponibles des appareils fiables dans ces domaines. Si la réalisation et la production d'un audiomètre électronique étaient du domaine de leurs compétences, il n'en était pas de même pour le Visiotest, d'une complexité, dans le domaine optique, qui ne pouvait être résolue que par des spécialistes de cette discipline. L'appareil est un instrument de grande précision, prévu pour une évaluation rapide et précise de l'acuité visuelle et comprend les tests suivants : acuité visuelle de l'œil droit, vision de loin et de près ; astigmatisme de l'œil droit, vision de loin et de près ; acuité visuelle de l'œil gauche, vision de loin et de près ; astigmatisme de l'œil gauche, vision de loin et de près ; acuité binoculaire, vision de loin et de près ; duochrome, vision de loin et de près ; phories, vision de loin et de près ; discrimination des couleurs, vision de loin et de près, auquel s'ajoute un campimètre, dispositif de périmétrie, destiné au dépistage du champ visuel horizontal.

**3) Edition des tests d'Abraham**
**Le test du dessin d'une personne (DPA) (tpc) (ΣΔ)**

Ce test est aussi une méthode destinée à approfondir les connaissances du graphisme comme moyen d'expression et de communication humaine. Dans l'ouvrage, qui compose ce test, Ada Abraham a le mérite d'avoir exploré et mis en lumière les perspectives théoriques, qui sont à la base du dessin (aspect adaptatif, projectif, et expressif) et d'avoir établi les liens qui relient le dessin à la structure de la personnalité et à ses différentes manifestations.

**La matrice d'évaluation de l'individu et du groupe (MIPG) (tpc) (Ω)**

Le but de cette épreuve est de donner la possibilité d'appréhender les nombreuses variables mises en jeu par la dynamique du groupe. Elle permet d'évaluer, en même temps, l'individu et le groupe dont il fait partie, le niveau manifeste et le niveau latent des processus individuels et des processus de groupe et, d'un autre côté, peut servir à composer des groupes expérimentaux, à choisir les membres d'une équipe, à établir le diagnostic d'un groupe donné, à évaluer les résultats d'une intervention.

**La matrice inter personnelle du soi de l'enseignant (MISPE) (tpc) (Ω)**

L'épreuve a pour but de faciliter l'étude du soi professionnel de l'enseignant, en tant que système multidimensionnel, comprenant les relations conscientes et inconscientes de l'individu envers lui-même et envers son entourage dans le champ profession actuel. Les résultats obtenus ont permis de déterminer une échelle comportant sept degrés allant d'approprié à non approprié.

**4) Edition de l'échelle d'évaluation des comportements autistiques de Barthélémy / Lelord (ECA) (tpc) (ΣΔ)**

Cette échelle, de Catherine Barthélémy et Gilbert Lelord, permet d'explorer l'enfant autistique dans différents domaines de son comportement : retrait social, troubles de la communication verbale et non verbale, réactions bizarres à l'environnement, motricité perturbée, réactions affectives inadéquates, troubles des grandes fonctions instinctives, troubles de l'attention, des perceptions, des fonctions intellectuelles. La cotation est effectuée une fois par semaine, elle permet d'apprécier la fréquence d'apparition ou la gravité des symptômes, sur l'ensemble de trois à cinq journées de vie. La note globale est obtenue en additionnant les scores des vingt items.

**5) Edition du test d'intelligence de Spearman (FGS) (tpc) (ΔΩ)**

Ce test, de Charles Spearman, est une épreuve « d'éduction », fondé sur des perceptions de figures abstraites qui présentent une saturation maximale dans le facteur « g » défini par l'auteur. Dans les recherches systématiques, ce test donne une saturation de .55 dans le facteur intelligence, et de .31 dans un facteur de déduction.

**6) Production du test d'intelligence concrète de Laborde (LBP1) (ti) (ΔΩ) (51)**

Ce test, de P. Laborde, a été conçu dans le but d'apprécier, en situation, l'intelligence concrète chez l'adulte de bon niveau. Il permet une analyse fine des procédures intellectuelles extériorisées dans l'action. La tâche proposée induit, chez le sujet, un désir d'atteindre le but en ayant à résoudre un certain nombre de problèmes plus ou moins apparents. Le nombre relativement élevé des pièces à manipuler nécessite une organisation matérielle du travail et la mise au point d'une méthode pratique d'assemblage. L'observation du sujet donne des informations sur les qualités du dynamisme personnel dans une tâche concrète, et permet d'analyser la qualité des stratégies mises en place dans une situation de résolution de problèmes.

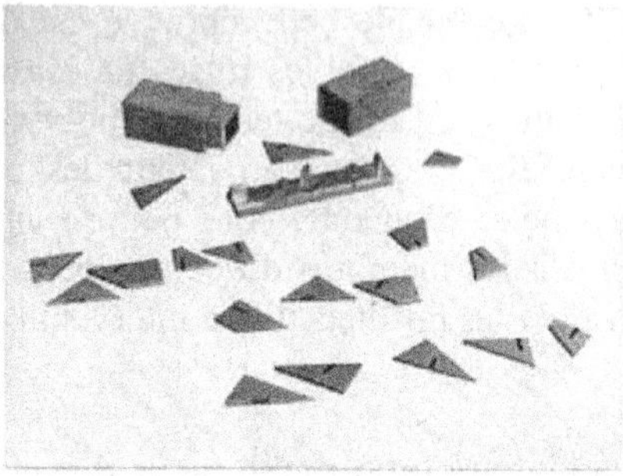

Publications : trois livres
Ada Abraham : *Le dessin d'une personne*
Jean-Claude Wittersheim : *La prévention des accidents par les méthodes psychologiques*
Pierre Levafrais : *Les mécanismes de la lecture*

**Congrès**
CHAMBERY : 27e congrès national de conseillers d'orientation professionnelle, les EAP y sont présents.
PARIS : XXIe Congrès international de psychologie, les EAP y sont présents.

**1977**
**Cinquantenaire des EAP**
**Participation à l'exposition française de Djakarta (Indonésie)**
**Edition du test de Holland adapté par Jean Blaise Dupont**
**Edition des tests de Missoum**
**Edition du test de Lefavrais**
**Publications : cinq livres**

**1) Le cinquantenaire des EAP**

Etape importante dans la vie d'une Société, les cinquante années d'existence des EAP furent fêtées en présence des plus grands noms de la psychologie, lors d'un dîner qui s'est tenu dans les salons de *l'Association des anciens élèves de l'Ecole des arts et métiers*.

Plus d'une centaine de personnes prirent part à ces festivités. Raymond Bonnardel, à la retraite en province, dans l'impossibilité se déplacer, rédigea un texte, où il fit l'éloge du fondateur. Ce texte, par la suite, servit de préface au Bulletin d'informations du cinquantenaire:

*« Au cinquantenaire des EAP qu'il me soit aussi permis de rappeler la mémoire de son fondateur Gaston Guyot, car il y a également quelques cinquante ans je fis sa connaissance dans le premier laboratoire français qu'il avait conçu et réalisé à la demande de J-M. Lahy dans le cadre des transports en commun de la région parisienne.*

*Durant toute la période s'étendant entre les deux guerres, sa personnalité d'une très grande intégrité m'a accordé toutes les ressources de sa créativité technique dans diverses activités qui ont jalonné ma carrière : depuis la première mise au point des travaux pratiques de biométrie dont m'avait chargé Laugier dans le cadre de la chaire de psychologie du travail du Conservatoire National des Arts et Métiers (1932) - premiers jalons de ce qui deviendra l'ergonomie ; en passant par la section de Biométrie humaine du Palais de la Découverte (1936) où Gaston Guyot, à ma demande, réalisa et présenta toute une gamme d'appareils portant sur les diverses fonctions physiologiques et psychologiques, appareils automatiques mis ainsi à la disposition directe du grand public.*

*Sans oublier sa part dans la préparation d'une mission psychométrique qui me fût confiée sur une population d'Indiens aborigènes (Otomis du Mexique – 1937).*

*Jusqu'à l'établissement d'un important laboratoire de Psychométrie que je créais dans un grand centre industriel.*

*C'est dire l'étroitesse des relations qui nous menèrent à une constante collaboration et à une amitié fidèle et confiante au cours de longues années dont je garde un souvenir très présent ».*

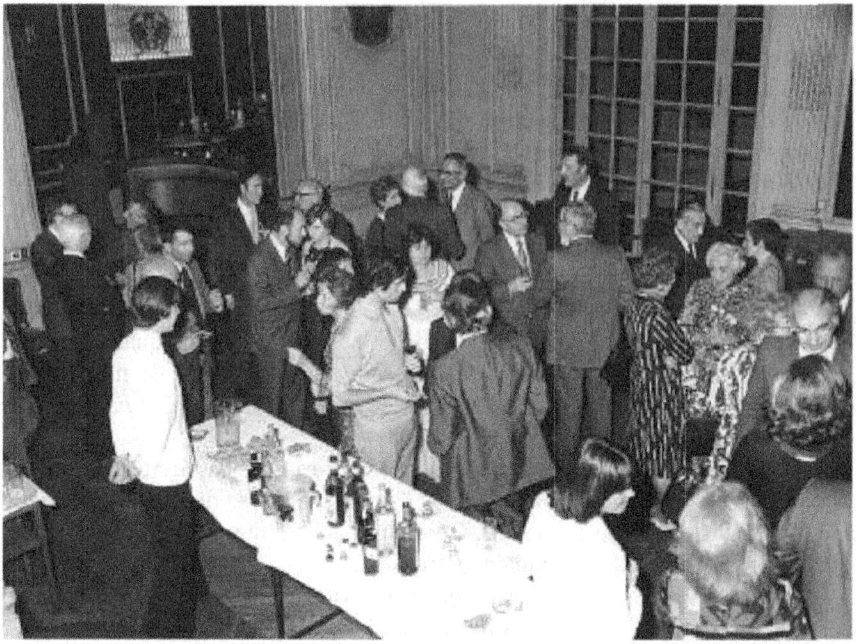

**Photo 52**

**2) Participation des EAP à l'exposition française de Djakarta (Indonésie)**

En 1978, le département du Commerce extérieur du gouvernement français organisa en Indonésie, à Djakarta, une importante exposition où toutes les productions françaises avaient leur stand.

Comme précédemment en URSS, il fut demandé aux EAP d'assurer la présence française dans le domaine de la psychométrie, en présentant un stand aussi complet que possible. Il leur fut conseillé de préparer une conférence, dont le thème devait porter sur la *réduction des accidents par les méthodes psychométriques dans les activités de transport routier et dans celui des transports en commun.*

Cette conférence, prévue d'une heure, mais qui dura en réalité plus de deux heures par les nombreuses questions posées, restera celle où la participation fut la plus nombreuse. Denise Guyot et les EAP remportèrent un vif succès, la pensée française, dans le domaine de la psychologie, rayonna grâce aux travaux de Raymond Bonnardel.

Un nombre impressionnant de visiteurs indonésiens circula durant cette exposition, qui était ouverte à l'ensemble de la population. Des résultats positifs ne se firent pas attendre. Trois mois après le retour en France, la mairie de la ville de Djakarta commandait tous les tests de la Batterie sécurité Bonnardel.

**3) Edition des tests de Dupont**

**L'inventaire personnel de Holland adapté par Jean-Blaise Dupont (IPH) (tpc) (ΔΩ) (52)**

L'inventaire s'attache à définir la personnalité, à l'aide d'une typologie applicable à la fois aux individus et aux environnements professionnels (ou groupes de professions), selon un système dans lequel, à un type de personnalité donné, correspondrait un environnement professionnel donné, la détermination du type se dégageant des réponses aux différents items. Chacun des items de l'inventaire correspond à l'une des six orientations qu'il est possible de définir de la manière suivante :

- L'orientation réaliste (R) est caractérisée par un comportement agressif, un intérêt pour les activités requérant la coordination motrice, l'habileté et la force physique, la virilité. Les individus ayant cette orientation aiment l'action directe et recherchent les situations et problèmes concrets.
- L'orientation intellectuelle (I) est caractérisée par la préférence de la pensée et non de l'action, le goût de l'organisation et le besoin de comprendre plutôt que le goût de dominer ou de persuader.
- L'orientation artistique (A) vise avant tout à l'expression de soi et aux relations directes avec autrui, par le truchement de l'expression artistique. Les individus ayant cette orientation rejettent les structures et l'ordre établi.
- L'orientation sociale (S), correspond au besoin d'enseigner et de soigner. A l'opposé des orientations réaliste et intellectuelle, l'orientation sociale correspond à la recherche de situations où les relations interpersonnelles étroites jouent un rôle important.
- L'orientation « entrepreneuriale » (E) est celle des individus habiles sur le plan verbal, mais qui utilisent moins leurs habiletés pour soutenir, aider ou encourager les autres, que pour les manipuler et les dominer.
- L'orientation conventionnelle (C), correspond au goût des règles de l'ordre, de l'autocontrôle, de la domestication des besoins personnels, d'une stricte identification avec le pouvoir et l'état.

**La batterie d'évaluation des intérêts, des valeurs et des attitudes (4e – 3e) (BIVAP)**

Créée avec la collaboration de Francis Gendre, cette batterie à pour but la mise en évidence du projet professionnel de l'adolescent. Les inclinaisons orientées vers différents secteurs d'activités professionnelles (intérêts), l'objectif lié à des idéaux (valeurs), et la tendance à réagir favorablement ou défavorablement (attitudes) vis-à-vis des domaines professionnelles particuliers, sont mis en évidence par cette batterie, qui permet une évaluation des intérêts réels par rapport aux intérêts exprimés. Les étalonnages, réalisés par Jean-Blaise

Dupont, Francis Gendre et les EAP, ont porté sur une population de 2 000 élèves de 3e. La correction et un profil sont réalisés par le système psycho-informatique,

**La batterie d'évaluation des intérêts, valeurs, attitudes (1ère, terminale) (BIVOP)**

Créée, comme la batterie BIVAP, avec la collaboration de Francis Gendre, la batterie BIVOP possède le même objectif, mais avec d'autres questionnaires, adaptés aux niveaux de la 1ère et de la terminale. Les étalonnages ont porté sur une population de 800 élèves de terminale, la correction est obtenue par psycho-informatique qui donne un profil psychologique très complet, accompagné d'un compte rendu en clair.

**La Batterie d'évaluation du vécu des étudiants (bac et +) (BIVEP)**

Conçue en collaboration avec Donald Super, Pierre Benedetto, Robert Simonnet, cette batterie a pour but la mise en évidence du projet vocationnel, les compatibilités des études suivies avec le projet vocationnel, l'évaluation des intérêts. A partir des résultats obtenus avec cette batterie, l'étudiant comprend le vécu de sa propre situation et perçoit les contraintes auxquelles il est soumis, la liberté et les ressources que ces contraintes lui laissent. Conscient, il pourra développer une stratégie pour les surmonter. Les étalonnages portent sur une population de 1 200 étudiants. La correction est effectuée par psycho-informatique, les résultats sont transformés en un profil psychologique complété d'un compte rendu en clair.

**4) Edition des tests projectifs de Missoum / Laforestrie**

**Le test projectif pour sportifs (TPS) (tpc) (ΔΩ)**

Ce test appréhende la variété des mécanismes psychologiques mis en œuvre dans la préparation et la réalisation de la performance sportive. La conception pluridimensionnelle du test, son exploitation et son interprétation, permettent de caractériser globalement le fonctionnement psychique de l'individu et d'évaluer les différents processus d'adaptation psychologique, spécifiques aux diverses composantes situationnelles auxquelles le sportif se trouve confronté. Quinze thèmes, empruntés à l'entraînement, reconstituent la situation sportive. Ce test s'applique dans les domaines suivants : aide pronostique (orientation, détection, sélection), intervention psychologique (optimisation des performances par renforcement des facteurs favorables et résorption des facteurs limitants repérés). Les étalonnages, réalisés par Guy Missoum, ont porté sur une population de 200 hommes et femmes.

**Le test projectif pour personnes âgées (LMPA) (tpc) (Ω)**

Ce test appréhende les préoccupations liées à la vieillesse et stimule, par l'intermédiaire du graphisme particulier des planches, la projection fantasmatique. Il prend en compte l'influence des facteurs biologiques, sociaux et individuels, qui interviennent dans la construction du devenir psychologique de la personne âgée. Sa conception théorique s'inscrit dans une perspective psycho-sociologique clinique et situe les conduites dans le cadre d'une adaptation globale aux stress et agressions sécrétés par le champ social. Les 13 situations retenues reconstituent dans un contexte spatio-temporel précis l'environnement concret du sujet âgé. L'approche est clinique.

**5) Edition du test : la pipe et le rat de Lefavrais (LIREL) (tpc) (ΣΔΩ)**

La rapidité d'appréhension des mots est la condition essentielle de la réussite au deuxième âge de la lecture. Le test d'évaluation du niveau de lecture lexicale, *la pipe et le rat,* permet de déterminer si le lecteur est capable d'entrer dans le second âge de l'apprentissage, en évaluant son niveau de lecture lexicale. Sont répartis en 81 lignes, 486 mots, dont 243 noms d'animaux. L'ordre de présentation et de difficulté lexicale est croissant pour le décodage et la compréhension des mots. La difficulté lexicale d'un mot est la somme de celle de sa combinatoire et de sa sémantique. Si un sujet déchiffre vite, il obtient un bon niveau de lecture lexicale et linéaire, si son vocabulaire est riche, il obtient un bon niveau de compréhension. Trois niveaux sont ainsi déterminés : la rapidité de lecture, le niveau de vocabulaire ou compréhension et le facteur PI. Les étalonnages, réalisés par Pierre Lefavrais, portent sur des niveaux du CP à bac+3.

Publications : cinq livres
Irène Lezine, Odette Brunet : *Le développement psychologique de la première enfance*
Raymond Bonnardel : *Intelligence concrète et psychométrie*
Jean-Pierre Mialaret : *Pédagogie de la musique et enseignement programmé*
Daniel Pemartin, Jacques Legrès : *Les projets chez les jeunes*
Guy Chevalier : *L'entretien en orientation*

**Congrès**

TOULOUSE : 28e congrès des conseillers d'orientation professionnelle (ACOF), les EAP y sont présents.

**1978**
**Collaboration d'une psychologue en Yougoslavie (Belgrade)**
**Edition, par les EAP, des tests publiés par Armand Colin**
**Réalisation, pour l'armée de l'air, d'un Polyréactiographe collectif**
**Edition du test de Chautard**
**Edition du test de Morin**
**Edition des tests de Deltour**
**Edition des tests de Kouteynikoff**
**Publications : trois livres**

**1) Collaboration avec une psychologue à Belgrade (Yougoslavie)**

Les premières livraisons de matériel de psychologie dans les pays de l'Est datent de 1935, avec l'équipement du laboratoire de psychologie des Chemins de fer de Roumanie, à Bucarest. Un test d'attention diffusée de J-M. Lahy, qui avait été livré en 1937, équipait, encore, en 1983, ce laboratoire et donnait, toujours, entière satisfaction. Construit dans un meuble en bois, d'un encombrement important, cet appareil de « collection » unique, fit l'objet de tractations de la part des EAP, pour le récupérer, sans résultat positif, les difficultés administratives étant insurmontables.

A partir de 1950, les EAP équipèrent les laboratoires de psychologie des Chemins de Fer des cinq provinces de Yougoslavie. Chaque province organisant son congrès de psychologie annuel, les EAP se devaient d'être présents à chacun d'eux. Ces séjours furent à l'origine, en 1978, d'une collaboration avec une psychologue yougoslave de culture française (Yéléna Stakic). Cette collaboration, permettant un suivi permanent avec toutes les provinces, devint, pendant de nombreuses années, une barrière contre l'influence, très active, des Etats-Unis d'Amérique dans ce pays.

**2) Reprise, par les EAP, des tests publiés par les des éditions Armand Colin**

Les éditions Armand Colin, qui publiaient, depuis plusieurs années, des tests qui, pour la plupart, étaient liés à des ouvrages d'auteurs de psychologie, décident d'abandonner la publication des feuilles et livrets, qui composaient ces tests papier/crayon. Les auteurs sollicitent les EAP, et leur demandent de trouver un accord avec cet éditeur. Satisfaits de trouver une solution à leur problème, les éditions Armand Colin confient aux EAP la totalité de leur publication des tests, leur accordant également la réédition des livres épuisés.

**3) Réalisation, pour l'armée de l'Air, d'un Polyréactiographe collectif (PRGC) (ta) (ΔΩ)**

Le Polyréactiographe (PRG), conçu par Denise Guyot et Robert Simonnet, en 1971, avait été acquis par l'armée de l'air, qui l'utilisait régulièrement dans le cadre, non seulement de l'examen des pilotes, mais aussi dans l'examen de nombreux personnels. Les pronostics de réussite très valides dans tous les domaines nécessitèrent une utilisation à une plus grande échelle. Pour ce faire, deux solutions étaient envisageables, soit l'acquisition de plusieurs tests, soit la réalisation d'un test permettant l'examen simultané de 4 candidats. L'étude de faisabilité et du coût d'un Polyréactiographe collectif se révèla beaucoup plus judicieux et fut retenue.

Ce test se compose d'un coffret, plus important que celui du test individuel, sur lequel se trouvent groupées les commandes relatives à la présentation de l'épreuve aux candidats, de quatre écrans sur lesquels sont regroupés les résultats de chacun des candidats, de quatre boîtiers métalliques sur lesquelles sont placés les stimuli auxquels les sujets auront à répondre, de deux presselles et deux pédales par sujets, de quatre imprimantes inscrivant les réponses des sujets.

Ce polyréactiographe collectif, qui rassemble, d'une part, six tests de réactions psychomotrices, ayant fait l'objet d'études de validation depuis de nombreuses années, d'autre part, un programme vide, qui permet, à l'utilisateur, de programmer les stimuli qu'il juge indispensables pour résoudre les problèmes qui lui sont propres, sera utilisé par l'armée de l'air, pour de nombreux examens, dont ceux des premiers cosmonautes français, Jean-Louis Chrétien et Jean-Claude Baudry.

**4) Edition des tests de Chautard / Tettelin**

**L'échelle d'admission en cycle élémentaire (EACE) (tpc) (Σ)**

L'échelle à été créée, par Y. Chautard et F. Tettelin, dans le but de déterminer l'opportunité d'entreprendre les apprentissages systématiques du cours préparatoire (CP). Elle juge d'une adaptation globale à ces apprentissages et n'est pas uniquement prédictive de l'apprentissage de la lecture ou d'une autre matière. Les épreuves sont variées : logique verbale, organisation temporelle, organisation et structuration spatiale, psychomotricité graphique. L'étude de la liaison entre les résultats à la batterie et les résultats à un inventaire standardisé des connaissances, en fin de cours préparatoire (CP), montrent que le coefficient de corrélation de Bravais-Pearson est de .80. Les étalonnages portent sur une population de 1 200 enfants.

**Le test d'évaluation du niveau de développement mental (SGTC) (tpc) (Σ)**

Le test est un ensemble d'épreuves de copie et de création partielle de dessin, dont le but est la mise en évidence rapide des possibilités intellectuelles et des modes d'adaptation d'un enfant à une situation obligée et à une relation humaine. Cet ensemble se compose de copie de figures géométriques, copie de personnage, bonhomme à compléter. Les étalonnages sont originaux, le but recherché ayant été, non pas de donner un niveau ponctuel, mais de situer l'enfant dans une fourchette, l'un des pôles étant son maximum, l'autre son minimum, quelle que soit l'épreuve. Ces étalonnages ont porté sur une population de 1 400 enfants de 4 ans 6 mois à 7 ans 6 mois.

**5) Edition du test du vitrail de Morin (FVQP) (tpc) (ΔΩ)**

Ce test, de G. Morin, qui a pour but le diagnostic structurel de la personnalité, est fondé sur le principe original de projection (dans un sens psychologique et géométrique). Se proposant d'aborder la personnalité sous différents aspects, biologique, caractérologique, statistique, philosophique, il peut donner des aperçus intéressants sur la forme de l'intelligence (valeurs différentielles des facteurs spécifiques). Les réponses aux 81 questions sont portées sur un cadran circulaire, en forme de rosace, divisé en secteur et zones concentriques, comme un vitrail. Cette représentation géométrique, caractérogramme de l'association des idées, donne une image parlante de la structure individuelle et de sa logique interne. La perspective de ce test est clinique.

**6) Edition des tests de Deltour (53)**

**Le test de vocabulaire actif et passif (3 à 5 ans) (TVAP) (tpc) (Σ)**

Etudié en collaboration avec D. Hupkens, ce test, de J-J. Deltour, correspond au besoin de posséder une épreuve destinée à évaluer le niveau de compétence verbale des enfants, à travers un test de « vocabulaire de base de la langue ». Cette épreuve met en relief la recherche du « pourquoi des erreurs » et permet, de ce fait, son utilisation en enseignement spécial. Elle fait alterner la tâche de définition verbale avec une tâche de désignation d'images à choix multiple. Les résultats sont traduits en notes standardisées (échelle en 19 points avec une moyenne de 10 et un écart type de 3) ou bien en âge de développement, permettant un profil d'efficience dans les deux domaines.

**Le test de vocabulaire actif et passif (5 à 8 ans) (TVAP2) (tpc) (Σ)**

Etudié en collaboration avec D. Hupkens, ce test a un but essentiellement pédagogique et vise l'apprentissage de la lecture. Les résultats permettent de ne commencer l'apprentissage que lorsque le niveau de maturité minimum est atteint.

**Le test des relations topologiques (TRT) (tpc) (Σ)**

Faisant suite au test de vocabulaire actif et passif (TVAP), ce test a pour but l'évaluation des « locatifs » (marqueurs de relations topologiques), désignant l'ensemble des prépositions et adverbes, qui servent à indiquer la localisation dans l'espace. L'évaluation porte sur la capacité d'utiliser et de comprendre les vingt principaux locatifs en place dès quatre ans.

**Le test de discrimination phonémique EDP48) (tpc) (Σ)**

Etudié en collaboration par D. Autesserre et Philippe Lacert, le test évalue la discrimination auditive d'oppositions consonantiques. Il n'exige pas l'identification des phonèmes concernés, mais, uniquement, leur détection et leur discrimination. Il nécessite l'expression et la compréhension de la notion « pareil / pas pareil ». Chez les sujets, dont l'audiogramme est normal, il mesure la finesse des gnosies auditives et la faculté de dissocier des phonèmes voisins.

**7) Edition des tests de la batterie factorielle de Kouteynikoff (54)**

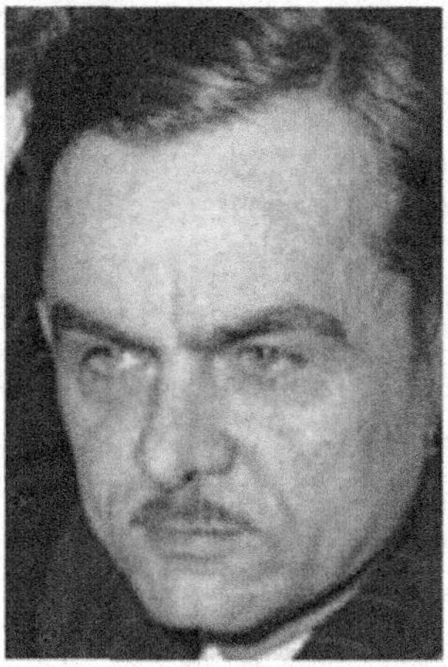

**Photo 53**

Victor Kouteynikoff (1913-1968), a toujours prôné l'idée qu'en matière de psychologie et d'orientation, la recherche ne doit pas se pratiquer en laboratoire, mais sur le terrain. Directeur du centre d'orientation de Belfort (1948-1957), puis de celui de Lille (1958-1968), il mettra ses théories en pratique en créant un réseau de centres qui lui fourniront un terrain pour ses expérimentations et des échantillons, qui varieront de 5 000 à 10 000 sujets, très souvent autour de 8 000.

Pour lui, le pronostic était une responsabilité du conseiller d'orientation, c'était la justification de son conseil et un contrat qui le liait à ses partenaires. Pour ce faire, il créa une batterie de tests collectifs, assortie d'une méthode originale de traitement de l'information résultante, à partir d'abaques « d'évolution probable », aboutissant à un calcul de pronostic.

S'inspirant de la mesure pluridimensionnelle de l'intelligence, réalisée par Louis-Leon Thurstone, qui aboutissait à la conception de l'analyse multifactorielle (50), il créa un instrument entièrement nouveau, la batterie Kouteynikoff.

En 1948, les Anglais Fouls et John Raven lancèrent leurs propres abaques, qui portaient sur une vaste échelle d'âge, de 4 à 75 ans. Ils étaient repris des célèbres courbes d'Henry Beaunis, qui s'appliquaient à l'échelle de Binet-Simon. Victor Kouteynikoff fit observer que cette présentation n'était, en fait, qu'une juxtaposition d'étalonnages, effectués sur des populations différentes, compte tenu d'un éventuel effet de sélection et n'offrait aucune garantie quant à la fidélité des tests, la représentation graphique ne pouvait être que trompeuse. Il établira, donc, ses abaques différemment.

Pour lui, le pronostic impose une stratégie qui exclut toute erreur tactique. Pour faire du pronostic, il faut s'en donner les moyens, il dépend d'une qualité métrologique des techniques : leur validité. Celle-ci dépend, elle-même, d'une autre qualité métrologique : la fidélité. La relation, qui les unit, est exprimée par le théorème de Fisher (A< que la racine carrée de B x C), dans lequel A est la validité et B et C les fidélités du test (ou de la batterie de test) et du critère de réussite. Une simple mesure de fidélité n'est pas fiable et, du même coup, ne peut être valide.

Mesurer la fidélité consiste à calculer la corrélation existant entre deux passations d'un même test, aux mêmes sujets, après deux années. La mesure indique jusqu'à quel point les résultats se valent. Mais, pour un adolescent en cours d'évolution, il est normal que les résultats de la seconde application soient supérieurs à ceux de la première. Ils ne s'inscrivent pas sur une ligne horizontale, mais sur une courbe ascendante. C'est la pente de cette ligne qui constitue « l'évolution probable ». En règle générale, cette pente augmente avec le niveau du sujet et diminue avec l'âge. En outre, elle est différente pour chaque test, d'où la nécessité de construire, pour chacun, des abaques complets avec l'âge en abscisse et les notes en ordonnée.

Victor Kouteynikoff a construit deux séries d'abaques : l'une pour la population de l'enseignement secondaire et l'autre pour les élèves des écoles élémentaires. La caractéristique fondamentale des abaques de Victor Kouteynikoff est qu'ils figurent le suivi des mêmes élèves d'une extrémité à l'autre.

La batterie Kouteynikoff explore cinq facteurs, parce que Louis-Leon Thurstone les a retrouvés, aussi bien auprès des étudiants que des élèves d'écoles élémentaires : R : (raisonnement non-verbal), V : (intelligence verbale), W : (facilité d'évocation verbale), C2 : (coup d'oeil en deux dimensions), S1 : (sens spatial en trois dimensions). Chacun de ces facteurs est mesuré par la moyenne de 2 ou 3 tests de forme différente, séparés dans le temps. Une fois corrigé, chaque test est noté au demi-tétron près sur 20 sur les abaques d'évolution probable, en fonction du score brut et de l'âge du sujet.

Les validités s'établissent, à différents degrés, celles des tests, des caractéristiques primaires, des caractéristiques secondaires, de la moyenne générale et selon l'âge. Les caractéristiques secondaires résultent de la comparaison de deux ou plusieurs données, appelées communément « formes d'intelligence ». L'auteur décrit neuf types principaux de caractéristiques secondaires, accompagnés de quelques sous-groupes.

| Caractéristique dominante | Forme d'intelligence |
|---|---|
| Aucune | équilibrée |
| R | non-verbal, logicien, rationnel |
| R + W | matheux, intuitif |
| V | littéraire |
| V + W | verbale |
| R + C2 | scientifique, technique |
| V + C2 | technicien, littéraire, non-scientifique |
| R + V | solide, vaut plus qu'il ne paraît, réussite à long terme |
| W | fait illusion, essoufflements à craindre, vivacité, instabilité, bavardage. |

La batterie Koutynikoff épuise 50% de la variance, ce qui est considérable. Si, en tenant compte d'une façon idéalement pondérée, on devait procéder à un examen différent, en prenant en compte l'ensemble des autres causes (caractère, santé, famille, etc....), en y consacrant fatalement le temps nécessaire (obligatoirement excessivement long), seulement 28% de la variance serait épuisée, soit presque deux fois moins qu'avec une ou deux demi-journées de tests collectifs Kouteynikoff. Ceci montre que cette batterie est incomparablement plus économique que les procédés divers visant à étudier le caractère, la famille, la santé. Aucun autre procédé ne peut soutenir la comparaison avec seulement une ou deux demi-journées d'examen collectif.

Les contrôles ont donné les résultats suivants : dans 70 à 80% des cas, l'écart entre l'évolution prévue et l'évolution réelle est négligeable, dans 15 à 20% des cas, l'écart constaté n'a pas d'incidence pratique ; dans 3 à 5% des cas, la sous-estimation est importante (il existe une erreur qui modifie les conclusions) ; dans 1 à 2% des cas, il existe une erreur.

La description des tests de la batterie Kouteynikoff est donnée ci-après.

**Les tests de facteur raisonnement (G) : (KR26 et KR34) (tpc) (ΔΩ)**

Le test KR26, de dessins à compléter, entre dans la catégorie des tests de production. D'une part, l'auteur a préféré, pour ses tests de raisonnement, utiliser des situations proches de la réalité, où le sujet doit, lui-même, trouver la solution d'un problème, plutôt que de la choisir parmi un choix de réponses ; d'autre part, il n'aborde pas l'évaluation de l'intelligence sous l'aspect de la performance, liée à la vitesse, afin d'éviter les enrayages. Il a validé des pronostics de réussite à moyen terme avec des tests qui n'ont pas, pour principale caractéristique, un temps de passation très court.

Le test KR34, des séries numériques, est complémentaire du KR26 pour l'évaluation des capacités cognitives. Les intercorrélations entre les deux tests, qui entrent dans l'évaluation d'un même facteur psychologique, subissent des fluctuations, qui peuvent être importantes. C'est la raison pour laquelle il est conseillé de faire passer les deux tests, et de se fonder sur la moyenne des deux, pour l'estimation de la disposition intellectuelle.

**Les tests de facteurs, verbal (V) et de fluidité verbale (W)**
**(KV15) (KV42 et KV43) (KV32) (KV51) (KV530 et KV550) (KW) (tpc) (ΔΩ)**

Le test KV51, est une épreuve fondée sur les gradations verbales, permettant une appréciation de la compréhension du vocabulaire. Il est souvent utilisé avec les tests KV42 ou KV43.

Les tests de mots en trop, KV42 ou KV43, de forme parallèle, permettent une appréciation du niveau de raisonnement verbal. Même si deux tests ont des corrélations élevées entre eux, il ne reste, en général, que 40% des cas pour lesquels le jugement aurait pu être fondé sur un seul test, encore que ces cas ne pourraient être décelés qu'après l'utilisation de ces deux tests.

Le test des analogies verbales, KV32, qui pourrait être classé, par certains auteurs, dans le facteur G, est considéré, par les études de Victor Kouteynikoff, comme évaluant un facteur V.

Le test verbal composite, KV51, est divisé en quatre sub-tests : gradations, analogie, définitions, mots en trop. Il est construit pour permettre l'appréhension de relations et évalue les capacités de raisonnement dans le domaine verbal.

Les tests de compréhension verbale, KV530 et KV550, de forme parallèle, examinent trois domaines de la compréhension des mots : l'aspect cognitif des gradations, où les notions de taille, de poids, de surface, de grandeur s'enchaînent, l'aspect cognitif analogique, où le rapport existant entre deux mots d'une série doit être perçu pour trouver, à partir d'un rapport identique, le mot manquant d'une autre série de deux mots, l'aspect cognitif existant pour un mot intrus, qui n'appartient pas à une série. Les étalonnages ont porté sur une population de 8 000 enfants et adolescents.

Les tests de fluidité verbale, KW11, KW21 et KW71, consistent à écrire le plus grand nombre de mots commençant par une syllabe donnée.

**Le test de facteur spatial (S) : (KS22) (tpc) (ΔΩ)**

Il existe plusieurs méthodes pour mesurer le facteur S ; elles impliquent, soit le déplacement de figures, dont les parties conservent leur position relative, soit la visualisation d'une configuration, dans laquelle il y a un mouvement ou un déplacement dans les parties de la configuration. Le test KS22 est une épreuve différente de retournement des figures, qui corrèle fortement avec la première méthode.

**Les tests de facteur perceptif (P) : (KSC12) (KSC13) (tpc) (ΔΩ)**

Le test KSC12, de repérage de figure, qui demande au candidat de tracer une figure identique au modèle en joignant des points qui sont limités dans l'espace, et le test KSC13, de perception graphique, où le sujet doit rechercher, parmi 6 figures, l'élément qui entre dans la composition de deux d'entre elles, qui lui sont présentées séparément, font appel à la rapidité et à la sûreté du coup d'œil. Le facteur de rapidité perceptive comporte plusieurs capacités bien spécifiques : la vitesse de perception, la vitesse de jugement, la vitesse de structuration perceptive, la vitesse de succession dans des renversements de perceptions ambiguës.

**La batterie de tests pour emplois administratifs (AGAD) (tpc) (ΔΩ)**

L'auteur s'est inspiré des recherches de Louis-Leon Thurstone et n'a retenu, pour les améliorer, que les épreuves n'étant pas saturées en facteur G. L'ensemble constitue une batterie particulièrement solide et équilibrée. Le score global peut se nuancer d'une analyse des résultats, par comparaison des scores obtenus à chacun des sub-tests. Cette analyse introduit une possibilité de diagnostic, complétant des validités qui sont estimées à .70, avec une résistance élevée à l'usure du temps.

Publications : trois livres
Bertrand Ott : *Liszt et la pédagogie du piano*
Francis Danvers : *Le conseil en orientation en France*
Stéphane Lievens, Maurice Cliquet : *La sélection du personnel aujourd'hui*

**Congrès**

CAEN : 29e congrès des conseillers d'orientation (ACOF), les EAP y sont présents.
MUNICH : congrès international de Psychologie appliquée (IAPA), les EAP y sont présents.

**1979**
**Pierre Goguelin, comme J-M. Lahy et Raymond Bonnardel, au sein des EAP**
**Livres : Nomination de directeurs de collections**
**Les microprocesseurs remplacent les circuits intégrés**
**Production du test des « réactions complexes » entièrement électronique**
**Production du test de Balleguier**
**Edition du test de Des Rochettes**
**Edition du test du Centre de Beaumont**
**Publications : cinq livres**

**1) Pierre Goguelin, comme J-M. Lahy et Raymond Bonnardel, au sein des EAP**

Raymond Bonnardel, à la retraite depuis une dizaine d'années, actionnaire des EAP jusqu'en 1987, commençait à réduire ses activités scientifiques. Comme par le passé, le besoin se fit sentir, aux EAP, d'avoir à disposition une antenne dans le monde de la recherche en psychologie. Pierre Goguelin, par la publication de ses tests, en constante relation avec les EAP, souscrivit à l'offre qui lui était faite, d'entrer dans le conseil d'administration. Il y restera jusqu'en 1995, date de la vente de la société.

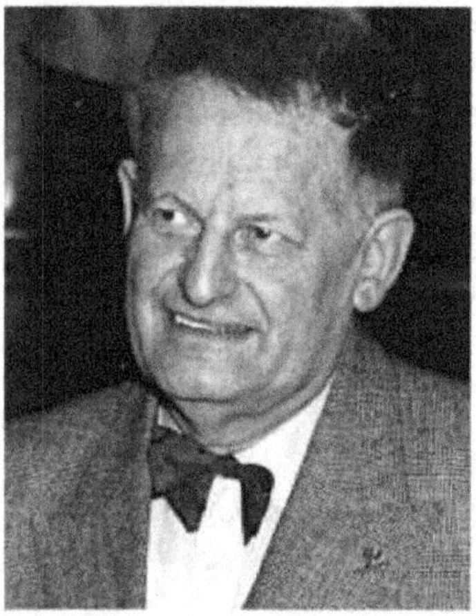

**Photo 54**

**Pierre Goguelin** (1922-2003), né à Cherbourg, est entré à l'Ecole navale, en 1942 et sera diplômé de l'Institut de psychologie (psychologie appliquée) de l'Université de Paris en 1947. Sa carrière professionnelle privée : Marine nationale, jusqu'en 1948, psychosociologie, conseil à EDF-GDF, de 1948 à 1976 ; à la RATP, réseau ferré, de 1973 à 1980, consultant en formation et management d'entreprises de 1951 à 1994. Sa carrière professionnelle publique : chargé d'enseignement à l'Institut de psychologie de l'université de Paris, de 1952 à 1973, chef de travaux vacataire au CNAM de 1952 à 1971, professeur titulaire de la chaire de psychologie du travail au Conservatoire national des arts et métiers, de 1971 à 1989, enseignant à l'Université Paris X-Nanterre de 1980 à 1989, vacataire, pendant deux années, à l'INETOP, en 1970.

Auteur de 21 ouvrages, un sur les méthodes de calcul statistique, 2 sur la psychologie générale et industrielle, 6 sur le surmenage, le penser efficace, l'étude du travail, l'équilibre du corps et de la pensée, la négociation et la décision, 4 sur la formation et l'animation, 4 sur le management psychologique et/ou participatif, 2 sur les risques professionnels et leur prévention, un sur le projet professionnel, un sur une recherche archéologique.

Auteur des tests décrits dans cet ouvrage.

Président de la section de psychologie du travail de la Société française de psychologie, et organisateur de ses journées d'études jusqu'en 1990 (7 livres d'actes parus). Président fondateur, en 1980, de l'Association de psychologie du travail de langue française (APTLF) (7 livres d'actes parus), puis de l'Association internationale, en 1994, puis président d'honneur, après avoir organisé 7 congrès internationaux. Fondateur, en 1980, avec Robert Simonnet, de la revue « Psychologie et psychométrie de langue française », revue trimestrielle, dont la parution se termina en 2005. Directeur de la collection « Les hommes et l'entreprise», aux éditions ESF.

Chevalier de la Légion d'honneur, Officier des palmes académiques, Médaille de vermeil de l'Enseignement technique, Médaille d'or de la Société d'encouragement au progrès, Membre correspondant de l'Académie Tiberina (Rome).

**2) Livres : nomination des directeurs de collections**

L'édition de livres de psychologie dans les différents domaines de celle-ci, donna lieu à la création de collections. Afin de satisfaire au bon fonctionnement de ces collections, fut nommé un directeur pour chacune d'elle.

Collections :
Psychologie et pédagogie de la musique directeur : Jean-Pierre Mialaret
Psychologie et pédagogie du sport : Alain Vom Hofe
Psychologie et pédagogie du travail : Bernard Gillet
Tests psychotechnique : Robert Simonnet
Sciences humaines : Pascal Priou
Orientation : Guy Pihouée
Education et pédagogie : Jean-Luc Bernaud
Recherches et sciences de l'éducation : Louis Marmoz

**3) En électronique, les microprocesseurs remplacent les circuits intégrés**

En 1964, l'électronique numérique avait remplacé l'électromécanique dans la fabrication des tests de réactions psychomotrices (les temps de réaction, l'attention diffusée, l'attention concentrée, les réactions complexes). Après moins de vingt années d'utilisation de ce qui avait été une petite révolution, le progrès modifiait à nouveau cette technique, pour développer l'électronique analogique, qui ouvrira, par la suite, les portes vers l'informatique.

Les EAP, toujours à la pointe du progrès, ne se laissèrent pas distancer. Les appareils électroniques de la première génération (numériques), et, plus particulièrement, le Polyréactiographe, bénéficièrent de cette amélioration.

### 4) Production du test des réactions complexes (RCB) entièrement électronique

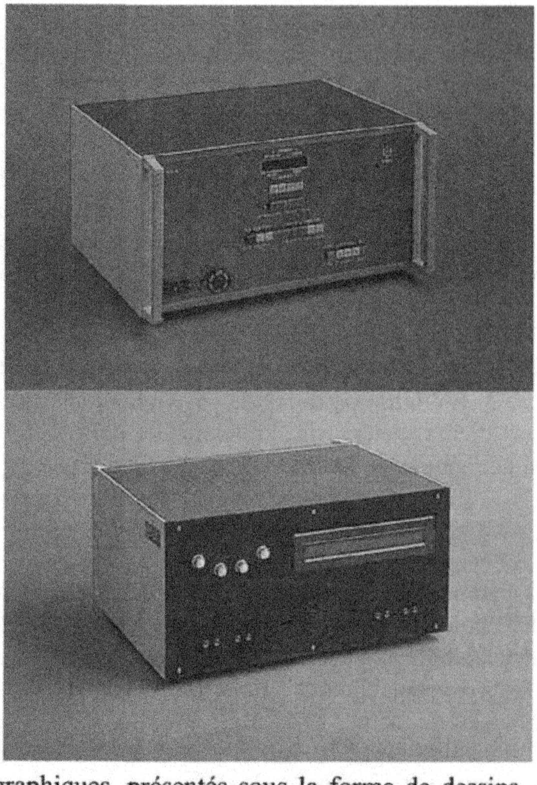

Si les techniques électroniques remplacèrent les techniques électromécaniques lors de la fabrication des tests/appareil, dès 1961, elles ne furent appliquées, sur l'ensemble des tests/appareils qu'à partir de 1970, grâce aux compétences des ingénieurs et techniciens de la filiale SIREL. Ils s'attachèrent à prendre les tests les uns après les autres, en tenant compte de leur diffusion, pour en assurer la transformation.

Il restait, néanmoins, une impossibilité : le test des réactions complexes de Bonnardel (RCB), le plus diffusé des tests de vigilance, ne pouvait recevoir ces améliorations, du fait qu'il était composé d'un sub-test, où les réponses du sujet étaient données à des stimuli graphiques, présentés sous la forme de dessins, parmi lesquels le sujet devait choisir sa réponse. Cette particularité, qui donnait à ce test toute sa valeur, puisqu'elle n'avait jamais fait l'objet d'études sur d'autres tests et n'équipait aucun test existant, empêchait d'inclure le test RCB dans l'appareil Polyréactiographe (PRG).

Toujours à la recherche des derniers progrès, Jean Fer, directeur de la filiale SIREL, présenta, à Robert Simonnet, une nouveauté, d'origine américaine, dénommée *selfcan.* Ce petit écran, qui était susceptible de recevoir, par programmation, des figures géométriques de couleur rouge sur fond noir, respectait la pensée de l'auteur et ne modifiait en rien la présentation du test. La décision positive fut prise immédiatement, le RCB, entièrement électronique, qui recevait ce selfcan, fut présenté sous deux formes, l'une bi-bloc, composée de deux coffrets (un coffret pour le psychologue, un coffret pour le sujet, comme le test original de Bonnardel) ; l'autre mono-bloc, composée d'un seul coffret, le psychologue et le sujet, séparés par le coffret, se faisant face.

Plus facile d'utilisation et surtout plus pratique lors des transports, le RCB « nomo-bloc » remplaça, dans les deux années qui suivirent, le RCB bi-bloc. Profitant du selfcan, le PRG put recevoir le programme du test des réactions complexes de Bonnardel (RCB), ce qui en fit l'appareil le plus complet existant, avec les 6 programmes des 6 tests de réactions psychomotrices étudiés scientifiquement durant les cinquante dernières années et 1 programme « vide », donnant la possibilité, au psychologue, de créer son propre test. A cet ensemble sera ajouté, en 1985, le test de maîtrise de l'attention (PSP), élaboré par Jacques Brémond pour la sélection des pilotes d'avion, étudié sur les pilotes de l'armée de l'air.

**5) Production du test, l'évaluation du caractère chez les enfants de Balleguier (FCB) (ti) (Σ)**

Ce test, de Geneviève Balleguier, destiné aux enfants âgés d'1 à 36 mois, aborde l'affectivité, telle qu'elle se manifeste dans de multiples situations de la vie quotidienne. Des trois composantes de l'affectivité, le tempérament, les attitudes relationnelles, l'imaginaire, les deux premières sont directement traduites dans le comportement et permettent de définir le caractère d'un enfant, celui-ci étant son comportement habituel. L'évaluation de ces variables est effectuée à l'aide d'un questionnaire posé à la mère et d'observations faites sur l'enfant. L'étalonnage permet de situer les notes obtenues, pour un sujet, par rapport aux moyennes et à la variabilité normale pour son âge. Les constellations de différences importantes sur l'ensemble de ces variables permettent de distinguer quatre types d'entourage, portant essentiellement sur les attitudes éducatives des parents : hyper stimulant, affectueux, sévère ou rigide, carentiel.

**6) Edition du bilan de calcul chez l'enfant, de Des Rochettes (MATMA) (tpc) (Δ)**

Cette épreuve, de M-L. Des Rochettes, s'adresse aux enfants de l'école primaire présentant un blocage en mathématiques. L'échec en cette matière, dans les petites classes, se traduit essentiellement par une impossibilité à entrer dans les mécanismes opératoires. Les échecs touchent surtout la soustraction et la division, (6% des enfants échouent alors qu'ils ont un développement intellectuel normal). Pour chacun d'eux, il existe une structure familiale plus ou moins atypique : père décédé en cours de la petite enfance, mère élevant seule ses enfants, parents séparés. Le MATMA comporte des épreuves cognitives et une épreuve projective, qui permettent de voir où l'enfant en est de sa représentation humaine. Une immaturité affective sous-tend bien souvent une immaturité mathématique.

**7) Edition du test de lecture et d'orthographe de Beaumont (ORLEC) (tpc) (ΣΔ)**

La batterie ORLEC offre l'intérêt d'être centrée sur tous les aspects de la lecture et de l'orthographe d'une manière analytique. Chaque test permet de mesurer un aspect particulier des activités.

Publications : cinq livres
Geneviève Balleyguier : *La formation du caractère pendant les premières années*
Jacques Arveiller : *Des musicothérapies*
Jean Guichard : *Orientation éducative de la 6ème à la 3ème*
Jean Thomas : *La gestion du personnel aujourd'hui*
Robert Francès : *Les sciences humaines devant la musique contemporaine*

**Congrès**
STRASBOURG : 30e congrès des conseillers d'orientation professionnelle (ACOF). Les EAP y sont présents.

**1980**
**Nomination de Denise Guyot, dans l'Ordre National du Mérite.**
**Construction d'un immeuble neuf pour accueillir le siège des EAP**
**La revue des EAP : Psychologie et psychométrie de langue française**
**Edition, par les EAP, des tests publiés par les Editions Delachaux et Niestlé**
**Edition du test de Lacert**
**Edition du test de Ravard**
**Edition des tests d'Inizan**
**Publications : cinq livres**

**1) Nomination de Denise Guyot dans l'Ordre national du Mérite**

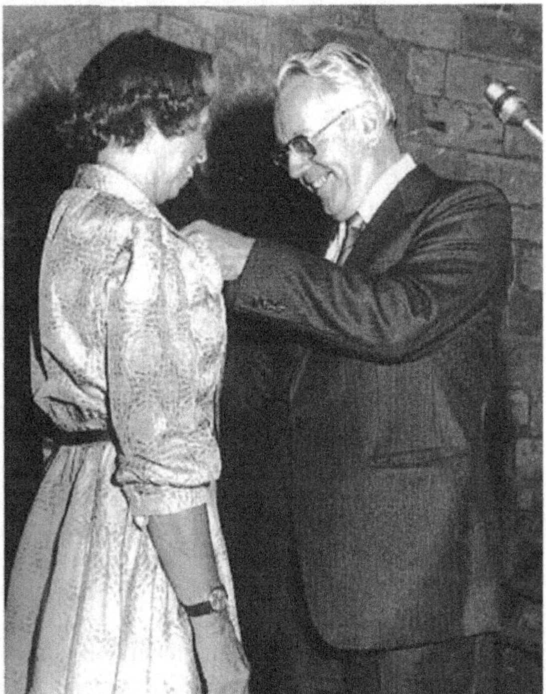

Le lundi 22 septembre 1980, à 17 heures, dans le cadre du XXXIe congrès de l'ACOF, dans le palais de Papes en Avignon, Raymond Imbert, Inspecteur principal de l'enseignement technique, Chef de service académique d'information et d'orientation, a remis les insignes de l'Ordre national du Mérite à Denise Guyot, lui reconnaissant, l'ensemble de ses efforts pour conforter la profession en des temps difficiles, et sa contribution au rayonnement de notre pays à l'étranger.

En 1757, Louis XV avait crée l'institution du Mérite militaire, jumelée à l'Ordre de Saint-Louis, destinée à reconnaître les faits d'armes accomplis par les très nombreux officiers étrangers, servant dans les armées du roi. Les deux ordres, les plus populaires de l'Ancien Régime, disparurent avec lui.

En 1811, Napoléon fondait l'ordre de la Réunion, qui complétait la création de la Légion d' Honneur. Cet ordre récompensait les services civils et mélitaires rendus à l'Empire par les Français ou les étrangers. L'ordre de la Réunion ne lui survécut pas.

En 1963, le Général Charles de Gaulle, président de la République, fonda l'Ordre national du Mérite. En s'inspirant de la double tradition royale et impériale, il dota la France d'un second Ordre d'envergure nationale, permettant de reconnaître, aussi largement et aussi justement que possible, tous les mérites dont elle bénéficie.

Sur proposition de Christian Beullac, Ministre de l'Education nationale, Giscard d'Estain, Président de la République a, par décret, nommé Denise Guyot à cette haute distinction.

**2) Construction d'un immeuble neuf pour accueillir le siège des EAP**

Depuis 1960, les services administratifs des EAP étaient rassemblés dans l'unique étage d'un petit immeuble, situé 6 bis rue André Chénier, à Issy-les-Moulineaux. L'immeuble, construit vers 1930, d'une surface d'environ 120 m$^2$, possédait une grande cour, où il était facile, pour la clientèle, de faire stationner les véhicules, ainsi que des garages, dont certains étaient utilisés pour entreposer du matériel. Ces locaux ne pouvant être proposés à la vente qu'à l'entreprise EAP occupant des lieux, interdisait aux propriétaires toutes autres démarches. La création d'une SCI, par Denise Guyot, Robert Simonnet et Bernard Girod, notaire, dans un appartement mitoyen, permit de rédiger une proposition d'achat qui, venant du locataire inamovible et d'un notaire respectueux des lois, pesa de tout son poids dans la balance de la décision. Les propriétaires estimèrent qu'elle était, pour eux, le seul moyen de vendre leur bien, rapidement, sans aucun risque, et à un prix qu'ils n'espéraient plus.

Le projet de la construction d'un petit immeuble de trois étages, dont deux seraient réservés à Bernard Girod, notaire, et le troisième aux EAP, fut schématisé par Bernard Girod et Robert Simonnet et confié à un maître d'œuvre. Après avoir déménagé les services administratifs dans leur local de Meudon, où se trouvait le magasin, le personnel administratif s'installa, pour une durée d'une année, dans ce lieu. Conduits de main de maître et réalisés par une société sérieuse et compétente, les travaux de construction se terminèrent dans le temps imparti.

Immeuble en tous points fonctionnel, les nouvelles conditions de travail furent appréciées par l'ensemble du personnel. La nouvelle surface de bureaux, où étaient prévues une salle de conférences et une salle d'examens psychométriques, permit d'améliorer les qualités du travail.

**3) Publication d'une revue EAP : Psychologie et psychométrie de langue française**

Pierre Goguelin, président de la Société française de psychologie (SFP), ayant constaté qu'aucune revue française de psychologie ne se consacrait à la publication de recherches effectuées en psychométrie, demanda à Robert

Simonnet de tout mettre en œuvre pour publier et promouvoir une telle revue, qui devait être trimestrielle. Elle devait devenir la revue des EAP, sous le titre : *Revue de psychologie et de psychométrie de langue française*. Il fut décidé que Pierre Goguelin en serait le directeur, ce poste devant, par la suite, être partagé avec Robert Simonnet, le maître d'œuvre.

Après des débuts difficiles dus, principalement, à un manque d'habitude des psychologues à rédiger des articles relatifs à leurs recherches, le volume des articles à publier augmenta, permettant rapidement à la périodicité de passer de semestrielle à trimestrielle.

Après une dizaine d'années d'un travail sans relâche, grâce à l'aide d'un nouveau directeur du comité de lecture, Francis Van Dam, directeur d'ATM (filiale des EAP en Belgique) et psychologue à Bruxelles, il est découvert, par lui, qu'un organisme américain classe toutes les revues de psychologie existant de par le monde. Cet organisme, très compétent, classait *la Revue de psychologie et psychométrie de langue française*, à la sixième place d'un classement international : elle devançait toutes les revues de psychologie françaises et bien d'autres étrangères. Cette reconnaissance, de la « revue des EAP », à l'échelon international, fut une récompense inattendue et appréciée.

# PSYCHOLOGIE

# et

# PSYCHOMETRIE

Revue de langue française

Volume 17 - N° 1 - 1996

ISSN : 0296-8770

**Photo 57**

# PSYCHOLOGIE
# ET
# PSYCHOMETRIE

*Revue de Langue Française*
ISSN : 0296-8776

La Revue Psychologie et Psychomètrie publie essentiellement des articles originaux de langue française concernant des sujets touchant d'une part la psychométrie, d'autre part les différentes branches qui composent la psychologie, dès lors que ceux-ci comportent une composante instrumentale, même restreinte.



**Photo 58**

**4) Edition, par les EAP, des tests publiés par les Editions Delachaux et Niestlé**

Société suisse, les Editions Delachaux et Niestlé éditaient, depuis plusieurs années, des tests de psychologie, dont les auteurs étaient suisses. Le principal auteur, André Rey (1906-1965), publia un nombre important de tests et d'ouvrages. Décédé depuis quinze ans, les ventes des tests accusèrent une diminution importante.

Les Editions Delachaux, dont l'activité principale était bien différente de celle de la distribution des feuilles de test, proposèrent aux EAP de reprendre ce département, afin d'assurer la satisfaction de leur clientèle qui, bien que réduite, utilisait toujours les épreuves des psychologues suisses.

Le stock, encore important, fut livré aux EAP. Plus de 30% du stock des feuilles de réponses ou de tests, jaunis par le temps, ne purent être diffusés et furent détruits. Les publications d'André Rey, et celles de tous les auteurs, furent triées, classées, codées, rangées, puis répertoriées sur le catalogue des EAP. Dès leur publication, sur le bulletin d'information de l'année en cours, leur mise à disposition provoqua des ventes qui, sans être très importantes, furent suffisantes pour ne pas avoir à regretter le travail effectué. Les années suivantes, tous les tests de langue française étant disponibles sur « archives », nombreux furent les psychologues et les chercheurs en psychologie qui adressèrent leurs compliments pour le travail accompli envers des tests qui étaient devenus introuvables.

**5) Edition du test de repérage topologique de Lacert (RTD) (tpc) (Σ)**

Le test, de Philippe Lacert, de repérage topologique et directionnel dans la structuration de l'espace ne comporte aucune activité graphique ; il suffit à l'enfant de désigner, sur une feuille de référence à 9 points, le point homologue à celui présenté isolément sur une feuille stimulus (topologie) et, sur une feuille de référence, représentant 11 droites orientées comme un cadran, la barre homologue à celle présentée isolément sur une feuille stimulus (directionnel).

**6) Edition des tests de Ravard**

**L'évaluation de l'acquis préscolaire (NBB) (tpc) (Σ)**

Le but de ce test, conçu par Jean-Claude Ravard, est d'identifier les enfants (à partir de 4 ans), dont l'équipement et le potentiel d'apprentissage sont insuffisants pour aborder, sans problème, le cours préparatoire (CP). Il comporte des épreuves de graphisme, d'organisation spatiale, de rythme, de discrimination visuelle, d'analyse auditive, de codage, de reproduction de figures géométriques, de copie de personnage, de dessin d'un bonhomme. Ce qui confère à ce test toute sa valeur, c'est la qualité des étalonnages, qui ont été effectués sur une population de 505 enfants, et plusieurs milliers pour l'étalonnage du dessin du bonhomme.

**L'échelle d'évaluation et la batterie analytique (NBA) (tpc) (Σ)**

Etudiée en collaboration avec J. Rabeau, l'échelle dévaluation explore six domaines en deux séries d'épreuves : A, de coordination visio-motrice, d'organisation spatiale, de rythme, de discrimination visuelle, de mémoire (évocation, visuelle, auditives) ; B, d'analyse auditive.

La confrontation des résultats obtenus en A et B, par l'intermédiaire d'un tableau à double entrée, permet de connaître immédiatement les enfants pour lesquels le risque d'échec est sérieux.

La batterie analytique se compose de huit épreuves ; deux portent sur le sens du message écrit et sa structuration (la lecture, la compréhension, l'expression écrite), trois concernent le respect du code orthographique, trois s'attachent à mettre en évidence les possibilités des enfants dans le domaine de la combinatoire (analyse, synthèse, déchiffrement).

**L'échelle d'évaluation en mathématiques, (NBM) (tpc) (Σ)**

Etudié an collaboration avec J. Rabeau et J-C. Arbes, l'échelle est destinée aux enfants de CE1, CE2, CM1, CM2. Elle permet de compléter le bilan individuel par des acquis en mathématiques. A chaque niveau, les tests sont regroupés en quatre épreuves : la numération, la pratique des opérations, le sens des opérations, la mesure de représentation. Ils ont fait l'objet de deux types d'étalonnages : un quintilage global et un quintilage partiel, pour chaque domaine. Les étalonnages ont porté sur une population de 1 614 élèves de CE1 au CM2.

**7) Edition des tests d'Inizan (55)**

Les travaux d'André Inizan, sont sous-tendus par un objectif directeur : celui de promouvoir, dès la maternelle, la rentabilité de l'action pédagogique, par l'avènement de la personnalisation de l'enseignant, c'est-à-dire de l'aide aux élèves dans la construction de leurs savoirs scolaires. Cette continuité fonctionnelle admet la succession des périodes suivantes :

- 1954-1962 : l'auteur, psychologue, constatant l'inefficacité de la leçon collective, conçoit et réalise le couple batterie prédictive de l'apprentissage de la lecture (BP) et la batterie de lecture (BL) : publication : *Le temps d'apprendre à lire* (Paris A. Colin –Bourrelier).
- 1963-1976 : en qualité d'inspecteur de l'Education nationale, l'auteur confirme le faible rendement de l'enseignement dès la grande section de la

maternelle, où la leçon collective est dogmatique et élitiste, car elle bouscule les élèves lents et freine les rapides. C'est l'époque où l'auteur soutient sa thèse de doctorat d'Etat : *Comment les écoliers apprennent ou n'apprennent pas à lire*, publiée chez Armand Colin (1976) sous le titre, *Observation objective des apprentis lecteurs, révolution dans l'apprentissage de la lecture.*
- 1977-1989 : Docteur d'Etat, professeur des universités, l'auteur confirme que l'enseignant a besoin d'être aidé davantage : il lui faut connaître les caractéristiques psychologiques de chaque élève et disposer d'ensembles très élaborés de support didactique riches, diversifiés, progressifs et coordonnés, directement assimilables par tout élève, précoce ou retardé, rapide ou lent et de plus en plus autonome. C'est l'époque où les EAP prennent heureusement le relais des éditions Armand Colin qui, sans prévenir, abandonnent leur département des tests. André Inizan produit et expérimente des programmes pédagogiques personnalisables, en grande section de maternelle, au CP, voire de CE1 : *Apprendre à lire et s'y préparer à son heure et à son rythme* (version enfants 2AS) et *Apprendre à lire à l'âge adulte* (version adultes illettrés DEVCO-APLIRE) aux Editions EAP et élabore la nouvelle batterie composite ANALEC de dix épreuves pondérées, à trois niveaux, étalonnée de 8 ans à l'âge adulte : *Analyse du savoir lire de 8 ans à l'âge adulte* (Editions EAP).
- 1990-2000 : professeur émérite, il poursuit ses études sur l'ANALEC et met en évidence plusieurs profils-types de dyslexiques. Conjointement, il constate qu'au lieu d'aider à la promotion de l'enseignement à travers la personnalisation et l'équipement des maîtres de moyens matériels d'une aide technologique appropriée. Des professionnels, qui vivent de la dyslexie et des parents socialement favorisés, déçus par les acquisitions médiocres de leurs enfants, suscitent la constitution de groupes de pression.
- 2000 : une large enquête longitudinale, entreprise pour mettre au point une nouvelle révision du couple de batteries BP et BL, confirme l'évolution néfaste du rendement de l'enseignement au niveau de l'apprentissage scolaire le plus fondamental : en fin de grande section, les enfants présentent, à la batterie prédictive, un niveau de ressources intellectuelles plus élevé que leurs pairs, il y a 17 ans. En revanche, un an après, en fin de CP, les mêmes enfants manifestent, à la Batterie de Lecture, un niveau de savoir lire inférieur à leurs aînés d'alors. Cette chute du rendement s'explique nécessairement comme effet de la pédagogie en vigueur.

**Batterie prédictive de lecture (BP) (tpc) (ΣΔ)**

Le but de cette batterie est de déterminer, pour tout enfant, si le moment est venu de lui apprendre à lire et de prédire, de surcroît, combien de temps il lui faudra pour faire cet apprentissage. Cette batterie prédictive comprend quatre épreuves permettant d'apprécier les différents aspects de la lecture : la lecture de mots appartenant au vocabulaire familier, la dictée de mots familiers, la lecture de mots étrangers au vocabulaire familier, la compréhension de la lecture silencieuse. Elle se compose de huit épreuves reconnues les plus prédictives : le rythme répétition, la copie de figures géométriques, les cubes de Kohs, le rythme copie, la discrimination de dessins géométriques, la mémoire de récit, l'articulation, la mémoire de dessin.

**L'échelle composite de lecture (BL) (tpc) (ΣΔ)**

Cette échelle permet l'évaluation de la compétence en lecture : elle situe les performances d'un enfant par rapport aux performances de même type d'autres enfants auxquels il convient de le comparer, et de parfaire la connaissance du niveau des élèves, au-delà de la simple évaluation d'un ensemble de performances.

**Batterie de détection des dyslexies (ANALEC) (tpc) (Σ)**

Cette batterie de lecture hétérogène, de 12 épreuves, est conçue pour caractériser la compétence des lecteurs à partir de 8 ans, ainsi que pour contribuer à définir la (les) dyslexie(s), la (les) détecter, et inspirer des actions préventives et curatives. L'ANALEC se compose de deux échelles parallèles A et B à trois niveaux pour les âges de 8 et 9 ans, de 10 et 11 ans, de 12 à 15 ans. Une pondération permet de comparer entre elles les douze performances de chaque sujet et lui dessiner son profil, lequel constitue une synthèse qualitative de ses performances et manifeste tout éventuel déséquilibre susceptible d'inspirer des interventions appropriées.

**Apprendre à lire à son heure et à son rythme (2AS)**

La méthode des 2 AS permet de promouvoir la construction personnelle des nœuds de connaissance générateurs de la maîtrise de l'écrit, et d'assurer, à chacun des apprenants, le plein emploi permanent de ses possibilités présentes de compréhension et de découverte. Pour l'enfant, qui sait parler sa langue, apprendre l'écrit, ce n'est qu'acquérir les modalités de la transcription de son langage oral. Même avec le français, cette acquisition est à la portée de tous, à condition que soit offerte à chacun une médiation appropriée : un ensemble de dispositifs didactiques suffisamment élaborés (expérimentés), confié à un formateur, qui préside à leur mise en oeuvre personnalisée. Tout au long de six étapes à contenu progressif, mais à structure constante, à partir de petits volumes d'écrits sélectionnés (signifiants, familiers et sobres d'écriture), l'apprenti lecteur est amené à fixer en mémoire ces écrits à l'aide d'activités alternées (exercices en solitaire et jeux cordonnés à ces exercices, pratiqués avec un partenaire), exploiter ces écrits devenus mentalement disponibles. Alors que chaque apprenant progresse de réussite en réussite à l'échelle des minutes et en toute lucidité, sa motivation se déclenche, se maintient et s'étend.

**Développer le cognitif pour apprendre à son heure et à son rythme (DEVCO)**

L'objectif de cette méthode est de développer et harmoniser la panoplie des outils cognitifs requis pour les apprentissages fondamentaux. Quels que soient le niveau et le déséquilibre des ressources de départ, ainsi que la vitesse de progression, éventuellement fluctuante, la méthode vise le plein emploi permanent des possibilités présentes de chacun, les effets relationnels, les effets cognitifs. Elle est destinée à des adolescents de SES (section d'enseignement spécialisé) et des adultes illettrés de faibles niveaux ou encore aux jeunes surdoués.

**Apprentissage de la communication écrite à son heure et à son rythme (APLIRE)**

Destinée à l'apprentissage et la pratique de la lecture et de l'écriture des adolescents et adultes illettrés, cette méthode reprend l'objectif de la méthode des 2 AS.

Publications : cinq livres
Ada Abraham : *Le monde intérieur des enseignants*
Bernard Gillet : *Comprendre les difficultés à bien résoudre les problèmes*
Guy Verriest : *Vue et profession : les aptitudes visuelles professionnelles*
Arlette Zenatti : *L'enfant et son environnement musical*
Pierre Goguelin : *Présent et futur de la psychologie du travail*

**Congrès**

AVIGNON : 31e congrès des conseillers d'orientation professionnelle (ACOF), les EAP y sont présents.
LEIPZIG : XXIIe congrès international de psychologie.
PARIS : 1er congrès de l'Association de psychologie du travail de langue française (APTLF).

**1981**
**Les EAP adoptent les statuts d'une Société anonyme (SA)**
**Création de l'Association de recherche en psychologie du sport (ARPS)**
**Reprise par les EAP des tests publiés par l'INETOP**
**Edition des tests de Pasquier**
**Production des tests de Zénatti**
**Edition du questionnaire d'Aubret**
**Edition du test de Baldy/Paterne**
**Edition des tests de Rey**
**Publications : quatre livres**

**1) Les EAP adoptent les statuts d'une Société anonyme (SA)**

Pour la troisième fois, les EAP changent de statuts : d'abord, en 1927, J-M. Lahy et Gaston Guyot avaient utilisé les statuts d'une «Association en participation, dite : « ETABLISSEMENTS D'APPLICATIONS PSYCHOTECHNIQUES », pour créer leur société. En 1946, Denise Guyot, lorsqu'elle réorganise les EAP, choisit, sur les conseils de juristes, les statuts d'une « Société à responsabilité limitée » (SARL). Enfin, en 1981, pour satisfaire, lors de négociations avec l'étranger, à une image de marque de qualité, et sur les pressions de la banque des EAP, Robert Simonnet décide de convoquer une assemblée générale extraordinaire, où sera prise la décision d'accéder aux statuts d'une « Société anonyme » (SA).

**2) Création de l'Association de recherches en psychologie du sport (ARPS)**

Les psychologues du sport, qui ne possédaient pas d'association capable de les représenter et, surtout, de rassembler leurs travaux, suggèrent à Robert Simonnet, par l'intermédiaire d'Alain Vom Hofe, psychologue, de mettre en place les statuts d'une Association, dont le but serait de privilégier la recherche en psychologie du sport (ARPS). Le dynamisme des psychologues du sport et le professionnalisme des EAP furent à l'origine de succès importants pendant plus d'une dizaine d'années, qui ne verront pas moins de cinq congrès organisés à l'étranger et en France.

Déjà, depuis une dizaine d'années, en vue d'améliorer les résultats aux Jeux Olympiques, plusieurs responsables d'activités sportives avaient fait appel à des psychologues et, pour certains, à des professeurs d'universités, pour trouver des solutions à des situations qui pouvaient devenir, pour des sports collectifs, conflictuelles.

Les résultats positifs, obtenus par Edgar. Thill, professeur de psychologie à l'Université de Clermont-Ferrand, qui avait en charge, à l'école de voile du Beg-Rohu, à Quiberon, l'équipe olympique, déclenchèrent des demandes de tests de plus en plus importantes.

Sollicités par Alain Vom Hofe pour compléter, par un examen psychométrique individuel, les évaluations collectives, réalisées par Edgar Thill, à Quiberon, les psychologues des EAP se déplacèrent à raison d'une semaine par mois, pendant quatre mois, afin d'évaluer, dans les domaines moteurs, psychomoteur et de l'intelligence concrète, toutes les candidatures retenues pour les prochains jeux olympiques. Les études statistiques des résultats confirmèrent ou infirmèrent les premières estimations obtenues précédemment.

Cette même année, Alain Vom Hofe, en quête de résultats positifs quant à l'évaluation des aptitudes des sportifs dans les sports collectifs de ballon, sollicita les EAP pour la fabrication d'un appareil électronique reproduisant expérimentalement les caractéristiques de types cognitifs, auxquelles sont confrontés les sportifs des jeux de ballon, qui pratiquent ces activités à haut degré d'incertitude événementielle.

Ce test de « perception / décision » (VHDP), qui permet le repérage de niveaux d'efficience dans les comportements perceptifs et décisionnels, donnera, dès les premières études, des résultats valides quant aux pronostics de réussite chez les footballeurs.

Quelques modifications furent apportées sur le prototype et une première série de plusieurs appareils fut lancée, alors que se poursuivaient des études sur des populations de basketteurs, rugbymen, volleyeurs.

**3) Reprise par les EAP des tests publiés par l'INETOP**

Diffusés depuis plusieurs années par leur soin, les tests publiés par l'INETOP étaient réservés à la profession des conseillers d'orientation professionnelle. Désirant s'ouvrir à l'ensemble des psychologues, les responsables confièrent, aux EAP le soin de répertorier tous les tests édités dans le catalogue de l'INETOP.

Une nouvelle codification fut réalisée et leur présentation dans le *Bulletin d'Information* rencontra un vif intérêt. Il s'agissait de 33 épreuves différentes, étalonnées sur des populations scolaires. Par la suite, quelques-unes unes, utilisées en milieu industriel par des psychologues du travail, firent l'objet d'étalonnages spécifiques.

A compter de ce moment, la grande majorité des tests d'origine francophone, était éditée et diffusée par les EAP, les publications des tests d'origine américaine étant assurées par une autre société d'édition.

**4) Les tests de Pasquier (56)**

L'auteur, Daniel Pasquier, en sept années, a diffusé huit tests et une méthode d'évaluation des capacités méta-cognitives.

**Méthodes d'évaluation des capacités méta-cognitives (TECM)**

Cette méthode d'évaluation, de type clinique, a pour objectif d'appréhender la manière dont le sujet prend conscience de ses propres modes de fonctionnement et les formalise, d'élaborer le profil des capacités à la base de cette prise de conscience méta-cognitive, d'apprécier le potentiel d'apprentissage. La démarche s'articule en cinq phases : la formalisation des processus de résolution locaux, spécifique à une tâche, la formalisation d'un principe de résolution applicable à une classe de problèmes, la reprise des exercices et élaboration collective des réponses, le transfert des acquis à de nouveaux exercices de résolution et de création, avec contrôle de l'application, le bilan de l'ensemble de l'activité. La démarche utilisée s'inspire des principes de l'évaluation dynamique définis par Lev-Senénovitch Vygotski (1896-1934) et André Rey.

**Test prédictif pour cours préparatoire (TPCP) (tpc) (Σ)**

Le test se compose de quatre sub-tests : la copie d'une phrase, le repérage de mots dans un texte, le repérage des concepts, la discrimination auditive. Les résultats sont exprimés sous la forme d'un risque pédagogique, c'est-à-dire d'une probabilité d'accès aux niveaux de réussite possible. Les étalonnages portent sur une population de 531 élèves garçons et filles des CP.

**Test de lecture pour cours préparatoire (TLCP) (tpc) (Σ)**

Le test se compose de huit sub-tests : quatre d'écriture sous dictée, quatre de décodage de voyelles, de consonnes, de mots et de textes. La note finale permet une exploitation quantitative : le classement de l'élève par rapport aux sujets de l'échantillon, ainsi qu'une exploitation qualitative : indication d'un niveau de lecture probable et établissement d'un profil permettant une étude plus fine des résultats. Les étalonnages ont porté sur une population de 549 enfants des CP.

**Test de mathématiques pour cours préparatoire (TMCP) (tpc) (Σ)**

Le test se compose d'onze exercices regroupés en cinq catégories : la numération, les opérations, les problèmes, la logique, les espaces. La mise en forme des résultats permet de dresser le profil des cinq notes et de classer la performance globale de l'élève, à partir d'un décilage. Le test à été étalonné sur un échantillon tout-venant de 692 élèves, la fidélité est de .93.

**Test de français pour cours élémentaire (TFCE) (tpc) (Σ)**

Le test comprend cinq parties : la grammaire, la conjugaison, l'orthographe, la lecture, l'expression. Les notes partielles standardisées permettent de dresser un profil, qui peut assurer trois fonctions : l'évaluation du niveau, l'analyse qualitative des productions, le pronostic de réussite au cours moyen.

**Test de mathématiques pour cours élémentaire (TMCE) (tpc) (Σ)**

Le test se compose de treize épreuves regroupées en cinq catégories : la numération, les opérations, les problèmes, la logique, l'espace. Une analyse détaillée des réponses permet de cerner la difficulté de chaque point du programme et de relativiser les résultats et les échecs partiels. Les étalonnages ont porté sur une population de 453 élèves de CE2 et CM1.

**Test pour le passage en 6ème (TP6) (tpc) (Σ)**

Le test comprend deux sub-tests : une épreuve de français, une épreuve de calcul. Chaque épreuve comporte six séries de quatre questions de difficulté croissante. Pour le français : la grammaire, la conjugaison, l'orthographe, le vocabulaire, la lecture, l'expression ; pour le calcul : la numération, l'opération, les mesures, les problèmes, les fonctions numériques, la géométrie. Ce test est destiné aux élèves qui passent en 6ème, il fait correspondre un niveau scolaire exprimé en points et une probabilité de passage, qui s'étend de 57% à 100%.

**Le test d'intérêt pour les situations scolaires (TISS) (tpc) (Σ)**

L'auteur s'est attaché à mettre au point une épreuve permettant d'appréhender, chez un enfant, son intérêt scolaire. Le sujet est placé devant vingt-cinq situations, où il doit exprimer un choix entre deux scènes : l'une à caractère scolaire, l'autre ne présentant pas ce caractère. La note obtenue situe l'enfant dans son groupe d'âge, à partir d'un étalonnage présenté sous la forme d'un quartilage et sous la forme d'une échelle normalisée en cinq classes. La validité et la fidélité ont été appréciées et complétées par une étude selon trois variables : l'âge, le milieu, la réussite scolaire.

**5) Les tests musicaux de Zénatti (TMZ) (ti) (ΣΔΩ) (57)**

Cette batterie de tests a été imaginée par Arlette Zenatti, en suite de recherches sur l'utilité de tester, dès le plus jeune âge, les capacités des enfants à accéder à un enseignement musical, plus ou moins approfondi, qui leur permettra de devenir, non pas des musiciens professionnels, mais de bons amateurs. Les études et étalonnages portent sur des enfants de 4 à 8 ans, des ouvriers, des employés, des cadres, des professions libérales.

**6) Le questionnaire de motivation à l'action d'Aubret (QMA) (tpc) (ΔΩ)**

Ce questionnaire, de Françoise Aubret, permet d'apprécier trois dimensions importantes de la motivation : la motivation / activité (ardeur à l'ouvrage, application, ténacité), le besoin de réussite, l'absence de peur de l'échec. Le domaine auquel s'applique la motivation mesurée peut être soit le travail scolaire et universitaire, soit le travail professionnel. La valeur prédictive des notes obtenues au questionnaire, par rapport au critère constitué par la réussite au baccalauréat, se vérifia aussi bien en 1988 qu'en 1977 (enquête initiale). L'utilisation de la note de motivation permet d'améliorer nettement le pronostic de réussite au baccalauréat, que l'on peut faire à partir de l'avance ou du retard scolaire. Il en est de même dans la vie professionnelle, puisque des études sur des agents d'assurance ont montré une bonne validité du questionnaire par rapport à des critères de réussite professionnelle.

**7) Le test de représentation de l'espace de Baldy / Paterne (VHP) (tpc) (ΣΔ)**

Le test, de R. Baldy et J-C. Paterne, s'inspire directement des techniques expérimentales utilisées par Jean Piaget pour étudier la construction des référentiels spatiaux chez l'enfant. Elle permet de repérer les stades d'acquisition des notions de verticale, horizontale et perspective, nécessaires à la bonne réalisation de tâches graphiques ou manuelles.

**8) Les tests de Rey (58)**

D'origine suisse, André Rey (1934-1965), ardent défenseur de la méthode scientifique en psychologie clinique, est à l'origine d'une psychologie de l'observation, de l'évaluation comparative, de l'objectivation des différences individuelles. Sa méthode est l'une des rares qui soient systématiquement mentionnées dans les symposia internationaux et qui permettent de confronter les observations concernant des individus fondamentallement différents, mais fonctionnellement comparables. Il a posé, par ses publications, les fondements solides d'une théorie et une éthique de l'intervention. Il a pérennisé une œuvre, qui garde son actualité malgré les crises dans le monde, de l'évaluation et du conseil psychologique. « Les théories passent, seuls les faits demeurent ».

Chargé de la formation des candidats au diplôme de psychologie appliquée, directeur psychologique de la Consultation médico-pédagogique pour enfants, directeur du Cabinet d'orientation professionnelle, directeur du

Laboratoire de psychologie clinique de Service de neurologie de l'Hôpital cantonal de Genève, psychologue expert pour l'armée, consultant auprès de nombreux organismes et de pays de divers continents, André Rey a été confronté à des problèmes professionnels de tous ordres. Il leur a consacré quelque 20 publications, articles ou livres.

L'œuvre d'André Rey comporte 64 épreuves et procédés, dont la plupart ont été construits et mis au point pour l'examen de cas de condition neurologique pathologique, en vue d'un diagnostic différentiel entre un déficit acquis et un décicit constitutionnel ou pour objectiver des symptômes signalés par les sujets et que l'examen traditionnel ne pouvait isoler ou encore pour empêcher que des injustices soient commises, en attribuant à la stimulation ou à une névrose des insuffisances qui, pour être discrètes, n'en sont pas moins réelles. Ces épreuves psychométriques et les procédés inspirés aussi parfois, de la psychophysique, ont permis à l'auteur de mettre à jour une neurologie très fine, qui rejoint la motricité fine ou intériorisée, mise en cause dans les recherches expérimentales de psychologie humaine. Elles ont, aussi, permis de cerner, chez les individus normaux, divers processus psychologiques et leur évolution. Les épreuves sont ici regroupées en fonction des objets visés :

EPREUVES DE RAISONNEMENT
- Test de compréhension d'ordres (1R11)
- Test de sériation de poids et de rapports de grandeurs (1R12 et 1R13)
- Test des drapeaux (1R14)
- Test de logique de classe (1R15)
- Test de raisonnement analogique (7R01)
- Test de combinaison de lettres selon une loi (7R11)
- Test des problèmes logico-verbaux (7R17)
- Tests de ressemblance entre 3 données verbales (1R01, 1R02 et 1R03)
- Tests d'élimination de 2 données verbales sur 5 (1R04, 1R05 et 1R06)
- Tests des textes lacunaires I, II, III, IV. (1R07, 1R08, 1R09 et 1R10)
- Test des choix de définitions (7R02)
- Test de compréhension des consignes (7R18)
- Test de richesse de vocabulaire (7R19)
- Test des signes arithmétiques (1R16)
- Test des égalités arithmétiques et algébriques (1R17)
- Test des séries de problèmes (1R19)
- Test d'automatisation des connaissances géométriques (5R10)
- Test d'automatisation des notions arithmétiques (5R11)
- Test d'analyse de proposition (5R17)
- Test d'automatisation des notions algébriques (5R18)
- Test du niveau d'automatisation en calcul mental (5R19)
- Test des fractions de surfaces (7R03)
- Test des structures arithmétiques (7R07)

EPREUVES MNESIQUES ET D'APPRENTISSAGE
- Test de mémorisation de 20 signes graphiques (3R05)
- Test de mémorisation de 15 signes en 5 répétitions (3R07)
- Test de mémorisation de 15 signes graphiques (3R09)
- Test de mémorisation en 4 répétitions (3R10)
- Test de mémoire de 30 figures à compléter (série A) (3R11)
- Test de mémoire de 3 à figures à compléter (série B) (3R14)
- Profil de rendements mnésiques PRM (9R05)
- Evaluation de la résistance à la fatigue oculomotrice (7R13)
- Test d'indépendance / dépendance à l'égard du champ (7R04)

EPREUVES D'INTELLIGENCE PRATIQUE ET DE PSYCHOMOTRICITE
- Epreuve de discrimination droite / gauche (4R02)
- Test d'identification de formes par la palpation (4R03)
- Test de l'écriture en miroir (4R04)

EPREUVES D'AUTOMATISMES INTELLECTUELS
- Echelle d'automatismes intellectuels (3 à 12 ans) (5R01)

EPREUVES PSYCHOMETRIQUES APPLIQUEES A LA CLINIQUE
- Test de mots superposés (évaluation de retard de développement) (7R14)

FIGURES LACUNAIRES ET POINTS A COMPLETER
- Test des figures lacunaires (9R01)
- Test de dénombrement de points (9R02)

**Le test des plateaux (9R10)**

Le test des plateaux permet d'évaluer les démarches cognitives susceptibles d'être acquises durant une formation liée à l'éducabilité cognitive par une double utilisation, en début et en fin de stage.

**Le test d'interprétation de dessins (9REY)**

Le test est une épreuve de « projection de signification ». Il n'exige pas, du sujet, de résoudre un problème particulier ou de réaliser une performance, mais l'incite à donner libre cours à son imagination, en proposant des titres pour des dessins élaborés par l'auteur, dont les éléments et la structure sont suffisamment flous pour que le type et le contenu des réponses restent ouverts.

**Le test de copie d'une figure complexe**

L'auteur caractérise la figure en relevant trois propriétés ; l'absence de signification évidente, réalisation graphique facile, structure de l'ensemble assez compliquée pour solliciter une activité perceptive organisatrice. Il insiste sur l'importance de l'évaluation quand un déficit mnésique est suspecté. « Percevoir visuellement, ce n'est pas subir un simple contact sensoriel : c'est réactiver au contact du réel des habitudes visuelles ou en contracter de nouvelles. Dans ce premier cas, la perception est une reconnaissance, dans le second cas, nous élaborons le stimulus à partir de connaissances actuelles, nous l'analysons et nous l'organisons jusqu'à ce qu'une structure définie simpose ou se dégage ». A son avis, trop de praticiens confondent insuffisance perceptive et insuffisance mnésique.

**Publications** : quatre livres
Philippe Laurent : *L'insertion du débile mental dans le monde du travail*
Jean-Pierre Mialaret : *Musique en tête*
Andrée Girolamy : *Les premiers pas scolaires*
Anne-Marie Green : *De la musique en sociologie*

**Congrès**
CERGY : 32e Congrès des conseillers d'orientation professionnelle (ACOF), les EAP y sont présents.

**1982**
**Participation des EAP à l'exposition française au Caire (Egytpe)**
**Reprise, par les EAP, des tests de Borel-Maisonny**
**Production des tests de Borel-Maisonny**
**Production du test de Ferrand**
**Production du test de Vom Hofe**
**Publications : six livres**

**1) Participation des EAP à l'exposition française au Caire (Egypte)**

Toujours disponibles à la moindre sollicitation du Syndicat de l'optique et de la mécanique de précision (SGOIP), dont ils sont adhérents, les EAP oeuvrèrent pour participer à l'exposition qui était progammée au Caire, en ce début d'année.

Les Egyptiens, étant très souvent demandeurs, par l'intermédiaire d'Elie Kioumgi, Agent général des EAP dans ce pays, de moyens susceptibles de réduire les accidents ferroviaires et routiers, toujours plus nombreux, la décision fut prise de présenter une « batterie sécurité Bonnardel » réduite. Ce choix de réduire, en nombre, les tests de cette batterie, découlait de la difficulté de mettre en place une formation rigoureuse des utilisateurs, de diminuer le temps de passation, de limiter le coût, sachant qu'il était envisagé d'acquérir plusieurs batteries.

La simplification porta sur l'obtention d'une « note intelligence pratique (IPO) » par un seul test, les disques (BOD), sur l'obtention d'une « note de précision des mouvements (P) » par deux tests, l'oméga (OMB) et la sinusoïde (SNB), sur l'évaluation de la « note vigilance (R) » par le test des réactions complexes (RCB). La validité du pronostic, à partir des résultats obtenus avec cette batterie, avait déjà fait l'objet de plusieurs études sur des populations du Maghreb.

Cette exposition fut un succès, les responsables des organismes de transport en commun et de certaines industries vinrent nombreux et, comme le montre la photo, le stand reçu la visite du Ministre français du Commerce extérieur, Michel Jobert (1921–2002), s'entretenant avec Robert Simonnet et Denise Guyot.

Elie Kioumgi négocia l'achat du matériel de psychologie présenté sur le stand avec plusieurs responsables des services humains de l'Armée de l'air égyptienne et assura la livraison dès la fin de l'exposition. La veille du retour en France, il remit, aux EAP, une commande ferme et définitive, pour l'achat d'un matériel identique, à livrer dans les meilleurs délais.

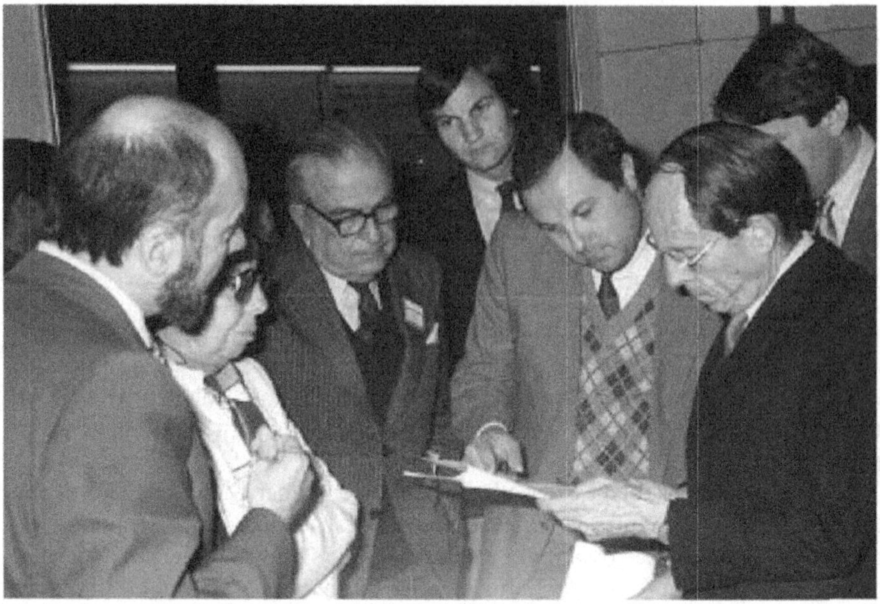

**Photo 59**

**2) Reprise par les EAP des publications de Borel-Maisonny**

Les trois tests de Suzanne Borel-Maisonny étaient distribués aux orthophonistes par une petite structure de type familial depuis plusieurs années. Les demandes des pays étrangers, par l'intermédiaire des filiales des EAP (MEPSA, PSICO, ATM), mais aussi les demandes de certains psychologues non spécialisés en orthophonie, obligèrent l'auteur à modifier leur distribution, en les confiant aux EAP. Sous le contrôle de l'auteur, la présentation de chaque test fut modifiée pour en rendre l'utilisation plus pratique, chacun des éléments des trois tests fut codifié et répertorié : il devenait plus facile, aux utilisateurs, de les réapprovisionner lorsqu'ils étaient, soit perdus, soit détériorés.

**3) Production des tests de Borel-Maisonny**

**Le test sans parole (BMP) (ti) (Σ)**

Ce test à été créé pour répondre aux besoins des spécialistes qui désirent être rapidement fixés sur le niveau mental d'enfants qui ne parlent pas. Il comporte deux épreuves, l'une permettant d'examiner les enfants de 18 mois à 3 ans 6 mois, l'autre convenant pour les enfants jusqu'à 5 ans 6 mois.

**Le test d'aptitude (BMA) (ti) (Σ)**

Cette épreuve n'est pas un test de niveau mental, il n'est pas possible d'en tirer un quotient intellectuel. Son usage est limité à des investigations sur plusieurs points principaux, autour desquels se groupent les épreuves.

**Le test d'orientation de jugement et de langage (BMO) (ti) (Σ)**

Ce test est utilisé pour les enfants qui présentent des difficultés de langage, de lecture ou d'orthographe. Il est une aide à la découverte, à l'élimination et au redressement de certaines lacunes, dont un mauvais rendement scolaire est souvent le signal.

**4) Le test de dépistage précoce des troubles du langage de Ferrand (TDP81) (ti) (Σ)**

Ce test, de Pierre Ferrand, permet de déboucher sur des actions de prévention et des suggestions d'orientation. Il comprend plusieurs épreuves, qui explorent l'audition : la reproduction de structures rythmique, les aptitudes instrumentales hors langage, les aptitudes audio-perceptives, l'articulation des phonèmes, des paroles, du langage oral. Elles sont réparties en 4 chapitres : le dépistage de la surdité, le langage oral, l'articulation et parole, les instruments hors langage (dessins, encastrements, compléments d'images, sériations).

**5) Le test de perception et de décision de Vom Hofe (VHDP) (ta) (ΔΩ)**

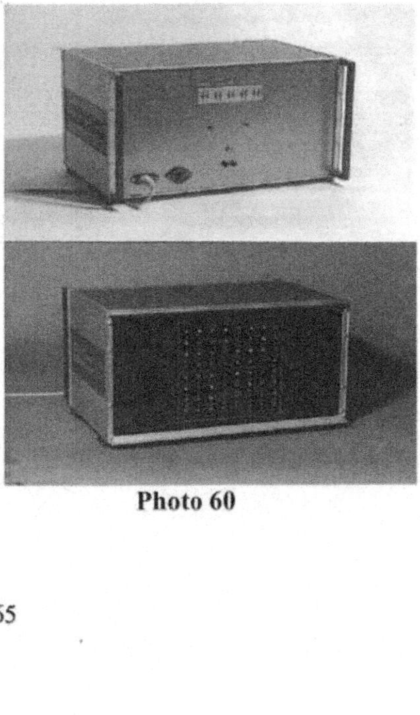

Photo 60

Ce test, d'Alain Vom Hofe, reproduit expérimentalement les caractéristiques du type cognitif auquelles sont confrontés les sportifs, qui pratiquent des activités à haut degré d'incertitude événementielle (sports collectifs, voile.). Dans ce test, le sujet doit désigner le joueur qui lui semble le mieux démarqué, avec et sans déplacement des joueurs, dans un laps de temps extrêmement rapide. L'appareil est structuré comme un écran muni de 64 lampes, qui peuvent s'illuminer eu rouge ou en vert, clignoter, et qui représentent les partenaires ou les adversaires. Une véritable combinatoire de situations à difficultés croissantes a été définie, qui rend les tests applicables à des débutants, ainsi qu'à des sportifs confirmés.

Publications : six livres
René Zazzo : *La nouvelle échelle métrique de l'intelligence*
André Inizan : *Le temps d'apprendre à lire*
Pierre Vrignaud : *Procédures de bilan et projet de formation*
Catherine Diez : *Méthodes et techniques en psychologie*
Jacqueline Ott : *La pédagogie de la voix et les techniques du chant*
Pierre Goguelin : *Psychologie du travail : perspectives 1990*

**Congrès**
EDIMBOURG **:** Congrès international de psychologie appliquée (IAPA), EAP y sont présents.
PARIS **:** 2^e^ congrès de l'Association de psychologie du travail de langue française : (APTLF) (EAP).

**1983**
**PSYCHO-INFORMATIQUE : Création d'un département informatique**
**PSYCHO-INFORMATIQUE : Correction de la BGA**
**Edition du test de Gillet**
**Edition des tests de Girolamy**
**Edition du test de Mazaux**
**Edition des échelles de Cottraux**
**Publication : cinq livres**

**1) PSYCHO-INFORMATIQUE : création d'un département informatique**

L'informatique se miniaturise et permet aux entreprises de s'équiper de matériels plus performants et plus petits. Si, déjà, depuis plusieurs années, le service administratif des EAP utilisait l'informatique pour la gestion de l'entreprise (la facturation, la comptabilité, la gestion des stocks), l'arrivée, sur le marché, de petits ordinateurs à tout faire, permit aux EAP d'organiser un département spécialisé dans l'utilisation de l'informatique pour décharger les psychologues d'un travail bien précis : la correction des tests.

Département composé, au départ, d'un analyste-programmeur, capable de réaliser la programmation d'un logiciel pouvant répondre, par son utilisation, à la résolution de nombreuses tâches liées à l'utilisation des tests, il verra son effectif passer rapidement à deux personnes, puis à trois et pourra atteindre, avec des intérimaires, cinq personnes durant des périodes de fortes demandes.

Le besoin de l'utilisation de l'ordinateur se fit d'abord sentir pour libérer le psychologue de la fastidieuse correction des tests, lorsqu'il s'agissait d'une batterie de tests comme, par exemple, la batterie générale d'aptitudes (BGA), composée de neuf tests. A cette correction, s'ajoutait la transformation des notes brutes, obtenues à chaque test, en notes standards, puis leur report, sur une feuille de profil spécialement conçue à cet effet et, enfin, le tracé du profil.

Cette feuille de profil, qui sera dénommée ultérieurement « bilan psycho-informatique », ne pourra devenir aussi complète que souhaitée qu'après deux à trois années d'un travail acharné dont les étapes furent nombreuses et quelquefois imprévisibles.

A compter de ce moment, la structure de l'entreprise comprendra 29 personnes : un service administratif (5), un département commercial (2), un département de psychologie appliquée et son service d'études en psychologie (2), un département psycho-informatique (3), un département de composition assistée par ordinateur (1), un département édition de livres (1), un atelier d'électromécanique et son bureau d'études (4), un département d'imprimerie intégrée (2), un magasin avec un service d'expédition (3), une librairie (3), un département autonome d'électronique, SIREL (3), une filiale à Bruxelles, ATM, une filiale à Madrid, MEPSA, une filiale à Lisbonne, PSICO, un agent exclusif à Florence, un agent exclusif à Athènes.

**2) PSYCHO-INFORMATIQUE : Correction de la BGA**

La première organisation de ce département prévoyait la réalisation d'un logiciel spécifique à l'interprétation des résultats obtenus lors de la passation de la BGA. L'utilisateur, après avoir fait passer la « Batterie Générale d'aptitudes (BGA) », envoyait, aux EAP, les feuilles de réponses. Dès réception par le département Psycho-info, une manipulatrice rassemblait, sur le logiciel BGA de l'ordinateur, toutes les réponses inscrites par le sujet, puis imprimait la « feuille du profil », où étaient inscrites toutes les informations. A cette époque, une telle feuille de profil était inespérée, la somme des informations, qui demandait à un psychologue, habitué à faire ce travail, environ 1 heure 45, et à celui qui ne faisait ce travail qu'épisodiquement plus de 2 heures 30, était imprimée en 45 secondes. Les paramètres obtenus étaient les suivants :

| | |
|---|---|
| - Groupe d'aptitudes<br>(Cognitif - Perceptif - Moteur) | 3 |
| - Profil des aptitudes | 15 |
| - Profil des facteurs d'aptitudes<br>(G – V – N – S – P – Q – K – F – M) | 9 |
| - Profil des intérêts | 15 |
| - Profil des facteurs d'intérêt | 7 |
| - Profil RIASEC | 6 |

Soit un total de 55 notes, avec, pour chacune d'elle, un profil établi à partir d'une moyenne fondée sur 100.

A cette feuille de profil sera ajouté, l'année suivante, un texte, destiné aux psychologues, dénommé « compte rendu confidentiel », qui portera sur le facteur général, le facteur verbal, le facteur perceptif, le facteur moteur, les orientations professionnelles possibles, le type de personnalité et la typologie des professions (RIASEC), soit, au total, deux pages de texte.

L'utilisation de l'informatique en psychométrie fut des plus complexes. A cette époque, les analystes-programmeurs, spécialisés surtout dans la programmation de la comptabilité ou de la gestion des stocks des entreprises, étaient pas préparés à concevoir des logiciels susceptibles de répondre aux contraintes statistiques telles qu'elles sont utilisées lors de la correction des tests. Les EAP durent commencer par former un débutant analyste-programmeur au langage BASIC, afin qu'il acquière des compétences dans ce domaine.

**3) Edition du bilan des compétences en apprentissage de Bernard Gillet (BOP)**

En vue de son utilisation dans le cadre d'une recherche-action, l'auteur s'est efforcé d'élaborer une grille fondée sur des concepts psychologiques jugés pertinents pour le problème à résoudre, présentant les qualités métrologiques indispensables d'un instrument de mesure, d'application aisée pour des observateurs non spécialement entraînés. Dans cet outil d'évaluation des comportements, les dimensions d'observation furent empruntées à Reuwen Feuerstein et Jean Piaget, comme l'exposent les auteurs dans l'article « Elaboration et étude d'une grille d'observation de comportement », paru dans la revue *Psychologie et pychométrie* 1989, vol. 10, n°1, 14-32. La fidélité de cette grille a été estimée en calculant, pour chaque dimension et chaque sujet, l'écart maximum entre les évaluations de 2 ou 3 juges. Un accord parfait fut obtenu dans 40% des cas et un écart d'un point dans 30% des cas. Le médian est à une différence d'un point entre les cotations de 2 ou plusieurs juges.

**4) Edition des tests de Girolamy**

L'auteur, Andrée Girolamy, a publié, au cours d'une douzaine d'années, trois livrets, qui donnent les bases indispensables et forment un tout, réalisé pour simplifier la tâche des formateurs et des parents dans les domaines du savoir lire, du savoir écrire et dans celui de la grammaire, ainsi qu'un livret sur les premiers pas scolaires.

**Les premiers pas scolaires (1D04)**

La méthode, liée à la prévention de l'échec scolaire, est destinée aux formateurs et aux parents de tous les enfants de grande section de maternelle, pour que ces enfants réussissent l'apprentissage de la lecture, de l'écriture et du calcul.

**Pour savoir lire (1D02)**

Cette méthode se révèle particulièrement efficace pour éviter les échecs qui peuvent intervenir au cours de l'apprentissage de la lecture. Elle se compose d'une série de tableaux synoptiques, qui mettent en évidence les confusions qui surgissent sur un plan perceptif visuel ou auditif.

**Une pédagogie pour l'écriture (1D11)**

L'auteur donne, dans ce livre, les moyens simples et efficaces pour vérifier si l'enfant est prêt, sur les plans intellectuel et moteur, à aborder l'apprentissage de l'écriture, et indique une méthode rapide pour acquérir les bases de cette écriture et l'utiliser aisément.

**La grammaire langage en 20 leçons (1DO8)**

Dans ce livre, tout s'articule autour de la structure de base : sujet, verbe, complément, puis de l'enrichissement du nom et du verbe, noyau de la phrase. Grâce à des tableaux simples, la conjugaison, l'étude des déterminants et de la phrase complexe s'acquièrent sans efforts et permettent une pratique aisée de la langue française.

**5) Edition de l'échelle d'évaluation de l'aphasie de Mazaux / Orgogozo (HDAE) (tpc) (ΣΔΩ)**

Ce test, d'origine américaine, explore les fonctions linguistiques de façon systématique et quantitative ; il permet de comparer des patients aphasiques entre eux et de juger, avec précision, de leur évolution et de leur progrès en rééducation. Deux analyses de variance successives et une analyse des coefficients de corrélations ont été effectuées sur les résultats de 207 aphasiques pour établir une cotation quantitative, le classement et l'appariement des sub-tests. La réalisation de l'échelle française a été menée, par Jean-Michel Mazaux et Jean-Marc Orgogozo, avec le souci de s'adapter à la langue et à la mentalité françaises, tout en restant le plus près possible du test original, pour que les analyses statistiques gardent leur valeur.

**6) Edition des méthodes et échelles d'évaluation des comportements de Cottraux, (1KEEC) (tpc) (ΣΔΩ)**

Ce livre de 288 pages, de Jean Cottraux, M. Bouvard et Patrick Légeron, est un guide pratique, qui rassemble les principales méthodes d'évaluation du comportement et des attitudes humaines. Il reproduit 49 échelles et 5 grilles d'analyse comportementale, dont les modalités pratiques d'utilisation et les normes sont clairement présentées. Certaines échelles, décrites dans ce livre, devinrent disponibles aux EAP : Echelles de Beck/13, de Beck/26, de Rathus, de Rotter, de dépression de Hamilton, d'évaluation quotidienne de l'humeur, Nosie/30, BPRS, de dépression de Hamilton (NIMV), questionnaire SCL, diagramme de dépression HARP, questionnaire de pensées automatiques.

Publications : cinq livres
Wolfram Koenig : *La technique moderne du violon*
Bernard Gillet : *L'homme et son travail : traité de psychologie ergonomique*
André Inizan : *L'évaluation du savoir lire au CP*
Jean Cottraux : *Méthode d'évaluation des comportements*
Anne Marie Green : *Les personnes âgées et la musique*

**Congrès**
SAINT ETIENNE : 33e Congrès national des conseillers d'orientation professionnelle, les EAP y sont présents.

**1984**
**PSCHO-INFORMATIQUE : un lecteur optique pour la correction des tests**
**Organisation du 1er Congrès International de Psychologie du Sport à Madrid**
**Edition des méthodes de Guichard**
**Edition du questionnaire de Thomas**
**Edition du test de Guillarmé**
**Publications : six livres**

**1) PSYCHO-INFORMATIQUE : lecteur optique pour la correction des tests**

L'utilisation de la batterie générale d'aptitudes (BGA), par les psychologues, s'accroissant de jour en jour, du fait de la correction automatique, il devenait indispensable d'embaucher, pour le département informatique, une seconde personne, qui devait, par la suite, devenir le responsable, à part entière, de celui-ci. Gérard Héloïse, recruté pour ce poste, diplômé en électromécanique, assimila rapidement le contenu d'une formation à l'écriture de logiciels. Il put, alors, compléter la présentation du compte rendu de la BGA, en ajoutant, au profil, un texte explicatif pour chacune des notes obtenues.

L'intérêt des corrections psycho-informatiques de la BGA, fut à l'origine de demandes d'une correction identique pour les autres tests. Ces corrections, réalisées manuellement, augmentèrent considérablement la charge de travail, et nécessitèrent une réorganisation des méthodes de correction. La correction automatique devint obligatoire, les recherches s'orientèrent vers ce qui existait depuis plusieurs années aux Etats-Unis d'Amérique : le lecteur optique. Cet appareil, très sophistiqué, nécessita, pour son utilisation, d'abord un stage de formation, mais aussi la réalisation de feuilles de réponses spéciales, qui devaient pouvoir être lues par ce lecteur optique, après avoir été noircies par les candidats, au moment où ils inscrivaient leurs réponses aux questions des tests.

L'utilisation du lecteur optique fut à l'origine de la création de nouvelles feuilles de réponses. Regroupant les tests par catégories en fonction de leur conception, la réalisation et l'édition d'une dizaine de feuilles optiques de réponses suffisent pour une utilisation commune à tous les tests existants.

**2) Organisation, à Madrid, du 1er congrès international de psychologie du sport**

En 1983, une réunion, organisée par Alain Vom Hofe, président de l'Association de recherche en psychologie du sport (ARPS), s'était tenue aux EAP. Etaient présents les directeurs des trois filiales des EAP : Francis Van

Dam d'ATM, à Bruxelles, Aurora Murga, de MEPSA, à Madrid, Manuel Castella, de PSICO, à Lisbonne. Décision y avait été prise d'organiser, tous les ans, le congrès international de l'ARPS.

Organisé en mai1984, par Aurora Murga, le premier Congrès international de psychologie du sport eut lieu à Madrid. Pour une première dans le domaine de la psychologie du sport, elle réussit l'exploit de réunir plus de 600 personnes, pour la plupart venues d'Europe. Les communications, très nombreuses, furent sélectionnées par un comité techniqu,e qui ne retint que les plus intéressantes. Sensibles à ce choix et à l'organisation parfaite du congrès, les participants ne tarirent pas d'éloges et insistèrent pour que ce congrès fût reconduit les années suivantes. Durant deux jours, une presse élogieuse, intéressée par les sujets des conférences, rendit compte, dans les principaux journaux du pays, de cette manifestation. Il fut, enfin, constaté que les psychologues du sport prenaient leur place parmi les autres psychologues.

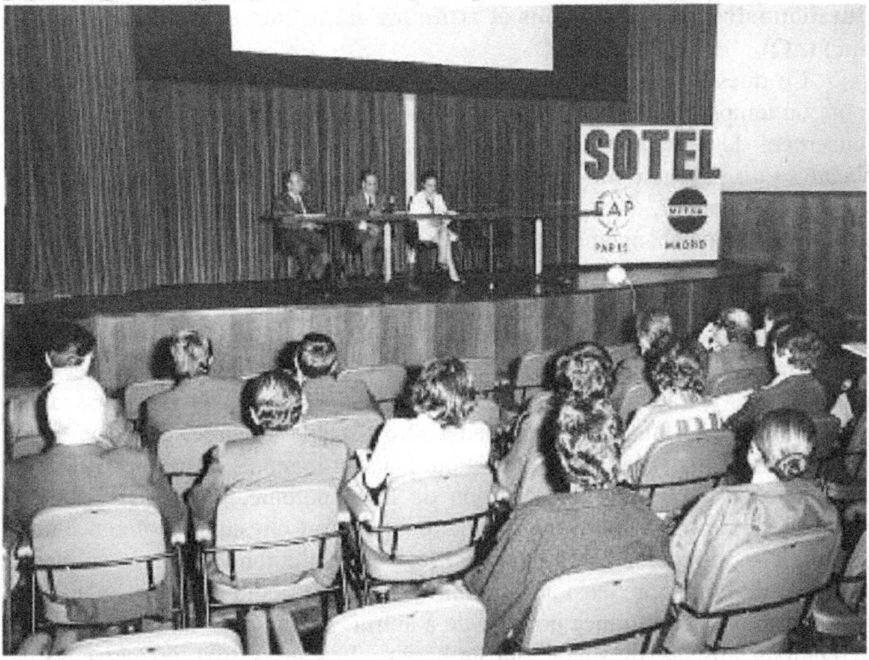


**Photo 61**

**3) Edition des découvertes des activités professionnelles de Guichard**

L'auteur, Jean Guichard, au cours de quatre années, a publié trois méthodes psychopégagogiques d'aide à l'élaboration du projet professionnel (DAPP) (DAPPI) (DAPPT). Chacune des méthodes a pour objectif de stimuler la réflexion des jeunes à propos de leur projet professionnel, à partir de l'étude de différentes professions, décrites dans leur exercice concret et des itinéraires d'insertion de ceux qui les exercent.

DAPP est destinée aux collégiens de $4^{ème}$ et $3^{ème}$, lycéens, étudiants, jeunes diplômés de l'enseignement supérieur.

DAPPI est destinée aux collégiens de $4^{ème}$ et $3^{ème}$ technologie, élèves des lycées professionnels, jeunes de classes de CAP et BEP, jeunes de faibles niveaux de qualification entrant dans un dispositif d'insertion, de formation ou d'aide à l'élaboration de leur projet professionnel.

DAPPT est destinée aux collégiens de $4^{ème}$ et $3^{ème}$ technologie, lycéens, étudiants, jeunes, intéressés par les métiers techniques, les nouvelles technologies et les nouvelles qualifications.

**4) Edition des questionnaires de Thomas (59)**

**Questionnaire sur les opinions et attitudes des agents de maîtrise (QOAT) (tpc) (ΔΩ)**

Ce questionnaire, de Jean Thomas, repose sur un relevé minutieux, au cours du temps, des formulations faites par les agents de maîtrise eux-mêmes, concernant leur pouvoir et leur rôle. Ce questionnaire facilite le travail d'analyse du psychologue chargé de se prononcer sur une promotion, comme celui du formateur, chargé d'introduire au sein d'un groupe une certaine problématique de changement.

**Questionnaire d'aspiration à un mode de vie au travail (MMUT) (tpc) (ΔΩ)**

Ce questionnaire examine, d'abord, les 16 critères du « mode de vie au travail », puis les activités liées aux 16 critères de « mode de vie au travail », que l'on aimerait faire, que l'on pense être capable de faire, que l'on serait ennuyé de faire, qui plaisent le plus et qui plaisent le moins. Il permet d'évaluer les dimensions suivantes : acceptation de la monotonie, goût pour l'activité manuelle, goût pour le mouvement, goût pour l'effort physique, préférence pour la minutie, non-répugnance à la saleté, recherche d'autonomie, goût culinaire, recherche de la compréhension technique, amour du grand air, sens esthétique, goût pour la vente, attirance pour l'aide à autrui, amour de la nature, recherche de relations, absence de souci pour un horaire. Les choix sont indépendants de toute considération de rémunération et de capacité à les exercer, mais sont toujours liés au critère de mode de vie au travail.

**5) Edition des tests de Guillarmé**

**Le test : Histoire d'une gomme (1KGOM) (tpc) (ΣΔΩ)**

Destinée, d'abord, à étudier le sentiment d'échec scolaire chez l'enfant et l'adolescent, l'épreuve, de Jean-Jacques Guillarmé, s'est vite révélée être un remarquable test projectif, mettant en évidence, non seulement des conflits personnels liés à des événements vécus ou à des représentations fantasmatiques, mais aussi les principaux mécanismes psychologiques, qui contribuent à l'élaboration et au fonctionnement de la personnalité.

**L'évaluation des aides à l'enfant (GOLIF) (tpc) (ΣΔ)**

Cet ouvrage est un guide pratique, conçu pour l'ensemble des professionnels qui ont la charge quotidienne d'enfants et d'adolescents à problèmes. Il est un instrument élaboré et facile à utiliser dans le cadre de thérapies psychomotrices, psychopédagogiques, linguistiques. Cinq champs d'études, d'analyse et de réflexion furent sélectionnés : données de sémiologie individuelle et évolution, formes successives d'adaptation dans l'enfance ou l'adolescence, perception du changement par l'entourage, attente du thérapeute lui-même, techniques utilisées et leur évolution.

Publications : six livres
Robert Francès, Jean-Luc Mogenet : *Motivation et satisfaction au travail*
Michel Huteau : *Informatique et orientation*
André Inizan : *Apprendre à lire à son heure et à son rythme*
André Rey : *André Rey : maître d'œuvre d'une psychologie des faits*
Jean Jacques Guillarmé : *Histoire d'une gomme*
Pierre Goguelin : *Psychologie du travail et société post- industrielle*

**Congrès**

QUIMPER : 34^e^ Congrès des Conseillers d'orientation professionnelle (ACOF), les EAP y sont présents.
ACAPULCO : XXIII^e^ Congrès international de psychologie.
PARIS : 3^e^ Congrès de l'Association de psychologie du travail de langue française. Les EAP y sont présents.

**1985**
**PSYCHO-INFORMATIQE : création de logiciel pour la correction des tests**
**Organisation du 2e Congrès international de psychologie du sport à Lisbonne**
**Les bilans PSYCHO-INFORMATIQUES de Simonnet**
**Diffusion des appareils de rétroaction**
**Edition de la méthode de solfège de Francès**
**Edition des questionnaires de Forner**
**Edition de la méthode de lecture de Leray**
**Publications : cinq livres**

**1) PSYCHO-INFORMATIQUE : création de logiciels pour la correction des tests**

L'utilisation de la BGA psycho-informatique, ayant sensibilisé les psychologues à se soustraire de la correction des tests, qui leur prenait beaucoup de temps et les empêchait de se consacrer à des comptes rendus plus complets, les poussait à appliquer cette méthode sur d'autres tests. Leurs demandes d'une utilisation psycho-informatique de tests, autres que ceux de la BGA, devaient être à l'origine d'une nouvelle façon de concevoir les tests. Ils se composaient, d'une manière générale, d'un cahier de test, d'une feuille de réponses, d'une grille de correction et de son manuel d'utilisation. Chacun des éléments ne pouvait plus être utilisé sous cette forme. La nouvelle feuille de réponses psycho-informatique conditionna la présentation du cahier de test ; quant à la grille de correction, elle devenait caduque ; seul, le manuel restera utilisé comme base scientifique du test, alors que les consignes différentes, d'utilisation, donneront lieu à la publication d'un fascicule simplifié.

A la suite d'une analyse, aussi complète que possible, de tous les tests édités, la décision fut prise de concevoir et éditer cinq feuilles de réponses psycho-informatiques, susceptibles de pouvoir être utilisées pour la majorité de tests. La création de cinq logiciels, destinés à donner la possibilité au lecteur optique de reconnaître la feuille psycho-informatique utilisée, fut réalisée. Par la suite, un logiciel de correction de chaque test fut mis en place au fur et à mesure des demandes.

**2) Organisation, à Lisbonne, du 2e Congrès international de psychologie du sport**

Dans le domaine des activités sportives, les retombées de l'intérêt qu'eurent les conférences et les communications données lors du congrès de l'ARPS à Madrid, l'année précédente, laissaient présager une participation importante à Lisbonne. L'organisation, mise en place par Manuel Castella, et l'aide apportée par l'ensemble du personnel de PSICO, ne laissèrent rien au hasard. Sans être aussi importante qu'à Madrid, la participation, à ce congrès international, fut d'environ 350 personnes. Les conférences et communications, de hauts niveaux, contribuèrent à donner à la psychologie du sport l'élan qui s'était manifesté précédemment et qui devait rejaillir, l'année suivante, sur le congrès que devaient organiser, à Paris, les EAP.

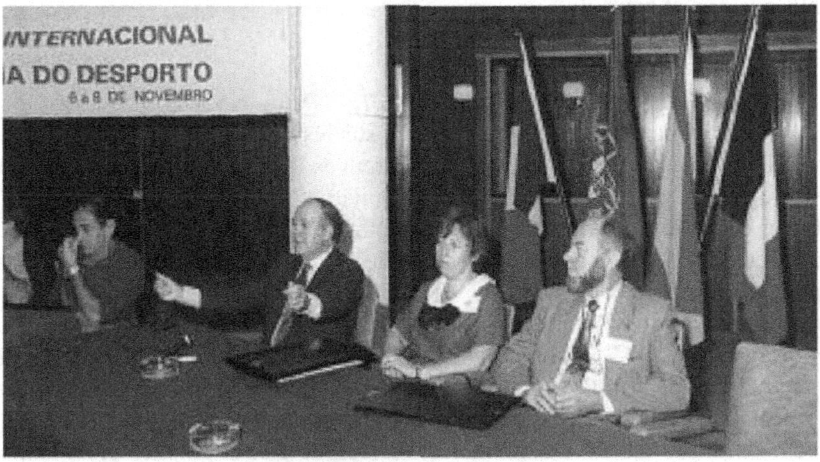


**Photo 62**

**3) Les bilans PSYCHO-INFORMATIQUES de Simonnet (60)**

Les premiers bilans psycho-informatiques, dont les logiciels furent réalisés par Robert Simonnet, correspondaient à des demandes spécifiques de la part de psychologues qui désiraient, pour d'importantes séries de passations en nombre, avoir une correction informatisée de plusieurs tests, regroupés en un seul cahier. La composition de chaque batterie de tests fut établie en fonction du niveau culturel de la population sur laquelle elle devait être appliquée.

**Les batteries composites d'aptitudes : GOJOK et GOJEK**

La première batterie est destinée à évaluer les potentialités de sujets de niveaux scolaires de seconde, première, terminale, bac + 1, candidats à des postes administratifs (batterie GOJOK), la seconde batterie est destinée à des sujets de mêmes niveaux scolaires, candidats à des postes techniques (batterie GOJEK). Les étalonnages de ces batteries portent sur une population de 2 000 personnes, garçons et filles, pour la batterie GOJOK, et de 1 300 personnes, garçons (80%) et filles (20%), pour la batterie GOJEK.

**La batterie d'évaluation cognitive et de personnalité : GOPEC**

Cette batterie a été utilisée pour permettre l'évaluation des potentialités des candidats à l'entrée aux grandes écoles. Elle se compose d'épreuves mettant en évidence le niveau atteint dans les différents modes de raisonnements, d'une épreuve de compréhension verbale et d'un questionnaire de personnalité. Les étalonnages ont porté sur une population de 1 400 personnes, garçons et filles, de niveaux bac et bac + 1.

**Les batteries factorielles d'aptitudes : NV7, - NV6, - NV5**

Ces trois batteries furent construites sur les bases des travaux de Louis-Leon Thurstone, en pondérant, par des épreuves spécifiques, certains facteurs psychologiques, par rapport à d'autres. Le bilan psycho-informatique, obtenu à partir de ces trois batteries, examine la méthode de travail des candidats sous l'angle qualitatif, en prenant en compte le nombre de bonnes réponses par rapport au nombre de questions traitées et, sous l'angle quantitatif, en examinant les questions traitées par rapport au nombre de questions du test.

La batterie NV7, élaborée par Robert Simonnet et validée par Jean-Luc Bernaud et Pascal Priou, fut utilisée sur des populations faiblement scolarisées. Les résultats permirent d'évaluer, en plus des facteurs G, V, N, S de Thurstone, les connaissances dans les domaines du calcul, de l'orthographe, de la langue française et la résolution des problèmes simples liés aux événements de la vie courante. Les étalonnages portent sur une population de plus de 4 000 jeunes, garçon et filles, demandeurs de crédits de formation.

La batterie NV6, destinée à des niveaux CAP et BEP, a été expérimentée sur une population d'ouvrières professionnelles, elle se compose d'épreuves permettant de mesurer, en plus des facteurs G, V, N, S de Thurstone, le niveau atteint dans les domaines de la capacité intellectuelle générale s'identifiant au facteur « g » de Spearman (la capacité d'intelligence concrète liée à un raisonnement utilisant des faits de la vie courante).

Les batteries NV5, d'une durée de passation d'1h 30 et sa forme parallèle NV55, d'une durée de passation d'1h, élaborées par Robert Simonnet, Jean-Luc Bernaud et Pascal Priou, évaluent l'efficience intellectuelle chez les sujets de niveaux scolaires de seconde et de première pour la batterie NV5, et les niveaux bac à bac + 2, pour la batterie NV55. Elles permettent d'estimer, en plus des facteurs G, V, N, S de Thurstone, le niveau atteint dans les connaissances en calcul, orthographe et résolution des problèmes. Les étalonnages portent sur plus de 4 000 personnes, garçons et filles, pour la batterie NV5 et plus de 2 000 personnes, garçons et filles, pour la NV55.

**4) Diffusion des appareils de rétroaction**

Les appareils de rétroaction sont utilisés par les sujets, pour acquérir le contrôle volontaire du domaine physiologique pour lequel l'appareil est donné. Tous ces appareils ont pour origine les Etats-Unis d'Amérique. Ces techniques n'étaient étudiées et utilisées, à cette époque, que par ce pays.

**Le biofeedback électrodermogramme (SCL)**

Cet appareil enregistre les variables de la conductivité de la peau par des électrodes fixées sur les doigts. Il mesure le degré de conductivité de la peau, qui est l'inverse mathématique de sa résistance. Extrêmement utile en rééducation de la relaxation, cette méthode encourage le sujet à entendre la réponse sonore aussi longtemps que la relaxation n'est pas atteinte.

**L'appareil de rétroaction électroencéphalogramme (EEG)**

Cet appareil mesure les variations des ondes alpha et béta du cerveau. Les ondes sont traduites sous forme de signaux sonores. Les applications de l'entraînement à produire volontairement des ondes alpha permettent la diminution de l'anxiété et le traitement des névroses.

**L'appareil de rétroaction électromyogramme (EMG)**

Cet appareil traduit la mesure de l'activité musculaire. Il est destiné à la relaxation musculaire et au traitement des dysfonctionnements musculaires. Les applications principales sont l'éducation à la relaxation, la désensibilisation systématique, le traitement des mots de tête dus à l'attention, le traitement des tics et bruxomanie, la rééducation des victimes d'un choc ou lésion de la moelle épinière.

**L'appareil de rétroaction thermique (TC)**

Cet appareil mesure les variations de la température de la peau. Les applications pratiques sont le traitement des migraines, l'éducation à la relaxation et au traitement des désordres circulatoires périphériques.

**L'appareil de rétroaction cardiogramme (HR)**

Cet appareil mesure les variations du rythme cardiaque et fournit en réponses des données visuelles ou auditives. Les applications essentielles sont le contrôle de l'hypertension, l'éducation à la relaxation et le traitement des arythmies cardiaques.

**5) Edition de la méthode d'apprentissage du solfège de Francès (MAGS1) (MAGS2)**

La méthode audio-guidée de solfège, de Robert Francès a pour objectif l'apprentissage du solfège avec lecture de note et chant. Elle s'adresse, avec le MAGS1, aux enfants du cours élémentaire à partir de 12 ans et aux adultes complètement ignorants de la lecture des notes et, avec le MAGS2, aux enfants du cours moyen et aux adultes pouvant lire et chanter des motifs rythmés dans la gamme de do majeur. La nouveauté de cette méthode est d'enseigner la langue musicale écrite, en vue de l'exécution vocale ou instrumentale, par une série d'exercices réalisés sans maître, liés à un enseignement actif programmé.

**6) Edition des questionnaires de Forner (61)**

**Le questionnaire de motivation à la réussite (QMF) (tpc) (ΔΩ)**

Cette épreuve, de Yan Forner, est fondée sur la conception multifactorielle de la motivation à la réussite, c'est-à-dire sur la combinaison de trois dimensions en corrélation positive : le besoin de réussite (tendance à surmonter les obstacles, exercer le pouvoir, s'efforcer de faire une chose aussi bien que possible), le contrôle interne-externe (possibilité d'action dont chacun s'estime disposer pour les événements de sa vie ; interne, quand un événement est perçu comme dépendant de sa propre activité ; externe, lorsque l'événement est perçu comme résultant de la chance, du hasard, de Dieu ou encore imprévisible), la perspective temporelle (c'est la prise en compte de la temporalité, par un sujet, pour l'organisation de son action). La structure des réponses aux 48 propositions du questionnaire peut être décrite, soit selon un facteur général de motivation à la réussite, saturant la quasi-totalité des items, soit selon trois facteurs obliques correspondant étroitement aux trois dimensions initiales. La motivation à la réussite apparaît indépendante des dimensions introversion-extraversion et tendance névrotique, ainsi que de l'aptitude générale d'intelligence (facteur g) et des intérêts professionnels. La sensibilité du test est importante. La fidélité est de .65 entre deux passations successives. L'étude interne donne des coefficients de corrélations de .65 pour chacune des trois dimensions et .80 pour l'échelle totale. La validité est liée à l'existence d'un projet personnel, ainsi qu'à des caractéristiques comme le réalisme ou la précision de ce projet. Les étalonnages ont été nombreux et ont porté sur différentes populations.

**L'épreuve de décision vocationnelle (QDF) (tpc) (ΔΩ)**

Cette épreuve vise à préciser les formes de l'indécision, afin de déceler des situations individuelles diverses, auxquelles il convient de répondre diversement. Elle comporte 49 items permettant d'évaluer l'intensité de la décision : manque de méthode pour décider, manque d'informations, obstacle à un projet déjà constitué, attentes trop pessimistes. La sensibilité du questionnaire est bonne. La spécificité laisse apparaître une information originale complémentaire de celle apportée par les indices d'aptitude, de personnalité et de motivation. La fidélité porte sur une cohérence des échelles et une stabilité des scores de .75. La validité donne une organisation entre les items conforme aux hypothèses. Les sept facteurs attendus sont retrouvés par l'analyse factorielle. Les formes d'indécision des groupes sont cohérentes avec les attentes. Les repères statistiques sont nombreux.

**7) Edition de la méthode : On veut apprendre à lire, de Leray (1D03)**

Cet ouvrage, mis au point, expérimenté et validé, pendant plusieurs années, par Monique Leray, auprès d'enfants non-lecteurs ou mauvais lecteurs, est un outil de base, qui permet à l'enfant d'accéder successivement à la prise de conscience, puis à la mémorisation de tous les phonèmes de la langue, à la reconnaissance des mots, puis à la lecture courante et comprise.

Avec cette méthode, l'auteur a mis à la disposition des utilisateurs une boite de lettres. L'utilisation des lettres mobiles est un complément pour l'apprentissage de la lecture, quelle que soit la méthode utilisée. Son intérêt réside dans la mobilisation de l'attention sur un matériel, qui permet à l'enfant d'associer les perceptions visuelles aux perceptions auditives, dans une démarche active. L'enfant manipule lui-même les lettres, construit des phonèmes, des syllabes ou des mots.

Publications : cinq livres
Marie-Françoise Lacaze : *Le geste créateur en éducation musicale*
Jean-Jacques Guillarmé : *Evaluation des aides à l'enfant*
Jean-Luc Sudres : *Echelles cliniques de thérapie médiatisée*
Monique Leray : *On veut apprendre à lire*
Brigitte Soulas : *Les enfants et l'esthétique musicale*

**Congrès**

POITIERS : 35$^{e}$ congrès des Conseillers d'orientation professionnelle (ACOF), les EAP y sont présents.

**1986**
**PSYCHO-INFORMATIQUE : développement des premiers comptes rendus**
**PSYCHO-INFORMATIQUE : Recrutement en Argentine et en Thaïlande**
**MINITEL : Développement de deux logiciels**
**Adaptation d'échelles d'intelligence de Perron-Borelli en Tunisie**
**Organisation du 3e Congrès international de psychologie du sport à Paris**
**Edition des tests de Brémond**
**Diffusion de la méthode de Pelletier et Pellerano**
**Production du test de Signonney**
**Edition du test de Strong**
**Publications : six livres**

**1) PSYCHO-INFORMATIQUE : développement des premiers comptes-rendus**

La mise en place des logiciels de correction des tests et, plus particulièrement, celui de la batterie générale d'aptitudes (BGA), laissait entrevoir des lacunes quant à la compréhension, par un grand nombre d'utilisateurs, d'une interprétation correcte des différents facteurs, tels que Louis-Leon Thurstone les avait définis. Un texte d'explication fut mis au point pour chacun des six facteurs, G, V, N, S, P, Q, ainsi que les deux facteurs complémentaires, F et W. Chaque texte, s'il définissait l'aptitude dans sa généralité, situait le sujet par rapport à ses résultats partiels, puis par rapport au résultat global. Réalisé sur les bases d'un compte rendu d'expert, ces commentaires, qui se révèlèrent fiables dans le temps, redonnèrent, à la BGA, la place qu'elle méritait, mais furent aussi, par l'exactitude des informations données, à l'origine d'un nouveau souffle pour tous les tests.

**Facteur G : raisonnement**

C'est l'aptitude générale à résoudre les problèmes. Elle permet l'analyse d'une situation, l'organisation des idées, la bonne conduite d'une démarche scientifique ou littéraire. Elle a pour base la déduction (du général au particulier), l'induction (du particulier au général), l'analogie (de données particulières à des faits particuliers), mais aussi l'éduction, nécessitant deux opérations successives, inductive puis déductive (induire pour déduire). Le facteur G représente le processus mental qui permet de découvrir l'organisation, sous-jacente, d'un ensemble de données, qui décèle le lien causal et qui rattache une conséquence à sa cause.

**Facteur V : verbal**

C'est l'aptitude à saisir la signification exacte d'un texte. Elle est étroitement liée, dans la mesure où elle est associée au facteur de raisonnement, à la capacité de comprendre tous les éléments fournis par la lecture d'un problème scientifique ou littéraire. Elle est la première des aptitudes, utilisée dans la démarche intellectuelle. L'aptitude verbale recouvre tous les aspects de la communication par les moyens du langage oral et écrit. Elle indique une compréhension juste de la langue et l'adaptation à des situations de communication. Elle est liée à la capacité de comprendre des idées exprimées par des mots (niveau des acquisitions verbales, l'étendue et la précision de ces acquisitions) et à la capacité de saisir rapidement le sens d'une phrase.

**Facteur N : numérique (célérité mentale)**

C'est l'aptitude à manier aisément les chiffres. Elle permet une appréciation de la célérité mentale, de la facilité à travailler et à intégrer rapidement divers éléments. Elle indique la rapidité, la vivacité et l'agilité de l'esprit, c'est-à-dire l'aptitude à réagir vite et bien devant telle ou telle situation. Pouvant faire appel à l'intuition, elle suppose un jugement syncrétique, qui n'est précédé d'aucune élaboration logique, mais d'une perspective concrète, toujours liée à l'organisation interne spontanée d'une perception ou d'une représentation d'ensemble.

**Facteur S : spatial**

C'est l'aptitude à se représenter un espace à deux ou à trois dimensions, à percevoir avec exactitude des configurations dans l'espace et les comparer entre elles. Elle est aussi liée à la rapidité perceptive et, surtout, à un facteur technico-mécanique. Elle indique la capacité à se représenter, par l'imagination, des relations dans deux ou trois dimensions en diverses positions et permet de vérifier la compréhension de systèmes mécaniques ou techniques.

**Facteur P : perceptif**

C'est l'aptitude à saisir rapidement les détails significatifs d'une situation. Possibilité de faire des comparaisons exactes entre des éléments concrets ou de repérer des divergences de formes de relations dans différents domaines.

**Facteur Q : attention**

C'est l'aptitude à rejeter de sa pensée, lors d'une activité, tout ce qui ne concerne pas cette activité. Elle indique une conception mentale, la rapidité et le soin apportés dans l'exécution d'une tâche, permet de concevoir des détails significatifs ou de retrouver des erreurs dans un matériel verbal ou numérique.

**Facteur W : Fluidité verbale**

C'est l'aptitude à fournir, aisément, des mots. Elle concerne, plus spécifiquement, la rapidité et l'aisance avec laquelle les mots peuvent être utilisés, plutôt que le degré de compréhension de concepts verbaux. Elle est utilisée dans toute activité faisant appel aux moyens d'expression verbale.

**Facteur F : intelligence pratique**

C'est l'aptitude à raisonner à partir d'éléments concrets liés à une organisation logique. Complémentaire du raisonnement intellectuel abstrait, elle repose sur une forme de pensée qui sous-entend l'intérêt pour la manipulation des choses, la préférence pour les preuves par l'expérience, le réalisme des opinions et des idées, le besoin de voir ou d'imaginer pour comprendre. L'intelligence pratique (ou concrète) s'exprime par un intérêt dominant pour les faits et pour l'utilité pratique.

## 2) PSYCHO-INFORMATIQUE : Recrutement en Argentine et en Thaïlande

### Argentine

La direction des ressources humaines (D.R.H.) de la société pétrolière TOTAL, n'ayant pas trouvé satisfaction auprès de cabinets de recrutement et devant effectuer la sélection de leur personnel opérant sur des puits de pétrole, prend conscience, par la lecture de différents articles parus dans la presse spécialisée, que les bilans psycho-informatiques, pourraient apporter une solution à leurs problèmes.

Dans le cadre d'une nouvelle implantation d'extraction du pétrole en Argentine, où il était nécessaire de sélectionner et orienter, vers différents stages de formation, un nombre important de candidats, elle intervint auprès des EAP pour mettre en place une procédure de recrutement psycho-informatique.

Réalisée par Robert Simonnet, cette procédure psycho-informatique comprenait un double examen collectif avec d'abord, pour tous les candidats, l'utilisation d'une batterie factorielle d'aptitudes (HORN), comportant 7 épreuves, permettant de définir 5 facteurs psychologiques : le facteur des raisonnements analogique, inductif et logique (G), le facteur verbal (V), le facteur de célérité mentale (N), le facteur spatial (S), le facteur de raisonnement pratique (F), puis, pour les candidats ayant réussi cette première épreuve, la passation de la batterie tests de personnalité (IPSO) ; ensuite, un double examen individuel, comprenant la passation d'une batterie de tests d'intelligence concrète (note IPO) avec les tests BOD, B43, B101, puis un entretien psychologique. Le tout réalisé, à Buenos-Aires, par les psychologues d'un cabinet de recrutement, en collaboration, par téléphone, avec Robert Simonnet.

Le processus d'élaboration de l'organisation de cet examen fut réalisé en accord avec les responsables de la D.R.H.. Si la technique de mise en œuvre de celui-ci ne posait aucune difficulté pour une application en France, ce n'était pas le cas pour une application dans un pays étranger. Il fallut, dans un premier temps, composer un cahier de tests en langue française, en vue d'une traduction en langue espagnole. Les textes des consignes de passation et des questions de tests (items) devaient être les plus simples possibles. Lorsque le cahier de tests HORN fut terminé en langue française, il fut confié à la D.R.H. de TOTAL en deux exemplaires : l'un, imprimé avec les textes en langue française pour en effectuer la traduction ; l'autre, sans aucun texte, afin de pouvoir y coller la traduction en langue espagnole. Ce travail réalisé, les cahiers de tests HORN, en langue espagnole, furent imprimés par les EAP. La batterie de tests de personnalité IPSO fut traduite et donna lieu à une publication, par les EAP, de cahiers en langue espagnole. La batterie de tests IPSO fit l'objet d'une simple traduction des consignes d'utilisation. Les psychologues argentins purent, par téléphone, comprendre facilement l'interprétation des résultats.

Les candidats, regroupés par 15 à 20, dans des salles d'examens, répondirent aux items des tests, en noircissant, sur des feuilles de réponses optiques, des cases correspondant à chacun d'eux. Celles-ci furent regroupées et expédiées à la direction TOTAL à Paris, par routage spécial, puis déposées, par un coursier, aux EAP, qui en effectuèrent les corrections psycho-informatiques. Celles-ci étaient faites dans les 48 heures qui suivaient la réception. La réexpédition des comptes rendus psycho-informatiques, empruntant le circuit inverse, les centres d'examen de Buenos-Aires les recevaient en moins d'une semaine après le jour de l'expédition. En deux mois, les cinq centres d'examen, répartis dans plusieurs villes d'Argentine, examinèrent 515 adultes de sexe masculin, de niveau BAC et équivalent BTS.

Les techniques de mise en œuvre de validation des résultats prenaient en compte les premiers résultats étalonnés sur les 200 premiers candidats. Ceux-ci étaient réactualisés à chaque réception de nouvelles feuilles de réponses, afin de pouvoir donner une évaluation, la plus juste possible, de chaque personne, à partir d'une population la plus complète possible. L'évaluation de chaque candidat était transmise, sous la forme d'un compte rendu utilisant le profil psycho-informatique, à partir des notes brutes et des notes étalonnées en 5 classes (très faible, faible, moyen, bon, très bon), obtenues dans les différents facteurs psychologiques, et un texte, rédigé en clair, fournissant une idée précise des compétences et des faiblesses du candidat.

Cette action commune, TOTAL + EAP, prévoyait un retour d'informations dans le temps, quant à la réussite professionnelle et quant aux incidents défavorables, toujours possibles, susceptibles d'être pris en compte dans les études de sensibilité et de validité de la batterie HORN. Une étude fut réalisée après quatre années, pendant lesquelles chaque candidat, après avoir suivi un et quelquefois deux stages de formation, avait travaillé dans l'activité professionnelle pour laquelle il avait été choisi. Elle mit en évidence que, d'une part, sur le plan professionnel, les comptes rendus des agents de maîtrise furent, pour la grande majorité, satisfaisants et très satisfaisants ; d'autre part, que plus de 92% des personnes recrutées n'avaient pas quitté l'entreprise et donnaient entière satisfaction, confirmant ainsi le pronostic de réussite professionnelle établi lors de l'examen psychométrique.

**Thaïlande**

En 1990, constatant la réussite du recrutement effectué en Argentine grâce à la méthode psycho-informatique, la société TOTAL sollicite à nouveau les EAP pour réaliser le recrutement d'une centaine de candidats d'un niveau BTS à des postes de responsabilité sur des plates-formes offshore en Thaïlande. Le but de ce recrutement était de donner un double pronostic, celui d'une réussite à un stage de formation de 18 mois, et celui de la réussite professionnelle ultérieure.

Les techniques de mise en oeuvre d'un bilan psycho-informatique, fondé sur l'évaluation des activités opératoires, obtenue par l'utilisation d'une batterie factorielle d'aptitudes, différente de celle conçue pour l'Argentine fut, quant à sa réalisation, identique, composée d'un cahier en langue thaïlandaise. Cette batterie THAIL, ne pouvant comporter aucun test verbal et à support culturel, fut définie uniquement sur des modes de raisonnement à partir d'items à support graphique, évaluant le raisonnement, la représentation spatiale, le raisonnement pratique, la structuration analytique ou globale (dépendance / indépendance du champ). Ces 7 épreuves donnèrent une évaluation dans les domaines psychologiques suivants : facteurs de raisonnement, analogique, déductif, inductif (G), facteur spatial (S), facteur de raisonnement pratique / technique (F), facteur de dépendance-indépendance à l'égard du champ (DIC).

Pour des raisons techniques, il fut impossible de réaliser une évaluation de la personnalité avec la batterie IPSO et une évaluation de l'intelligence concrète avec la batterie IPO, comme cela avait été le cas en Argentine.

Le processus d'élaboration de l'organisation fut identique à celui qui avait été réalisé pour le recrutement en Argentine. Le cahier de tests fut publié en langue thaïlandaise.

Le fonctionnement des examens, qui avait fait ses preuves en Argentine, fut identique. Les deux centres d'examen convoquèrent 480 candidats de sexe masculin. Pour gagner du temps, les comptes rendus des bilans psycho-informatiques furent transmis en Thaïlande par télécopie, les originaux des comptes rendus envoyés par chronopost.

Les techniques de mises en œuvre de validation des résultats furent présentées en deux parties. La première, sous forme d'un profil des réponses regroupant, pour les 7 tests, le score, un indice de précision, un indice de rapidité. A ces 7 résultats était ajoutée une évaluation de l'efficience intellectuelle globale. Chacun des 8 scores fut étalonné en 9 classes normalisées, sur la population de référence. Pour chacun des 8 scores, la position de chaque candidat était indiquée par une ligne, sur un tableau, qui en donnait le profil. Une seconde interprétation, à l'aide d'un texte en clair, prenait en compte les aptitudes intellectuelles du candidat, ses possibilités à percevoir avec exactitude les configurations spatiales, ses capacités cognitives (bon sens, logique), une analyse de sa capacité à s'extraire ou non du contexte d'un problème.

Cette manière de faire ne représentait qu'une partie de l'examen psychologique qui aurait dû être réalisé afin pouvoir émettre un pronostic de réussite valide. Un entretien professionnel a été ajouté et réalisé par la maîtrise, pour compléter les renseignements obtenus sur le bilan psycho-informatique. Malgré une technique de mise en œuvre incomplète, ce recrutement, qui a duré deux mois et a sélectionné 72 personnes, s'est révélé, néanmoins, surprenant par les résultats obtenus. Après 18 mois de stage, aucun échec et, qui plus est, la totalité des 72 personnes retenues se déclarèrent satisfaites. Il semblerait que, par la suite, la réussite professionnelle dans l'activité pour laquelle ces candidats avaient postulé ne fut pas démentie, malheureusement les informations la confirmant ne furent jamais transmises.

E*A*P FRANCE ( 24 ) 04-11-93

E * A * P

B I L A N   P S Y C H O - I N F O R M A T I Q U E

T H A I L

Questionnaire d'évaluation des capacités.

RENSEIGNEMENTS CANDIDATS

| | |
|---|---|
| EXAMEN de MONSIEUR :<br>NOM DE JEUNE FILLE :<br>PROFESSION :<br>N° identification : 99912288<br>DATE D'EXAMEN : 250493<br>RESERVE 1 :<br>CLIENT : | Niveau scolaire:<br>CONCOURS :<br><br>sexe : M age : 25 ans<br>CODE ARTICLE : 0013<br><br>EVALUATEUR : |

PROFIL DES REPONSES

| FACTEUR PSY | SCORE | ind: P | ind: R | 1 2 3 4 5 6 7 8 9 |
|---|---|---|---|---|
| EFFICIENCE INTELLECTUELLE | 129.5 | .600 | .993 | ************************** |
| 1 . R1 ANALOGIQUE | 26 | .565 | .978 | ************************** |
| 2 . R2 INDUCTIF | 12 | .5 | 1 | ********************************** |
| 4 . R3 DEDUCTIF | 24.5 | .809 | 1 | ************************** |
| 3 . S1 SPATIAL (A.F.I) | 17 | .666 | 1 | ****************************************** |
| 5 . S2 SPATIAL (3D) | 21 | .512 | .976 | ************************** |
| 6 . DIC-RESTRUCT.SPATIAL | 41.0 | .652 | 1 | ****************************************** |
| 7 . F - PRATIQUE CONCRET | 29 | .5 | 1 | ********************************** |

INTERPRETATION

Tous les résultats obtenus par le candidat ont été comparés à un échantillonage représentatif de la population générale.

Le candidat n'est guère doué sur le plan des aptitudes intellectuelles Son raisonnement souvent mal adapté, le situe en-dessous de la moyenne de la population de référence.

Il perçoit et associe avec peu d'exactitude les configurations spatiales. Par comparaison, ses aptitudes dans le domaine de la représentation des formes, comme moyen d'expression, sont inférieures à la moyenne.

Il n'est pas sans posséder quelques références cognitives qui lui permettent de résoudre des problèmes pratiques demandant de l'esprit d'observation, du bon sens et de la logique. Par comparaison, ses aptitudes à raisonner d'une façon concrète sont moyennes.

(DIC) Il possède une bonne capacité à s'extraire du contexte d'un problème par une analyse rapide des différents aspects de celui-ci et pourra en saisir l'essentiel ; Il possède une indépendance à l'égard de l'environnement sociale ce qui lui permet de prendre assez de recul pour en saisir les mécanismes.

========================================================================

**Photo 63**

## Argentine et Thaïlande, conclusion

Jamais des examens de recrutement, réalisés à des milliers de kilomètres, n'auraient pu être mis en place avec une telle ampleur et un taux de réussite aussi satisfaisant, sans les techniques nouvelles et, surtout, la procédure psycho-informatique mise au point par Robert Simonnet. Les EAP réalisaient, pour la première fois, ce qui n'avait encore jamais eu lieu et réussi : des examens psychologiques informatisés, valides à grandes distances.

Sur le plan financier, si un tel travail a été rétribué par la société TOTAL à sa juste valeur, celle-ci devait constater, par la suite, que le rapport qualité / prix d'une telle prestation était sans équivalent quant à la validité du pronostic de réussite.

**3) MINITEL : Développement de deux logiciels**

Les télécommunications françaises, par l'intermédiaire du MINITEL, développaient, depuis plusieurs années, en France et dans les pays francophones limitrophes, des sites d'informations, qui abordaient des domaines très variés. Les sites les plus importants, quant aux nombres de communications téléphoniques reçues, nécessitaient la présence de sociétés dénommées « serveurs », fondées sur une organisation de personnes hautement qualifiées en informatique et des moyens financiers importants requérant, pour la plupart, le soutien des banques. Quatre ou cinq serveurs se partageaient, à cette époque, le marché des sites les plus visités.

Simultanément, arrivèrent, aux EAP, des demandes, d'une part, d'entreprises petites et moyennes (PME) et, d'autre part, de Louis Roncin, directeur du serveur AGL. Elles visaient la faisabilité de la mise en place, sur le Minitel, de tests susceptibles d'être utilisés par les PME, pour le recrutement de leur personnel. Pour ce faire, il était indispensable d'associer deux experts, l'un, psychologue du travail, l'autre, informaticien, compétent en statistiques, afin de concevoir un instrument valide et fiable.

Afin de ne pas être en contradiction avec la réglementation de la commission internationale des tests, les EAP, agissant en tant qu'expert en psychologie et psychométrie, sollicitèrent, auprès de Pierre Goguelin, président de la Société française de psychologie, un avis sur ce projet. Après avoir reçu une réponse favorable, Robert Simonnet prit en charge le projet et rechercha sur quels critères pouvaient être effectuées le recrutement, en étudiant, de façon approfondie, les caractéristiques des populations à examiner et la spécificité des besoins des PME.

Ayant conçu une batterie de deux tests évaluant les activités opératoires et la personnalité, il assura le suivi de sa mise en place informatique avec Louis Roncin et testa le logiciel de présentation de l'épreuve, sur l'écran d'un appareil Minitel. Présenté sous le nom de XTEST, cet outil reçut un accueil très favorable. La mesure du degré de satisfaction des utilisateurs des sites, dans des domaines très variés autres que psychologique, était faible et variait entre 9 et 14%. Les commentaires de satisfaction des utilisateurs, laissés dans la boîte à lettres du logiciel XTEST, furent positifs. Avec un score, jamais atteint, de 35%, qui ne varia pas dans le temps, ce bon résultat démontra la qualité du travail effectué. L'estimation du nombre de passation, en une quinzaine d'années, s'élèva entre 200 000 et 210 000.

Une certaine dynamique se faisait jour dans l'utilisation du Minitel en psychologie, et, qui plus était, la satisfaction des experts, qui, par leur travail, avaient obtenu, avec XTEST, des résultats au-delà de leur espérance, qui les poussèrent à créer un logiciel destiné à l'orientation scolaire et professionnelle pour les élèves et pour les adultes à la recherche de leur projet professionnel. Ce logiciel fut réalisé et présenté sous le nom d'ORI.

Reprenant les études réalisées par Donald Super et Pierre Bénédetto, et encouragé par ce dernier, Robert Simonnet consacra plusieurs mois à concevoir une nouvelle batterie de trois questionnaires, qui prenait en compte et évaluait les intérêts professionnels, les valeurs, les attitudes de chaque personne. La réalisation de ce logiciel, par AGL et plus particulièrement par Louis Roncin, centralien de formation, et son équipe, fut particulièrement soignée. Ils conçurent un algorithme, dans lequel plus de 26 000 opérations étaient effectuées en quelques secondes. Cet algorithme intégrait les 600 métiers en mémoire dans le logiciel et définissait pour chaque personne, par ordre décroissant, un choix de trois professions, définies à partir des réponses qu'elle avait données aux trois questionnaires de la batterie ORI.

Pour la petite histoire, il est intéressant de souligner que les résultats à cette batterie ORI permettaient de donner, à chaque personne ayant répondu, spontanément à toutes les questions, un pronostic d'orientation vers les trois métiers ou professions les mieux perçus, dans un ordre décroissant, mais aussi les trois métiers ou professions les plus rejetés.

A la fin de la passation, à la question posée à l'utilisateur par le logiciel, *Comment appréciez-vous les résultats qui vous sont donnés ?*
Celui-ci avait répondu :
*Bravo, le métier conseillé est viticulteur, je suis producteur de champagne, j'ouvre une bouteille à votre santé et à la qualité du résultat fourni.*

Dans l'ensemble, les degrés de satisfaction des utilisateurs étaient de plus de 60%, pourcentage jamais atteint dans aucun autre domaine. Ce logiciel fut utilisé par de nombreux centres de bilans, mais aussi par des particuliers à la recherche d'un bilan de compétences. L'estimation du nombre de passation, en dix ans, s'élèva à environ 45 000.

**4) Adaptation des échelles d'intelligence de Perron-Borelli en Tunisie**

Ces échelles, créées, par Suzanne Perron-Borelli, pour permettre l'analyse de l'efficience intellectuelle de l'enfant sont au nombre de sept. Trois échelles permettent l'évaluation de l'activité catégorielle selon les travaux d'Henri Piéron et de Jean Piaget, une échelle de vocabulaire porte sur l'évaluation du développement du langage, une échelle d'intelligence sociale apprécie le comportement dans certaines situations sociales, une échelle vise l'adaptation pratique, une échelle de connaissances permet une évaluation du développement intellectuel.

Le travail très complexe d'adaptation dans un pays de langue arabe avait été entrepris par Mohamed Ben Regeb, professeur de psychologie de l'université de Tunis et travaillant pour des centres médicaux d'enfants et d'adolescents. Lorsqu'il se présenta aux EAP, en juin, il apporta ce qui représentait plus de deux années de travail. Plusieurs tableaux d'étalonnages confirmèrent que ces premiers travaux, hautement scientifiques, devaient être terminés. Une réunion avec l'auteur fut décidée, et celui-ci, non seulement donna un avis favorable quant à la qualité du travail, mais décida de surveiller la suite des études. Les EAP consacrèrent une partie du mois d'août à classer tous les documents en langue arabe, afin d'en imprimer un certain nombre, de façon à faciliter la poursuite des études.

**5) Organisation, à Paris, du 3e Congrès international de psychologie du sport**

Avec l'aide de Pierre Goguelin, titulaire de la chaire de psychologie du travail au CNAM, les EAP organisèrent, dans les locaux du Conservatoire, le troisième congrès de l'Association de recherches en psychologie du sport (ARPS). Alain Vom Hofe, président de cette Association et conseiller technique du congrès, mit tout en place pour que la réussite fût pleinement assurée : plus de 700 congressistes, des conférences et des communications intéressantes et de qualité, une organisation sans faille. Les éloges consacrés, par Pierre Goguelin, lors de l'allocution finale, à la haute tenue des conférences, contribuèrent à motiver les psychologues du sport et les aidèrent à se lancer dans la préparation du congrès, qui devait avoir lieu, l'année suivante, à Bruxelles.

**6) Edition de la batterie IPSO (questionnaires IP9 et TD9) de Brémond. (62)**

L'appellation IPSO recouvre différents questionnaires, diversement associés, dans des cahiers de tests. Chaque cahier est défini par rapport à la population pour laquelle il a été conçu. La correction et le tracé du profil sont effectués sous la forme d'un bilan psycho-informatique.

Les quatre questionnaires de personnalité, qui sont présentés dans les cahiers IPSO, sont les suivants : l'IP9, inventaire de personnalité de base, le TD9, inventaire de personnalité décisionnelle, le QMA, questionnaire de motivation-action (volonté), le SGP, questionnaire de style de gestion du personnel.

Du fait de leur complémentarité, les deux questionnaires, IP9 et TD9 constituent le noyau intangible de toute combinaison à l'intérieur de la batterie.

Ils peuvent, aussi, être utilisés seuls. Le groupement IP9, TD9, QMA a reçu l'appellation IPSO3. Le groupement IP9, TD9, QMA, SGP est appelé IPSO4.

**L'inventaire de personnalité IP9 (tpc) (ΔΩ)**

Ce questionnaire, de Jacques Brémond, est utilisé, chez l'adulte, dans le cadre de la détection des troubles de la personnalité (tendances psychopathologiques), pouvant entraîner des difficultés d'adaptation à la formation ou à l'emploi. Il accorde une place plus importante aux comportements de la vie courante qu'aux symptômes psychopathologiques caractérisés, l'hypothèse de base étant celle d'un continuum entre personnalité normale et pathologique. Elle fut vérifiée, quelle que fut la population, pour toutes les dimensions. Les scores individuels s'y répartissent sur la quasi-totalité des notes prévues, et les histogrammes présentent une forme gaussienne. Cette conception a permis la mise au point d'un étalonnage original, offrant deux seuils critiques à 1,5 et 2,5 écarts types au-dessus de la moyenne d'une population générale de référence très importante (plus de 20 000 sujets) et la possibilité de détecter la minimisation ou le refus de répondre, conscient ou inconscient.

L'IP9 se présente sous la forme d'un questionnaire de 62 questions, offrant chacune cinq possibilités de réponses. Il comprend 9 échelles cliniques, dont 8 évaluent des tendances dans les dimensions, à entendre dans le sens courant de la nosographie : anxiété, dépression, psychosomatisation, hystéroïdie, obsession, psychopathie, paranoïa, schizoïdie. La neuvième échelle évalue un état névrotique non caractérisé ou malaise névrotique de base. La dixième échelle évalue les risques de mensonge.

Les études de validité prédictive ont mis en évidence des relations très significatives sur le plan statistique, à P = .01, entre de nombreux items (plus de 40 sur 60) et des difficultés d'adaptation à des situations professionnelles précises, pour lesquelles ont été évalués des comportements significatifs. La technique a consisté à rassembler en échelles les questions présidant, au seuil de P = .01, les performances dans ces activités et, dans un second temps, à vérifier l'homogénéité interne de chaque échelle par la corrélation item-test. Ces échelles sont au nombre de 10. Les 7 premières proviennent de l'étude sur les hibernants antarctiques, les 3 autres de l'étude sur les agents généraux d'une grande compagnie d'assurances : difficultés d'adaptation psychologique générale, difficultés de relations interpersonnelles avec les collègues, difficultés de relations hiérarchiques, difficultés d'adaptation occupationnelle, risque de consommation abusive, risque de psycho-somatisation, risque d'absentéisme médical, difficulté d'adaptation à des tâches commerciales, difficultés d'adaptation aux tâches de gestion, difficultés d'adaptation à un poste de responsabilité (capacité à animer une équipe).

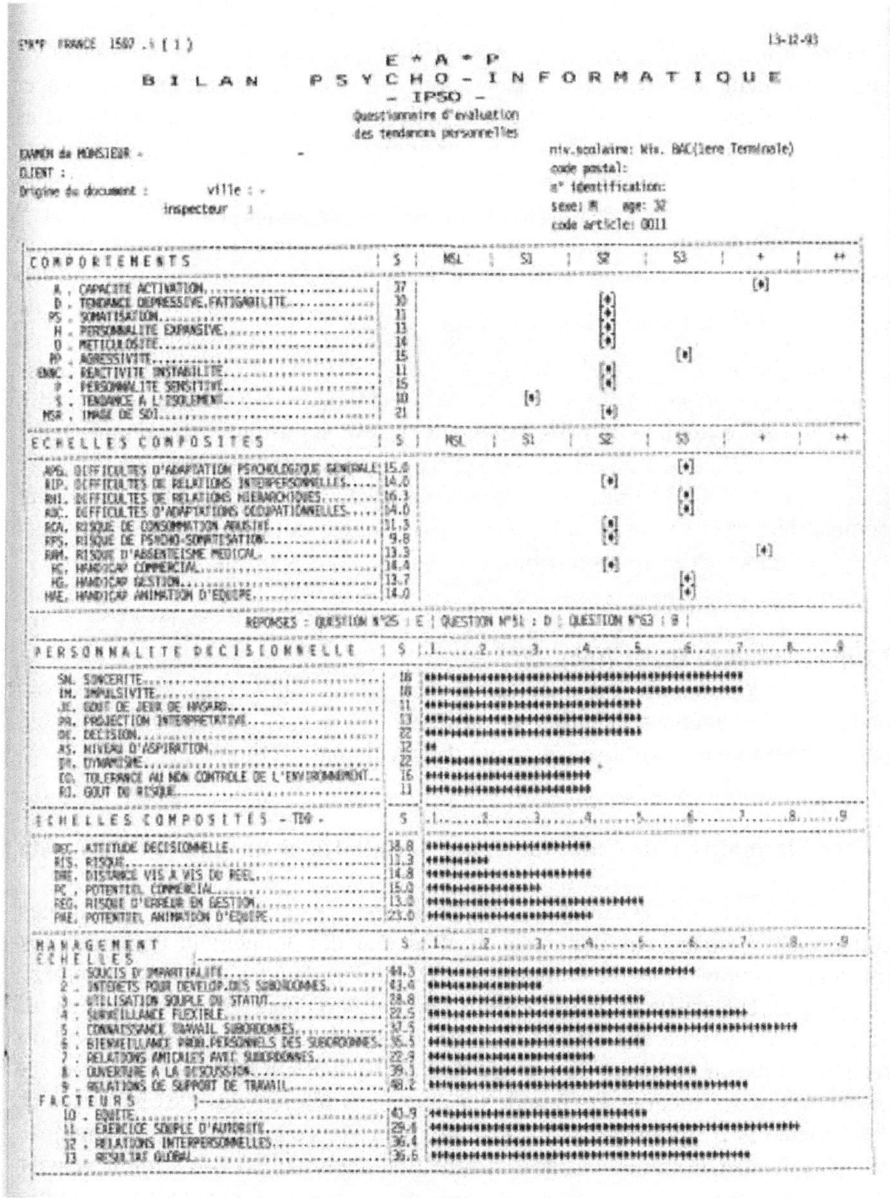
E*A*P FRANCE 1507 .1 ( 1 ) 13-12-93

E * A * P

B I L A N P S Y C H O - I N F O R M A T I Q U E

- IPSO -

Questionnaire d'évaluation des tendances personnelles

EXAMEN de MONSIEUR -
CLIENT :
Origine du document : ville :
inspecteur :

niv.scolaire: Niv. BAC(1ere Terminale)
code postal:
n° identification:
sexe: M age: 32
code article: 0011

| COMPORTEMENTS | S |
|---|---|
| A . CAPACITE ACTIVATION | 37 |
| D . TENDANCE DEPRESSIVE,FATIGABILITE | 10 |
| PS . SOMATISATION | 11 |
| H . PERSONNALITE EXPANSIVE | 13 |
| O . METICULOSITE | 14 |
| PP . AGRESSIVITE | 15 |
| EMC . REACTIVITE INSTABILITE | 11 |
| P . PERSONNALITE SENSITIVE | 15 |
| S . TENDANCE A L'ISOLEMENT | 10 |
| MSR . IMAGE DE SOI | 21 |

| ECHELLES COMPOSITES | S |
|---|---|
| APG. DIFFICULTES D'ADAPTATION PSYCHOLOGIQUE GENERALE | 15.6 |
| RIP. DIFFICULTES DE RELATIONS INTERPERSONNELLES | 14.0 |
| RHI. DIFFICULTES DE RELATIONS HIERARCHIQUES | 16.3 |
| AOC. DIFFICULTES D'ADAPTATIONS OCCUPATIONNELLES | 14.0 |
| RCA. RISQUE DE CONSOMMATION ABUSIVE | 11.3 |
| RPS. RISQUE DE PSYCHO-SOMATISATION | 9.8 |
| RAM. RISQUE D'ABSENTEISME MEDICAL | 13.3 |
| HC. HANDICAP COMMERCIAL | 14.4 |
| HG. HANDICAP GESTION | 13.7 |
| HAE. HANDICAP ANIMATION D'EQUIPE | 14.0 |

REPONSES : QUESTION N°25 : E ; QUESTION N°51 : D ; QUESTION N°63 : B ;

| PERSONNALITE DECISIONNELLE | S |
|---|---|
| SN. SINCERITE | 16 |
| IM. IMPULSIVITE | 18 |
| JE. GOUT DE JEUX DE HASARD | 11 |
| PR. PROJECTION INTERPRETATIVE | 13 |
| DE. DECISION | 22 |
| AS. NIVEAU D'ASPIRATION | 32 |
| DY. DYNAMISME | 22 |
| EO. TOLERANCE AU NON CONTROLE DE L'ENVIRONNEMENT | 16 |
| RI. GOUT DU RISQUE | 11 |

| ECHELLES COMPOSITES - TD9 - | S |
|---|---|
| DEC. ATTITUDE DECISIONNELLE | 18.8 |
| RIS. RISQUE | 11.3 |
| DRE. DISTANCE VIS A VIS DU REEL | 14.8 |
| PC . POTENTIEL COMMERCIAL | 15.0 |
| REG. RISQUE D'ERREUR EN GESTION | 13.8 |
| PAE. POTENTIEL ANIMATION D'EQUIPE | 23.0 |

| MANAGEMENT ECHELLES | S |
|---|---|
| 1 . SOUCIS D'IMPARTIALITE | 44.3 |
| 2 . INTERETS POUR DEVELOP.DES SUBORDONNES | 43.4 |
| 3 . UTILISATION SOUPLE DU STATUT | 28.8 |
| 4 . SURVEILLANCE FLEXIBLE | 22.5 |
| 5 . CONNAISSANCE TRAVAIL SUBORDONNES | 37.5 |
| 6 . BIENVEILLANCE PROB.PERSONNELS DES SUBORDONNES | 35.5 |
| 7 . RELATIONS AMICALES AVEC SUBORDONNES | 22.9 |
| 8 . OUVERTURE A LA DISCUSSION | 39.3 |
| 9 . RELATIONS DE SUPPORT DE TRAVAIL | 48.2 |
| **FACTEURS** | |
| 10 . EQUITE | 43.9 |
| 11 . EXERCICE SOUPLE D'AUTORITE | 29.4 |
| 12 . RELATIONS INTERPERSONNELLES | 36.4 |
| 13 . RESULTAT GLOBAL | 36.5 |

**Photo 64**

**Le test de personnalité décisionnel TD9 Brémond / Fourcade (tpc) (Ω)**

Ce questionnaire, de Jacques Brémond et J. Fourcade, a été conçu comme instrument permettant de rendre compte du comportement habituel d'un individu dans une situation précise de prise de décision et, par-là même, de prédire son comportement futur. La méthode retenue est, par des questions judicieusement choisies et passées lors de l'expérimentation, de placer l'individu dans un éventail de situations décisionnelles variées, dans lesquelles il se projette, et accepte ou refuse les éventualités proposées. Il suggère, donc, son comportement probable futur par l'ensemble des réponses qu'il donne aux situations présentées. Le test TD9 comprend 54 items correspondant à 9 échelles de 6 questions : la rapidité de décision (ch), le goût du risque (ch), le goût des jeux de hasard (ch), dynamisme (ac), impulsivité (ac), niveau d'aspiration (ac), projection interprétative (re), tolérance au non-contrôle de l'environnement (re), sincérité (re). Chacune des 9 échelles cerne une relation avec le champ de prise de décision, qui peut être décrit selon 3 grandes composantes : le choix (ch), l'action (ac), la relation avec l'environnement (re). Le TD9 a été expérimenté principalement en milieu militaire. Il a donné lieu à des validations aussi bien internes qu'externes sur des milliers de sujets. Il a été transformé et adapté à un usage plus général par Jacques Brémond en le rendant comparable, dans sa forme, à l'IP9. Les étalonnages ont porté sur 12 802 sujets (9 560 hommes et 3 242 femmes).

**Le questionnaire IP101 (tpc) (Ω)**

Ce questionnaire est une forme allongée de l'IP9. Plus complet, mais constitué des mêmes échelles et utilisant le même étalonnage, il a été particularisé pour être utilisé isolément dans le domaine clinique.

**Le test de maîtrise de l'attention pour les pilotes et les postes de sécurité (PSP)**

L'analyse de la fonction pilote a montré que nombre de tâches consistaient à saisir, simultanément ou dans leur développement temporel, des informations plus ou moins complexes et évolutives, et à les traiter unitairement ou globalement, en fonction de certains impératifs ou consignes et cela dans un délai limité. La recherche effectuée de 1977 à 1979, par le Centre d'études et de recherches psychologiques de l'armée de l'air (CERPAIR), sous la direction du médecin en chef Jacques Brémond, sur des sujets pilotes, des élèves pilotes et des moniteurs de pilotage, s'est attachée, dans la conception du programme pilote, à évaluer le traitement de l'information apportée par des stimuli visuels et auditifs, à travers des tâches de réactions progressivement de plus en plus complexes dans les domaines de l'attention concentrée, la réaction de choix, l'attention diffusée, la maîtrise de l'attention.

Afin de vérifier que les épreuves du test PSP expérimentées évaluaient bien celles que l'on voulait mesurer, une analyse factorielle des correspondances sur les données recueillies auprès des élèves de trois promotions de l'école de l'air, fut effectuée. Les trois facteurs les plus importants mis en évidence furent les suivants : maîtrise de l'attention, (ce facteur explique 48,6% de l'information totale), temps de réaction de choix, (ce facteur explique 12,7% de l'information totale), attention diffusée (ce facteur explique 10,6% de l'information totale).

Ce test spécifique pilote (PSP) comprenant les quatre sub-tests, a été successivement intégré, dans le polyréactiographe (PRG), puis dans le Poly-psycho-informatique (PPI).

**6) Diffusion de la méthode « Education des choix » : Denis Pelletier, Jean Pellerano (EDC)**

Le programme d'éducation des choix au collège permet d'apprendre à se connaître, à découvrir et comprendre le monde scolaire et professionnel, afin de mieux élaborer des projets de vie. Pendant les quatre années d'études au collège, l'élève fera l'expérience d'un vécu, qui lui dévoilera les multiples facettes de sa réalité personnelle, tout comme celles des environnements sociaux, économique et culturel.

En 6$^{e}$ collège : « Expédition école-travail ». L'élève prend conscience qu'il existe une démarche d'orientation qu'il aura à vivre et réalise que le collège est une étape de la vie, qui peut avoir des conséquences sur son projet professionnel.

En 5$^{e}$ collège : « Destination mon avenir ». Après avoir continué d'explorer le monde inconnu des professions, la réussite professionnelle, des professions non familières ou encore les technologies de pointe, l'élève apprendra à reconnaître que la question de son orientation est importante, parce qu'elle engage son avenir par une série de choix qu'il lui faudra préparer.

En 4$^{e}$ collège : « Moi et le travail ». L'élève examinera ce qu'il vit de façon habituelle et récurrente pour identifier des intérêts durables, qui l'aideront à faire des liens entres ces intérêts et les types professionnels existant dans la société. De cette expérience émergera le genre de formation et les cheminements scolaires qu'il pourrait choisir.

En 3$^{e}$ collège : « Mes projets d'avenir ». La prise en compte des facteurs de la réalité, aussi bien intérieure qu'extérieure, l'aidera à sélectionner ce qui lui convient vraiment et à privilégier un plan d'action qui lui permettra de réaliser son projet.

**7) Production du bilan psychomoteur de Signonney (JBPS) (ti) (Σ)**

L'auteur, A. Sigonney, a orienté ses recherches dans la mise au point d'un bilan psychomoteur, destiné à permettre l'évaluation des potentialités d'un enfant d'âge scolaire. Cette épreuve n'a pas pour but de mettre en équation l'intelligence, mais d'offrir la possibilité de stimuler et de développer les aptitudes de chacun. Les épreuves qui la composent sont destinées à l'observation et à l'interprétation du comportement dans l'accomplissement d'actes familiers et ordinaires pris dans la vie quotidienne.

**8) Edition des tests d'intérêts et de motivation de Strong (SCII) (tpc) (ΔΩ) (63)**

En 1970, première adaptation française par Ernest Stauffer et Denise Guyot. En 1987, seconde adaptation française par Pierre Vrignaud, avec l'aide de l'INETOP et des EAP et l'utilisation de la correction psycho-informatique.

En 1927, ce test d'Edward K. Strong (1884-1963), originellement publié aux Etats-Unis d'Amérique, possède l'une des plus longues histoires de tous les tests publiés. Traduit en français, il fut ensuite révisé en 1987. Le Strong utilise 325 items pour donner des scores dans ;

- les six types d'activités de John Holland (RIASEC) : réaliste, investigateur, artiste, social, entreprenant, conventionnel ;
- les 23 échelles d'intérêts de base, art, science, vente, mécanique, gestion… ;
- les 207 échelles professionnelles, qui indiquent les degrés de similarité entre les intérêts du sujet et les intérêts caractéristiques d'hommes et de femmes en poste, parmi un large choix de professions ;
- les scores de deux échelles spéciales, qui mesurent l'introversion / extraversion, ainsi que les degrés d'aisance dans un environnement scolaire ;
- dix index administratifs, qui aident à l'identification des profils de protocoles invalides ou inhabituels.

Les résultats, à ce test :

- sont stables dans le temps ;
- la fidélité test-retest, trois ans après, est l'une des meilleures pour ce type d'outils, corrélation médiane de .81 pour les échelles générales, de .82 pour les échelles spécifiques, de .87 pour les échelles professionnelles ;
- la validité prédictive est également très élevée : dans 6 cas sur 8, une personne exerce une profession correspondant à l'échelle dans laquelle elle a obtenu les scores le plus élevés ;
- la qualité des critères utilisés, ainsi que la taille des échantillons de populations de référence, en font un des tests les plus recherchés et respectés.

Le profil psycho-informatique, qui résulte de l'analyse des résultats permet, non seulement d'identifier les principaux centres d'intérêts, mais il propose aussi des professions en relation avec la personnalité et les motivations.

Ce test est disponible sous la forme d'une passation manuelle et d'une correction psycho-informatique. Les réponses aux questions du test, sur une feuille psycho-informatique FR2, sont transmises aux EAP pour être traitées par un lecteur optique. Un bilan de six pages est obtenu, par ordinateur, sous la forme d'un profil et d'un texte en clair, dont les informations facilitent l'interprétation.

Publications : six livres
Jacqueline Royer : *Le dessin d'une maison*
Elisabeth Dumaurier : *Environnement sonore à l'école*
Thierry Huynen : *Le leadership motivant pour une participation efficace*
Jacques Aubret : *Les bilans personnels et professionnels*
André Rey : *Les troubles de la mémoire*
Jacqueline Ott, Bertrand Ott : *La pédagogie de la voix et les techniques du chant*

**Congrès**
AIX-EN-PROVENCE : 36e congrès des Conseillers d'orientation professionnelle, les EAP y sont présents.
JERUSALEM : Congrès international de psychologie appliquée (IAPA), les EAP y sont présents.

**1987**
**PSYCHO-INFORMATIQUE : Ministère de l'Intérieur : évaluation des candidats**
**Organisation du 4e Congrès international de psychologie du sport à Bruxelles**
**Vente de la librairie EAP**
**Transfert des ateliers de production à Meudon**
**Edition des tests de Pemartin, Legrès**
**Edition du test de Tétreau**
**Publications : cinq livres**

**1) PSYCHO-INFORMATIQUE : Ministère de l'Intérieur : évaluation des candidats**

Le bouche à oreille et les bulletins annuels d'informations contribuèrent à sensibiliser les psychologues aux tests, dont la correction et l'interprétation utilisaient l'ordinateur. La psychologue du ministère de l'Intérieur prit rendez-vous avec les EAP, pour disposer des informations complètes et se faire une idée sur la fiabilité de la méthode psycho-informatique. Afin de lui donner tous les éléments susceptibles de lui permettre de rédiger un rapport complet sur ce sujet, un essai gratuit lui fut proposé. Il fut mis à sa disposition une batterie de tests pour l'expérimentation de la méthode et lui donner la possibilité de réaliser un examen collectif de 15 personnes. Les feuilles de réponses furent corrigées par la méthode psycho-informatique, les comptes rendus firent l'objet, sous la conduite de Robert Simonnet, d'une réunion de travail, afin d'examiner la précision des commentaires et d'apprécier la richesse des informations. Convaincue par les résultats de cet essai, la psychologue progressa dans sa démarche et précisa ses besoins. Quatre recrutements par an furent organisés dans 6 villes de France, chacun d'eux portant sur environ 10 000 candidats aux écoles de police. Ces examens, sur des populations de niveaux terminal et baccalauréat, devaient mettre en évidence les qualités, définies par un cahier des charges, que doit posséder chaque policier. Ces recrutements firent l'objet d'un contrat entre les EAP et le ministère de l'Intérieur, d'une durée de cinq années

Exprimées par la hiérarchie et rédigées sur plusieurs pages du cahier des charges, les qualités requises par les candidats policiers, l'avaient été en termes plus littéraires que psychologiques. Afin de transcrire cette littérature en expressions psychologiques équivalentes et compréhensibles, la décision fut prise de mettre en place une commission d'experts, sous la direction de Jacques Brémond, auteur des principaux tests utilisés dans la batterie.

Le projet donna lieu à la création de plusieurs batteries de tests :
- 3 batteries de tests parallèles, destinées à des populations de niveau bac, devant être utilisées lors de 3 recrutements successifs, afin qu'un même

candidat, qui se représenterait plusieurs fois, ne puisse être avantagé. Batteries de tests IROS 1, IROS 2, IROS 3 ;
- 2 batteries de tests parallèles, destinées à des populations de niveau bac, devant être utilisées lors de recrutement pour des promotions internes. Batteries de tests IROS, IROS 5 ;
- 1 batterie de tests, destinée à des populations de niveaux bac et bac et plus, devant être utilisée pour les promotions interne de haut niveau. Batterie de tests IROS 6.

Chaque batterie de tests portait sur une évaluation de trois sphères psychologiques, la sphère cognitive, liée à l'intelligence, la sphère conative, liée à la motivation et à la volonté, la sphère comportementale, liée à la personnalité.

Ces batteries, une fois réalisées puis validées, lors d'examens, sur des populations spécifiques, mirent en évidence une exploitation difficile du profil des résultats, établi sous la forme d'un graphique composé de 29 paramètres. Ce profil, qui devait être interprété, par les psychologues du ministère de l'Intérieur, risquait de l'être de façon incomplète ou erronée. Cette constatation fut à l'origine de l'organisation d'une formation pour tous les psychologues et donnera lieu, systématiquement, à une réunion annuelle, afin d'étudier, avec eux, les cas difficiles, qui se seraient présentés en cours d'années.

Quatre fois par an, pendant cinq années, 10 000 candidats furent examinés avec les trois batteries IROS, soit environ 200 000 résultats qui firent, systématiquement, l'objet d'études statistiques. Les promotions internes ne donnèrent lieu qu'à un examen annuel. Le contenu des batteries de tests est décrit en 1995

**2) Organisation, à Bruxelles, du 4e Congrès international de psychologie du sport**

L'expérience acquise lors des trois précédents congrès permit à Francis et Régine Van Dam, directeurs de la société ATM, de réaliser ce quatrième congrès sans rien laisser au hasard. Une organisation sans faille de celui-ci donna aux congressistes, outre le plaisir de visiter Bruxelles, un choix de conférences, dont les thèmes étaient beaucoup plus diversifiés que ceux des précédents congrès. Les recherches en psychologie du sport étaient de plus en plus nombreuses. Le président de l'ARPS, Alain Vom Hofe, constata, lors de l'allocution finale de ce dernier congrès d'une série de quatre, qu'il était l'aboutissement d'un long travail qui avait porté ses fruits. Ce résultat devrait encourager la naissance d'un mouvement qui ne demandait qu'à se perpétuer. Il lança un appel à tous les psychologues de bonne volonté pour reprendre le flambeau.

**3) Vente de la librairie EAP**

Le succès de la librairie EAP avait suscité beaucoup de jalousie de la part des « grands éditeurs ». *Comment se fait-il, disaient-ils, qu'un petit éditeur, spécialisé dans la psychologie se permette de marcher sur nos plates bandes ?*

*Les compétences, Messieurs, mais aussi la disponibilité des deux directeurs successifs qui n'ont, ni l'un, ni l'autre jamais failli à leur fonction*, avait répondu la clientèle. En 1987, les Editions Dunod proposent, aux EAP, l'achat de cette librairie. Après de longues et âpres négociations, un accord est trouvé, non seulement sur les modalités de la vente, mais aussi sur le maintien de tout le personnel à son poste.

**4) Transfert des ateliers de production à Meudon**

La révolution technologique n'en finit pas, tant dans le domaine de l'imprimerie que dans celui de l'électronique.

Le matériel offset, du département imprimerie intégrée, si performant à son début, s'il restait toujours compétitif, était dépassé par des techniques de photocomposition et de photocopie, et devait d'être remplacé. Des deux activités de mécanique et d'électromécanique, il ne restait plus que celle de mécanique, afin de satisfaire les productions des tests-appareils et des tests-instruments, l'électromécanique ayant été remplacée par l'électronique.

Afin de répondre plus rapidement aux demandes et pour plus de facilités de gestion, les deux départements, de mécanique et d'imprimerie, furent transférés de Sèvres à Meudon où, seuls, les stocks minima furent conservés, les surplus étant transférés à Sèvres. Cette nouvelle organisation permit de ne conserver en stock que les tests les plus demandés, les autres étant imprimés à la demande, dans un délai très bref.

Si les EAP restaient à la pointe du progrès avec, pour ce qui est de la psychologie, un pied dans le présent et l'autre dans le futur, ils étaient devenus la mémoire vivante de la psychologie appliquée. Grâce à cette nouvelle imprimerie intégrée, tous les tests des auteurs francophones des années passées étaient en archives et pouvaient être disponibles sur simple demande.

A compter de ce moment, la structure de l'entreprise comprendra 24 personnes : un service administratif (5), un département commercial (2), un département de psychologie appliquée et son service d'études en psychologie (3), un département psycho-informatique (3), un département de composition assistée par ordinateur (1), un département édition de livres (1), un atelier de mécanique et son bureau d'études (2), un département d'imprimerie intégrée (2), un magasin avec un service d'expédition (3), un département autonome d'électronique, SIREL (3), trois filiales, à Bruxelles, ATM, à Madrid, MEPSA, à Lisbonne, PSICO, deux agents exclusifs, à Florence, à Athènes.

**5) Edition des tests de Pemartin / Legrès (64)**

**L'inventaire de valeurs professionnelles (IVP) (tpc) (ΔΩ)**

Ce questionnaire, de Daniel Pemartin et Jacques Legrès, se propose d'aider les jeunes à clarifier certaines attitudes les conduisant à sélectionner ou à rejeter des activités professionnelles. Il ne prétend pas mesurer les valeurs en tant que telles, il s'inscrit dans une perspective psychopédagogique, permettant, au consultant, d'atteindre une meilleure représentation de soi et une mise en relation de celle-ci avec l'environnement.

**Le questionnaire d'auto-estimation des traits de personnalité (QPPL) (tpc) (ΔΩ)**

Le but de ce test est la reconnaissance de soi et l'évocation de soi. Le sujet se décrit en fonction de l'image qu'il a de lui-même et en fonction de ce qu'il veut bien en dire. Ce test est composé de 71 items portant sur 8 traits bipolaires : actif / passif, anxieux / non anxieux, aimant vivre seul / aimant vivre en groupe, aimant raisonner / accordant de l'importance aux sentiments, supportant mal les difficultés / supportant bien les difficultés, aimant diriger / n'aimant pas diriger, respectueux des règles (conformiste) / acceptant mal les règles (original), n'aimant pas aider les autres / aimant aider les autres. Le caractère homogène de chacune de ces échelles a été testé, chaque trait s'est révélé relativement indépendant des autres.

**6) Edition du test visuel des intérêts professionnels de Tétreau / Trahan (TVITT) (tpc) (ΔΩ)**

Ce test, de B. Tétrau et M. Trahan, permet d'obtenir une mesure fiable et valide du profil d'intérêt selon la typologie de John Holland (RAISEC). Il constitue l'aboutissement de plus de dix années d'expérimentation au Canada et dans d'autres pays, auprès de 20 000 sujets. Il se compose de 102 diapositives en couleurs, présentant des activités professionnelles et des situations de travail authentiques.Le sujet doit se situer sur une échelle d'1 à 5, allant de : n'aime pas du tout, à : aime beaucoup. Son caractère non verbal, mais visuel, permet de l'utiliser, non seulement à des fins diagnostique ou prédictive, mais aussi, comme outil pédagogique d'exploration et d'apprentissage des environnements caractéristiques des secteurs professionnels.

Publications : cinq livres
Anne-Marie Green : *Les adolescents et la musique*
Catherine Diez : *Eléments de psychologie générale*
Serge Blanchard : *Evaluation des compétences d'un lecteur*
Andrée Girolamy : *La grammaire langage en 20 leçons*
André Carroff : *L'organisation de l'orientation des jeunes en France*

**Congrès**

ANNECY : XII^e^ Congrès mondial de l'orientation (AIOSP-ACOF), les EAP y sont présents.

**1988**
**PSYCHO-INFORMATIQUE : Evaluation des candidats d'une Compagnie d'Assurances**
**PSYCHO-INFORMATIQUE : Evaluation des candidats des chambres de Commerce**
**Réalisation du POLY-PSYCHO-INFORMATIQUE (PPI) par Robert Simonnet**
**Edition des tests de Savigny**
**Edition de l'échelle de Sudres**
**Edition du test de Biedma**
**Publications : cinq livres**

## 1) PSYCHO-INFORMATIQUE : Evaluation des candidats d'une Compagnie d'Assurances

Les prestations effectuées par les EAP, pour le ministère de l'Intérieur, vinrent à la connaissance des grandes entreprises en France. Le conseil en recrutement, psychologue indépendant, des Assurances générales de France (AGF) se déplaça pour parfaire ses informations sur une rumeur qui circulait et sous-entendait une utilisation informatique de la psychologie. Dès le premier rendez-vous, la présentation du modèle psycho-informatique, non seulement sembla le convaincre de la qualité encore jamais atteinte d'un pronostic de réussite, lié à une activité spécifique, mais il réalisa qu'il se trouvait, pour la première fois, face à ce qu'il cherchait depuis plusieurs années, sans avoir pu l'atteindre : la possibilité, grâce à la méthode psycho-informatique, de prouver scientifiquement, au directeur de la Société qui l'employait, que le pronostic de réussite qu'il lui donnait, lors un recrutement, était statistiquement fiable.

Lors des recrutements pour le ministère de l'Intérieur, le pronostic de réussite était confirmé d'une manière globale c'est-à-dire, que tous les directeurs des écoles de police s'étaient trouvés, après la formation, globalement satisfaits de l'homogénéité du groupe et des qualités intellectuelles de chaque personne qui leur avaient été proposée. Le recrutement des AGF était tout autre, puisqu'il fallait établir un pronostic de réussite pour le poste d'agent général (poste à haute responsabilité) d'un individu de plus de 35 ans, plus ou moins expérimenté, proposé, sans formation préalable interne au métier, trois, quatre ou cinq ans après son insertion.

Une nouvelle fois, Jacques Brémond et Robert Simonnet se réunirent pour trouver une solution à ce difficile problème. De nombreuses réunions de travail eurent lieu avec le psychologue des AGF pour définir les critères professionnels et concevoir la batterie de tests définitive qui prit comme référence : AGF.

Après trois années d'utilisation, les résultats furent à la hauteur des espérances : sur quatre-vingt personnes recrutées et insérées, trois furent considérées comme un échec, mais pour des raisons imprévisibles (divorce, santé), deux autres furent considérées comme peu satisfaisantes (rendement nettement inférieur à la moyenne). Ce faible pourcentage (2,5% d'échec), après les trois premières années (alors qu'auparavant plus de 30% de la population recrutée avaient, soit quitté le poste, soit avait été remerciée), mettait en évidence la qualité du pronostic de réussite.

A partir des études statistiques, trois échelles composites furent établies. Elles sont intéressantes en elles-mêmes, pour montrer le bien-fondé de la construction d'instruments de mesure spécifique à une population donnée :

- échelle de difficulté d'adaptation aux tâches commerciales. Le critère considéré prenait en compte le chiffre d'affaire consolidé au cours de l'année précédente. La corrélation prédictive dépassait le seuil de signification statistique de .-37 ;
- échelle de difficulté d'adaptation aux tâches de gestion. Les critères retenus étaient la conformité à l'orthodoxie contractuelle pour l'établissement, le respect des contrats, le règlement des litiges. La validité prédictive est plus élevée de .-52 et également très significative P = .01 ;
- échelle de difficulté d'adaptation à un poste de responsabilité (capacité à animer une équipe). La validité prédictive est très élevée .-49 et très significative P = .01.

Par la suite, deux autres batteries de tests furent élaborées (ACA) et (APA) pour usage interne (formation) et recrutement à différents postes de travail. Le contenu des batteries de tests est décrit en 1995.

**2) PSYCHO-INFORMATIQUE : Evaluation des candidats des chambres de Commerce**

Dans le même esprit que celui qui avait présidé au déplacement du responsable du recrutement des AGF, deux personnes, responsables du recrutement des candidats aux écoles des Chambres de Commerce, se présentèrent aux EAP pour mettre en place un examen psychologique. Cet examen, à l'entrée des 27 écoles de gestion et de commerce, devait résoudre l'épineux problème posé par une variété de candidatures importante quant aux niveaux scolaires et aux origines sociales. Toutes les écoles, sauf deux, ne possédaient pas de psychologue et leur demande portait sur un choix de questionnaires de connaissances. Les deux psychologues, ayant insisté sur la nécessité d'une évaluation des aptitudes et sur celle des comportements, des questionnaires psychométriques furent introduits dans l'examen.

Trois concours avaient lieu, en mai, en juin, en juillet et portaient sur un total d'environ 2 000 candidats ; un autre, en septembre, sur environ 300 candidats.

L'examen comprenait 5 épreuves, d'aptitudes, de motivation / volonté, de connaissances en français, de connaissances en anglais, de personnalité, réparties sur 2 cahiers.

Après la passation des trois premiers concours des mois de mai, juin et juillet, une réunion fut organisée par les 27 directeurs ayant en possession un document statistique très complet, qui résumait toutes les données du concours. Lors de la présentation de ce document par Robert Simonnet, de vives discussions eurent lieu, qui portèrent sur l'analyse des moyennes réalisées sur les résultats de chaque école. Ces moyennes furent à l'origine d'une prise de conscience, par le petit nombre de directeurs, dont la moyenne reflétait le faible niveau de leurs candidats par rapport à celle de la population générale. Cette information objective créa un malaise difficile à faire disparaître. Sans parler d'échec, puisque toutes les écoles avaient, à des niveaux intellectuels différents, leurs quotas d'étudiants. Il fallut, néanmoins, couper court, en décidant, pour les années suivantes, qu'aucun document statistique, mettant en évidence des différences entre les écoles, ne serait édité.

Très satisfaits, dans leur majorité, des résultats obtenus, les directeurs des écoles les plus importantes, aidés par les deux les psychologues, mirent tout en place pour adopter définitivement la méthode psycho-informatique. Progressivement, les années suivantes, les deux responsables du suivi des examens, furent remplacées par d'autres, plus au fait des problèmes humains. La batterie de tests fut modifiée plusieurs fois pour aboutir à une organisation fondée sur deux batteries de tests, l'une, EGC22, utilisée les années paires, l'autre, EGC33, les années impaires.

Les résultats et leur interprétation, qui avaient été codés, pour en faciliter leur compréhension par les directeurs, ne furent, lors des deux premières années, jamais satisfaisants. Par la suite, pour chaque école, l'auteur modifia la présentation, en classant chaque candidat à partir d'une échelle établie en cinq catégories : très bien, bien, moyen, faible, très faible. Ce travail manuel colossal, qui, bien souvent, se terminait tard dans la nuit, se révéla très satisfaisant. A compter de ce moment, plus aucune demande d'explication complémentaire ne fut enregistrée, chaque directeur pouvait conduire son entretien à sa façon, en tenant compte de cette classification. Celle-ci fut à l'origine d'un compte rendu automatique, réalisé par ordinateur, à partir d'un système expert, reprenant les données du travail manuel. Il sera amélioré et perfectionné jusqu'en 1995.

Les notes psychométriques ne résultèrent pas uniquement de l'analyse statistique des batteries, elles furent fondées aussi sur les rapprochements des résultats obtenus dans chaque test par chaque personne, avec les appréciations de ses professeurs, à la fin des années de formation. Les diverses particularités observées permirent de modifier le poids de certains tests dans la note finale. Cette méthode donna la possibilité d'améliorer la valeur pronostique de la note psychométrique globale.

Pendant dix années, jusqu'en 1999, les évaluations et les interprétations psycho-informatique des candidats aux écoles de gestion et de commerce resteront sous la surveillance de Robert Simonnet, date à laquelle il les confia à son successeur aux EAP.

Les contenus des batteries EGC22 et EGC33 sont décrits en 1995.

**3) Réalisation du POLY-PSYCHO-INFORMATIQUE (PPI) par Robert Simonnet**

En 1983, les EAP, toujours à la pointe du progrès, avaient déjà projeté la présentation d'une batterie de tests manipulatifs sur l'écran d'un ordinateur, afin de les rendre, d'abord, plus attractifs pour les candidats, confrontés très souvent à des ordinateurs, mais aussi, plus faciles d'utilisation. L'engagement financier pour la réalisation de logiciels adaptés à ce projet était tellement exorbitant qu'il fut abandonné.

Au fur et à mesure que, dans le temps, les appareils informatiques se réduisaient en volume et en prix pour arriver, quelques années plus tard, à une miniaturisation favorable, la faisabilité financière du projet se devait d'être à nouveau estimée.

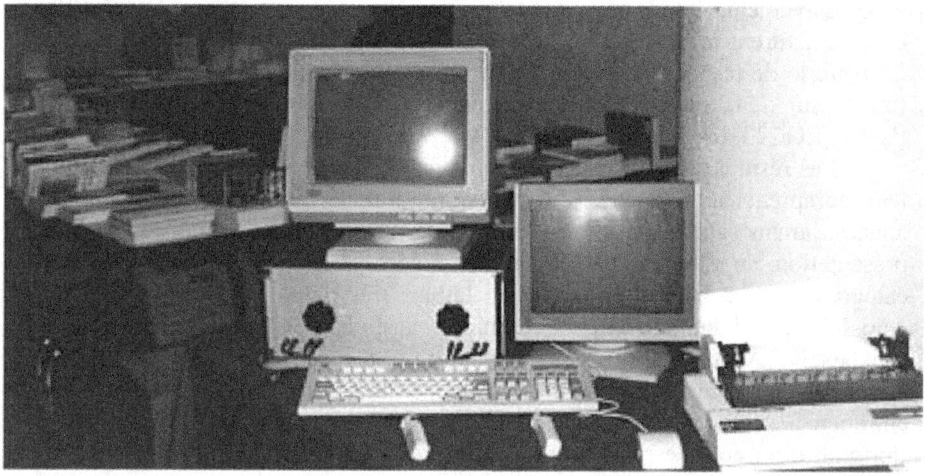

**Photo 65**

En 1987, le ministère des PME et PMI (petites et moyennes entreprises) mit en place un système de subventions, pour permettre aux entreprises les plus dynamiques de bénéficier d'une aide financière et d'accéder à l'informatisation de leurs productions, et les rendre, ainsi, plus compétitives à l'exportation. En possession de tous les documents administratifs, Robert Simonnet réalisa le projet d'informatisation d'une double batterie de tests :

- la batterie sécurité pour l'examen des conducteurs, de Raymond Bonnardel, composée des tests oméga, double labyrinthe, réactions complexes,
- la batterie sécurité pour l'examen des pilotes d'avions, de Jacques Brémond, composée des tests double labyrinthe, maîtrise de l'attention, sous la forme d'un appareil dénommé le Poly-Psycho-Informatique (PPI).

Convoqué au Ministère, Robert Simonnet aura, pendant plus de deux heures, à défendre son projet devant quatre notables, qui examineront, par une pluie de questions très pertinentes, non seulement la faisabilité technique du projet, mais aussi les retombées économiques, ainsi que l'éventuel pénétration des marchés liés au commerce extérieur. L'intérêt suscité par la présentation de ce projet était réel : après une délibération d'une quinzaine de minutes la subvention fut accordée.

Cette subvention consistait à mettre à disposition des EAP, 75% de la somme prévue pour la réalisation du projet (qui était de 90 000 €), payables par tranches à la fin des différentes étapes prévues par le projet, dont la concrétisation devait être terminée en 18 mois. Un remboursement partiel du ministère était prévu à la vente de chaque appareil, par un prélèvement de 5% sur le prix de vente de chaque appareil, pendant cinq années.

L'organisation d'une cellule de contrôle des différentes phases de l'opération fut mise en place très rapidement. Elle comprenait trois personnes qualifiées pour contrôler : sur le plan psychométrique, la fidélité des transformations (Robert Simonnet), sur le plan technique, la bonne interprétation des données (Jean Fer), sur le plan de la coordination, la progression du projet (Roger George).

Si la transformation des programmes analogiques en logiciels pour une présentation sur écran d'ordinateur ne posa que très peu de problèmes pour les deux programmes des tests des réactions complexes et de maîtrise de l'attention, l'adaptation des tests oméga et du double labyrinthe demanda des études beaucoup plus complexes. Les études élémentaires furent confiées à deux étudiants d'une école d'ingénieurs, qui utilisèrent celles-ci comme mémoire de fin d'étude.

Sur le plan psychométrique, la plus grande difficulté consista en l'obtention d'une note de précision (P), de validité équivalente à celle obtenue par l'auteur, Raymond Bonnardel. Celle-ci s'obtient par trois tests psychomoteurs, dont, pour deux d'entre eux, la passation s'effectue en rythme libre : le test de la sinusoïde, où l'action directe des mains sur les ergots, permet l'évaluation de la stabilité psychomotrice et le test oméga, où l'action indirecte des mains sur les ergots permet l'évaluation de la coordination des mouvements.

Se remémorant le contenu des entrevues qu'il avait eues avec Raymond Bonnardel sur la validité de la batterie de sécurité, Robert Simonnet, examinant des organes qui devaient entrer dans la composition du nouvel appareil PPI, mit en évidence que les potentiomètres, qui allaient permettre le déplacement des ergots virtuels sur l'écran, jouaient un double rôle : celui de la mesure de la stabilité psychomotrice, par l'enregistrement de tous les tremblements du sujet (comme le faisait le test de la sinusoïde) et celui de la coordination des mouvements, réalisée par un mécanisme caché (tel qu'il existait sur le test oméga). Les études réalisées avec le prototype du Poly-Psycho-Informatique confirmèrent cette hypothèse, par la validité de la note P.

Les nouvelles techniques donnèrent la possibilité de transformer la présentation réelle des tests oméga et du double labyrinthe en une image virtuelle sur un écran. Le logiciel nécessaire fut réalisé sous le contrôle de Jean Fer, par un professeur de mathématiques, enseignant d'université.

L'appareil prototype, PPI, présenté aux responsables du ministère du Travail, en temps et en heures, allait recevoir un accueil très favorable de la part de la profession.

Par la suite, les études montrèrent que les qualités de sensibilité (classement des individus), de fidélité (différences significatives des performances de deux individus), de validité (pronostic de réussite dans l'exécution de la tâche pour laquelle elle est utilisée), de la batterie informatique de sécurité, étaient identiques à celles de la batterie mécanique de sécurité.

### 4) Edition des épreuves de lecture et d'orthographe de Savigny (BATLEM) (tpc)

Les épreuves, de Michel Savigny, de cette batterie scolaire se présentent sous la forme d'échelles d'apprentissage, susceptibles de rendre compte des progrès effectués dans les matières de base que sont la lecture, le calcul, l'orthographe au cours des premières années de la scolarité primaire (classes élémentaires). Elles permettent de préciser le statut individuel des enfants de cours moyen grâce à des étalonnages portant sur 12 variables, d'apporter une contribution à la compréhension du fonctionnement de l'écrit par la prise en compte d'analyses factorielles détaillées, d'accéder, par des guides d'observation, à une approche clinique capable de fonder une action pédagogique ou de rééducation individualisée. Plus de 60 psychologues scolaires, répartis dans toute la France, ont participé aux étalonnages.

### 5) Edition de l'échelle d'investigation clinique de Sudres (ICEP) (tpc) (Ω)

L'échelle de Jean-Luc Sudres, vise plus la gérontologie que la gériatrie. Son objectif est de réaliser une appréciation de l'adaptation psychosociale du sujet au cours d'un entretien semi-directif, dans l'optique d'une prévention psychologique et sociale dépassant, tant dans le contenu que dans la trame, le classique entretien d'investigation médical et/ou psychologique. Il est composé de 25 items explorant 5 catégories : la présentation, le vécu et la perception de la retraite, la vie familiale et sociale, l'affectivité, la sexualité.

**6) Edition du test des dessins à compléter de Biedma / Wartegg (WBA) (tpc) (ΣΔΩ)**

Cette épreuve, de Carlos-J. Biedma / Wartegg, permet de connaître le rendement individuel, le comportement, la situation et la prise de position des sujets face à des tâches déterminées. Son utilisation est indiquée, tout spécialement, dans les cas de troubles caractériels, où il importe d'éviter les inconvénients des épreuves d'une nature trop directement inquisitoriale. Le test comprend 16 carrés contenant chacun, un thème, sous la forme d'un dessin incomplet, qu'il est proposé de compléter, à chaque personne, pourvue, qu'elle sache dessiner.

Publications : cinq livres
Bernard Gillet : *Méthodes de calculs statistiques*
Alain Kokosowski : *Analyse et typologie des étudiants*
Daniel Pasquier : *L'évaluation en pédagogie*
Glorice Weinstein : *l'auto-évaluation et les stades de l'ombre*
Pierre Goguelin : *Psychologie du travail : nouveaux enjeux*

**Congrès**
BORDEAUX : 37e congrès des Conseillers d'orientation professionnelle (ACOF), les EAP y sont présents.
SYDNEY : XXIVe Congrès international de psychologie.
PARIS : 4e congrès de l'Association de psychologie du travail de langue française, APTLF, les EAP sont présents.

**1989**
**PSYCHO-INFORMATIQUE : Evaluation des pilotes et hôtesses de l'air d'Air-Inter**
**PSYCHO-INFORMATIQUE : Evaluation des candidats à l'école des puéricultrices**
**Organisation du 5e Congrès international de psychologie du sport, à Lati**
**Transformation de la présentation du test RCB en BRCX**
**Edition du test de Djian**
**Edition de la méthode de Planchon**
**Publications : quatre livres**

**1) PSYCHO-INFORMATIQUE : Evaluation des pilotes et hôtesses de l'air**

Jacques Brémond, directeur émérite du laboratoire de psychologie de l'armée de l'air, assumait la fonction de consultant auprès de la compagnie de transport aérien Air-Inter. Elle lui confia le recrutement, dans un premier temps, de pilotes confirmés et, dans un second temps, de pilotes *ab initio* jeunes de niveau BAC+2, sans formation de pilotage. Ne disposant d'aucun laboratoire de psychologie au sein de la compagnie, Jacques Brémond se tourne vers les EAP et leur soumet un cahier des charges, afin qu'ils mettent en place une batterie de tests bien définie et s'organisent pour effectuer les examens.

L'examen des pilotes confirmés consistait, d'abord, en une évaluation des aptitudes psychomotrices avec les tests d'intelligence concrète B20, de coordination bi-manuelle en rythme imposé B19DL et de maîtrise de l'attention PSP, puis, en un examen de la personnalité avec la batterie psycho-informatique IPSO. Ces recrutements, étalés sur plus de deux années, portèrent sur plus de 250 pilotes.

L'examen *ab initio*, qui avait lieu une fois par an, rassemblait une population d'une centaine de candidats pour n'en retenir qu'une vingtaine. Il s'organisa autour d'un examen collectif, qui portait sur la passation de trois tests psycho-informatiques, la batterie cognitive AERO, un questionnaire de connaissances en anglais FGB, la batterie de personnalité IPSO. Les candidats reçus à cet examen étaient convoqués pour l'évaluation des aptitudes psychomotrices, qui était réalisée avec la même batterie que celle des pilotes confirmés.

Pendant quelques temps, la compagnie Air-Inter, ayant eu besoin de recruter des hôtesses de l'air, en confia, toujours sous la responsabilité de Jacques Brémond, le recrutement, aux EAP. Le contenu des batteries de tests est décrit en 1995

**2) PSYCHO-INFORMATIQUE : Evaluation des candidats à l'école des puéricultrices**

Comme les écoles d'infirmières et les écoles d'aides-soignantes, les écoles de puéricultrices recherchaient une méthode, qui leur permît de constituer des groupes homogènes, tant sur le plan intellectuel, que sur celui d'un comportement approprié. Ce choix devait être réalisé lors de l'examen des candidats se présentant tous les ans dans leurs écoles. Instauré et contrôlé par les services compétents du ministère de la Santé, cet examen devait répondre à des normes strictes. A la suite d'une réunion de travail, à laquelle participa la directrice d'une école de la région parisienne et Robert Simonnet, une batterie de tests psycho-informatiques adaptée fut définie. Ce projet fut soumis au responsable du ministère de la Santé. Après quelques discussions et plusieurs modifications portant, essentiellement, sur le questionnaire de connaissances professionnelles, le projet fut accepté pour l'année en cours, mais devait, tous les ans, subir cette même approbation, moyennant toujours quelques modifications.

Cette évaluation fut réalisée à l'aide trois batteries psycho-informatiques, qui revenaient systématiquement toutes les trois années (PUERI 1, PUERI 2, PUERI 3). La directrice n'ayant pas de formation en psychologie, bénéficiait d'une présentation des résultats sous la forme d'explications des graphiques et des comptes rendus des candidats et d'un classement, par ordre décroissant, du pronostic de réussite à la formation. D'abord, à la fin de la première année, puis, à la fin des deux années de formation, la directrice devait rédiger une liste des candidats retenus, sur laquelle elle devait noter, pour chaque élève, son appréciation personnelle, celle des professeurs, et leurs notes. Les rapprochements des résultats obtenus dans chaque test avec ces appréciations et les notes scolaires du candidat, permirent de modifier le poids de chaque épreuve et d'améliorer, au cours des années suivantes, la valeur pronostique de la note psychométrique globale du classement

Pendant ces six années de collaboration, un nombre infime de candidats fut à l'origine de problèmes mineurs. Aucun renvoi, aucun abandon en cours de formation ne fut enregistré. Au moment de sa mise en retraite, la directrice, consciente de la validité des pronostics de réussite constatés et qui étaient à l'origine d'une qualité professionnelle sans précédent, des puéricultrices diplômées depuis quatre années, adressa une lettre aux EAP, les remerciant de l'aide apportée à l'amélioration de l'image de marque de son école. Le contenu des batteries PUERI est décrit en 1995

**3) Organisation du 5e Congrès international de psychologie du sport, à Lati**

Le cycle des congrès internationaux de psychologie du sport, organisés, sous la direction d'Alain Vom Hofe, par les EAP, par MEPSA, par PSICO et par ATM, avait pris fin avec le congrès de Bruxelles. Les psychologues du sport de Finlande, qui y avaient participé, décidèrent de prendre la suite en organisant, à Lati, leur congrès. La réussite de ce congrès international fut totale, mais il restera toujours regrettable qu'aucun autre pays ne propose sa candidature pour continuer ce qui avait été entrepris.

**4) Amélioration des logiciels du test RCB et nouvelle dénomination BRCX**

Le test RCB, des réactions complexes de Bonnardel, utilisait, pour la présentation du sub-test comportant des signes, un système lumineux électronique, d'origine américaine, dénommé selfcan, qui jusqu'alors, donnait entière satisfaction. Informés, par l'importateur, que la fabrication allait en être abandonnée, les EAP, aidés de leur filiale SIREL, se penchèrent sur ce nouveau problème et conclurent qu'il devenait impératif d'étudier la fabrication, par leurs soins, d'un système de remplacement de même type. Ce nouvel écran lumineux électronique, dénommé « sircann », testé puis validé sur un appareil expérimental, donna entière satisfaction. Il permit, entre autres, de modifier la présentation de coffret du test RCB. Sur un plan technique, cette modification donna l'occasion de faire bénéficier le test RCB d'autres améliorations : une programmation automatique de tous les sub-tests fut introduite, ainsi que le programme du test des temps réactions simples (chronoscope). Le test RCB, complété du test du chronoscope et d'une utilisation programmée plus performante, fut, désormais, dénommé BRCX.

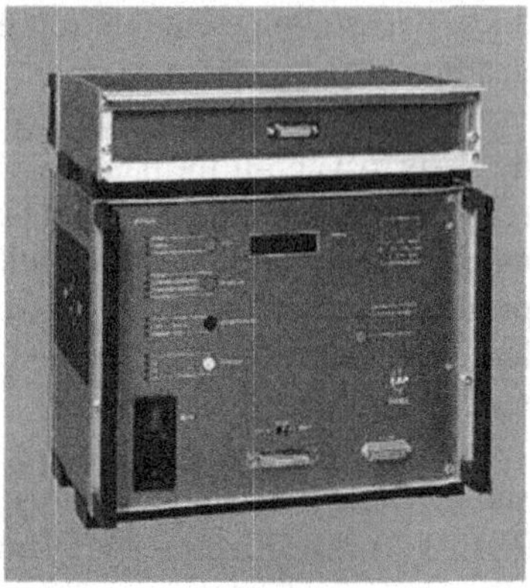

**Photo 66**

**5) Edition du test du plan d'un village de Djian (PVI) (tpc) (ΣΔΩ)**

Le test, de Raphaël Djian, est inspiré du test du village imaginaire de Roger Mucchielli : on demande au sujet de tracer, sur un carré de 21 x 21 cm, le plan d'un village où il habitera. Une fois le plan terminé, on lui suggère d'ajouter à sa guise tel ou tel élément, réel ou imaginaire. L'épreuve est complétée par un entretien. Le test a été administré à plus de 7 000 sujets de tous âges, de 7 à 75 ans. Les renseignements fournis par ce test sont comparables à ceux obtenus avec le test de village imaginaire.

**6) Edition d'une méthode d'éducabilité cognitive en mathématiques de Planchon**

L'auteur, Henri Planchon, a développé deux méthodes d'apprentissage des mathématiques, l'une pour les enfants, les adolescents, et les adultes, de l'illettrisme au niveau de la troisième (ACIM) ; l'autre, pour les classes maternelles moyenne et grande section (ACM). L'objectif de la méthode ACIM est l'acquisition de compétences en mathématiques, la mise en place des attitudes et préalables, nécessaires à l'abord des mathématiques et à l'élaboration des comportements et de façon d'être, rendant possible le traitement des problèmes au sens large. L'objectif de la méthode ACM est de familiariser l'enfant avec l'utilisation des signes et des symboles et développer les processus d'organisation, leur mise en mots, puis en actes. Ces méthodes ont fait l'objet de publications aux éditions ESF sous le titre *Réapprendre les maths* et, aux éditions EAP, *Pré-mathématiques* (vol 1) et *Le nombre et la numération* (vol 2).

Publications : quatre livres
André Rey : *Examen clinique psychologique et techniques psychométriques*
Jean Blaise Dupont : *Le lycéen face à l'enseignement supérieur*
Walter Van Hauwe : *Technique de la flûte à bec (2 tomes)*
Michèle Alten : *La musique dans l'école*

**Congrès**

PARIS : 38$^{e}$ congrès des Conseillers d'orientation professionnelle (ACOP), les EAP y sont présents.

**1990**
**PSYCHO-INFORMATIQUE : Evaluation des candidats d'un groupe d'Assurances**
**Etude et réalisation de la batterie de tests BOS**
**Edition du test de Rogé**
**Edition du questionnaire de Giest**
**Publications : quatre livres**

**1) PSYCHO-INFORMATIQUE : Evaluation des candidats d'un groupe d'Assurances**

Silencieusement, les compagnies d'assurances s'observent. L'utilisation, pour le recrutement, de la méthode psycho-informatique par l'une d'entre elle, pousse les autres, d'abord, à essayer de voir ce qu'il en est, puis, ensuite, à essayer de comprendre le pourquoi des bons pronostics obtenus. Interrogateur, le directeur des ressources humaines du groupe d'assurances AXA prendra rendez-vous avec les EAP, pour utiliser cette méthode moderne, dont il a déjà compris, on ne saura jamais comment, tous les avantages qu'il pourra en tirer. Conseillé par Robert Simonnet sur le choix de certaines épreuves, lui, qui n'avait pas de formation universitaire en psychologie, acquiesça, tout en souhaitant ajouter quelques évaluations, complémentaires, auxquelles il tenait beaucoup. Avant de parfaire la batterie psycho-informatique définitive, il proposa la réalisation d'un essai, sur une centaine de candidats, qu'il prenait financièrement en charge.

Tout se passa comme prévu. Son analyse des résultats, bien qu'incomplète dans le domaine psychologique, laissa entrevoir sa grande connaissance de l'être humain. Expérimentée pendant deux années sur plus de 300 personnes, la batterie expérimentale déboucha, après les confrontations des résultats obtenus à chaque test avec les appréciations professionnelles, à la mise en place de la batterie psycho-informatique définitive dénommée START. Pendant plus de cinq années, quelques 4 000 examens furent réalisés avec cette batterie sur une population de niveaux BAC et licence. Si quelques pronostics, dont l'interprétation les résultats aux tests, n'avaient pas été pris à leurs justes valeurs et donnèrent lieu à de petits déboires, aucun échec flagrant ne fut constaté.

Conscient que le compte rendu réalisé par Robert Simonnet confirmait la valeur pronostique de la note psychométrique globale qu'il calculait, le directeur contribua, par ses remarques, à faire automatiser les commentaires du compte rendu et le calcul de la note psychométrique globale. Le contenu de la batterie START est décrit en 1995.

**2) Etude et réalisation de la batterie de test BOS**

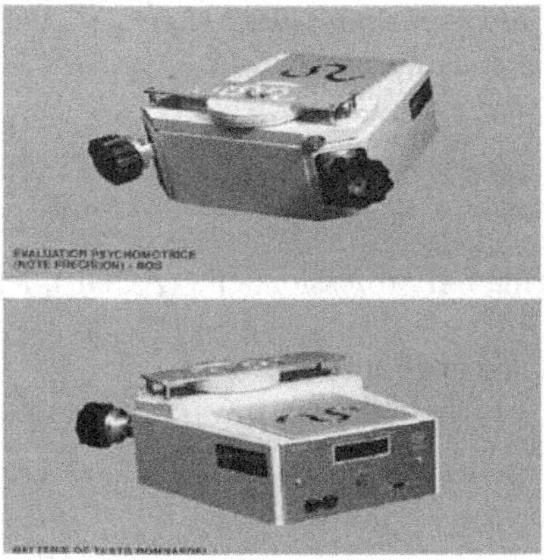

Photo 67

Les deux tests de Raymond Bonnardel, l'oméga et la sinusoïde, qui entraient dans l'évaluation de la note précision P, nécessitaient l'utilisation, encombrante, d'une batterie de compteurs. Cette contrainte fut à l'origine, par les psychologues, d'une demande de simplification, afin de les aider lors d'examens itinérants. Leur demande donna lieu à la réalisation d'un seul appareil, dénommé BOS, qui regroupait les deux tests et la batterie de compteurs.

**3) Edition de l'échelle d'évaluation de l'autisme de Rogé / Schlopler (CARS) (tpc) (Σ)**

Cette échelle, de Bernadette Roge et Schloper, se présente sous la forme d'un recueil des informations applicables dans le domaine clinique et dans celui de la recherche. Le comportement des sujets est évalué dans quinze rubriques selon un système de notation allant d'1 à 4 en fonction des troubles présentés. La note globale permet de distinguer les enfants autistiques des enfants porteurs d'autres troubles et d'apprécier l'intensité des symptômes autistiques.

**4) Le questionnaire des intérêts par l'image de Giest (GPJ) (tpc) (ΔΩ) (65)**

Les questionnaires d'intérêts professionnels exigent, en général, une connaissance de la langue, alors que certains sujets en sont dépourvus. H. Giest a résolu ce problème en utilisant l'image comme support d'expression. Ce questionnaire, d'une part, évalue quantitativement les intérêts à l'aide d'11 échelles : persuasion, bureau, mécanique, musique, science, plein air, littérature, calcul, art, social, théâtre et, d'autre part, il appréhende la motivation du choix sous les aspects suivants : l'indéfini, la famille, le prestige, l'argent, la personnalité, l'environnement.

Publications : quatre livres
Alain Vom Hofe : *Recherches en psychologie du sport*
André Rey : *Interprétation de dessins et développement psychologique*
Elisabeth Dumaurier : *La perception dans le domaine sonore*
Pierre Goguelin : *Psychologie du travail à l'aube du XXème siècle*

**Congrès**

LILLE : **39e** congrès des Conseillers d'orientation professionnelle (ACOF), les EAP y sont présents.
KYOTO : Congrès international de psychologie appliquée (IAPA).
PARIS : 5e congrès de l'Association de psychologie du travail de langue française. Les EAP sont présents.

**1991**
**PSYCHO-INFORMATIQUE : BAC au départ**
**PRIX DENISE GUYOT : décerné à une recherche en psychologie du sport**
**Edition des carnets de Berjoan**
**Publications : cinq livres**

## 1) PSYCHO-INFORMATIQUE : BAC au départ

Une importante école de commerce et de management du Nord de la France (IESEG) décide, afin de valoriser son image, de mettre en place une méthode de sensibilisation des bacheliers venant d'obtenir leur diplôme. Elle propose, à ses étudiants de deuxième année, de former un groupe de travail d'une dizaine de personnes, qui aura pour objectif de réaliser une enquête annuelle d'évaluation des intérêts professionnels des nouveaux bacheliers, afin de les informer de leur orientation vers des l'un des trois cycles : court (BTS, DUT, DEUG), modulable (écoles spécialisées, licence, maîtrise), long (grandes écoles, DEA, DESS, Doctorat).

Chaque année, un nouveau groupe était constitué, encadré par plusieurs membres du groupe précédent. Ce travail faisait partie des options prises en compte pour l'obtention du diplôme de fin d'études de cette école. La tâche proposée à ces étudiants était considérable. Les bacheliers devant répondre à un questionnaire étaient choisis dans les grandes villes de France, Paris, Lille, Strasbourg, Lyon, Marseille, Toulouse, Bordeaux, Nantes et Rennes. Pour ce faire, ils devaient réserver des salles pour les examens collectifs, réaliser l'information des futurs bacheliers sur la mise en place du dispositif, dès le mois d'octobre, mettre en place un questionnaire fiable pour obtenir une orientation valide, rechercher des parrainages pour financer cette opération, dénommée « Bac au départ ».

Les EAP, sollicités pour la réalisation du questionnaire, se verront associés à l'opération et durent jouer deux rôles, celui d'expert en psychologie, en réalisant un questionnaire fiable et celui de parrain. Cette démarche, encore jamais réalisée par les EAP, profitait d'une dynamique, qui leur donnait la possibilité de faire connaître leurs publications de livres et, plus particulièrement, leur collection « Orientation ».

Pour la réalisation de ce projet, la méthode psycho-informatique était indispensable. Une batterie de questionnaires d'orientation fut définie, dénommée RIMA : elle comprenait des questionnaires de raisonnement, d'intérêts professionnels, de motivation à la réussite, d'attitudes. Les résultats à cette batterie furent transmis à l'école, sous la forme d'une disquette. Le codage de chaque questionnaire permettait d'éditer un document complet, en couleur, d'une très belle présentation, sur les orientations professionnelles possibles du bachelier.

Commencée en 1989, cette action de sensibilisation des bacheliers avec la batterie psycho-informatique RIMA fut répétée pendant six années, sur une population moyenne de 1 500 personnes environ. Les retombées sur le prestige de l'école furent incontestables et, pour les EAP, l'expérience fut bénéfique. Elle permit, entre autres, aux spécialistes et aux auteurs, des études statistiques importantes, qui révélèrent l'existence de relations entre les différents domaines psychologiques évalués, qui firent l'objet de publications.

**2) Prix Denise Guyot en psychologie du sport**

Alain Vom Hofe, président de l'Association de recherche en psychologie du sport (ARPS), et professeur de psychologie, avait proposé, à l'ensemble des étudiants en psychologie, d'orienter leur mémoire de fin d'étude vers les activités sportives, afin de pouvoir bénéficier d'un prix que Denise Guyot réservait à une recherche en psychologie du sport. Les 3 000 € du prix furent remis à une élève dont le mémoire portait sur une activité sportive précise.

**3) Edition des carnets de bilan d'orientation de Berjoan**

Ces carnets, de Pierre Berjoan, se composent de trois parties : le carnet de « synthèse du bilan » (CSB), le carnet « votre bilan personnel » (CSB1), le carnet « bilan orientation » (CSB2).

Le carnet de synthèse du bilan est un lien entre le jeune et l'organisme de bilan ou les formateurs. Il regroupe l'ensemble des informations nécessaires à l'élaboration du projet de formation et du parcours individualisé. Le dossier comporte plusieurs dimensions évaluées : les aptitudes et potentialités, les intérêts professionnels et personnels, les acquis de formation, les compétences professionnelles et personnelles, le projet professionnel et personnel exprimé.

Le carnet de bilan personnel constitue, pour le candidat, sa première étape. Il s'agit d'un guide de reconnaissance de ses acquis et de son histoire de vie, qui lui permet de développer une véritable motivation interne. Le regard positif et professionnel sur son passé, suivi d'un travail d'écriture accompli seul (ou à plusieurs), pour se faire connaître, lui permet d'imaginer, de créer, de se voir dans des situations nouvelles. Le projet professionnel peut alors se préciser dans un second temps grâce au carnet bilan-orientation.

Le carnet de bilan-orientation permet au candidat d'être le partenaire des conseillers professionnels. Parallèlement à l'évocation du vécu par le carnet du bilan personnel, le deuxième temps de la démarche permet de mettre en projet et de produire des idées d'orientation, des pistes, des projets professionnels. C'est une démarche vers la qualité pour trouver sa place, et c'est, aussi, s'orienter vers le meilleur de soi.

Publications : cinq livres
Jean Pellérano : *Insertion sociale et professionnelle des jeunes*
Madeleine Gagnard : *Education musicale de la voix à l'école*
Henri Planchon : *Activité cognitive et images mathématiques*
Francis Van Dam : *L'autisme*
Jacques Adnet, René Deleplace : *La technique du cor*

**Congrès**
RENNES : 40e congrès des Conseillers d'orientation professionnelle (ACOF), les EAP y sont présents.

**1992**
**PSYCHO-INFORMATIQUE : Evaluation des candidats aux écoles d'aides-soignantes**
**Réalisation du logiciel de la batterie factorielle d'aptitudes de Manzione**
**Equipement d'une batterie « Sécurité Routière » en Australie**
**Edition de la pédagogie des toxicomanies de Cannasse**
**Edition du projet personnel de Benedetto**
**Publications : cinq livres**

## 1) PSYCHO-INFORMATIQUE : Evaluation des candidats aux écoles d'aides-soignantes

Province : Normandie

Interrogé, par téléphone, par la directrice d'une école d'aides-soignantes d'un hôpital de Normandie, Robert Simonnet se rend sur place afin de lui fournir tous les éclaircissements nécessaires.

La demande est précise et complexe : il existe chaque année 140 à 160 candidats, qui se présentent à l'entrée de l'école, qui ne peut en recevoir que 25. La population, d'un niveau CEP / BAC, provient, soit du milieu scolaire, soit d'un milieu professionnel lié à l'hôpital. Chaque année, les insuccès sont importants : abandons en cours d'année, échecs aux examens de sortie, abandons après un temps très court dans le métier. La directrice, qui n'a aucune formation en psychologie, demande de l'aide pour améliorer les résultats.

Face à cette situation, la proposition de Robert Simonnet est la suivante : les EAP mettent en place une méthode psycho-informatique pour le recrutement des futurs élèves que, seul, Robert Simonnet, est compétent à expliquer et interpréter. Il décrit la méthode à la directrice et ses adjointes, il expose que les résultats de l'examen seront fournis sous la forme d'un classement et commentés par lui, lors d'une réunion prévue à cet effet. A partir de ce classement, la directrice pourra recevoir les candidats classés parmi les 50 premiers, pour un entretien. Elle pourra éliminer ceux qu'elle jugera inacceptables, jusqu'à ce que le nombre des retenus atteigne 25. A tout candidat, qui demanderait la raison de son élimination, il lui sera donné le numéro de téléphone des EAP, où Robert Simonnet lui commentera ses résultats.

La batterie HONIS1 fut utilisée lors du premier recrutement. La réunion qui suivit donna lieu, comme il avait été prévu, à la présentation d'un classement, par ordre décroissant, des 150 candidats. Les commentaires, lors de la réunion, portèrent, principalement, sur les performances des 50 à 60 premiers du classement, parmi lesquels les 25 futurs élèves devaient être choisis. A cette réunion étaient présents la directrice et ses deux adjointes, qui avaient pris part à la première réunion, ainsi que deux hommes dont, la directrice avait sollicité la présence, autorisation acceptée sous réserve de leur anonymat.

A la fin de la réunion, alors que tout avait été expliqué, commenté très largement et qu'il ne restait plus, à la directrice, que l'organisation des entretiens et la décision du choix des futurs élèves, l'un des hommes, tout en approuvant la méthode psychologique et la clarté de l'exposé, demanda des preuves concrètes de la fiabilité du pronostic de réussite des 50 à 60 personnes classées les premières sur la liste. Donnant le nom d'une personne qui avait passé l'examen, il demanda une explication de ses résultats. Bien que, d'une part, ne connaissant pas l'intervenant, mais se doutant qu'il s'agissait du directeur de l'hôpital et, d'autre part, étant certain que le candidat travaillait dans un service de l'hôpital et, peut-être même, sous les ordres du directeur, après avoir expliqué que, déontologiquement, tout examen psychologique est confidentiel, les résultats de celui-ci n'appartenant qu'à celui ou celle qui l'avait passé, Robert Simonnet avait conscience qu'il fallait, pour évacuer tout doute possible sur la valeur du pronostic et la fiabilité de la psychométrie en général, pouvoir donner une réponse positive à cette demande. Sous réserve que l'intervenant s'engageât à ne rien révéler des informations qui lui seraient transmises, après avoir eu confirmation que le directeur ne s'était pas, lui-même, soumis à cet examen par curiosité et qu'il s'agissait bien d'une personne connue de lui, qui travaillait dans l'un des services de l'hôpital, le dossier fut recherché pour analyse. La trentaine de paramètres psychologiques, donnée par le graphique, était nettement défavorable. Comment présenter ces résultats à un non-psychologue ? Ils le furent d'une façon directe et sans détour, sans la moindre hésitation. Surprise totale du directeur, qui ne s'attendait pas à de telles précisions sur le comportement du candidat, celles-ci étant confirmées par la directrice et ses adjointes. Satisfait, il voulut en savoir davantage, et demanda l'analyse des résultats d'un autre candidat, qui, d'après les tests, paraissait sans histoire, mais aussi sans beaucoup de relief sur le plan professionnel, ce à quoi souscrivit le directeur. Cette analyse le convainquit de la qualité du travail effectué par les EAP

Il lui fut signifié qu'il n'avait choisi ces deux cas exemplaires à problèmes que parce qu'il avait travaillé avec eux depuis plusieurs années. Il n'aurait pas eu l'idée de le faire, s'il ne les avait connus que depuis peu, car, seul, le temps, dans lequel s'inscrivent des situations conflictuelles, permet de les mettre en évidence. Ce sont, chez l'individu, des états psychologiques qui ne sont qu'en devenir, mais apparaissent clairement, pour un psychologue, à la lecture d'un profil psycho-informatique.

Ultérieurement, le pronostic de réussite se révéla entièrement juste, puisque tous les élèves retenus réussirent leurs examens de sortie et donnèrent satisfaction dans leur métier. Les examens de recrutement dans cette école furent poursuivis pendant trois années.

Province : Vendée

Le bouche à oreille, ajouté à la rumeur publique, se propagea jusqu'en Vendée, où les directrices de deux écoles d'aides-soignantes de deux hôpitaux se réunirent pour demander aux EAP le déplacement de Robert Simonnet. Informées du recrutement effectué, l'année précédente, en Normandie, et avisées des résultats, elles sollicitèrent la même procédure pour les deux écoles. Expliquée de façon détaillée, aussi clairement que possible, la méthode psycho-informatique, avec son bilan et le classement des candidats, à partir de l'utilisation de la batterie HONIS2 fut acceptée et mise en place rapidement, afin de recevoir les candidats dès le mois de juillet. Les étapes furent les mêmes et les pronostics de réussite eurent la même fiabilité qu'en Normandie : aucun échec en cours d'année, une réussite aux examens de sortie et, surtout, vérifiée les années suivantes, la satisfaction des candidats d'exercer leur métier.

Ces examens perdurèrent durant trois années en Normandie et deux années en Vendée, mais furent interdits, à l'échelon national, par les médecins responsables des DASS et du ministère de la Santé. Informés de la réussite des dernières promotions dans certaines écoles d'aides-soignantes, grâce à l'utilisation de tests par un psychologue, ces médecins décidèrent, sans même s'informer du travail réalisé, que l'examen d'entrée dans les écoles d'aides-soignantes ne devaient comporter que des questionnaires de connaissances.

Ce furent trois appels téléphoniques que reçurent les EAP et plus particulièrement Robert Simonnet. Les trois directrices ne pouvaient pas croire qu'il était possible de supprimer leur travail, qui n'avait d'autre but que d'aider les jeunes, qui sortaient de la scolarité, à bien faire et aimer leur métier..

Durant ces trois années, Robert Simonnet reçut plus de 130 appels téléphoniques de candidats désireux de connaître les raisons de leur élimination à l'examen psychologique. Jamais ce compte rendu, réalisé sous la forme d'une aide à la personne, afin qu'elle persiste dans son travail pour se présenter à d'autres recrutements dans de meilleures conditions, ne fut contesté par quiconque. Toutes les analyses de comportement sont apparues exactes. Certaines personnes ont même rappelé deux fois ou plus pour en savoir davantage.

**2) Réalisation d'un logiciel pour la batterie factorielle d'aptitudes (BFA) de Manzione : informatisation réalisée par A. Dilax**

La batterie BFA de Jean-Gabriel Manzione est une de celles ayant donné lieu, dès l'origine, à de nombreuses études sur les qualités métrologiques. Il fut relevé une fidélité test-retest de .71 pour les épreuves de base, de .82 pour les notes en facteurs et de .83 pour le score composite. La validité de structure a été appréciée à partir d'analyses factorielles et la validité externe, à partir de corrélations avec d'autres tests, dont ceux de la batterie Bonnardel. Une étude de validité prédictive, avec pour critère la réussite scolaire, a donné des coefficients pouvant atteindre 0.76 (corrélations multiples).

La batterie informatisée, par A. Dilax, a été étudiée en prenant en compte plusieurs paramètres : la comparaison des versions papier et informatique, l'analyse factorielle en composantes principales, l'analyse qualitative des attitudes et l'observation des sujets lors de la passation des tests.

Les résultats furent, dans l'ensemble, satisfaisants. Ils portèrent sur l'ensemble des tests passés et sur un certain nombre de notes en facteur : le vocabulaire, le raisonnement, le spatial, le numérique.

De plus, des synthèses furent calculées, permettant au psychologue d'avoir une vue d'ensemble des résultats du sujet sur :
- son efficience intellectuelle verbale (aptitudes et adaptabilité dans le domaine du langage, de la communication, de l'expression orale et écrite),
- son efficience intellectuelle scientifique (aptitudes et adaptabilité à la résolution des problèmes, au traitement des données numériques, à la structuration spatiale),
- son efficience intellectuelle générale (indique le niveau général de la personne, son potentiel d'apprentissage, ses facultés à évoluer sur le plan professionnel),
- son aptitude scolaire (indique l'adaptabilité à des situations scolaires et de façon plus générale à toute situation de formation ou d'apprentissage).

Les résultats sont présentés sous forme de profils étalonnés. Le psychologue choisit le ou les étalonnages qui lui conviennent, le système affiche alors le profil avec les notes brutes et les notes étalonnées du sujet (il est possible de faire différentes comparaisons en appellant différents étalonnages).

Par son intérêt pratique et son sérieux méthodologique, cette batterie a rencontré un vif succès dès sa publication.

**3) Installation de la batterie de sécurité routière de Bonnardel en Australie**

A Melbourne, en Australie, le directeur d'une importante entreprise de transport routier, FINEMORE, constatant que le nombre des accidents sur la route de ses « poids lourds », était en nette progression depuis plus de deux années, embaucha une psychologue, Vicki Grieve, et l'intégra dans son service des ressources humaines, avec, pour mission, de tout mettre en œuvre pour, dans un premier temps, examiner les conducteurs ayant eu des accidents, puis, dans un second temps, organiser l'examen des nouveaux conducteurs, lors de l'embauche.

Recherchant, parmi les pays industrialisés, ceux qui s'étaient intéressés à la sécurité dans le travail, Vicki Grieve découvrit les travaux de Raymond Bonnardel et s'empressa de prendre contact avec les EAP et leur soumettre, par courrier, le problème qu'elle avait à résoudre. Expédition lui fut faite du petit fascicule rédigé par Raymond Bonnardel et Robert Simonnet sur les examens de sécurité, dans lequel tous les tests se rapportant à l'examen y étaient décrits et présentés par des photos. A ce document étaient ajoutés une lettre cernant, avec plus de précision, le choix des tests les mieux adaptés à son problème et une facture proforma lui permettant de prendre connaissance de l'engagement financier à prévoir. Jointe à ces documents, une proposition de stage d'une semaine de formation à l'utilisation de ces tests lui fut proposée, aux EAP, ainsi qu'une collaboration permanente dans les analyses des résultats des examens quelle réaliserait.

Le stage eut lieu pendant le mois de mars, l'expédition des tests en avril et les examens commencèrent, à Melbourne, dès le mois d'août. Pour la petite histoire, il est intéressant de noter que, lors de la réception des tests par les douanes à Melbourne, le boîtier du test du double labyrinthe (B19DL) fut démonté et le moteur entraînant le cylindre volé. Ce vol ne fut constaté par Vicki Grieve que lors de l'installation des tests, au moment de leur mise en marche. Sur un simple appel téléphonique, afin de ne pas retarder le commencement des examens, les EAP expédièrent, immédiatement, sans aucun frais, un nouveau test, sans même attendre le retour du test incomplet. Ils prirent à leur charge, les frais de remise en état du test détérioré. Cette décision, très appréciée par le directeur de FINEMORE, laissa des traces de satisfaction et de reconnaissance sur les relations qui existèrent entre les deux Sociétés, pendant les années qui suivirent.

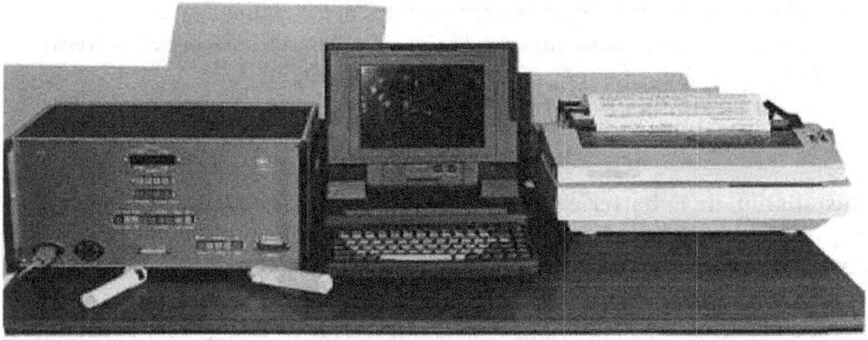

**Photo 68**

Une première étude, réalisée par les EAP, eut lieu dès le mois d'octobre. Elle portait sur une population de 136 candidats se répartissant comme suit : 71 conducteurs travaillant chez FINEMORE, 62 conducteurs travaillant dans une autre société, 3 personnes n'ayant pas exercé le métier de conducteur. Prenant en compte les 3 personnes n'ayant jamais travaillé dans ce domaine, les accidents se répartissaient de la façon suivante : 8 conducteurs ayant eu 3 accidents ou plus dans les 3 dernières années (6%), 39 ayant eu 1 ou 2 accidents dans les 3 dernières années (29%), 82 n'ayant eu aucun accident (60%), 7 sans renseignements (5%). Pour les besoins de l'étude, les deux populations d'accidentés furent regroupées. Cette première étude laissa apparaître une différence très nette dans les résultats des deux populations d'accidentés et non accidentés, mais le faible nombre de personnes composant ces populations ne donna qu'une différence peu significative. En possession de toutes les données lui permettant de mener à bien ce genre d'étude, Vicki Grieve procéda, par la suite, à des études dont les comptes rendus furent adressés régulièrement, aux EAP. Les résultats, positifs, quant aux pronostics de réussite, confirmèrent le bon choix de cette batterie de sécurité.

**4) Publication d'une pédagogie de la prévention des toxicomanies de Cannasse (PCT)**

Destinée aux groupes s'inscrivant dans le champ de la prévention des toxicomanies, la méthode de S. Cannasse est active et orientée vers l'élaboration d'un consensus définissant un cadre d'intervention commun aux participants. Tout groupe s'inscrivant dans le champ de la prévention des toxicomanies est susceptible d'utiliser cette méthode, en particulier tout groupe à visée sociale, sanitaire ou éducative, désireux d'entamer ou d'approfondir un travail en ce sens. Le photocodage est une méthode pédagogique, ayant pour but l'élaboration d'un consensus entre les participants, à partir des leurs préoccupations au sujet du phénomène de la drogue. Il se compose d'un jeu de photographies, sollicitant les opinions de chaque participant et d'un livret explicitant des propositions pour traiter ces avis.

**5) Publication d'un projet personnel du choix de carrière de Benedetto(66)**

PROJET 1 : Pierre Benedetto, Robert Simonnet

Cette épreuve, psycho-informatique, dont les corrections et les interprétations des résultats sont entièrement informatisées, est destinée aux élèves de 4^e^, de 3^e^ et de 2^e^ ou à des adultes de ces niveaux. PROJET 1 évalue, de façon globale, les composantes du projet professionnel, afin d'établir un bilan. Plus qu'un cliché, ce bilan propose une analyse complète du choix de carrière et, grâce à une interprétation entièrement rédigée par ordinateur, permet d'en garder une trace. Elle se compose de trois parties : un questionnaire d'intérêts professionnels, un questionnaire de valeurs, un questionnaire d'attitudes sociales. Les étalonnages portent sur plus de 3 000 élèves de 3^e^.

PROJET 2 : Pierre Benedetto, Jean Pellerano, Robert Simonnet

Cette épreuve, psycho-informatique, destinée aux étudiants de 1^e^, de terminale, et de niveau bac et +, fut conçue à partir du constat d'échec fréquent à l'issue de la première année d'études supérieures et des difficultés d'orientation se présentant aux niveaux première et terminale. PROJET 2 est une adaptation de PROJET 1 à des sujets plus âgés, avec l'ajout d'un test d'efficience verbale et d'un questionnaire d'attitudes vocationnelles remplaçant le questionnaire d'attitudes sociales. Les étalonnages ont porté sur plus de 1 500 étudiants de première et terminales.

Publications : cinq livres
Georges Snyders : *Les joies de la musique*
Louis Marmoz : *Les sciences de l'éducation en France*
Carlos Biedma : *Le langage du dessin*
Jean-Claude Lemoine : *Evaluation et innovation dans les organisations*
Charles-Henri Amherdt : *Choix professionnel des bacheliers*

**Congrès**
PERPIGNAN : 41e congrès des Conseillers d'orientation professionnelle (ACOF), les EAP y sont présents.
BRUXELLES : XXVe Congrès international de psychologie.
STRASBOURG : 6e congrès de l'Association de psychologie du travail. Les EAP sont présents.

**1993**
**PSYCHO-INFORMATIQUE : Evaluation des candidats des taxis parisiens**
**Organisation, à Paris, du 1er congrès sur l'évaluation en psychologie**
***PRIX DENISE GUYOT*** **: pour la recherche en psychologie**
**Publication d'Itinéraire par Robert Simonnet et Jean-Luc Bernaud**
**Publication de Thésaurus par Robert Simonnet**
**Les logiciels diffusés par les EAP**
**Publications : cinq livres**

**1) PSYCHO-INFORMATIQUE : Evaluation des candidats des taxis parisiens**

L'utilisation de la méthode psycho-informatique se généralise, même pour des examens collectifs en petits nombres : il n'est pas rare de voir des entreprises l'utiliser pour des recrutements ponctuels, d'une secrétaire ou d'un magasinier, nécessitant un choix parmi six ou dix candidats. La demande, qui émana de la Fédération nationale des artisans du taxi avait pour objet, dans un premier temps, l'évaluation de quelques candidats à des postes de chauffeurs de taxi. Après une utilisation expérimentale de la batterie psycho-informatique (FNAT), il en sera, au vu des résultats, autrement. A l'origine, le problème à résoudre était simple, mais sa solution complexe. Les nouvelles populations des chauffeurs de taxi, de niveau CEP / CAP, d'origine très diverse et souvent étrangère, embauchées au cours des deux années précédentes, ne donnaient plus satisfaction, les plaintes des personnes transportées étaient nombreuses et portaient sur des erreurs de trajet, un manque d'amabilité, une incompréhension des indications fournies, une propreté du véhicule douteuse.

En présence de Robert Simonnet, lors de nombreuses réunions, chaque réclamation est étudiée en détail afin d'aboutir à un choix de tests correspondant à l'évaluation des facteurs psychologiques, susceptibles de rendre compte des comportements inadaptés, liés aux réclamations. La réalisation de la batterie de tests FNAT utilisera :
- un test, adapté des travaux de Victor Kouteynikoff, jugeant la valeur de la compréhension que devait posséder chaque conducteur,
- un test, adapté des travaux de Suzanne Pacaud et Pierre Goguelin, lié à la capacité à bien mémoriser un plan de ville,
- un test de Robert Simonnet, évaluant la capacité à bien se repérer dans l'espace,
- un test adapté des travaux de Raymond Bonnardel, déterminant le degrè de connaissance de la langue française,
- enfin un test reprenant des travaux de Francis Gendre et Robert Simonnet, estimant le comportement général, dont l'amabilité.

L'étalonnage de la batterie FNAT fut réalisé sur une population d'une centaine de personnes en activité depuis plusieurs années et possédant un dossier professionnel au sein de la société. L'étude des notes aux différents tests et celles des appréciations professionnelles donna, à la note psychométrique gobale, une valeur prédictive de réussite, qui se révéla, par la suite, très satisfaisante.

Le compte rendu des évaluations, obtenues à partir de la batterie FNAT, était présenté sous la forme d'un profil composé, de 12 paramètres, chacun d'eux classé à partir d'un étalonnage en 5 classes : très faible, faible, moyen, bon, très bon. La note globale donnait lieu à une synthèse, complétée d'une appréciation générale, sous la forme d'un texte, auquel était ajoutée une remarque sur l'évaluation de la connaissance de la langue française. A ce compte rendu était jointes quelques informations complémentaires d'aide à un éventuel entretien ; celles-ci se terminaient par un rappel précisant que, sur simple appel téléphonique, toutes informations supplémentaires pouvaient être obtenues.

C O M P T E   R E N D U   D E S   E V A L U A T I O N S
- F N A T -

Références Client

Client : FNAT PARIS
Ville :
Dossier suivi par :
Codart. : 308    Réserve :

Références Sujet

Nom :
Nivscol : CEP ou niveau CEP
N° Ide : 155898
Sexe : M   Age : 45 ans

1 - ANALYSE : DOMAINES PSYCHOLOGIQUES :

| | Très faible | Faible | Moyen | Bon | Très bon |
|---|---|---|---|---|---|
| A - EFFICIENCE INTELLECTUELLE KR266 | | X | | | |

IEI : Indice d'Efficience Intellectuelle : 4 /9

| | | | | | |
|---|---|---|---|---|---|
| B - MOTIVATION A L'ACTION (QSF) | | ? | | | |
| C - CAPACITE DE JUGEMENT (M/S) | | | | | X |

APPRECIATION 1ER TABLEAU : TD

2 - ANALYSE : CAPACITES A MEMORISER ET A S'ORIENTER DANS L'ESPACE :

| | Très faible | Faible | Moyen | Bon | Très bon |
|---|---|---|---|---|---|
| D - POTENTIEL D'APPRENTISSAGE (MTPA2) | | | X | | |
| E - MEMORISATION/LOCALISATION (MTPA1) | | X | | | |
| F - PERCEPTION DANS L'ESPACE (RSV18) | | | X | | |
| G - ORTHOGRAPHE (BOR188) | X | | | | |

PA : Indice de Potentiel d'Apprentissage : 5 /9    APPRECIATION 2EME TABLEAU : R/F

3 - ANALYSE : COMPORTEMENT ET ATTITUDE :

| | Très faible | Faible | Moyen | Bon | Très bon |
|---|---|---|---|---|---|
| H - ENERGIE (QSF) | ? | | | | |
| I - AMABILITE (QSF) | | ? | | | |
| J - CARACTERE CONSCIENCIEUX (QSF) | | | | ? | |
| K - STABILITE EMOTIONNELLE (QSF) | | | ? | | |
| L - OUVERTURE D'ESPRIT (QSF) | ? | | | | |

SE : Indice de Stabilité Emotionnelle : ?    APPRECIATION 3EME TABLEAU : TD

NOTE GLOBALE : ?

APPRECIATION GENERALE : ? :Candidature très défavorable. Le candidat n'a pas répondu sincèrement.

NIVEAU EN ORTHOGRAPHE : ATTENTION :Résultats très faibles risque important d'élimination. (EO)

**Photo 69**

**2) Organisation du 1er congrès de l'évaluation en psychologie à Paris**

Après une période, durant les années 1970, de remise en cause de la pertinence des méthodes utilisées par les psychologues dans le domaine de l'évaluation des personnes, le regain d'intérêt pour cette discipline donna lieu à l'organisation, par l'INETOP (Institut national d'études du travail et d'orientation professionnelle) et les EAP, d'un congrès, à Paris, sous la présidence de Michel Huteau, dont le thème était « les techniques psychologiques d'évaluation des personnes ».

Il avait pour but :

- de faire le point sur les recherches actuelles dans le domaine des tests, des questionnaires et des autres techniques d'évaluation ;
- de dégager des perspectives de développement, prenant en compte les apports théoriques et méthodologiques de la psychologie contemporaine, ainsi que l'évolution de la demande sociale ;
- de dresser un bilan sur l'utilisation de ces techniques : par qui sont-elles utilisées ? Comment ? Dans quels buts ?
- de présenter les réalisations significatives dans les principaux domaines de la psychologie appliquée.

Le succès fut considérable, les actes furent édités et constituèrent, pour toutes les personnes concernées par les problèmes d'évaluation en psychologie, un outil indispensable, tant par la richesse que par la qualité de son contenu.

**3) PRIX DENISE GUYOT « pour la recherche en psychologie »**
**Compte rendu de la cérémonie de remise du prix, par Jean-Luc Bernaud**

C'est avec une certaine émotion qu'a été remis, le 9 novembre à l'INETOP, le prix « Denise Guyot pour la recherche en psychologie ». L'heureuse lauréate, Valérie Pezet, 25 ans, était alors doctorante en psychologie à l'université de Paris X – Nanterre, sous la direction du professeur Anne Lancry. Elle fut justement récompensée pour la qualité de son projet.

Le montant du prix, d'une valeur de 4 500 €, lui permettra de mener à son terme une intéressante recherche sur les facteurs d'usure professionnelle chez les travailleurs sociaux. Cette étude, en plus de sa valeur heuristique, laissait entrevoir bons nombres d'applications dans le monde du travail, dont on perçoit aisément le caractère humaniste.

La cérémonie de remise de ce prix, à laquelle participait une soixantaine d'invités, a été ouverte par Michel Huteau, directeur de l'INETOP, qui a rappelé que l'annonce du prix « Denise Guyot » avait été diffusé lors du colloque sur les techniques psychologiques d'évaluation des personnes, qui s'était déroulé, à Paris, du 25 au 27 mai 1993, ainsi que son intérêt pour la valorisation de la recherche.

Denise Guyot a ensuite exposé les motifs qui l'ont conduite à proposer ce prix pour la seconde fois. Héritière d'une tradition de psychologie appliquée, ancienne directrice des EAP pendant plus de quarante ans, elle a été justement influencée par son père et son grand-père (hérédité du milieu), qui ont consacré leur vie à la recherche scientifique. La volonté de valoriser la recherche appliquée et d'encourager de jeunes chercheurs est à l'origine de ce prix.

Voilà de belles motivations pour lesquelles nous lui sommes infiniment reconnaissants !

Valérie Pezet, enfin, après avoir remercié les protagonistes, a rappelé, avec beaucoup d'humilité, à quel point l'obtention de ce prix était redevable à la qualité de l'encadrement universitaire et professionnel dont elle avait bénéficié.

Cette succession de discours et d'éloges, chaleureusement applaudis par les participants, furent suivis d'un cocktail, au cours duquel a été exprimé le souhait de réitérer, prochainement, une telle manifestation.

**4) Publication d'Itinéraire, logiciel d'orientation professionnelle par Jean-Luc Bernaud et Robert Simonnet**

*Itinéraire* est le résultat de travaux en matière de guidance et d'orientation professionnelle et permet, principalement, d'établir un profil de motivations professionnelles, de faire un point sur les connaissances en mathématiques et en français, de repérer l'identité du jeune, en mettant en évidence ses compétences personnelles et sociales, de l'inciter à une réflexion sur son projet professionnel et sur ses possibilités d'insertion, d'assurer la correspondance entre orientation choisie et possibilité de formation.

*Itinéraire* permet, aussi, au responsable de l'orientation, de gérer le suivi des personnes et d'effectuer des études statistiques par tri croisé.

**5) Publication de Thésaurus, répertoire des tests, sous la forme de logiciel par Robert Simonnet**

*Thésaurus* est une base de données prenant, comme référence, tous les tests publiés en langue française. Plus de 1 000 tests sont accessibles immédiatement grâce à un langage de recherche très simple. Il permet d'obtenir un descriptif des tests français et étrangers. Pour l'organisation du répertoire, chaque test est caractérisé par les identificateurs suivants :

**AUTEUR** : le ou les auteurs du test

**CODE REFERENCE** : le code sous lequel le test est répertorié

**NOM** : appellation de test

**ANNEE DE CREATION**

**DOMAINE D'EVALUATION** : cognitif, - conatif, - affectif, - plusieurs domaines

**SECTEUR PSYCHOLOGIQUE** : facteur, - traits, - tendances psychologiques

**NIVEAU SCOLAIRE** : niveau scolaire auquel s'applique le test

**TRANCHE D'AGE** : La tranche d'âge à laquelle s'applique le test

**RESULTAT DU TEST** : informations fournies par le test

**CATEGORIE DE TEST** : désigne le type d'épreuve

**TEMPS DE PASSATION** : exprimé en minutes

**TEMPS DE CORRECTION** : exprimé en minutes

**DISPONIBILITE** : disponible ou épuisé ou remplacé par

**EDITEUR** : nom de l'éditeur

L'utilisation de *Thésaurus* se fait de manière interactive, avec la possibilité d'afficher à l'écran chacun des tests sélectionnés, d'affiner la recherche en indiquant un critère complémentaire, d'éliminer ceux qui sont épuisés.

*Thésaurus* expérimental a été soumis à une trentaine de personnes : étudiants en DESS de l'université de Lyon-2, professeurs d'université et praticiens dans divers domaines de psychologie. La forme définitive fut réalisée par Robert Simonnet avec l'aide des spécialistes de l'INETOP et des EAP.

### 6) Les logiciels diffusés par les EAP

**Cotation du test de Rorschach**

Le logiciel du test de Rorschach, de J-P. Mouillac, améliore considérablement la pratique de ce test. Après avoir fait passer le test, l'utilisateur saisit sur le clavier les caractéristiques du sujet, puis les cotations habituelles pour chaque planche (mode d'appréhension, déterminant, contenu, caractère banal ou original de la réponse), enfin les différents temps (temps de latence, temps total par planche). En analysant les réponses, le logiciel fournit 67 indices du psychogramme.

**Logiciel d'analyse sociométrique des groupes restreints de B. et C. Chevalier**

Ce logiciel est un outil d'analyse indispensable à tout psychologue, qu'il soit clinicien ou psychologue du travail, désireux de mieux connaître les mécanismes en jeu dans les groupes qui constituent leur public. Ce logiciel d'analyse sociométrique des groupes restreints, est en tous points conforme à la théorie développée, tant en France qu'à l'étranger, par le psychiatre Jucat-Levi Moréno (1889-1974). La structure sociométrique du groupe est étudiée à la lumière des attractions et répulsions entre les membres.

**Logiciel pour le traitement des résultats d'enquêtes de B. et C. Chevalier**

Ce logiciel (ENQ-SYSTEM) est une méthode de psychologie sociale qui permet de recueillir des données, de faire leur analyse pour obtenir des informations relatives à une population déterminée. Il propose un ensemble de 6 logiciels, intégrés dans un menu principal, qui assurent toutes les étapes de l'exploitation mathématique et statistique de l'enquête. Les principaux résultats sont édités à l'écran, un dossier complet est imprimé pour permettre une analyse poussée.

**Logiciel des échelles d'évaluation des comportements d'E. Auger et F. Mourey**

Ce logiciel offre la possibilité de passer, de manière interactive, les sept échelles tirées de l'ouvrage de Jean Cottraux, M. Bouvard, Patrick Légeron, publié aux Editions EAP (1KEEC) *Méthodes et échelles d'évaluation des comportements* : test des rituels, test des obsessions, questionnaires de phobies, questionnaire de mesure de la dépression, échelle d'affirmation de soi, échelles des attitudes dysfonctionnelles à l'origine des changements d'humeur.

**Logiciel de graphologie**

Ce logiciel permet de faire des analyses en série et d'obtenir pour chaque scripteur une esquisse (portrait succinct) et un profil psychologique présent en quatre tableaux, mettant en relief le type d'intelligence avec le niveau d'activité réellement mis en œuvre, la sociabilité, la vie affective. Ce profil est complété, comme il est d'usage en graphologie classique, par l'obtention de typologies, qui n'ont qu'un aspect empirique, mais qui donnent un fil conducteur pour comprendre les multiples différences caractérologiques que l'on observe entre les individus.

**Logiciel de statistiques de Deltasoft**

De nombreuses méthodes statistiques sont regroupées dans ce logiciel. La version de base comprendra la gestion des données, le graphique, les statistiques descriptives, les tests paramétriques, l'analyse multivariée. Tous les résultats sont accompagnés d'une conclusion statistique clairement formulée, facilitant leur interprétation.

Publications : *cinq livres*
Jane Loisy : *Le timbre instrumental*
Andrée Girolamy : *Pour une pédagogie de l'écriture*
Alain Vom Hofe : *Traitement de l'information dans les activités sportives*
Jean-Blaise Dupont, Francis Gendre : *Nouvelles procédures pour un bilan BIVAP)*
André Inizan : *Détection des dyslexies*

**Congrès**

LYON : 42e congrès des Conseillers d'orientation professionnelle (ACOF), les EAP y sont présents.

**1994**
**PSYCHO-INFORMATIQUE : la batterie factorielle standard Raymond Bonnardel**
**Création d'un centre psychotechnique (retrait permis de conduire) à Versailles**
**Le département d'études et recherches en psychologie**
**Edition des tests de Bernaud**
**Publications : sept livres**

## 1) PSYCHO-INFORMATIQUE : La batterie factorielle standard de Raymond Bonnardel (BFS)

Les premières demandes d'utilisation de la méthode psycho-informatique avec des tests traditionnels concernent ceux de Raymond Bonnardel. Ces demandes émanèrent de plusieurs universités mettant en place des systèmes de rattrapage pour des étudiants ayant eu des difficultés durant leur première année à l'université. Elles portèrent sur une utilisation automatisée des tests, susceptible de pouvoir donner des informations, aussi complètes que possible, dans de nombreux domaines psychologiques liés à la réussite scolaire.

Reprenant les tests composant chaque « note », Robert Simonnet mit en place la méthode psycho-informatique sur l'ensemble des tests suivants :

- BPI – Note PI – (B53 – BV9 – BLS4)
- BV1 – Note V – (BV8 – BV50 – BV16)
- BV2 – Note V- (BV11 – BV51 – BV17)
- BEB1 – Note PI et Note V
- BCPM – célérité perceptive et mentale
- BCAOR- facteur numérique (Note CA) + orthographe (Note OR)
- BGV1 – intelligence et Note V – (BV12 – BV8 – BV16)
- BGV2 – intelligence et Note V – (BV12 – BV11 – BV17)
- BRV1 – intelligence + Note V + personnalité + motivation
- BCI – intelligence logique + DIC, + raisonnement

En 2004, la batterie psycho-informatique BPI (note PI) a été utilisée pour les concours d'entrées dans les écoles d'infirmières, la population de 11 780 candidats, de niveau bac donna les résultats suivants : test B53, moyenne 33,8, sigma 8,98 ; test BV9, moyenne 77,5, sigma 14,81, test BLS4, moyenne 12,7, sigma 4,38.

**2) Création d'un Centre psychotechnique de sécurité routière à Versailles**

Un plan départemental d'actions de sécurité routière fut mis en place dans le département des Yvelines. Le nombre des accidents, mais aussi les infractions au code de la route, mettaient en évidence les attitudes à risques des conducteurs. En 1993, le bilan des accidents corporels de la circulation, dans le département des Yvelines, était de 2 941 victimes : 130 tués, 608 blessés graves, 3 411 blessés légers. Ces chiffres furent à l'origine des mesures qui instaurèrent l'examen médical et l'examen psychologique. Prenant en compte les examens psychotechniques, susceptibles de réduire les accidents, par l'observation, chez les conducteurs, des comportements à risques, la préfecture des Yvelines orienta ses recherches vers les EAP, afin de les faire réaliser.

Claude Erignac (1937–1998), préfet des Yvelines, exposa les orientations générales des actions de sécurité routière qu'il mettait en place dans son département, lors de l'inauguration du nouveau Centre de psychologie EAP à Versailles, où Robert Simonnet présenta l'examen spécifique pour les conducteurs à risques, élaboré par Raymond Bonnardel.

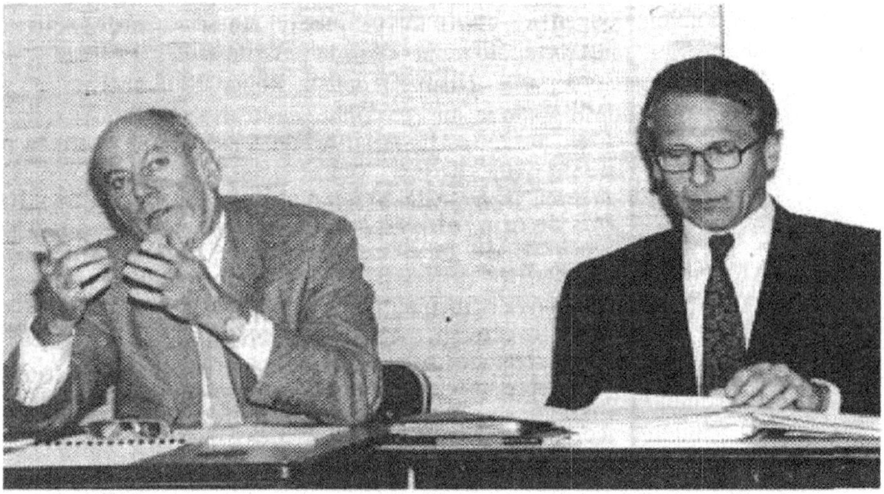

**Photo 70**

Ce Centre de psychologie utilisa, pour réaliser tous les examens, le Poly-Psycho-Informatique (PPI), terme abscons derrière lequel se trouvent résumés tous les logiciels des tests de la batterie de sécurité routière informatisée.

Depuis son instauration par la loi du 10 juillet 1989 et son entrée en vigueur le 1er juillet 1992, le permis de conduire à points, composé de 12 points, était susceptible d'être amputé d'un certain nombre de points, jusqu'à épuisement, lors d'infractions diverses. A la suite de la perte totale des points, les permis de conduire perdant sa validité, il fallait, après un délai de 6 mois, pour obtenir un nouveau permis, être, d'une part, reconnu apte à la conduite, en suite d'un examen psychotechnique et être reconnu sans contre-indication physique à l'issue d'un examen médical et, d'autre part, subir à nouveau l'ensemble des épreuves du permis de conduire.

Confié, par les EAP, à Agnès Fleury, psychologue, ce Centre utilisait deux batteries de tests, l'une, informatique, avec les tests PPI, l'autre, mécanique, avec les tests BOS, B19DL et RCB. Prenant comme références les tests mécaniques, validés depuis de nombreuses années, les études des résultats des examens réalisés avec les tests informatiques du PPI confirmèrent la validité pronostique de cette batterie.

Ce Centre, qui possédait une gestion séparée de celle des EAP, resta autonome après la vente des EAP et prit, en 1996, le nom d'ISOP. Il continua d'être géré par Robert Simonnet jusqu'en 2001, puis confié à Agnès Fleury, qui en prit la direction.

A compter de ce moment, la structure de l'entreprise comprendra 25 personnes : un service administratif (5), un département commercial (2), un département de psychologie appliquée et son service d'études en psychologie (3), un département psycho-informatique (3), un département de composition assistée par ordinateur (1), un département édition de livres (1), un atelier de mécanique et son bureau d'études (2), un département d'imprimerie intégrée (2), un magasin et un service d'expédition (3), un centre psychotechnique (1), un département autonome d'électronique, SIREL (3), une filiale à Bruxelles, ATM, une filiale à Madrid, MEPSA, une filiale à Lisbonne, PSICO, un agent exclusif à Florence, un agent exclusif à Athènes.

### 3) Le département d'études et recherches en psychologie

Ce département, dont la direction avait été confiée, en 1987, à Jean-Luc Bernaud, aidé, pour ce travail par Pascal Priou, avait pour but de tenir informés les praticiens sur les évolutions des méthodes d'évaluation, afin de les aider à choisir, parmi des tests, celui ou ceux susceptible(s) de répondre à leurs besoins. Des ré-étalonnages et des études fréquentes furent réalisés avec, pour objectif, une meilleure validité. Les axes de travail de ce département s'orientaient de la façon suivante :

- un programme de six recherches portant sur :
  - la batterie intellectuelle NV7 ;
  - le questionnaire de culture générale CG ;
  - la batterie d'évaluation de la personnalité IPSO3 ;
  - le questionnaire de motivation QMA ;
  - le questionnaire d'intérêts professionnels IRMR ;
  - la méthode pédagogique d'éducabilité cognitive ACIM. :

- des contrats avec des organismes ou des entreprises :
- des réétalonnages de tests publiés par les EAP.

Liste des tests réétalonnés :

Batterie factorielle standard de Raymond Bonnardel

| **B53** | **Elèves de niveau Troisième (1989-90)** |
|---|---|
| BV16 | Elèves de niveau Troisième (1989-90) et de seconde (1988-90) ; différentes populations de diplômés de l'enseignement supérieur, hommes et femmes (BAC+2, BAC+4, informaticiens) (1990). |
| **BLS4** | Candidats de niveaux BAC et BAC + 2 (1989) |
| BV9 | Ingénieurs (1989), élèves de Troisième (1990), candidats promotion interne de niveau BAC+2 technique (1989). |
| **BV8** | Elèves de Troisième (1990) |
| BV50 | Elèves de Troisième (1990) |

Tests divers d'aptitudes

| **BGA** | **Ré étalonnage complets pour différents publics : niveau CAP-BEP, Troisième-Seconde, BAC** |
|---|---|
| PDG | Différents étalonnages niveau : Ingénieurs (1989), BAC+2, BAC, candidats promotion interne de niveau BAC+2 technique (1989) |
| **MINC** | Candidats au recrutement de niveau BAC-BAC+2 et BAC+4-BAC+5 (1991) |
| TPG | Elèves de niveau Troisième (1989-90), militaires sénégalais (1990) |
| **MRG** | Ingénieurs (1989), candidats promotion interne de niveau BAC+2 technique (1989) |
| MTP | Ingénieurs (1989), candidats promotion interne de niveau BAC+2 technique (1989) |
| **TPM** | Ingénieurs (1989), candidats promotion interne de niveau BAC+2 technique (1989) |
| BCP | Ingénieurs (1989), candidats promotion interne de niveau BAC+2 technique (1989) |
| **MGM** | Militaires sénégalais (1990) |
| BFA | Elèves de Troisième (1990) |
| **SNB** | Ouvriers de l'armée sénégalaise (1990), candidats promotion interne de niveau BAC+2 technique (1989 |
| RCB | Ouvriers de l'armée sénégalaise (1990), ingénieurs (1989), candidats promotion interne de niveau BAC+2 technique (1989) |
| **BV17** | Elèves de Troisième (1988-89) |
| KV51 | Elèves de Troisième (1988-89) |
| **PM38** | Ingénieurs (1989), candidats de promotion interne de niveau BAC+2 (1989) |

| | |
|---|---|
| TRAG | Techniciens niveau maîtrise (1989) |
| CCRX | Candidats promotion interne de niveau BAC+2 technique (1989) |
| LBP1 | Ingénieurs (1989), candidats promotion interne de niveau BAC+2 (1989) |

Tests de personnalité

| | |
|---|---|
| **QMA** | **Jeunes de faible niveau scolaire (16-25 ans, niveau V à VI, Crédit FORMATION)** |
| QPPL | Jeunes de faible niveau scolaire (16-25 ans, niveau V à VI, Crédit FORMATION) |

**4) Edition des tests d'intérêts et de personnalité de Jean-Luc Bernaud**

**L'inventaire des intérêts professionnels de J.W. Rothwell et K.M. Miller (forme révisée par Jean-Luc Bernaud et Pascal Priou (IRMR) (tpc) (ΔΩ)**

Ce test est un inventaire d'intérêts fondé sur la typologie de John L. Holland (RIASEC), à travers le classement de séries de métiers. Il permet d'évaluer les préférences professionnelles des personnes par rapport à douze catégories d'intérêts : plein air, calcul, scientifique, contact, esthétique, littéraire, musical, service social, travail de bureau, pratique, médical. De nombreuses études de validité, interne et externe, ont été menées à partir des résultats ; la fidélité est satisfaisante, sa validité est appréciable. La souplesse de l'inventaire permet de l'appliquer dans les différents contextes : l'orientation scolaire et professionnelle, le bilan d'évaluation, la gestion prévisionnelle des emplois, la reconversion, la promotion, le choix de formation. Afin de faciliter l'exploitation des résultats, une banque de données de métiers listant 610 professions représentant l'ensemble des secteurs d'activité est mise à disposition.

**Le questionnaire de personnalité Alter Ego : Gian-Vittorio Caprara, Claudio Babaranelli, Ladrie Borgogni, adaptation française Jean-Luc Bernaud (correction psycho-informatique) (tpc) (ΔΩ) (67)**

Cet inventaire de personnalité, d'origine italienne, est fondé sur la théorie des « cinq grandes ». Aboutissement d'importantes recherches menées en Europe et fondées sur un modèle reconnu au plan international, il permet d'établir un profil de personnalité dans des contextes de bilan de compétences, de recrutement et de diagnostic clinique. Le profil, individualisé, précise les cinq grands facteurs de la personnalité. Pour chacun d'eux, deux sous-dimensions sont proposées :

- l'énergie, associée au dynamisme, sous-dimensions : dominance / dynamisme,

- L'amabilité, associée à l'altruisme, sous-dimensions : coopération / attitude amicale,
- le caractère consciencieux, associé au caractère réfléchi, sous-dimensions : méticulosité / persévérance,
- la stabilité émotionnelle, associée à l'absence d'irritabilité, sous-dimensions : contrôle de l'émotion / contrôle des impulsions,
- l'ouverture d'esprit, associée à l'intéressement aux expériences nouvelles, sous-dimensions : ouverture à la culture / couverture à l'expérience.

Les études statistiques diverses ont mis en évidence, pour ce test, une sensibilité satisfaisante, une fidélité bonne, une validité satisfaisante.

Les premières études de validation furent effectuées par Jean-Luc Bernaud et Robert Simonnet dès 1994, des recherches plus complètes eurent lieu en 1996 et 1997, la publication définitive de ce test n'eut lieu qu'en 1997.

Publications : sept livres
Georges Snyders : *Des élèves heureux*
Louis Marmoz : *Sciences de l'éducation, sciences majeures*
Marilou Bruchon-Schweitzer : *Le recrutement en Europe*
Jean Luc Bernaud : *Les questionnaires des intérêts professionnels*
Bernard Gangloff : *La sélection par les tests*
Claude de Tychey : *L'approche des dépressions à travers le test de Rorschach*
Jacques Brémond : *Personnalité et gestion des ressources humaines (batterie IPSO)*

**Congrès**
ROUEN : 43e congrès des Conseillers d'orientation professionnelle (ACOF), les EAP y sont présents.
MADRID : Congrès international de psychologie appliquée (IAPA).
ROUEN : 7e congrès de l'Association de psychologie du travail : Jean-Claude Lemoine, les EAP sont présents.

**1995**
**PSYCHO-INFORMATIQUE : Les batteries de tests de Robert Simonnet**
**Assemblée générale : proposition d'achat et décision de la vente des EAP**
**Un Poly-Psycho-Informatique pour les usines FIAT à Turin**
***Hexamine*, la méthode de John-L. Holland par Jean-Luc Bernaud, Isabelle Loss**
**Publications : deux livres**

## 1) PSYCHO-INFORMATIQUE : Les batteries de tests de Robert Simonnet

L'informatique a permis le développement de nouvelles méthodes de correction et d'interprétation des tests dans les domaines de la sélection et de l'orientation professionnelles. La méthode psycho-informatique est née d'une volonté de donner un maximum d'informations lors de la passation de la batterie générale d'aptitudes (BGA). La quantité des informations obtenues avec cette batterie, trop importantes pour être recherchées manuellement, ne pouvaient être exploitée que par l'informatique. La méthode psycho-informatique permettait de rassembler toutes les informations, relatives à un test bien défini, dans une banque de données et de n'éditer que celles qui correspondaient aux réponses données par un candidat.

Prenant en considération les performances obtenues par cette méthode avec la BGA, les psychologues orientèrent leurs demandes vers des batteries plus spécifiques, dont la liste suit.

**Démarche traditionnelle :**
Sphère cognitive :
Batteries factorielles d'aptitudes :
- BGA : niveau 1 et 2 (CAP à BAC)
- NV7 : niveau 1 (faible)
- NV6 : niveau 2 (CAP / BEP)
- NV5 : niveau 3 (BEP / BAC+2)
- GOJEK : niveau 3 (BEP / BAC+2 techniques)
- GOJOK : niveau 3 (BEP / BAC+2 administratif)
- GOPEC : niveau 4 (BAC+2 et plus)
- AERO : niveau 4 (BAC+2 et plus)
- THAIL : niveau 3 (BAC : population thaïlandaise)
- HORN : niveau 3 (BAC : population argentine)

Sphère conative :
Batteries de tests (questionnaires) d'orientations :
- PROJET1 : EIG – intérêts – attitudes : niveau 2 (BEP)
- PROJET2 : EIG – intérêts – attitudes : niveau 3 (BAC)
- BIVAP : intérêts - valeurs – attitudes : niveau 2 (BEP)

- BIVOP : intérêts – valeurs – attitudes : niveau 3 (BAC)
- PIBP : intérêts – comportements : niveau faible 1 (CFI)
- FIMU : intérêts – motivation – attitudes : niveau 3 (BAC)
- EDAL : Auto-évaluation – méthode de travail : niveau 2 (seconde / première)

Sphère affective :
Batteries d'inventaire de personnalité :
- ASMO2 : personnalité – compréhension des comportements de vente
- QPC : personnalité – compréhension des situations de vente
- QIAV2 : personnalité – style de management
- GIPX : les huit traits de personnalité

Divers :
- FGB2 : évaluation des connaissances en français et anglais : niveau 2 (BAC)
- MPFA2 : évaluation des connaissances en français / anglais : niveau 2 (BAC)
- SILIUS : évaluation des capacités personnelles

**Démarche nouvelle :**
Omnisphères :

L'informatique permettant de traiter une somme importante d'informations, il devenait possible de mettre en place des batteries de tests d'un genre nouveau. Dénommées *Omnisphères,* parce qu'elles évaluent la sphère cognitive, la sphère conative, la sphère affective, elles reprennent, sous forme d'un bilan psycho-informatique, les principales composantes psychologiques de l'individu.

Le bilan psycho-informatique de ces batteries est présenté sous la forme d'un graphique reprenant la vingtaine de paramètres évalués par les différents tests et un texte, sous la forme d'un compte rendu, mettant en relief les points à éclaircir lors de l'entretien.

Pour une orientation, une promotion ou un recrutement, en prenant en compte les trois aspects les plus représentatifs de la personne, chaque batterie de tests omnisphères se compose :
- d'un test de raisonnement, évaluant l'efficience intellectuelle générale (EIG), (sphère cognitive),
- d'un test de motivation à l'action, évaluant la volonté avec laquelle l'individu s'accroche à la tâche confiée, (sphère conative),
- d'un test de personnalité, permettant de dégager des tendances comportementales, (sphère affective),
- d'une note psychométrique globale, liée à un pronostic de réussite professionnelle ou scolaire.

Ces batteries sont conçues par niveau scolaire ;
- niveau 1 (CEP),

- niveau 2 (BEP à BAC),
- niveau 3 (BAC à BAC+2),
- niveau 4 (BAC+2 et plus).

B I L A N   P S Y C H O - I N F O R M A T I Q U E
START

Evaluation personnelle des capacités.

EXAMEN de MONSIEUR
PROFESSION :
N° identification : 000156
DATE D'EXAMEN : 121093
RESERVE 1 : 0001
CLIENT :
CODE S.G.A.P : 01

niv.scolaire: LICENCE et +
CONCOUR :
sexe :M   age : 29
code article : 0035

INSPECTEUR :

| | OMIS. | Ind.P | Ind.R | Score | 2 4 6 8 10 12 14 16 18 20 |
|---|---|---|---|---|---|
| Efficience Int. Gen. | 9 | 0.79 | 0.92 | 30 | |
| Efficience Int. Abs. | 5 | 0.73 | 0.86 | 22 | |
| Efficience Int. Ver. | 0 | 0.68 | 1.00 | 23 | |
| Efficience Log. Conc. | 4 | 1.00 | 0.82 | 27 | |

| M O T I V A T I O N A LA R E U S S I T E (5 CLASSES) | S | .1.......2.......3.......4.......5 |
|---|---|---|
| P Dynamisme - Persévérance | 12 | |
| S Evénements dépendants de soi | 10 | |
| R Besoin de réussite | 13 | |
| E Non peur de l'échec | 13 | |
| (9 CLASSES) | S | .1....2....3....4....5....6....7....8....9 |
| MG | 48 | |

| C O M P O R T E M E N T | S | NSL \| S1 \| S2 \| S3 \| + \| ++ |
|---|---|---|
| A . Risque de réceptivité au stress | 9 | |
| D . Risque de fatigabilité excessive | 12 | |
| HC. Risque altération efficience travail | 9 | |
| H . Risque réaction inadaptée irrationnelle | 10 | |
| HM. Ris.alt. du fonct. social et professionnel | 16 | |
| E . Risque d'instabilité émotionnelle | 12 | |
| ES. Risque de capacité d'attention faible | 13 | |
| P . Risq. alt. relations interpersonnelles | 16 | |
| S . Risque de coupure avec les autres | 10 | |
| MSR. Risque de remise en cause difficile | 24 | |
| SN. Perception de l'environnement de soi | 12 | |

| E C H E L L E S C O M P O S I T E S | S | NSL \| S1 \| S2 \| S3 \| + \| ++ |
|---|---|---|
| DAP. Difficulté d'adaptation psychologique générale | 12.0 | |
| DRI. Difficulté de relations interpersonnelles | 10.0 | |
| DRH. Difficulté de relations hiérarchiques | 11.0 | |
| DAO. Difficulté d'adaptation occupationnelle | 14.0 | |
| RCA. Risque de consommation abusive | 17.0 | |
| RPS. Risque de psycho-somatisation | 12.0 | |
| RAM. Risque d'absentéisme médical | 16.0 | |

REPONSE : QUESTION N°197: A

| A T T I T U D E S D E C I S I O N N E L L E S | S | .1....2....3....4....5....6....7....8....9 |
|---|---|---|
| IE. Introversion / Extraversion | -15 | |
| DE. Rapidité de décision | 21 | |
| RI. Goût du risque | 10 | |
| JE. Goût de jeux de hasard | 8 | |
| DY. Dynamisme | 28 | |
| IM. Impulsivité | 19 | |
| AS. Niveau d'aspiration | 24 | |
| PR. Projection interprétative | 8 | |
| CO. Tolérance non contrôle de l'environnement | 17 | |
| DEC. Qualité décisionnelle | 20 | |
| RIS. Tendance au risque | 14 | |
| DRE. Distance vis à vis du réel | 15 | |

**Photo 71**

Sphère cognitive

Dans la sphère cognitive, les tests d'efficience intellectuelle générale (EIG) sont fondés sur les raisonnements déductif, inductif et analogique. Ils prennent en compte, dans ces trois domaines, des supports abstraits, verbaux et concrets. Chaque test se compose de quinze items, mélangés méthodiquement, par groupe de quatre, dans chacun des domaines et des supports, soit 90 items.

Le temps de passation est limité à cinquante minutes. Trois tests de forme parallèle, furent étudiés, pour chacun des niveaux. Le niveau 2 avec les tests TR1, TR2 et TR3, le niveau 3 avec les tests TR4, TR6 et TR7 et niveau 4 avec les tests TR8, TR9, et TR11, et un seul test pour le niveau 1, le test TR10.

Cette organisation à l'intérieur de chaque test a été réalisée à partir des facteurs psychologiques les plus importants, mis en évidence par les travaux de Raymond Bonnardel et de Louis-Leon Thurstone et que l'on retrouve en corrélation avec les aptitudes dans les secteurs des activités professionnelles (le facteur G avec le raisonnement, le facteur V avec la compréhension verbale, le facteur S avec l'aptitude spatiale, le facteur F avec le raisonnement concret). Ces tests TR évaluent l'efficience intellectuelle globale (EIG), en explorant les sous-facteurs abstraits (EIA), verbal (EIV), concret (EIP).

Sphère conative

Dans la sphère conative, les tests de motivation à l'action évaluent le potentiel de persévérance, d'ardeur à l'ouvrage, de ténacité, en un mot la volonté que possède un individu à mener à bien la tâche qu'il entreprend. Les principales dimensions de la volonté ont été étudiées et validées et retrouvées par l'analyse factorielle : le besoin de réussir, l'absence de peur de l'échec, le goût de l'effort, le contrôle interne / externe, la perspective temporelle. La motivation à la réussite apparaît quasiment indépendante des dimensions introversion / extraversion, des tendances névrotiques, ainsi que du facteur G, d'efficience intellectuelle.

L'évaluation de la motivation s'effectue à partir de l'un des trois tests : le test RSM1, le test RSM2, le test RSM3, qui utilisent, chacun en fonction du besoin, trois des principales dimensions.

**START**
**GRILLE D'INTERPRETATION DU QUESTIONNAIRE RSP1**
**JUILLET 1994**
**(A - D - HC - H - HM - E - IS - P - S - MSR - SN)** **- RS3-**

**Conditions d'attribution de la note 2**

| NOTES | CONDITIONS |
|---|---|
| **A1** | 1 ++ et plus dans les échelles cliniques sauf SN |
| **A2** | 1 ++ et plus dans les 4 premières échelles composites |
| **A3** | 3 + et plus dans A - D - HM - IS - P |
| **B1** | 2 ++ et plus dans les 3 dernières échelles composites |
| **B2** | 4 + et plus dans les échelles composites |
| **B3** | 2 + en A - D - HM - IS - P sauf MSR |
| **B4** | 1 + uniquement en D |
| **C1** | 2 + et plus dans les échelles cliniques sauf SN |
| **C2** | 2 + et plus dans les 3 premières échelles composites |
| **C3** | 2 + et plus dans les 4 dernières échelles composites |
| **C4** | 1 + et plus dans les échelles composites avec S3>3 |
| **C5** | 1 + uniquement en HM |
| **C6** | 1 + uniquement en IS |
| **C7** | SN<S2 avec MSR>S2 avec (NSL + S1>4 sans HC) |
| **C8** | 1 + uniquement en MSR avec (NSL + S1>4 sans HC) |
| **C9** | NSL>5 sauf HC |
| **C10** | tous les uatres cas avec des + dans les échelles composites |
| **D1** | 1 + uniquement en A |
| **D2** | 1 + uniquement en HC |
| **D3** | 1 + uniquement en H |
| **D4** | 1 + uniquement en E |
| **D5** | 1 + uniquement en P |
| **D6** | 1 + uniquement en S |
| **D7** | 1 + uniquement en MSR |
| **D8** | 1 + uniquement en DAP |
| **D9** | 1 + uniquement en DRI |
| **D10** | 1 + uniquement DRHI |
| **D11** | 1 + uniquement en DADO |
| **D12** | 1 + uniquement en RCA |
| **D13** | 1 + uniquement en RPS |
| **D14** | 1 + uniquement en RAM |
| **D15** | 4 S3 et plus dans les échelles cliniques sauf MSR et SN |
| **D16** | 4 S3 et plus dans les échelles composites |
| **D17** | NSL avec S1>5 sans HC |
| **D18** | NSL en A |
| **D19** | Tous les autres cas avec des + dans les échelles cliniques sauf SN |
| **E1** | S1 = 7 ou 8 avec NSL = 0 sauf SN et MSR |
| **E2** | S3 = 0 avec NSL = 0 avec S1 = 4, 5 ou 6 sauf SN et MSR |
| **E3** | S3 = 0 NSL = 0 avec S1<5 sauf SN et MSR |
| **E4** | Tous les autres cas |
| **E5** | S3<3 avec NSL = 0 avec S1<5 sauf SN et MSR |

**Photo 72**

Sphère affective

Dans la sphère affective sont utilisés des tests de détection des troubles de la personnalité (tendances psychopathologiques) pouvant entraîner des difficultés d'adaptation à la formation ou à l'emploi. Ces tests, au nombre de deux, le test RSP1 et le test RSP3, se présentent sous la forme de questionnaires d'une soixantaine d'items offrant, chacun, 5 possibilités de réponse, toujours ordonnées par intensité ou par fréquence décroissante d'occurrence de l'élément ou du symptôme faisant l'objet de la question.

Le test RSP1 comprend 9 échelles cliniques, évaluant des tendances dans les dimensions à interpréter dans le sens nosographique : l'anxiété, la dépression, l'hypocondrie, l'hystéroïdie, l'émotivité, l'hypomanie, l'instabilité, la paranoïa, la schizoïdie et deux échelles, l'une de méconnaissance de soi et de la réalité, l'autre de sincérité, par opposition au mensonge. Conçu à partir du modèle du test « psychorater », ayant fait ses preuves en psychologie clinique, le RSP1 a fait l'objet d'une validité concourante, avec le test IP9 de Jacques Brémond, sur plus de 2 000 personnes. Comme pour le test IP9, les études de validité prédictive ont mis en évidence des relations, très significatives sur le plan statistique, entre de nombreux items du RSP1 et les difficultés d'adaptation à des situations professionnelles précises, pour lesquelles avaient été évalués des comportements significatifs : la difficulté d'adaptation psychologique générale, la difficulté de relation interpersonnelles, la difficulté de relations hiérarchiques, la difficulté d'adaptation occupationnelle, le risque de consommation abusive, le risque de psychosomatisation, le risque d'absentéisme médical.

Le test RSP3, conçu comme le test RSP1, comprend 8 échelles d'instabilité, de dépression, d'impulsivité, d'obsession, de susceptibilité, d'isolement, de paranoïa, de schizoïdie et les deux échelles spécifiques, de méconnaissance de soi, de sincérité. Résultant d'une mise aux normes d'un questionnaire de personnalité, qui avait été utilisé en usage interne, le RSP3 à été validé lors d'utilisations en parallèle avec le test RSP1. Les pronostics de réussite scolaire ou professionnelle, établis à partir des résultats au test RSP3, portant sur plus de 6 000 examens, furent identiques à ceux établis à partir des résultats obtenus au test RSP1, sur des populations analogues. Ce test n'a pas fait l'objet d'études statistiques permettant la réalisation d'échelles composites.

D'autres questionnaires de personnalité, comme le test de caractérologie RSP2 ou le test de personnalité des vendeurs et commerciaux RSP4 ou, encore, celui des 5 facteurs Q5F de Francis Gendre RSP7, furent utilisés pour répondre à des besoins spécifiques.

# EAP Note AG Version 5

Grille Notation RS3 **RSP1 - START**

des A et des B EIG<12 et des C avec EIG<7
Elimination des EIG<7 Juin 1994

**CALCUL DE LA NOTE GLOBALE**

| LETTRE | EIG | | MG | NOTE GLOBALE | CODE | COMMENTAIRE |
|---|---|---|---|---|---|---|
| | 16-17-18-19-20 | X | > 3 | 19,5 | EX1 | Très favorable |
| | | | < 4 | 16,5 | EX2 | Favorable |
| | 12-13-14-15 | Y | > 3 | 19 | EY1 | Très favorable |
| | | | < 4 | 16 | EY2 | Plutôt favorable |
| E | 9-10-11 | Z | > 3 | 18,5 | EZ1 | Favorable |
| | | | < 4 | 15,5 | EZ2 | Favorable sous réserve |
| | 7-8 | V | > 3 | 13,5 | EV1 | Peu favorable |
| | | | < 4 | 12,5 | EV2 | Très peu favorable |
| | 1-2-3-4-5-6 | W | > 3 | 5,5 | EW1 | Défavorable |
| | | | < 4 | 5 | EW2 | Défavorable |
| | 16-17-18-19-20 | X | > 3 | 18 | DX1 | Favorable à examiner attentivement |
| | | | < 4 | 15 | DX2 | Plutôt favorable à examiner attentivement |
| | 12-13-14-15 | Y | > 3 | 17,5 | DY1 | Favorable à examiner attentivement |
| | | | < 4 | 14,5 | DY2 | Favorable sous réserve A E A |
| D | 9-10-11 | Z | > 3 | 17 | DZ1 | Assez favorable à examiner attentivement |
| | | | < 4 | 14 | DZ2 | Assez peu favorable A E A |
| | 7-8 | V | > 3 | 13 | DV1 | Peu favorable à examiner attentivement |
| | | | < 4 | 12 | DV2 | Très peu favorable A E A |
| | 1-2-3-4-5-6 | W | > 3 | 5,5 | DW1 | Défavorable |
| | | | < 4 | 5 | DW2 | Défavorable |
| | 16-17-18-19-20 | X | > 3 | 11,5 | CX1 | Réservé à tendance favorable A E A |
| | | | < 4 | 10 | CX2 | Réservé mais peut être favorable A E A |
| | 12-13-14-15 | Y | > 3 | 11 | CY1 | Réservé à tendance favorable A E A |
| | | | < 4 | 9,5 | CY2 | Réservé peu favorable A E A |
| C | 9-10-11 | Z | > 3 | 10,5 | CZ1 | Réservé à éviter de retenir |
| | | | < 4 | 9 | CZ2 | Réservé à ne pas retenir |
| | 7-8 | V | > 3 | 8,5 | CV1 | Réservé à ne pas retenir |
| | | | < 4 | 7 | CV2 | Réservé à ne pas retenir |
| | 1-2-3-4-5-6 | W | > 3 | 4,5 | CW1 | Défavorable à ne pas retenir |
| | | | < 4 | 4 | CW2 | Défavorable à ne pas retenir |
| | 16-17-18-19-20 | X | > 3 | 8 | BX1 | Très réservé, très peu favorable |
| | | | < 4 | 6,5 | BX2 | Très réservé, ne pas retenir |
| | 12-13-14-15 | Y | > 3 | 7,5 | BY1 | Très réservé, très, très peu favorable |
| | | | < 4 | 6 | BY2 | Très réservé, ne pas retenir |
| B | 9-10-11 | Z | > 3 | 4,5 | BZ1 | Très réservé, ne pas retenir |
| | | | < 4 | 4 | BZ2 | Très réservé, ne pas retenir |
| | 7-8 | V | > 3 | 3,5 | BV1 | Très réservé, ne pas retenir |
| | | | < 4 | 3 | BV2 | Très réservé, ne pas retenir |
| | 1-2-3-4-5-6 | W | > 3 | 3,5 | BW1 | Très réservé, ne pas retenir |
| | | | < 4 | 3 | BW2 | Très réservé, ne pas retenir |
| | 16-17-18-19-20 | X | > 3 | 4,5 | AX1 | Défavorable |
| | | | < 4 | 2 | AX2 | Défavorable |
| | 12-13-14-15 | Y | > 3 | 2,5 | AY1 | Défavorable |
| | | | < 4 | 2 | AY2 | Défavorable |
| A | 9-10-11 | Z | > 3 | 1,5 | AZ1 | Défavorable |
| | | | < 4 | 1 | AZ2 | Défavorable |
| | 7-8 | V | > 3 | 1 | AV1 | Défavorable |
| | | | < 4 | 1 | AV2 | Défavorable |
| | 1-2-3-4-5-6 | W | > 3 | 1 | AW1 | Défavorable |
| | | | < 4 | 1 | AW2 | Défavorable |

**Photo 73**

Les batteries omnisphères

| | | | | |
|---|---|---|---|---|
| **- HONIS10** | **TR10** | **RSM2** | **RSP1** | **niveau 1** |
| **- HONIS 1** | TR1 | RSM1 | RSP1 | niveau 2 |
| **- HONIS 2** | TR2 | RSM2 | RSP1 | niveau 2 |
| **- HONIS 3** | TR3 | RSM2 | RSP3 | niveau 2 |
| **- HONIS 4** | TR4 | RSM1 | RSP1 | niveau 3 |
| **- HONIS 6** | TR6 | RSM1 | RSP3 | niveau 3 |
| **- HONIS 7** | TR7 | RSM2 | RSP3 | niveau 3 |
| **- HONIS 8** | TR8 | RSM1 | RSP1 | niveau 4 |
| **- HONIS 9** | TR9 | RSM1 | RSP1 | niveau 4 |
| **- HONIS 11** | TR11 | RSM2 | RSP1 | niveau 4 |
| **- EVACOM** | TR4 | RSM2 | RSP4 | niveau 3 |
| **- STRATUS** | TR6 | RSM1 | RSP7 | niveau 3 |
| **- GALAMUS** | TR8 | RSM2 | RSP1 | niveau 4 |
| **- RIMA** | TR9 | RSM1 | RSP7 | niveau 4 |
| **- EGC 22** | TR11 | RSP1 | RSP7 | niveau 4 |
| **- EGC 33** | TR9 | RSP3 | RSP7 | niveau 4 |
| **- START** | TR11 | RSP1 | RSP7 | niveau 4 |
| **- FNAT** | TR3 | RSP7 | MPT1 | niveau 2 |
| **MTP2** | RSSTR | BOR18 | | |
| **- PUERI 1** | TR1 | TD9 | RSP7 | QPROF |
| **- PUERI 2** | TR2 | RSP1 | RSP7 | QPROF |
| **- PUERI 3** | TR3 | RSP3 | RSP7 | QPROF |
| **- AUPOL** | TR1 | RSP2 | TD9 | QMA |

Les batteries omnisphères de Jacques Brémond et Robert Simonnet

| | | | | | | |
|---|---|---|---|---|---|---|
| **- IPSO** | **IP9** | **TD9** | **SGP** | | | |
| **- IPSO2** | IP9 | TD9 | CSV | QMA | QIP | |
| **- IPSO3** | IP9 | TD9 | QMA | | | |
| **- IPSO4** | IP9 | TD9 | QMA | SGP | | |
| **- GIPSO** | TR7 | QMA | IP9 | TD9 | | (niveau 3) |
| **- GIPSO2** | TR7 | QMA | IP9 | TD9 | EAE | (niveau 3) |
| **- GIPSO3** | TR7 | QMA | IP9 | TD9 | RSM1 | (niveau 3) |
| **- GIPSO4** | TR7 | QMA | IP9 | TD9 | SGP | (niveau 3) |
| **- IROS1** | TR1 | IP9 | TD9 | QMA | | (niveau 2) |
| **- IROS2** | TR2 | IP9 | TD9 | QMA | | (niveau 2) |
| **- IROS3** | TR3 | IP9 | TD9 | QMA | | (niveau 2) |
| **- IROS4** | TR4 | IP9 | TD9 | QMA | | (niveau 3) |
| **- IROS6** | TR6 | IP9 | TD9 | QMA | | (niveau 3) |
| **- AGF** | TR8 | IP9 | TD9 | QMA | | (niveau 4) |

**2) Assemblée générale : proposition d'achat et décision de la vente des EAP**

Lors de l'assemblée générale de juillet 1995, Robert Simonnet confirme, aux actionnaires, l'ordre du jour, les informant de la décision de vendre, à un acquéreur potentiel, la totalité du capital de la Société. Tous les actionnaires acceptent cette proposition, qui les oblige à se dessaisir de leurs actions personnelles. Cette vente, dont les modalités avaient été étudiées depuis plusieurs mois, devait prendre effet dès le 1er janvier 1996.

**3) Mise en place de la batterie Poly-Psycho-Informatique (PPI) dans le laboratoire de psychologie des usines FIAT, à Turin**

Durant le mois d'août de cette année, le directeur du laboratoire de psychologie des usines Fiat Turin se déplaça à Paris pour examiner la possibilité d'acquérir un Poly-psycho-informatique PPI. Dès le mois de novembre, sa décision positive fut prise, sous réserve que tous les textes de présentation des tests, qui étaient en langue française sur le moniteur (écran) de l'appareil, soient traduits en italien et insérés dans le logiciel de l'appareil. De plus, le cahier des charges prévoyait la mise en place du PPI, par Robert Simonnet, dans leur laboratoire, à Turin, ainsi que la formation d'une partie des psychologues attachés à ce laboratoire. Aidé par Jean Fer, qui construisait ce test dans la filiale SIREL, leur déplacement eut lieu en février 1996. Sur le modèle des usines Peugeot, utilisant, depuis leur origine, toutes les batteries factorielles standards de Raymond Bonnardel et, plus particulièrement, dans ce cas, la batterie sécurité, les psychologues du laboratoire des usines Fiat, furent à même de comprendre rapidement le fonctionnement du nouvel appareil. La formation ne porta que sur l'utilisation du système informatique.

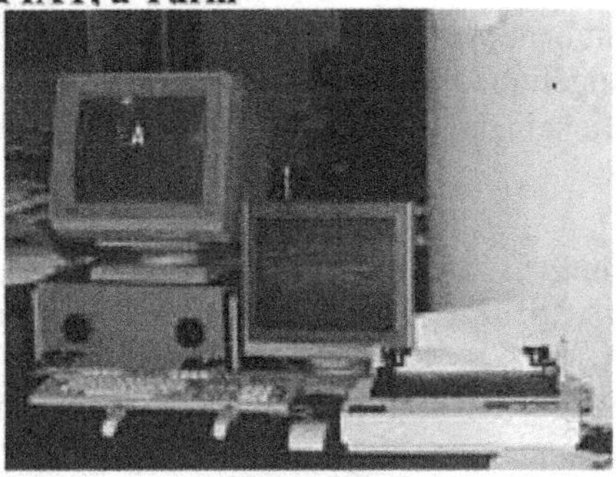

**Photo 74**

Après quelques années d'utilisation, ayant eu besoin de certains renseignements techniques, ils contactèrent directement Jean Fer et l'informèrent de leur satisfaction d'utiliser le PPI, qui leur faisait gagner du temps et leur simplifiait le travail.

**4) Hexamine : outils autour de la méthode de John-L. Holland par Jean-Luc Bernaud et Isabelle Loss**

*Hexamine* est une méthode pédagogique de compréhension de la théorie RIASEC de John-L. Holland, réaliste, investigateur, artiste, social, entreprenant, conventionnel. Par cette méthode, l'auteur évalue les intérêts des individus dans les six domaines. *Hexamine* a pour but de restituer les résultats des questionnaires d'intérêts, fondés sur cette typologie et assure une meilleure compréhension du modèle, tout en favorisant l'assimilation et l'appropriation des résultats par la personne qui a répondu aux différentes questions.

Treize exercices sont proposés à l'aide de quarante supports (planches) d'animation. Les différentes étapes de l'animation sont les suivantes : comment s'approprier les six familles de John-L. Holland ? Comment se préparer à l'interprétation du profil ? Comment faire le lien entre la typologie et la vie professionnelle ? Comment faire évoluer l'image de soi ?

Publications : deux livres
Angélique Fulin : *Le partage de la musique*
Michel Huteau, Jean Luc Bernaud : *Techniques d'évaluation des personnes*

**Congrès**
MARSEILLE : 44e congrès des Conseillers d'orientation professionnelle (ACOF), les EAP y sont présents.
1996 - MULHOUSE : 45e congrès de l'ACOF, Denise Guyot et Robert Simonnet y participent.
1997- PAU : 46e congrès de l'ACOF, Denise Guyot et Robert Simonnet y participent.
1998- LE MANS : 47e congrès de l'ACOF, Denise Guyot et Robert Simonnet y participent.

**1996 : les EAP changent de propriétaire le 1er janvier**
Assurant les commandes en cours, Robert Simonnet collabora à plein temps, pendant trois mois, avec le nouveau propriétaire, Philippe Chabot, puis à mi-temps pendant plus de six mois. Des contacts, portant sur des problèmes techniques, eurent lieu pendant encore deux à trois années.

**Les années suivantes :**

**1997**
Les EAP déménagent et quittent Issy-les-Moulineaux pour Paris : 95 boulevard Sébastopol.

**1998**
Le nom *Etablissements d'applications psychotechniques* (EAP) est remplacé par celui d'*Editions et applications psychologiques* (EAP).

**1999**
Le 12 juillet le groupe néerlandais Swets et Zeitlinger se porte acquéreur de la majorité du capital des EAP (60%). Les EAP deviennent propriété de Swets Test International, une division de Swets et Zeitlinger.

**2004**
*Royal Swets et Zeitlinger* annonce que *Swets Test International* est vendu à *The psychological corporation* qui avait acheté, en 2000, l'entreprise française *Les éditions du centre de psychologie appliquée* (E.C.P.A).
L'entreprise *The psychological corporation* constitue le secteur « évaluation » d'*Harcourt assessment*, société qui appartient, elle-même, à *Reed Elsevier.*
*Reed Elsevier* est l'un des leaders mondiaux dans le domaine de l'édition et des médias, dont les sièges sociaux se situent à Londres et à Amsterdam.
L'évaluation, qu'il s'agisse des secteurs cliniques ou ressources humaines, constitue le cœur de métier d' *Harcourt assessment.* Constatant qu'elle possède en France deux sociétés, les EAP et l'ECPA, qui ont une même activité, elle décide de les regrouper.

**2005**
Création des Editions « Qui plus est », par Sylvie Darré, société d'origine française ayant pour objet la publication de tout ce qui se rapporte, en psychologie, à l'Orientation scolaire et professionnelle, ainsi qu'à la formation.

**2007**
A l'été 2007, à l'initiative de Giunti organizzationi speciali et des Editions Qui plus est, une nouvelle société d'édition de tests est née : Eurotests éditions

dirigé par Bernard Langelier, celle-ci se présente comme européenne et francophone. Francophone, car sa « volonté est de créer, en partenariat avec des auteurs français, mais aussi belges, suisses, québécois…, une ressource de tests au service des psychologues et des professionnels, de l'orientation, des ressources humaines et de la santé ». Petit clin d'œil de l'histoire, Giunti OS (aujourd'hui l'éditeur de référence des tests en Italie) est né d'un partenariat étroit avec les EAP, histoire revendiquée par Eurotests éditions, puisque celle-ci a demandé à Madame Denise Guyot d'assurer la présidence d'honneur de son comité scientifique.

# LA MEMOIRE DE LA PSYCHOLOGIE EXPERIMENTALE DE PART ET D'AUTRE DE L'ATLANTIQUE

Par Jean Cnudde,
(Directeur de la collection du musée d'Histoire Naturelle de Lille)

En France, la mémoire de la psychologie expérimentale a trouvé refuge au musée d'Histoire Naturelle de Lille dans une collection riche de 275 instruments, fruit d'une initiative isolée datant d'une quinzine d'années.

Aux U.S.A., elle est conservée dans une section spécialisée de l'Universirté d'Akron, dans l'Ohio. C'est une institution officielle forte de 6 000 appareils, qui a débuté il y a 40 ans. Elle s'applique unique à l'histoire de la psychologie américaine mais nourrit de vaste projets, préfigurant un grand Centre historique de la Psychologie.

Avons-nous, pour autant, à rougir de notre modeste réalisation ? Je ne le crois pas : la collection du Museum lillois est internationale et très représentative de tous les courants de la Psychologie dans la grande variété de leurs aspects.

Les Américains ont mené une opération à la mesure de leurs moyens. Les Etats-Unis sont vastes comme 17 fois la France et 4,6 fois plus peuplés. Les archives d'Akron ont commencé dès 1966 et disposent d'un personnel 20 fois plus nombreux que le nôtre. De plus, la Psychologie expérimentale a connu oûtr'Atlantique un très fort engouement et un vaste essor.

Cependant, le jour où il faudra en raconter l'histoire et en retracer l'épopée, il faudra se souvenir qu'elle est née en Europe, et singulièrement en France avec Binet, Piéron, Lahy et d'autres, même si, aujourdhui, elle est devenue une affaire surtout américaine.

A nous de ne pas nous laisser déposséder de ce bénéfice de l'antériorité et de la diversité. La question mériterait d'être traitée au niveau européen.

En attendant, l'ouvrage de Denise Guyot et Robert Simonnet plante des jalons, qui contribueront à délimiter ce que fut la réalité.

# ANNEXES

## I - Références


**1 Le test d'Attention diffusée (AD)**

Lahy J. M. (1931). Influence de la sélection sur l'amélioration de l'apprentissage et la diminution des accidents dans les transports urbains, *Congrès de la British Association*, Londres.

Korngold S. (1933). Congrès pour la sécurité de la route. *Le Travail Humain*, 4, 465-469.

Lahy J.-M. (1933). Méthode de la sélection psychotechnique appliquée aux conducteurs d'automobiles. Congrès pour la sécurité de la route. *Le Travail Humain*, 4, 465-469.

Lahy J.-M. (1934). La sélection professionnelle des aiguilleurs. *Le Travail Humain*, 1, 15-39.

Lahy J.-M. (1936). Korngold S. Recherches expérimentales sur les causes psychologiques des accidents du travail. *Le Travail Humain*, 4 (1), 1-64

Lahy J.-M. (1936). Recherches expérimentales sur les causes psychologiques des accidents du travail. *Le Travail Humain*, 1, 1-65.

Lahy J.-M. (1938). Un test d'attention diffusée avec présentation mécanique de l'apprentissage et mesure de la durée des réactions. *Le Travail Humain*, 4 (2). 129-171

Lahy J.-M., Pacaud S. (1948). *Analyse psychologique du travail des mécaniciens et chauffeurs de locomotives*. Paris : Editions des Presses Universitaires de France.

Pacaud S. (1948). *Etude d'un métier : mécaniciens et chauffeurs de locomotives*. Paris : Editions des Presses Universitaires de France

**2- Le test : la poinçonneuse (PCT)**

Lahy J.-M., Weinberg D. (1930). Etalonnage et contrôle de la cohérence de trois tests psychomoteurs. *Barcelone : Conférence internationale de psychotechnique.*

Lahy J.-M. (1932). La sélection du personnel par la psychotechnique et en particulier la sélection des opératrices de machines comptables. *Banque*, 12, 798-806.

Lahy J.-M. (1934). La sélection professionnelle des aiguilleurs. *Le Travail Humain*, 1, 15-39.

**3 – Le test : le dynamographe (DE)**

Fessard A., Laugier H., Nouel S. (1933). Sur un indice de ténacité au cours d'un travail statique. *Le Travail Humain*, 1, 32-48.

Lahy J.-M. (1934). La sélection professionnelle des aiguilleurs. *Le Travail Humain*, 1, 15-39.

Lahy J.-M., Korngold S. (1936). La fatigabilité est-elle cause des accidents ? *Le Travail Humain*, 2, 153-162.

Lahy J.-M., Weinberg D. (1936). Variation inter et intra individuelle dans le test du dynamographe. *Barcelone : VI Conférence Internationale de Psychotechnique.*

**4 – Le test : le chronoscope (temps de réaction) (CCRS)**

Schreider E. (1956). *Facteurs psychologiques de la prédisposition aux accidents.* Paris : Editions des Presses Universitaires de France.

Lahy J.-M. (1933). Le premier laboratoire psychotechnique aux chemins de fer du nord. Le *Travail Humain*, 4, 409-431.

Rudeanu A. (1933). Les temps de réaction visuels en fonction de quelques contrastes. *Le Travail Humain*, 2, 192-203.

Lahy J.-M. (1934). La sélection professionnelle des aiguilleurs. *Le Travail Humain*, 1, 15-39.

Lahy J.-M. (1935). Sur l'emploi des appareils de mesure des temps de réaction en psychotechnique. Un appareil nouveau : le chronographe imprimeur. *Le Travail Humain*, 3 (1), 82-87.

Lahy J.-M. (1935). Appareil de mesure des temps de réaction en psychotechnique ; le chronographe imprimeur. *Le Travail Humain*, 1, 82-88.

**5 – Le test : le pointage (PTD)**

Lahy J.-M. (1930). Notation automatique de quelques tests psychomoteurs. Description des appareils et barème des résultats. Barcelone : *VI Conférence internationale de Psychotechnique.*

Lahy J.-M., Korngold S. (1931). La sélection des opératrices de machines comptables. *Année Psychologique*, 22, 131-148.

Lahy J.-M., Korngold S. (1932). La sélection du personnel par la psychotechnique et en particulier, la sélection des opératrices de machines comptables. *Banque*, 12, 798-806.

Lahy J.-M. (1934). La sélection professionnelle des aiguilleurs. *Le Travail Humain*, 1, 15-38.

**6 – Le test d'attention concentrée (MA)**

Lahy J.-M. (1933). Test d'attention à réactions manuelles. *Le Travail Humain*, 3, 304-308.

Pacaud S. (1946). Recherches sur la sélection professionnelle des opératrices des machines à perforer et des machines comptables. La « sélection omnibus » est-elle possible en mécanographie ? *Le Travail Humain*, 1, 74-86.

Nestor J.- M. (1933). Tests d'orientation dans les chemins de fer européens. *Human Factor*, 1, 11-12.

Lahy J.-M. (1934). La sélection professionnelle des aiguilleurs. *Le Travail Humain*, 1, 15-39.

Lahy J.-M., Korngold S. (1937). Stimulation à cadence rapide et motricité chez les sujets fréquemment blessés. *L'Année Psychologique*, 38, 86-139.

**7 – Le test : le tourneur (TOT)**

Lahy J.-M., (1927). Un test d'aptitude professionnelle. Le test du tourneur. *Journal de psychologie normale et pathologique*, 24, 356-369.

Lahy J.-M., (1933). Le premier laboratoire psychotechnique aux chemins de fer du nord. *Le Travail Humain*, 4, 409-43I.

Lahy J.-M. (1934). La sélection professionnelle des aiguilleurs. *Le Travail Humain*, 1, 15-39.

Lahy J.-M. (1936). Une table spéciale pour application des tests psychomoteurs. *Le Travail Humain*, 4 (3), 317-318.

Lahy J.-M., Korngold S. (1937). Recherches expérimentales sur la psychologie des sujets qui se blessent fréquemment au travail. *Journal de Psychologie Normale et Pathologique*, 3-4, 291-294.

Lahy J.-M., Korngold S. (1937). Nouvelles recherches sur la motricité des sujets fréquemment blessés au travail. *Paris : Congrès International de psychologie.*

**8 – Le test des mouvements coordonnés (MCL) ou le traçage (TR)**

Lahy J.-M., Korngold S. (1931). Sélection des opératrices de machines comptables. *Année Psychologique*, 32, 131-148.

Lahy J.-M. (1932). Les fondements scientifiques de la psychotechnique. *L'Hygiène Mentale*, 10, 273- 302.

Lahy J.-M. (1934). La sélection professionnelle des aiguilleurs. *Le Travail Humain*, 1, 15-39.

Pacaud S. (1946). Recherches sur la sélection psychotechnique des agents de gare dits: « facteurs-enregistrants ». *Le Travail Humain*, 1, 23-73.

**9 – le test : les cubes de Kohs (KO)**

Kohs S.-C. (1923). *Intelligence measurement : a psychological and statistical study based upon the black design test.* New York. Editions The Macmillan Co.

Decroly O., Buysse, R. (1928). *La pratique des tests mentaux.* Paris. Editions Felix Alcan.

Brown (1930). Le test de Kohs. *Journal of applied psychology*, 2, 178-181.

Arbousoff V.-N. (1934). Les tests de Kohs. *Psychologie Soviétique*, 7, 48-60.

Arthur G. (1930). *A point scale of performance tests.* New York. Editions Commonwealth fund

Alexander W.-P. (1946). *Intelligence concrete and abstract: a study in differential traits.* Cambridge, Editions The university press

Goldstein R., Scheerer M. (1947). *Abstract and concrete behavior an experimenta study of special test.* New York : Editions The Psychological Corporation,.

Bonnardel R. (1948). Etude biométrique d'un groupe d'indiens du Mexique Otémis. *Le Travail Humain*, 1-2, 1-68.

Bonnardel R. (1953). Le test B101. *Le Travail Humain*, 3-4, 253-266.

Wechsler D.-Y. *La mesure de l'intelligence de l'adulte.* Paris : Editions des Presses Universitaires de France.

Long J. (1954). *La forme réduite du test des cubes de Kohs. BINOP*, 1, 50-55

Dubosson J. (1957). *Le problème de l'orientation scolaire.* Neuchatel et Paris : Editions Delachaux.

Zazzo R. (1960). *Manuel pour l'examen psychologique de l'enfant.* Neuchatel et Paris : Editions Delachaux.

**10 – Le test : le dextérimètre de Moede (DX)**

Lewin C., RuppH. (1928). Untersuchungen zur Textilindustrie. *Psychotechnishe Zeitung*, 3, 51-63.

Piéron H. (1935). Un dextérimètre à translation de rondelles enfilées. *BINOP*, 5-6, 69-74 et 7, 101-12.

**11 – le test : les disques de Walter (DW)**

Walther L. (1926). *La technologie du travail industriel.* Neuchatel et Paris : Editions Delachaux.

Walther L. (1946). *La psychologie du travail.* Genève : Editions du Mont-Blanc.

Bonnardel R. (1955). Analyse factorielle d'une batterie de tests manipulatifs. *Le Travail Humain*, 1, 1-16.

Brenyer G. (1959). Etude d'une batterie de tests moteurs. *Biotypologie*, 4, 133-155

**12 – Le test : les rondelles de Piorkowski (RP)**

Biegeleisen B. (1932). Analyse de l'attention à la lumière de recherches psychologiques. *Kwartalnik Psychologicny*, 1, 31-83

Piorkowski C. (1934). *Der rechte mann, am rechten Platz.* Charlottenbourg : Editions Rudolf Lorente.

Arbousov, V.-N. Gourewitch. F.-M. (1934). Analyse expérimentale du test de Piorkowski. *Soviet Psychol*, 3, 263-269.

Bernyer G. (1946-1947). Analyse factorielle de tests d'aptitude technique. *Année Psychologique*, 48-49, 198-207.

Bonnardel R. (1948). Etude biométrique d'un groupe d'indiens du Mexique. *Le Travail Humain*, 1-2, 1-68.

Bernyer G. (1959). L'étude d'une batterie de tests moteurs. *Biotypologie*, 4, 133-155.

**13 – Le test d'intelligence mécanique de Stenquist et Weinberg (WG)**
Stenquist J. (1923). *Measurement of mechanical ability*. New York, Teacher's college, Colombia university
Paterson D., Elliot R., Anderson L., Toops H., Heidbreder (1930). *Minnesota mechanical ability test*. Minneapolis: The university of Minnesota Press.
Lahy J.-M. (1931). Etalonage du test d'habileté mécanique de Stenquist. *BINOP*, 5. 124-134.
Sinoir Y. (1934). Quelques observations sur une application du test de Stenquist. *BINOP*. A, 81-92.
Weinberg D. (1934). Le test de montage d'objets pour la détermination des aptitudes au travail manuel qualifié. *BINOP*, 5 111-120.
Bernyer G. (1940-1941). Un essai d'analyse factorielle des aptitudes. *Année Psychologique*, 41-42, 41-42.
Bernyer G. (1946-1947). Analyse factorielle de tests d'aptitudes techniques. *Année Psychologique*, 48-49, 198-207.

**14 – Les tests d'éblouissement**
Lahy J.-M. (1938). Tests de vision pour conducteurs d'automobiles : vision nocturne, éblouissement, et champ du regard pratique. *Le Travail Humain*, 4, 353-400.
Bonnardel R., Cullmann. (1933). Appareil enregistreur optique permettant l'enregistrement des phénomènes évoluant très rapidement dans le temps. *Le Travail Humain*, 2, 207-209
Bonnardel R. (1934). Appareil pour l'étude de l'éblouissement et de l'adaptation aux faibles éclairages. *Sociologie Biologie*, 116, 11-20.

**15 – L'échelle d'optotypes (EO)**
Bonnardel R. (1936). Les examens de la vision chromatique dans les services de sécurité. Un nouvel appareil. *Le Travail Humain*, 1, 65-70.
Bonnardel R. (1936). Une nouvelle échelle d'optotypes. *Le Travail Humain*, 4, 424-427.
Bonnardel R. (1937). La vision et le travail. *Bulletin du Comité National de l'Organisation Française*, 12 (3), 87-89.

**16 – Orientation scolaire et professionnelle**
Bonnardel R., Laugier H. (1933). *Grilles d'orientation et de sélection professionnelle*. Paris : Les Editions du Travail Humain.
Bonnardel R,, Laugier H. (1924). Les grilles pour l'orientation et la sélection professionnelle. *BINOP*, 1, 8-11.
Bonnardel R., Biscay, Monin J. (1936). La consultation d'Orientation professionnelle de l'Institut National d'Orientation Professionnelle. *BINOP*, 8, 1-9, 41-50.
Collectif. (2003). Orientation, passé, présent, avenir. Hors-série de *L'Orientation Scolaire et Professionnelle*, 2005.

**17 – Le test d'intelligence logique (IL)**
Lahy J.-M. (1933). Un test d'intelligence logique. *Le Travail Humain*, 2, 129-151.
Lahy J.-M. (1933). Sur la validité des tests exprimés en « pour cent » d'échecs. *Le Travail Humain*, 1 (1), 24-31.
Lahy J.-M. (1938). Contribution à la méthodologie psychotechnique, le coefficient d'apprentissage. *Le Travail Humain*, 4, 407-431.
Lahy J.-M. (1944). *Etude sur les tests d'intelligence*, Paris : Editions Masson.

**18 – La biomètrie humaine**

Bonnardel R., Laugier H. (1937). *La biométrie humaine au Palais de la Découverte*. Paris : Editions Masson.

Bonnardel R. (1937). *La présentation de la biologie au Palais de la Découverte*. Paris : Presse Médicale.

Bonnardel R. (1937). La vision et le travail. *Bulletin du Comité National de l'Organisation Française*, 12 (3), 87.

**19 – Le test de vision stéréoscopique (VS)**

Galifret Y. Technique d'utilisation de stéréomètre. *BINOP*, 7-8, 97-102.

Galifret Y. (1940-1941). La mesure du seuil de perception des profondeurs relatives. *Année Psychologique*, 41-42, 168-201.

Henri M.-P. (1946). Mesure pratique de la vision en profondeur. *BINOP*, 7-8, 102-104.

**20 – Le test de mémoire (ES)**

Lahy J.-M. (1936). Sélection des opératrices de machines à perforer « Sanas » et « Hollerith ». *Le Travail Humain*, 3, 280-290.

Pacaud S. (1949). Recherches sur le travail des téléphonistes. *Le Travail Humain*, 1-2, 46-65.

**21 – Le test de barrage (BATP)**

Pieron H. (1929). Etalonnage d'un test d'attention. Le test de Toulouse-Piéron. *BINOP*, 4,103-112.

François M. (1930). Quelques remarques sur les tests de barrage. *BINOP*, 9, 221-226 ; 10, 249-255.

**22 – Les abaques de corrélation tétrachorique**

Bonnardel R. (1940). *Abaques pour la détermination du coefficient de corrélation tétrachorique*. Issy-les-Moulineaux : Editions EAP.

**23 – Le test d'intelligence générale (V1.2)**

Bonnardel R. (1940). Analyse factorielle d'une série de tests verbaux. *L'Année Psychologique*, 41, 14-37.

Bonnardel R. (1940-1941). La psychométrie appliquée à l'industrie, le psychométricien et les milieux professionnels. *Journal de Psychologie Normale et Pathologique*, 9-12, 511-520.

Bonnardel R. Coumetou M. (1946). Comparaison de divers groupes professionnels au moyen d'une batterie de tests verbaux. *Le Travail Humain*, 1, 2-22.

Bonnardel R. Coumetou M. (1947). Etude comparative de tests géométriques et verbaux appliqués à divers groupes professionnels et scolaires. *Le Travail Humain*, 3-4, 141-179.

Bonnardel R. (1946). Liaisons existant entre tests verbaux et tests de visualisation, études portant sur des jeunes apprentis. *Le Travail Humain*, 1, 195-200.

Bonnardel R. (1947). Correspondance entre deux tests verbaux (batterie V1.2 et test IL de J.-M. Lahy). *Le Travail Humain*, 2-4, 267-270.

**24 – L'adaptation de l'homme à son métier**

Bonnardel R. (1943) (1946). *L'adaptation de l'homme à son métier*. Paris : Editions des Presses Universitaires de France.

Bonnardel R. (1946). La position de la psychotechnique en France. *Le Travail Humain*, 1, 171-177.

**25 – Le test des deux barrages (BAZ)**

Zazzo R. (1960). *Manuel pour l'examen psychologique de l'enfant*. Neuchâtel, Paris : Editions Delachaux et Niestlé

**26 – Le test : le bloc de Wiggly (WY)**

O'Connor J. (1928). *Born that way*. Baltimore: The William & Wilkins company.

Tiffin J., O'Connor J. (1946). *Wiggly-block in industrial psychotechnique*. New York : Editions Pratice Hall.

Bernyer. (1946,1947) Analyse factorielle de tests d'aptitudes techniques. *Année Psychologique*, 47-48, 198-207.

Xydias N. (1949). Wiggly-bloc, nouvelle cotation et étude du test. *BINOP*, 5-6, 65-73.

Duchapt H. (1949). L'examen des aptitudes en vue du dossier d'orientation. *BINOP*, 11-12, 161-169.

**27 – « Note Précision » (P) de la batterie factorielle standard de Bonnardel : le double labyrinthe (B19DL)**

Bonnardel R. (1946). Le test du double labyrinthe. *Le Travail Humain*, 1, 212-218.

Bonnardel R. (1949). Examen psychométrique et promotion ouvrière. *Le Travail Humain*, 1-2 113-118.

Bonnardel R. (1951). Etude psychométrique sur le personnel d'un atelier d'outillage mécanique. *Le Travail Humain*, 1, 66-75.

Bonnardel R. (1966). *Comparaison des résultats donnés par différents groupes de sujets dans le test du double labyrinthe*. Issy-les-Moulineaux : Editions EAP.

**28 – « Note Précision » (P) : le test : l'oméga (OMB)**

Bonnardel R. (1947). Une nouvelle épreuve de précision mécanique, le test Oméga. *Le Travail Humain*, 1-2, 104-107.

Bonnardel R. (1955). Analyse factorielle d'une batterie des tests manipulatifs. Signification des facteurs en fonction du comportement au travail. *Le Travail Humain*, 1, 1-16.

**29 – « Note Précision » (P) : le test : la sinusoïde (SNB)**

Bonnardel R. (1950). Une nouvelle épreuve de précision des mouvements des mains. Le test Sinusoïde. *Le Travail Humain*, 3-4, 270-273.

Bonnardel R. (1959). Liaisons entre résultat d'examens psychométriques et réussite professionnelle. *Le Travail Humain*. 3-4, 239-246.

**30 – Etudes diverses concernant les tests de Raymond Bonnardel**

Bonnardel R. (1953). Etude de la fidélité des notes dans les examens du certificat d'aptitude professionnelle. Valeur comparée au pronostic établi à partir d'examens psychométriques. *Le Travail Humain*, 1-2, 31-40.

Bonnardel R. (1953). Les diagrammes d'intercorrélations en analyse factorielle. *Le Travail Humain*, 1-2, 103-106.
Bonnardel R. (1959). Liaisons entre résultats d'examens psychométriques et réussite dans le perfectionnement professionnel ouvrier. *Le Travail Humain*, 3-4, 239-246.
Bonnardel R. (1960). Un exemple de l'influence d'une double sélection sur la valeur des coefficients de corrélation. *Le Travail Humain*, 3-4, 361-363.
Bonnardel R. (1965). Comparaison, à scolarité antérieure et à activité professionnelle constantes des capacités mentales des adultes des deux sexes. *Le Travail Humain*, 3-4, 331-343.

**31 – L'échelle de motricité d'Ozeretski (OZ)**

Guilmain E. *Tests moteurs et tests psychomoteurs*. Issy-le-Moulineaux : Editions EAP

**32 – « Note Verbale » (V) de la batterie factorielle standard : (BV8, BV16, BV50, BV51) (BV11, BV17)**

Bonnardel R. (1951). Etude d'une épreuve de compréhension de vocabulaire. Le test BV8. *Le Travail Humain*, 2, 77-89.
Bonnardel R. (1958). Comparaison d'examens psychométriques de jeunes ingénieurs et de cadres administratifs. *Journal de Psychologie Normale et Pathologique*. 3-4, 249-253.
Bonnardel R. (1950). Etude expérimentale d'un test de compréhension verbale abstraite. *Journal de Psychologie*, 2, 245-278.
Bonnardel R. (1957). Recherche sur un test différentiel de compréhension verbale abstraite. *Le Travail Humain*, 3-4, 339-349.

**33 – « Note orthographe » (OR) de la batterie factorielle standard : (BOR18, BOR19)**

Bonnardel R. (1950). Etude expérimentale du test d'orthographe BOR18. *Le Travail Humain*, 3-4, 236-256
Bonnardel R. (1953). Etude d'un nouveau test d'orthographe, le test BOR19. *Le Travail Humain*, 1-2, 89-97.

**34 – « Note intelligence pratique » (IPO – IPC) : (B101, B20, B43, B22, B31.32, BOD)**

Bonnardel R. (1953). Le test B101. *Le Travail Humain*, 3-4, 253-256.
Bonnardel R. (1955). Le test B20. *Le Travail Humain*, 1-2, 124-129.
Bonnardel R. (1957). Etude d'un test manipulatif spatial, B43. *La revue de Biotypologie*, 1-2, 40-54.
Bonnardel R. (1956). Etude du test de représentation spatiale, B22. *Le Travail Humain*, 3-4, 278-286.
Bonnardel R. (1952). Le test des disques *Le Travail Humain*, 3-4, 219-228.
Bonnardel R. (1953). Etude de la fidélité des notes dans les examens du certificat d'aptitude professionnelle. Valeur comparée du pronostic établi à partir d'examens psychométriques. *Le Travail Humain*, 1-2, 31-40.
Bonnardel R. (1961). Evolution des capacités de jeunes candidats à une école d'apprentissage. *Le Travail Humain*, 3-4, 243-248.

**35 – Les tests de précision des mouvements : la grecque (GQB) et le labyrinthe mexicain (LMB)**

Bonnardel. (1951). Une nouvelle épreuve de précision de la coordination des mouvements, la «Grecque ». *Le Travail Humain*, 3, 254-257.

Bonnardel. (1951). Un test de précision : le « Mexicain ». *Le Travail Humain*, 4, 321-325.

**36 –« Note Vigilance » (R) : de la batterie factorielle standard de Bonnardel ; le test RCB**

Bonnardel R. (1953). Le test RCB. *Le Travail Humain*, 3, 267-273.
Bonnardel R. (1955). Examen des sportifs professionnels au moyen d'une batterie de tests de réaction. *Le Travail Humain*, 3, 230-236.
Bonnardel R. (1957). Analyse factorielle d'une batterie de tests manipulatifs et de tests de réactions. *Le Travail Humain*, 3, 313-322.
Bonnardel R. (1965). Evolution des réactions perceptivo-motrices en fonction de l'âge (17 à 40 ans). *Le Travail Humain*, 3, 91-106.

**37 – « Note potentiel intellectuel » (PI) de la batterie factorielle standard Bonnardel (B53, BV9, BLS4)**

Bonnardel R. (1966). L'évolution des capacités mentales en fonction de l'âge (20 à 60 ans). *Le Travail Humain*, 3-4, 233-242.
Bonnardel R. (1959). Caractéristiques psychométriques de groupes d'étudiants relevant de diverses disciplines universitaires. *Le Travail Humain*, 1-2, 41-48.
Bonnardel R. (1964). Etude des relations entre les réussites dans les examens universitaires et dans divers tests. *Le Travail Humain*, 1-2, 63-75.
Bonnardel R. (1965). Comparaison, à scolarité antérieure et activité professionnelle constante, des capacités mentales des adultes des deux sexes. *Le Travail Humain*, 3-4, 331-343.

**38 – « Note dextérité manuelle » (D) de la batterie factorielle standard Bonnardel (DTB)**

Bonnardel R. (1955). Analyse factorielle d'une batterie de tests manipulatifs. Signification des facteurs en fonction du comportement au travail. *Le Travail Humain*, 1-2, 1-16.

**39 – L'examen de l'audition**

Libert. Y. (1966) *Etude sur les seuils d'audition en milieu industriel et sur la nuisance des bruits de fonderie*. Bruxelles : Editions ATM.

**40 – La batterie factorielle standard Bonnardel (BFS)**

Bonnardel R. (1971). *Batterie factorielle standard. Examen B*. Livret B. Issy-les-Moulineaux : Editions EAP.
Bonnardel R. (1972). *Batterie factorielle standard. Examen A. Livret A*. Issy-les-Moulineaux : Editions EAP.
Bonnardel R. (1976). Documents sur la batterie factorielle standard. *Le Travail Humain*, 2, 273-284.
Bonnardel R. (1977). *L'affectation du personnel et la promotion ouvrière dans l'entreprise par les techniques psychométriques*. Issy-les-Moulineaux : Editions EAP.

**41 – La batterie sécurité Bonnardel (BSB)**

Bonnardel R. (1939). Recherches expérimentales sur la prévention des accidents au moyen des méthodes psychotechiques. *L'Année Psychologique*. 40, 84-94.
Bonnardel R. (1976). *La Psychométrie et la prévention des accidents. L'importance du facteur d'intelligence concrète*. Issy-les-Moulineaux : Editions EAP.

Bonnardel R. (1954). Examen de chauffeurs de camions au moyen de tests de réactions. *Le Travail Humain*, 3-4, 272-281.
Bonnardel R. (1953). Les « diagrammes d'intercorrélations » en analyse factorielle. *Le Travail Humain*, 1-2, 103-136.
Schlegel J. (1965). Aspects psychologiques de la prévention des accidents. *Bulletin de Psychologie*, 244, 62-72.
Wittersheim J-C. (1976). *La prévention des accidents par les méthodes psychologiques*. Issy-les-Moulineaux : Editions EAP
Wittersheim J-C., Schlegel J. (1970). Validation d'une batterie de sécurité. *Le Travail Humain*, 2, 281-294.

**42 – Le test : le tourneur tridimensionnel (TDG)**

Goguelin P. (1953). Pré étude sur la sélection des pontiers / grutiers. *Le Travail Humain*, 1-2, 41-70.

**43 – Le test de connaissances techniques (DCTA)**

Alquier G., Deniet J., Gateau Y. (1959). *Etudes d'un test de connaissances techniques*. Paris : Editions du CERP.

**44 – Le test d'intelligence non verbale (MGM)**

Pire G. (1956). *Un test de type éductif*. Bruxelles : Editions ATM

**45 – Les tachytoscopes électroniques (TTCT)**

Fraisse P., Ehrlich S., Vurpillot E.. Etude de la centration perceptive par la méthode tachytoscopique. *Archives de Psychologie*, 35, 193-214.
Francès R. (1962). *Le développement perceptif*. Paris : Presses Universitaires de France.

**46 –Le tachytoscope à projection (TTCP)**

Faverge M. (1949). Etude de perforeuses mécanographes. *Le Travail Humain*, 1-2, 16-25.

**47 – Le test : l'orthokinésimètre (OKZ)**

Bize R. (1956). Habileté et malhabileté manuelle. *BINOP*, 5, 295-300.

**48 – Le test : les mosaïques (G52)**

Morin J. (1955). Une étude psychotechnique du travailleur marocain. *Journal de Psychologie Normale et Pathologique*, 1, 182-196.
Morin J. (1953). Le test des boulons de Chlique. *Le Travail Humain*, 3-4, 287-290.
Bonnardel R. (1955) Analyse factorielle d'une batterie de tests manipulatifs : Signification des facteurs en fonction du comportement au travail. *Le Travail Humain*, 1-2, 1-16.

**49 – Les échelles différentielles d'efficience intellectuelle (EDEI)**

Perron-Borelli M., Perron R. (1970). *L'examen psychologique de l'enfant*. Paris : Presses Universitaires de France.

Misès R., Perron-Borelli M. (1971). Essai d'approche psychopathologique de la déficience intellectuelle ; les déficits dysharmoniques. *La Psychiatrie de l'enfant*, 14 (2), 341-464.

**50 – Le test : le village imaginaire (VIM)**

Mucchielli R. (1960) *Le jeu du monde et le test du village imaginaire*. Paris : Presses Universitaires de France.

Mucchielli R. (1975). *Le test du village imaginaire*. Issy-les-Moulineaux : Editions EAP.

**51 – Le test d'intelligence concrète (LBP1)**

Meili R. (1951). Expériences et observations sur l'intelligence pratique-technique, *L'Année Psychologique*, 50, 557-574.

Meili R. (1964). *Manuel du diagnostic psychologique*. Paris : Presses Universitaires de France.

Oléron P. (1974). *L'intelligence*. Paris : Presses Universitaires de France.

**52 – L'inventaire personnel de Holland par Jean Blaise Dupont (IPH, BIVAP, BIVOP)**

Dupont J.-B. (1974). *Manuel de l'inventaire personnel de Holland*. Issy-les-Moulineaux : Editions EAP.

Dupont J.- B. (1987). *Les intérêts, leur évolution et leur mesure. Traité de Psychologie du travail.* Paris : Editions des Presses Universitaires de France.

Dupont J- B., Gendre F., Berthoud S., Descombes J.-P. (1979). *La psychologie des intérêts*. Paris : Presses Universitaires de France.

Dupont J-B. (1970). Considérations sur l'emploi des procédures au cours de l'examen psychologique individuel. *Revue Suisse de Psychologie Pure et Appliquée*, 29, 312-327.

Gendre F., Dupont J. B. (1993). *Nouvelles procédures pour un bilan*. Issy-les-Moulineaux : Editions EAP.

**53 – Les tests de discrimination phonétique (TVAP, TRT)**

Deltour J.-J. (1981). Un retard simple de langage. *Revue de Psychométrie et de Psychologie de Langue Française*, 1, 27-40.

Lefavrais P. (1983). *Les mécanismes de la lecture*. Issy-les-Moulineaux : Editions EAP.

**54 – Les tests de la batterie de Victor Kouteynikoff (BVK)**

Thurstone L.-L. (1938). *Primary mental abilities*. Chicago : University of Chicago press.

Thurstone L.-L. (1941). *Factorial studies of intelligence*. Chicago :University of Chicago press

Thurstone L.-L. (1947). *Multiple factor analysis*. Chicago : University of Chicago press.

Koutenikoff V. (1953). Problèmes liés au pronostic. *11ème congrès international de psychotechnique.*

Cnudde J. (2005). L'évolution probable, réponse de Victor Koutenikoff à la question du pronostic en orientation. *Communication à un congrès du GREO, (non publié).*

Cnudde J. (1975). *Batterie factorielle de Victor Kouteynikoff, instrument et méthode d'évaluation des caractéristiques mentales et leur évolution probable*. Issy-les-Moulineaux : Editions EAP.

**55 – Les tests, les échelles et les méthodes de lecture**

Inizan A. (1989). *Apprendre à lire et s'y préparer à son heure et à son rythme*. Issy-les-Moulineaux : EAP.

Debray-Ritzen P. *La dyslexie de l'enfant.* Paris : Editions Casterman.
Foucambert J. (1980). *Comment les enfants apprennent à lire.* Paris : Editions Retz.
Inizan A. (1980). *Le temps d'apprendre à lire.* Issy-les-Moulineaux : Editions EAP.
Inizan A. (1979). *L'évaluation du savoir lire.* Issy-les-Moulineaux : Editions EAP

**56 – Les tests de lecture, de mathématiques et de français**

Pasquier D. (1981). Le test prédictif pour cours préparatoire HPCP. *Revue de Psychométrie et de Psychologie, 2 (1). 23-26.*

**57 – Les tests musicaux (ZTM)**

Zenatti Arlette. (1985). *Les tests musicaux pour jeunes enfants.* Issy-les-Moulineaux : Editions EAP.

**59 – Les tests d'André Rey**

Collectif. (1990). *André Rey, maître d'œuvre d'une psychologie des faits.* Issy-les-Moulineaux : Editions EAP

**60 – Le questionnaire de mode de vie au travail (QOAT)**

Thomas J. (1974). Opinions et les attitudes des agents de maîtrise. *Psychologie Française*, 19, 1-2, 101-119.
Thomas J. (1982). Emploi et mode de vie au travail. *Orientation Scolaire et Professionnelle*, 11 (4), 319-340.

**61 – Les bilans psycho-informatiques**

Gendre F., Dupont J-B. (1993). *Nouvelles procédures pour un bilan.* Issy-les-Moulineaux : Editions EAP.
Brémond J., Blanvillain Y. (1993). Elaboration et validation d'une batterie de tests de sélection des conducteurs routiers. *Psychologie et Psychométrie*, 14 (3), 1-65.
Fleury A. (1993). *Validité concourante du test RSP1.* Issy-les-Moulineaux : Editions EAP.
Simonnet R. (1985). *L'informatique au service de l'interprétation des tests par la méthode Psycho-informatique.* Issy-les-Moulineaux : Editions EAP

**62 - Les tests de Yan Forner (QMF, QDF)**

Forner Y. (1994). Information professionnelle et exploration de carrière assistée par ordinateur : quels effets sur les jeunes de collèges ? *L'Orientation Scolaire et Professionnelle*, 23 (2), 151-164.
Forner Y., Del Tedesco M. (1997). L'indécision vocationnelle vue par des lycéens et par des conseillers d'orientation professionnelle-psychologues. *Psychologie de l'Education*, 2, 13-29.
Forner Y., Martin D. (1998). L'évolution de l'indécision au cours de la scolarité secondaire. *Questions d'Orientation*, 61 (1), 45-56.
Forner Y., Vouillot F. (1995). L'éducation des choix en zone d'éducation prioritaire : quels effets ? *L'Orientation Scolaire et Professionnelle*, 24 (2), 371-386.

**63 – Les questionnaires de personnalité IPSO**
Brémond J. (1994). *Personnalité et gestion des ressources humaines.* Issy-les-Moulineaux : Editions EAP.

**64 – Les intérêts professionnels de Strong**
Loss I. (1992). *Manuel d'utilisation du test Strong.* Issy-les-Moulineaux : Editions EAP.
Bernaud J-L., Dupont J.-B., Priou P., Vrignaud P. (1994). *Les questionnaires d'intérêts professionnels.* Issy-les-Moulineaux : Editions EAP.

**65 – Les inventaires des valeurs professionnelles**
Pémartin D., Legrès J. (1982). *Les projets chez les jeunes.* Issy-les-Moulineaux : Editions EAP.

**66 – Le questionnaire des intérêts et de motivation par l'image (TVITT)**
Giest H. (1963). Work satisfaction and scores on a picture interest inventory. *Journal of Applied Psychology,*.6, 369-373.

**67 – Le projet personnel et le choix de carrière**
Benedetto P. (1978). *Classification des professions suivant la théorie de Holland. Etudes et recherches.* Paris : Editions ONISEP.

**68 - Les tests d'intérêts et de personnalité**
Bonnardel R. (1964). Comparaison d'inventaires d'intérêts professionnels au niveau étudiant. *Journal de Psychologie Normale et Pathologique*, 2, 173-199.
Bonnardel R., Lavoëgie M.-S. (1964). Comparaison des intérêts professionnels de divers groupes d'étudiants au moyen d'une adaptation française du questionnaire de Rothwell-Miller. *Le Travail Humain*, 3-4, 259-272
Bonnardel R., Fichou G. (1965). Recherche sur l'utilisation d'un inventaire d'intérêts professionnels pour l'orientation d'adolescents. *Le Travail Humain*, 1-2, 57-79.
Bonnardel R., Lavoëgie M. (1966). Questionnaire d'intérêts et prévision du succès dans les études supérieures. *Le Travail Humain*, 3-4, 309-322.
Bernaud J.-L., Dupont J.-B., Priou P., Vrignaud P. (1994). *Les questionnaires d'intérêts professionnels.* Issy-les-Moulineaux : Editions EAP.

## II - Index alphabétique des auteurs des tests et leur(s) production(s)

| | | |
|---|---|---|
| **Abraham Ada** | (MISPE) (MIPG) (1KDP) | 1976 |
| **Alquier Georgette** | (TMA) (DCTA) | 1959 |
| **Anderhuber** | (AK) | 1972 |
| **Andrey Bernard** | (L61) | 1956 |
| **Arsonval (d') Arsène** | (CCRS) | 1929 |
| **Aubret Françoise** | (QMA) | 1981 |
| **Aufaure Lyliane** | (APS) (SHE) (JPS45) (AME) | 1969 |
| **Baert Maurice** | (CM2A) (CM2B) (BVR6) | 1966 |
| **Baille** | (HM) | 1937 |
| **Baldy R** | (VHP) | 1981 |
| **Balleguier Geneviève** | (FCB) | 1979 |
| **Barthelemy Catherine** | (ECA) | 1976 |
| **Bastin Georges** | (QRPE) | 1961 |
| **Baud Francis** | (ADC) | 1968 |
| **Beaumont** | (ORLEC) | 1979 |
| **Benedetto Pierre** | (BIVEP) (PROJET1) (PROJET2) | 1992 |
| **Berjoan Pierre** | (CSB) (CSB1) (CSB2) | 1991 |
| **Bernaud Jean-Luc** | (NV7) (IRMR) (NV5) (NV55) (ITI) (HEXAMINE) | 1990 |
| **Binet Alfred** | (BS) | 1948 |
| **Biedma Carlos** | (1KWBA) | 1990 |
| **Bize René** | (OKZ) | 1965 |
| **Boissier G** | (GBS) | 1967 |
| **Bonnardel Raymond** | (BFSA) batterie factorielle standard (examen A)<br>- (B101) (B20) (B22) (B3132) (B43) (BOD)<br>- (DTB) (OMB) (SNB) (B19DL) (RCB ou BRCX)<br>- (BIP1) (BIP2) (BOS) (PRG ou PPI)<br><br>(BFSB) batterie factorielle standard (examen B)<br>- (B53) (BV9) (BLS4) (BV8) (BV50) (BV16)<br>- (BG3) (BG9) (BG10) (B2C) (BCV)<br>- (BAD15) (BMU16) (BPB17) (BOR18) (BOR19)<br><br>(BSB) batterie sécurité<br>(B101) (B43) (BOD) (OMB) (SNB) ou (BOS) (B19DL)<br>(RCB) ou (BRCX) ou (PRG) ou (PPI)<br><br>Tests divers<br>- (LMB) (GQB) (V1.2) (BV11) (BV51) (BV17) (BV12)<br>- (EO) (AB) | 1950 |
| **Boppe Pierre** | (VOPCK) (VOSIK) (VOCAK) (TMB) | 1961 |
| **Borel-Maisonny Suzanne** | (BMP) (BMA) (BMO) | 1982 |
| **Bouilly M.** | (MB) | 1968 |
| **Bourdier Guy** | (AVB) (EDLTS) (EQS64) | 1957 |
| **Brémond Jacques** | (PSP) (GIPSO) (AERO) (IPSO) | 1991 |
| **Brunet Odette** | (BL) (IG) | 1953 |
| **Cannasse S.** | (PCT) | 1992 |

| | | |
|---|---|---|
| **Cardinet** | (BGACR) (BGA) | 1962 |
| **Carrard P.** | (KIM) | 1941 |
| **Cesselin Felix** | (TNM) (DMAC) | 1951 |
| **Cattel James McKeen** | (CAF) | 1945 |
| **Chaufard Colette** | CAF) | 1945 |
| **Chautard Y.** | (EACE) (EACE2) | 1978 |
| **Chevrie-Muller Claude** | (EPC) (NSST) | 1975 |
| **Cottraux Jean** | (1KEEC) | 1984 |
| **Courthial Andrée** | (QWO) | 1963 |
| **Dearborn** | (DB) | 1932 |
| **Des Rochettes M-L.** | (MATMA) | 1979 |
| **Deltour J.-J.** | (TVAP) (TVAP2) (TRT) (EDP48) | 1978 |
| **Djian Raphaël** | (PVI) | 1989 |
| **Duchapt Henriette** | (BUR1) (BUR2) | 1959 |
| **Dupont Jean-Blaise** | (IPH) (BIVAP) (BIVOP) | 1977 |
| **Ferrand Pierre** | (TDP) | 1982 |
| **Floux-Guyot Jeanine** | (ROC) | 1972 |
| **Formilor** | (CHF) | 1969 |
| **Forner Yann** | (QMF) (QDF) | 1985 |
| **Fraisse Paul** | (TTCT) | 1963 |
| **Francès Robert** | (MAGS) (FIVA1) (FIVA2) (1B04) | 1985 |
| **Gendre Francis** | (BGACR) (BGA) (QIP) (GIPX) | 1962 |
| **Giest H.** | (GPJ) | 1990 |
| **Gillet Bernard** | (BOP) (1BO1) (1B03) (1B07) | 1983 |
| **Girolamy Andrée** | (1D02) (1D04) (1D08) (1D11) (CALE) | 1983 |
| **Goguelin Pierre** | (PIG) (ICG) (RPCG) (FFGO) (TDG) (PIGC) | 1957 |
| **Goodenought Florence** | (GOO) | 1974 |
| **Guichard Jean** | (DAPP) (DAPPI) (DAPPT) (1C05) | 1984 |
| **Guillarmé Jean-Jacques** | (GOLIF) (GOMM) | 1987 |
| **Guyot Gaston** | (CCRX) | 1939 |
| **Guyot Denise** | (PRG) (DR) (DM) (TTCP) | 1963 |
| **Hays C.** | (MASA) | 1974 |
| **Heuyer Georges** | (HM) (QWO) | 1937 |
| **Holland John** | (IPH) | 1977 |
| **Hontarrède E.-G.** | (GAC) | 1973 |
| **Inetop** | (YREAC) (YPP3) (YAR) (YCN) (YIA) (YC) (YXNI) (YC) (YIC) (YIV) (YOR53) (YRNV) (YCG) (YABS) - (YS) (YL) (YMIN1) (YMIN2) (YPV) (YV) (YN3) (YN4) (YNV5) (YS3) (YS4) (YS5) (YBCR) (YQIM) (QIA) (YQI) (YQIP) (YQIV) (Y3T) (YEA) (YEI) (YLS) (YCPS) (YCPS) (YTAM) (YECM3) (YRM) (YCF) (YICS) (YCF1) (YTCL) (YCAN) | 1981 |
| **Inizan André** | (2AS) (DEVCO) (APLIRE) (BP) (BL) (ANALEC) | 1980 |
| **Kettler** | (KLT) (PSY) | 1970 |
| **Klingebiel Pierre** | (MRPK) (NK) | 1958 |
| **Kohs** | (K0) | 1932 |
| **Kouteynikoff Victor** | (KR26) (KR24) (KV15) (KV42) (KV43) (KV32) (KV51) (KV530) (KV550) (KV) (KW) (KS22) (KSC12) (KSC13) (AGAD) | 1978 |
| **Laborde Pierre** | (LBP1) | 1976 |
| **Lacert Philippe** | (RTD) | 1982 |

| | | |
|---|---|---|
| **Laforestrie** | (LMPA) | 1977 |
| **Lageard (de) Louis** | (TT3C) | 1963 |
| **Lahy J.-M.** | (IL) (ES) (BAMS) (AD) (MA) (DE) (TOT) (PTD) (PC) (TR-MCL) | 1928 |
| **Lambert R.** | (CYB) | 1972 |
| **Laurent Philippe** | (KLT) (PSY) | 1970 |
| **Lavoegie Madeleine** | (EAE) | 1964 |
| **Lefavrais Pierre** | (LIREL) (1D01) | 1977 |
| **Legrès Jacques** | (IVP) (QPPL) | 1987 |
| **Leray Monique** | (LECT) (1D03) | 1985 |
| **Lezine Irène** | (BL) | 1953 |
| **Loos Isabelle** | (HEXAMINE) | 1995 |
| **Longeot François** | (EPL) | 1971 |
| **Manzione Jean-Gabriel** | (BFA) (BFAPC) (MAIP) (MSAE) | 1970 |
| **Mariel Raymond** | (HTC) | 1972 |
| **Masset C.** | (DDV) | 1975 |
| **Maury Henri** | (CPCM) | 1960 |
| **Mazaux Jean-Michel** | (HDAE) | 1983 |
| **Meili Richard** | (LV) (IM) | 1955 |
| **Meunier G.** | (ECM) | 1972 |
| **Michotte** | (VS) | 1938 |
| **Missoum Guy** | (TPS) (LMPA) | 1977 |
| **Moede Walter** | (DX) | 1933 |
| **Morin G.** | (FVQP) | 1978 |
| **Morin J.** | (G52) | 1961 |
| **Morrisby J.-R.** | (CST) | 1975 |
| **Mortevielle R.** | (CEA) (CDI) | 1964 |
| **Mounaix P.** | (MAFI) (MAFO) (MAFU) | 1974 |
| **Mucchielli Roger** | (VIM) - (1KVIM) (1E01) | 1975 |
| **Ohwaki Y.** | (KOAV) | 1969 |
| **Ozeretzki** | (OZ) | 1947 |
| **Pacaud Suzanne** | (BCP) (MTP) (MTPA) (TPMP) (TPM) | 1946 |
| **Parenti A.** | (QCP) | 1970 |
| **Pasquier Daniel** | (TECM) (TISS) (TLPC) (TPCP)(TFCE) (TP6) (TMCP) (TMCE) | 1981 |
| **Paterne J.-C.** | (VHP) | 1980 |
| **Pellerano Jean** | (EDC) | 1986 |
| **Pelletier** | (EDC) | 1986 |
| **Pemartin Daniel** | (IVP) (QPPL) | 1987 |
| **Perron-Borelli Michèle** | (EDEI) | 1973 |
| **Piaget Jean** | (EPL) (YTOF) | 1971 |
| **Piéron Henri** | (BATP) | 1939 |
| **Piorkowski Curt** | (RP) | 1934 |
| **Pire Georges** | (MGM) (CSC) (IKA) | 1962 |
| **Piterman Simone** | (TLP) | 1973 |
| **Placidi Th.** | (CMP) | 1962 |
| **Planchon Henri** | (ACIM) (ACM) | 1989 |
| **Poisson J.** | (VBP) | 1972 |
| **Prudhommeau Maurice** | (PRUD) | 1969 |
| **Ravard Jean-Claude** | (NBB) (NBA) (NBM) | 1980 |
| **Raven John-Caliste** | (PMC – PM47) (PMS – PM38) (PMA) | 1949 |

| | | |
|---|---|---|
| **Rey André** | (1R01) (1R02) (1R04) (1R07) (1R11) (1R12) -(1R14) (1R15) (1R16) (1R17) (1R18) (1R19) (2R01) (2R04) (2R07) (2R10) (2R11) (2R13) (2R16) (2R19) (Plateaux-9REY) (3R05) (3R07) (3R09) (3R10) (3R11) (3R14) (4R02) (4R03) (4R04) (5R01) (5R10) (5R11) (5R17) (5R18) (5R19) -(9R01) (9R02) (9R05) (9R10) (7R01) (7R03) (7R04) (7R07) (7R11) (7R13) (7R14) (7R17) (7R19) | 1980 |
| **Rogé Bernadette** | (CARS) | 1990 |
| **Royer Jacqueline** | (TOUR) (NCF) (1KTCR) (1KTDM) (JRF) | 1965 |
| **Samper G.** | (QSS) | 1949 |
| **Savigny Michel** | (BATELEM) (BATELD) | 1988 |
| **Signonney A.** | (JBPS) | 1986 |
| **Simon** | (BS) | 1948 |
| **Simon J.** | (MRUP) | 1966 |
| **Simonnet Robert** | (PRG) (PPI) (AURS) (RSP1) (RSP2) (RSP3) (NV7) (NV6) (NV5) (GOPEC) (GOJOC) (GOJEC) (SILIUS) (HORN) (THAIL) (PROJET1) (PROJET2) (HONIS1) (HONIS2) (HONIS3) (HONIS4) (HONIS6) (HONIS8) (HONIS9) (HONIS10) (HONIS11) (THESAURUS) (ITI) | 1994 |
| **Spearman Charles** | (FGS) | 1976 |
| **Stenquist** | (WG) | 1935 |
| **Strong Edward K.** | (SCII) | 1986 |
| **Sudres Jean-Luc** | (ICEP) | 1988 |
| **Tétreau B.** | (TVITT) | 1987 |
| **Thomas Jean** | (QOAT) (MMUT) | 1984 |
| **Toulouse Edouard** | (BATP) | 1939 |
| **Van Wayenberghe M.** | (TLP) | 1973 |
| **Verdun Maurice** | (VMTV) (VMPV) (VMPC) | 1972 |
| **Vom-Hofe Alain** | (VHDP) | 1980 |
| **Walter** | (DW) | 1933 |
| **Weinberg Dagmon** | (WG) | 1935 |
| **Weinstein Glorice** | (WAE) | 1967 |
| **Wiggly** | (WY) | 1943 |
| **Xydias Nelly** | (MAT) (DCTA) (BAX) | 1960 |
| **Zazzo René** | (NEMI) (OZ) (BAZN) (BAZS) (BAZ03) (BAZ05) (BAZ06) (BAZ07) | 1947 |
| **Zenatti Arlette** | (TMZ) | 1981 |

**III – Index alphabétique des personnes citées (hors auteur de tests)**

**IV – Index chronologique, par années, des auteurs de tests**

| | | |
|---|---|---|
| **1927** | Lahy, Guyot | |
| **1928** | Lahy | (AD) (PC) |
| **1929** | Lahy | (DE) |
| | d'Arsonval | (CCRS) |
| **1930** | Lahy | (PTD) (MA) |
| **1931** | Lahy | (TOT) (TR – MCL) |
| **1932** | Dearborn | (DB) |
| | Kohs | (KO) |
| **1933** | Moede | (DX) |
| | Walter | (DW) |
| **1934** | Piorkowski | (RP) |
| **1935** | Stenquist / Weinberg | (WG) |
| **1936** | Bonnardel | (EO) |
| **1937** | Lahy | (IL) |
| | Heuyer / Baille | (HM) |
| **1938** | Lahy | (ES) |
| | Michotte | (VS) |
| **1939** | Toulouse / Piéron | (BATP) |
| | Guyot | (CCRX) |
| **1940** | Bonnardel | (AB) |
| **1941** | Carrard | (KIM) |
| **1942** | Bonnardel | (V1.2) |
| **1943** | Zazzo | (BAZ) |
| | Wiggly | (WY) |
| **1944** | Lahy | (BAMS) |
| **1945** | Chauffard / Cattell | (CAF) |
| **1946** | Bonnardel | (B19DL) |
| | Pacaud | (MTP) (BCP) (MTPA) (TPM) (TPMP) |
| **1947** | Zazzo | (BAZN) (BAZS) (NEMI) |
| | Ozeretski | (OZ) |
| **1948** | Binet / Simon | (BS) |
| **1949** | Raven | (PM47/PMC) (PM38/PMS) (PMA/APM) |
| | Samper | (QSS) |
| **1950** | Bonnardel | (BV16) (BV17) (BV8) (BV11) (BV50) (BV51) (BV12) |
| **1951** | Bonnardel | (BOR18) (BOR19) |
| | Cesselin | (TNM) (DMAC) |
| **1952** | Bonnardel | (B101) (B20) (B43) (B22) (B31.32) (BOD) |
| **1953** | Bonnardel | (GQB) (LMB) (CA1/BAD15) (CA2M/BMU16) (CA3P/BPB17) |
| | Lezine | (BL) (IG) |
| **1954** | Bonnardel | (RCB) |
| | Inizan | (BP) (BL) |
| **1955** | Bonnardel | (BV9) (B53) (BLS4) (DTB) |
| | Meili | (IM) (LV) |
| **1956** | Bonnardel | (CPM1) (CPM2) (CPM3) (CPM4) (CPM5) (CPM6) |
| | Andrey | (L61) |
| **1957** | Bourdier | (AVB) (EDLTS) (EQS64) |
| | Goguelin | (TDG) (FFGO) (ICG) (PIG) (RPCG) (MRG) (TPG) (ATAG) (TRCG) (TRAG) (PDG) (PICG) |

| | | |
|---|---|---|
| **1958** | Bonnardel | (BFS) |
| | Klingebiel | (NK) (MRPK) |
| **1959** | Duchapt | (BUR1) (BUR2) |
| | Alquier | (DCTA) (TMA) |
| **1960** | Xydias | (MAT) |
| | Maury | (CPCM) |
| **1961** | Boppe | (VOPCK) (VOSIK) (VOCAK) (TMB) |
| | Bastin | (QRPE) |
| | Morin | (G52) |
| **1962** | Pire | (MGM) (CSC) (IKA) |
| | Placidi | (CMP) |
| | Gendre | (BGA) |
| **1963** | Guyot | (TPCP)) (DR) (DM) |
| | Heuyer / Courthial | (QWO) |
| | Fraisse | (TTCP) |
| | Lageard (de) | (TT3C) |
| **1964** | Lavoegie | (EAE) |
| | Mortevielle | (CDI) (CEA) |
| **1965** | Bize | (OKZ) |
| | Royer | (TOUT) (NCF) (JRF) (TCR) (1KTDM) |
| **1966** | Baert | (CM2A) (CM2B) |
| | Simon | (MRUP) |
| **1967** | Boissier | (BBS) |
| | Weinstein | (WAE) |
| **1968** | Bouilly | (MB1) (MB2) |
| | Baud | (ADC) |
| **1969** | Aufaure | (AME) (APS) (SHE) (JPS45) |
| | Ohwaki | (KOAV) |
| | Formilor | (CHF) |
| | Prudhommeau | (PRUD) |
| **1970** | Laurent | (PSY) (KLT) |
| | Manzione | (BFA) (BFAPC) (MAIP) (MSAE) |
| | Parenti | (QCP) |
| **1971** | Piaget / Longeot | (EPL) |
| | Simonnet / Guyot | (PRG) |
| **1972** | Poisson | (VBP) |
| | Mariel | (HTC) |
| | Meunier | (ECM) |
| | Anderhuber | (AK) |
| | Xydias | (BAX) |
| | Verdun | (VMTV) (VMPV) (VMPC) |
| | Floux-Guyot | (ROC) |
| | Lambert | (CYB) |
| **1973** | Piterman | (TLP) |
| | Hontarrède | (GAC) |
| | Perron-Borreli | (EDEI) |
| **1974** | Mounaix | (MAFI) (MAFO) (MAFU) |
| | Hays | (MASA) |
| | Goodenough | (GOO) |
| **1975** | Morrisby | (CST) |
| | Masset | (DDV) |
| | Chevrie-Muller | (EPC) (NSST) |

| | | |
|---|---|---|
| | Mucchielli | (VIM) |
| **1976** | Abraham | (DPA) (MIPG) (MISPE) |
| | Barthelemy | (ECA) |
| | Spearman | (FGS) |
| | Laborde | (LBP1) |
| | Simonnet | (AURS) |
| **1977** | Dupont | (IPH) (BIVAP) (BIVOP) (BIVEP) |
| | Missom | (TPS) (LMPA) |
| | Lefavrais | (LIREL) |
| **1978** | Chautard | (EACE) (SGTC) |
| | Morin | (FVQP) |
| | Deltour | (TVAP) (TVAP2) (TRT) (EDP48) |
| | Kouteynikoff | (KR26) (KR34) (KV15) (KV42) (KV43) (KV32) (KV51) (KV530) (KV550) (KW) (KS22) (KSC12) (KSC13) (AGAD) |
| **1979** | Beaumont | (ORLEC) |
| | Balleguier | (FCB) |
| | Desrochettes | (MATMA) |
| **1980** | Lacert | (RTD) |
| | Ravard | (NBA) (NBB) (NBM) |
| | Inizan | (BP) (BL) (ANALEC) (2AS) (DEVCO) (APLIRE) |
| | Inetop | (53 tests) |
| **1981** | Pasquier | (TECM) (TPCP) (TLCP) (TMCP) (TFCE) (TMCE) (TP6) (TISS) |
| | Zenatti | (TMZ) |
| | Aubret | (QMA) |
| | Baldy / Paterne | (VHP) |
| | Rey | (64 tests) |
| **1982** | Borel-Maisonny | (BMP) (BMO) (BMA) |
| | Ferrand | (TDP81) |
| | Lacert | (RTD) |
| | Vom Hofe | (VHDP) |
| **1983** | Gillet | (BOP) |
| | Girolamy | (1D04) (1D02) (1D11) (1D08) (CALE) |
| | Mazaud | (HDAE) |
| | Cottraux | (1KEEC) |
| **1984** | Guichard | (DAPP) (DAPPI) (DAPPT) |
| | Thomas | (QOAT) (MMUT) |
| | Guillarmé | (1KGOM) (GOLIF) |
| **1985** | Simonnet | (GOJOK) (GOJEK) (GOPEC) (NV7) (NV6) (NV5) |
| | Francès | (MAGS1) (MAGS2) |
| | Forner | (QMF) (QDF) |
| | Leray | (1D03) |
| | Biofeedback | (BIO) |
| **1986** | Brémond | (IPSO) (IP9) (TD9) (IP101) (PSP) |
| | Pellerano / Pelletier | (EDC) |
| | Signonney | (JBPS) |
| | Strong | (SCII) |
| **1987** | Pemmartin / Legrès | (IQV) (QPPL) |
| | Tretreau | (TVITT) |
| **1988** | Simonnet | (PPI) |
| | Savigny | (BATELEM) |

| | | |
|---|---|---|
| | Sudres | (ICEP) |
| | Biedma / Wartegg | (WBA) |
| **1989** | Djian | (PVI) |
| | Planchon | (ACIM) |
| **1990** | Roge | (CARS) |
| | Giest | (GPJ) |
| **1991** | Berjoan | (CBS) (CBS1) (CBS2) |
| **1992** | Dilax | (BGA/INFO) |
| | Cannasse | (PET) |
| | Bennedetto | (PROJET1) (PROJET2) |
| **1993** | Bernaud / Simonnet | (IINERAIRE) |
| | Simonnet | (THESAURUS) |
| **1994** | Bonnardel | (Psycho-Infor : BFS) |
| | Simonnet | (Psycho-Infor : HONIS…) |
| | Bernaud / Priou | (IRMR) |
| **1995** | Bernaud / Loos | (HEXAMINE) |
| | Bernaud | (ALTEREGO) |
| **2004** | Darré | Qui plus est |
| **2007** | Langelier | Eurotest Editions |

**V – Index alphabétique des tests, par sigles[4]**

| Sigles | Domaines d'évaluation | Noms | Auteurs | Genre |
|---|---|---|---|---|
| **1D02** | XA | Pour savoir lire | Girolami (1983) | mpc |
| **1D03** | XA | On veut apprendre à lire | Leray (1985) | mpc |
| **1D04** | XA | Les premiers pas scolaire | Girolami (1983) | mpc |
| **1D08** | XA | Grammaire et langage en 20 leçons | Girolami (1983) | mpc |
| **1D11** | XA | Pour une pédagogie de l'écriture | Girolami (1983) | mpc |
| **1KDPA** | AP | Test du dessin d'une personne | Abraham (1976) | tpc |
| **1KEEC** | AT | Echelles d'évaluation des comportements | Cottraux (1983) | tpc |
| **1KTCR** | AP | Test des contes | Royer (1965) | tpc |
| **1KTDM** | AP | Test du dessin d'une maison | Royer (1965) | tpc |
| **1R01-1R19** | RG-RV | Tests de raisonnement | Rey (1980) | tpc |
| **2R01-2R13** | RS | Tests visuo-spatiales | Rey | tpc |
| **3R01-3R14** | RM | Tests mnésiques et d'apprentissage | Rey | tpc |
| **4R01-4R04** | DL | Tests d'intelligence pratique | Rey | tpc |
| **5R01-5R18** | ES-EM | Tests des automatismes intellectuels | Rey | tpc |
| **7R01-7R18** | RG-RV | Tests psychométriques | Rey | tpc |
| **9R01** | RP-RM | Test des figures lacunaires | Rey | tpc |
| **9R02** | RC | Rapidité de dénombrement de points | Rey | tpc |
| **9R04** | AF | Test d'auto-estimation | Rey | tpc |
| **9R06** | RM | Troubles de la mémoire (PRM) | Rey | tpc |
| **9R10** | XC | Test des plateaux (éducabilité cognitive) | Rey | met |

[4]Genre :
- tpc : test papier-crayon
- ti : test instrument
- ta : test appareil
- mpc : méthode papier-crayon
- mi : méthode instrument ma : méthode appareil

| | | | | |
|---|---|---|---|---|
| **9REY** | AP | Test d'interprétation de dessins | Rey | tpc |
| **AB** | WD Abaques | (coefficient de corrélation) | Bonnardel (1940) | mpc |
| **ACIM** | XC | Educabilité cognitive | Planchon (1989) | mpc |
| **ACM** | XC | Apprentissage des mathématiques | Planchon (1989) | mpc |
| **AD** | MV | Test : attention diffusée | Lahy (1928) | ta |
| **ADC** | AT | Test d'analyse du caractère | Baud (1968) | tpc |
| **AGAD** | RX | Tests pour emplois administratifs | Kouteynikoff (1978) | tpc |
| **AK** | MP | Test : audiokinéron (coord. audio-motrice) | Anderhuber (1972) | ta |
| **AME** | EM | Test de niveau en mathématique (5/12 ans) | Aufaure (1969) | tpc |
| **APS** | DP | Test analytique d'âge préscolaire | Aufaure (1969) | ti |
| **ATAG** | RF | Test d'aptitude au travail d'atelier | Goguelin (1957) | tp |
| **AURS** | WD | Test : audiomètre | Simonnet (1976) | ta |
| **AVB** | DI | Test des automatismes verbaux | Bourdier (1957) | tpc |
| **B101** | RF | Test d'intelligence pratique | Bonnardel (1952) | ti |
| **B19DL** | MP | Test : double labyrinthe | Bonnardel (1946) | ti |
| **B20** | RF | Test d'intelligence concrète | Bonnardel (1952) | ti |
| **B22** | RF | Test de représentation spatiale | Bonnardel (1952) | ti |
| **B3132** | RF | Test de perception spatiale | Bonnardel (1952) | ti |
| **B43** | RF | Test de structuration spatiale | Bonnardel (1952) | ti |
| **B53** | RG | Test d'intelligence | Bonnardel (1955) | tpc |
| **BAMS** | RQ | Test de barrage de trois signes | Lahy (1944) | tpc |
| **BATLM** | EL | Batterie de tests (lecture et orthographe) | Savigny (1988) | tpc |
| **BATP** | RQ | Test de barrage de deux signes | Toulouse / Pieron (1939) | tpc |
| **BAX** | MX | Batterie de tests (sélection des aveugles) | Xydias (1972) | ti |
| **BAZ** | AF-DM | Examen psychologique de l'enfant | Zazzo (1947) | tpc |

| | | | | |
|---|---|---|---|---|
| **BAZ01** | MP | Test de motricité faciale (Kwint) | Zazzo (1947) | tpc |
| **BAZ02** | MP | Test : syncinésies et motricité digitale | Zazzo (1947 | tpc |
| **BAZ03** | MP | Test des trois rythmes | Zazzo (1947) | tpc |
| **BAZ04** | DM | Test : graphique d'organisation perceptive | Zazzo (1947) | tpc |
| **BAZ08** | MP | Test : styles moteurs | Zazzo (1947) | tpc |
| **BAZ09** | MD | Test d'habileté digitale | Zazzo (1947) | tpc |
| **BAZ10** | P | Test : orientation spatiale droite/gauche | Zazzo (1947) | tpc |
| **BAZN** | MP | Test du barrage de deux signes | Zazzo (1947) | tpc |
| **BAZS** | MP | Test du Barrage d'un signe | Zazzo (1947) | tpc |
| **BBPI** | RG | Batterie factorielle Bonnardel: Note PI | Bonnardel (1955) | tpc |
| **BBV** | RV | Batterie factorielleBonnardel: Note V | Bonnardel (1950) | tpc |
| **BBCPM** | RP | Batterie factorielleBonnardel: Note CPM | Bonnardel (1956) | tpc |
| **BBCA** | RN | Batterie factorielle Bonnardel: Note CA | Bonnardel (1953) | tpc |
| **BBOR** | EC | Batterie factorielle Bonnardel: Note OR | Bonnardel (1951) | tpc |
| **BBIPC** | RF | Batterie factorielle Bonnardel: Note IPC | Bonnardel (1952) | ti |
| **BBIPO** | RF | Batterie factorielle Bonnardel: Note IPO | Bonnardel (1952) | ti |
| **BCP** | RQ | Test d'attention | Pacaud (1946) | tpc |
| **BFA** | RX | Batterie factorielle d'aptitudes (bac et+) | Manzione (1970) | tpc |
| **BFAX** | RX | Batterie BFA informatisée | Manzione, Dilax (1992) | tpc |
| **BFAPC** | RX | Batterie factorielle d'aptitudes (3^e^ et -) | Manzione (1970) | tpc |
| **BFS(A)** | RX | Batterie factorielle standard (ouvriers) | Bonnardel (1958) | tpc |
| **BFS(B)** | RX | Batterie factorielle standard (collaborateur) | Bonnardel (1958) | tpc |
| **BGA** | RX | Batterie générale d'aptitude | Gendre / Cardinet (1962) | tpc |
| **BGACR** | MD | Test d'habileté manuelle | Gendre (1962) | ti |
| **BIP** | RF | Tests d'int. prat. (B101+B43+BOD) | Bonnardel (1952) | ti |

| | | | | |
|---|---|---|---|---|
| **BL** | DP | Développement psychologique de l'enfant | Brunet/ Lezine (1953) | ti |
| **BLS4** | FG | Test d'intelligence (loi des séries) | Bonnardel (1955) | tpc |
| **BMA** | DL | Aide à l'investigation du langage | Borel-Maisonny (1982) | mi |
| **BMO** | DL | Aide au jugement et orientation du langage | Borel-Maisonny (1982) | mi |
| **BMP** | DL | Evaluation du niveau mental sans parole | Borel-Maisonny (1982) | mi |
| **BOD** | RF | Test des disques : Intelligence mécanique | Bonnardel (1952) | ti |
| **BOP** | XP | Bilan de compétence en apprentissage | Gillet (1983) | mpc |
| **BOR18** | EC | Test d'orthographe (vocabulaire) | Bonnardel (1951) | tpc |
| **BOR19** | EC | Test d'orthographe (règles grammaticales) | Bonnardel (1951) | tpc |
| **BOS** | MP | Tests psychomoteurs : Oméga+Sinusoïde | Bonnardel (1990) | ta |
| **BRCX** | MV | Tests RCB + Chronoscope | Bonnardel (1989) | ta |
| **BS** | DI | Echelle métrique de niveau mentale (QI) | Binet / Simon (1948) | tpc |
| **BSB** | MX | Batterie de tests de « sécurité" (vigilance) | Bonnardel (1964) | ta |
| **BSBPI** | RX | Batterie « sécurité » BSB informatisée (PPI) | Bonnardel (1988) | ta |
| **BUR1** | RX | Batterie de tests pour emploi de bureau | Duchapt (1959) | tpc |
| **BUR2** | RX | Batterie de tests pour emploi de bureau | Duchapt (1959) | tpc |
| **BV12** | RG | Test d'intelligence (éduction des corrélats) | Bonnardel (1950) | tpc |
| **BV16** | RV | Test de compréhension verbale (niv. élevé) | Bonnardel (1950) | tpc |
| **BV17** | RV | Test de compréhension verbale (n. é.) | Bonnardel (1950) | tpc |
| **BV50** | RV | Test de compréhension verbale (niv. faible) | Bonnardel (1950) | tpc |
| **BV51** | RV | Test de compréhension verbale (n. f.) | Bonnardel (1950) | tpc |
| **BV8** | RV | Test de compréhension du vocabulaire(n.é.) | Bonnardel (1950) | tpc |
| **BV11** | RV | Test de compréhension du vocabulaire(n.é.) | Bonnardel (1950) | tpc |
| **BV9** | RG | Test d'intelligence logique | Bonnardel (1955) | tpc |
| **BVR6** | RX | Test de raisonnement (verb. et num.) (6$^{e}$) | Baert (1966) | tpc |

| | | | | |
|---|---|---|---|---|
| **CA1A** | RN | Test d'additions (BAD15) (apt. mum.) | Bonnardel (1953) | tpc |
| **CA2M** | RN | Test de multiplications (BMU16) | Bonnardel (1953) | tpc |
| **CA3P** | RN | Test de problèmes (BPB17) (apt. num.) | Bonnardel (1953) | tpc |
| **CAF** | AF | Test d'attitude d'aisance face à la vie | Cattel/ Chauffard (1945) | tpc |
| **CALE** | EX | Apprentissage de la lecture (maternelle) | Girolami (1983) | mpc |
| **CARS** | AT | Echelle d'évaluation de l'autisme | Rogé (1990) | tpc |
| **CCRS** | MV | Test des temps de réaction (chronoscope) | d'Arsonval (1929) | ta |
| **CCRX** | MV | Test des temps de réaction de choix | Guyot (1939) | ta |
| **CDI** | EC | Test de connaissance en dessin industriel | Mortevielle (1964) | tpc |
| **CEA** | EC | Test de connaissance en électricité | Mortevielle (1964) | tpc |
| **CHF** | EC | Test de connaissance en hydraulique | Formilor (1969) | tpc |
| **CMP** | MP | Test psychomoteur (sélection des pilotes) | Placidi (1962) | ta |
| **CM2A** | RX | Test de raisonnement (verb.et num.) (CM2) | Baert (1966) | tpc |
| **CM2B** | RX | Test de raisonnement (verb.et num.) (CM2) | Baert (1966) | tpc |
| **CPCM** | EX | Test de connaissance (CP) (français et cal.) | Maury (1956) | tpc |
| **CPM1** | RV | Test de repérage de synonymes (BV4) | Bonnardel (1956) | tpc |
| **CPM2** | RP | Test de repérage de figures (BG3) | Bonnardel | tpc |
| **CPM3** | RP | Test de repérage de dessins (BG9) | Bonnardel | tpc |
| **CPM4** | RP | Test de repérage de signes (BG10) | Bonnardel | tpc |
| **CPM5** | RP | Test de repérage numérique (B2C) | Bonnardel | tpc |
| **CPM6** | RP | Test de repérage de mots (BCV) | Bonnardel | tpc |
| **CSB-CBS1** | XB | Carnets de bilan d'orientation | Berjoan (1991) | mpc |
| **CSC** | RG | Test d'intelligence générale | Pire (1962) | tpc |
| **CST** | RG | Test des séries composées (intelligence) | Morrisby (1975) | tpc |

| | | | | |
|---|---|---|---|---|
| **CYB** | DC | Test : cybernomètre (sociométrie) | (1972) | ta |
| **DAPP** | XP | Découverte des activités professionnelles | Guichard (1984) | mi |
| **DAPPI** | XP | Découverte des activités prof. et insertion | Guichard | mi |
| **DAPPT** | XP | Découverte des activités techniques | Guichard | mi |
| **DB** | RF | Test des planchettes (rep. spatiale) | Dearborn (1932) | ti |
| **DCTA** | EC | Test de connaissance mécanique | Alquier (1959) | tpc |
| **DDV** | WD | Dépistage des déficiences visuelles(2/11a.) | Masset (1975) | tpc |
| **DE** | MP | Test : dynamographe (force et endurance) | Lahy (1929) | ta |
| **DM** | MP | Test de dissociation des mouvements | Guyot D. (1963) | ta |
| **DMAC** | DI | Echelle de QI pour populations africaines | Cesselin (1951) | ti |
| **DR** | MP | Test : dactyl-réaction (mécanographie) | Guyot D. (1963) | ta |
| **DTB** | MD | Test d'habileté et de dextérité manuelle | Bonnardel (1955) | ti |
| **DW** | MD | Test : les disques : rapidité/précision | Walter (1933) | ti |
| **DX** | MD | Test de dextérité manuelle | Moede (1933) | ti |
| **EACE** | ES | Echelle d'admission en CE | Ravard (1980) | tpc |
| **EACE2** | DI | Test de niveau mental (SGTC) | Ravard | tpc |
| **EAE** | AF | Test d'auto estimation (comportement) | Lavoégie (1964) | tpc |
| **ECA** | AT | Echelle d'évaluation autistique | Barthélémy (1976) | tpc |
| **ECM** | RC | Test de créativité | Meunier (1972) | tpc |
| **EDC** | XP | Méthode d'éducation des choix | Pellérano / Pelletier (1986) | mpc |
| **EDEI** | DI | Echelles différentielles d'efficience int. | Perron-Borelli (1973) | ti |
| **EDL** | DI | Test de niveau mental (dessin/lecture) | Bourdier (1957) | tpc |
| **EDLTS** | ES | Test de quotient scolaire (CP/CM1) | Bourdier | tpc |
| **EDP48** | DL | Test de discrimination phonétique (4/8a.) | Deltour (1978) | tpc |
| **EO** | WD | Echelle optométrique | Bonnardel (1936) | tpc |

| | | | | |
|---|---|---|---|---|
| **EPC** | DI | Echelle de développement cognitif | Chevrie-Muller (1975) | ti |
| **EPL** | DI | Echelle de dévelop. de la pensée logique | Piaget / Longeot (1971) | ti |
| **EQS64** | ES | Echelle de quotient scolaire | Bourdier (1957) | tpc |
| **ES** | RM | Test de mémoire et d'attention | Lahy (1938) | tpc |
| **FCB** | DC | Evaluation du caractère | Balleguier (1979) | ti |
| **FFGO** | MD | Test du fil de fer (observation et hab. man.) | Goguelin (1957) | ti |
| **FGS** | RG | Test d'intelligence (éduction) | Spearman (1976) | tpc |
| **FIVA1** | CM | Inventaire de satisfaction | Francès (1985) | tpc |
| **FIVA2** | CM | Inventaire de motivation | Francès | tpc |
| **FVQP** | AF | Test du vitrail (personnalité) | Morin G. (1978) | tpc |
| **G52** | RF | Test d'intelligence pratique | Morin J. (1961) | ti |
| **GAC** | AT | Grille d'analyse du comportement (enfants) | Hontarrede (1973) | tpc |
| **GBS** | AP | Test projectif sonore | Boissier (1967) | tpc |
| **GOLIF** | AP | Evaluation des aides à l'enfant | Guillarmé (1984) | tpc |
| **GOMM** | AP | Test projectif de la gomme | Guillarmé | tpc |
| **GOO** | AP | Test du dessin d'un bonhomme | Goodenough (1974) | tpc |
| **GPJ** | CI | Test d'intérêt professionnel par l'image | Giest (1990) | tpc |
| **GQB** | MP | Test : la grecque (psychomoteur) | Bonnardel (1953) | ta |
| **HDAE** | DL | Echelle d'évaluation de l'aphasie | Mazaux (1983) | tpc |
| **HM** | DM | Test d'habileté manuelle | Heuyer / Baille (1937) | ti |
| **HTC** | DI | Test des carrés (dév. intellectuel.) (4/6 a) | Mariel (1972) | ti |
| **ICEP** | AT | Test d'investigation en psychogérontologie | Sudres (1988) | tpc |
| **ICG** | RF | Test d'intelligence pratique | Goguelin (1957 | ti |
| **IG** | DP | Test d'imitation de gestes | Lezine (1953) | ti |

| | | | | |
|---|---|---|---|---|
| **IKA** | RG | Test d'intelligence générale (IKONIA) | Pire (1962) | tpc |
| **IL** | RG | Test d'intelligence logique | Lahy (1937) | tpc |
| **IM** | RG | Test d'intelligence analytique | Meilli (1955) | tpc |
| **INZ1** | EL | Batterie prédictive de lecture (BP) | Inizan (1980) | tpc |
| **INZ2** | EL | Batterie de lecture (BL) | Inizan | tpc |
| **INZ3** | XA | 2 AS (apprentissage de la lecture) | Inizan | mi |
| **INZ4** | EL | ANALEC, détection des dyslexies | Inizan | tpc |
| **INZ70** | XI | DEVCO (éducabilité cognitive) | Inizan | mi |
| **INZ71** | XI | APLIRE (apprentissage lecture, adultes) | Inizan | mi |
| **IPH** | CI | Test d'inventaire personnel | Dupont (1977) | tpc |
| **IRM** | CI | Test des intérêts professionnels (ado, adul.) | Rottwell / Miller (1990) | tpc |
| **IRMR** | CI | Test des intérêts professionnels (révision) | Bernaud / Priou (1990) | tpc |
| **ITI** | XP | Itinéraire (recherche d'un métier) | Bernaud / Simonnet(1993) | mpc |
| **IVP** | CA | Test d'inventaire des valeurs prof. | Pemartin / Legrès (1987) | tpc |
| **JBPS** | DP | Bilan psychomoteur | Signonney (1986) | ti |
| **JPS45** | AT | Matériel de psychothérapie | Aufaure (1969) | mi |
| **JRF** | AP | Questionnaire d'anamnèse | Royer (1965) | mpc |
| **KIM** | RM | Test de mémorisation visuelle | Carrard (1941) | ti |
| **KLT** | DI | Dépistage de la débilité mentale | Laurent / Kettler (1970) | ti |
| **KO** | DI | Test des cubes (exploration mentale) | Kohs (1932) | ti |
| **KOAV** | RF | Test des cubes tactiles pour aveugle | Ohwaki (1969) | ti |
| **KR26** | RG | Test de raisonnement non verbal | Kouteynikoff (1978) | tpc |
| **KR34** | RG | Test de raisonnement (séries numériques) | Kouteynikoff | tpc |
| **KS22** | RS | Test d'aptitudes spatiales | Kouteynikoff | tpc |

| | | | | |
|---|---|---|---|---|
| **KSC12** | RP | (figures à tracer) | Kouteynikoff | tpc |
| **KSC13** | RP | Test d'aptitude perceptive (choix de figure) | Kouteynikoff | tpc |
| **KV15** | RV | Test de raisonnement verbal (gradation) | Kouteynikoff | tpc |
| **KV32** | RV | Test de raisonnement verbal (analogie) | Kouteynikoff | tpc |
| **KV42** | RV | Test de raisonnement verbal (mots en trop) | Kouteynikoff | tpc |
| **KV43** | RV | Test de raisonnement verbal (mots en trop) | Kouteynikoff | tpc |
| **KV51** | RV | Test de raisonnement verbal composite | Kouteynikoff | tpc |
| **KV530** | RV | Test de raisonnement verbal composite | Kouteynikoff | tpc |
| **KV550** | RV | Test de raisonnement verbal composite | Kouteynikoff | tpc |
| **KW** | RV | Test de fluidité verbale | Kouteynikoff | tpc |
| **L61** | RG | Test d'intelligence (situations concrètes) | Andrey (1956) | tpc |
| **LBP1** | RF | Test d'intelligence concrète (bloc puzzle) | Laborde (1976) | ti |
| **LECT** | XA | Boîte de lettres (apprentissage de alphabet) | Leray (1985) . | mi |
| **LIREL** | EL | La pipe et le rat (compréhension lecture) | Lefavrais (1977) | tpc |
| **LMB** | MP | Le test : mexicain (psychomoteur) | Bonnardel (1953) | ta |
| **LMPA** | AP | Test projectif pour personnes agées | Missoum (1977) | tpc |
| **LV** | RF | Test : les leviers (intelligence pratique) | Meili (1955) | ti |
| **MA** | MV | Test d'attention concentrée | Lahy (1930) | ta |
| **MAFI** | EC | Test de connaissance en français (1e,2e) | Mounaix (1974) | tpc |
| **MAFO** | EC | Test de connaissance en français (2e,3e) | Mounaix | tpc |
| **MAFU** | EC | Test de connaissance en français (3e, 4e) | Mounaix | tpc |
| **MAGS** | XA | Méthode d'apprentissage du solfège | Francès (1985) | mpc |
| **MAIP** | CI | Test des intérêts professionnels | Manzione (1970) | tpc |
| **MASA** | EC | Test de connaissance en anglais (1e, ter.) | Hays (1974) | tpc |

| | | | | |
|---|---|---|---|---|
| **MAT** | EC | Test de connaissance en mathématiques | Xydias (1960) | tpc |
| **MATMA** | EM | Bilan de calcul chez l'enfant | Desrochettes (1979) | tpc |
| **MB1** | EM | Epreuve d'arithmétique (CP, CE1, CE2) | Bouilly (1968) | tpc |
| **MB2** | EM | Epreuve d'arithmétique (CM1, CM2) | Bouilly | tpc |
| **MBRUP** | EL | Epreuve d'orthographe (CP, CE1,CE2) | Simon (1960) | tpc |
| **MCL (TR)** | MPT | Traçage (mouvements conjugés) | Lahy (1931) | ta |
| **MGM** | RG | Test d'intelligence (activités inductives) | Pire (1962) | tpc |
| **MIPG** | AT | Evaluation de l'individu et du groupe | Abraham (1976) | tpc |
| **MISPE** | AT | Soi professionnel de l'enseignant | Abraham | tpc |
| **MMUT** | CM | Questionnaire de mode de vie au travail | Thomas (1984) | tpc |
| **MRG** | RM | Test de mémoire d'un récit | Goguelin (1957) | tpc |
| **MRPK** | XC | Méthode de rééquilibration cognitive | Klingebiel (1958) | mi |
| **MSAE** | CI | Test d'auto-estimation du vécu scolaire | Manzione (1970) | tpc |
| **MTP** | RM | Test de mémoire topographique | Pacaud (1946) | tpc |
| **MTPA** | RM | Test de mémoire et d'attention | Pacaud | tpc |
| **NBA** | EL | Test d'évaluation du savoir lire | Ravard (1980) | tpc |
| **NBB** | ES | Test de évaluation des acquis préscolaires | Ravard | tpc |
| **NBM** | EM | Test d'évaluation des mathématiques | Ravard | tpc |
| **NCF** | RM | Test de mémoire auditive | Royer (1965) | tpc |
| **NEMI** | DI | Echelle métrique de l'intelligence (QI) | Zazzo (1964) | tpc |
| **NK111** | RG | Test de logique inductive (6e, à 4e) | Klingebiel (1958) | tpc |
| **NK112** | RG | Test de logique inductive (6e, à 4e) | Klingebiel | tpc |
| **NK141** | RG | Test de logique inductive (3e, à 2e) | Klingebiel | tpc |
| **NK142** | RG | Test de logique inductive (3e, à 2e) | Klingebiel | tpc |

| | | | | |
|---|---|---|---|---|
| **NK181** | RG | Test de logique inductive (bac et +) | Klingebiel | tpc |
| **NSST** | DL | Test d'éval. des aptitudes syntaxiques | Chevrie-Muller (1975) | tpc |
| **OKZ** | MP | Test : orthokinésimètre et trémométrie | Bize (1965) | ta |
| **OMB** | MP | Test : oméga (coord/disso. des mouv.) | Bonnardel (1946) | ta |
| **ORLEC** | EL | Test de lecture et d'orthographe (7 à 16ans) | Beaumont (1979) | tpc |
| **OZ** | DM | Echelle du développement moteur | Ozeretski / Zazzo (1947) | ti |
| **PC** | MP | Test : poinçonneuse (apt. à la monotonie) | Lahy (1928) | ta |
| **PCT** | XA | Prévention de la toxicomanie | Cannasse (1992) | mpc |
| **PDG** | RG | Test des phrases en désordre | Goguelin (1957) | tpc |
| **PIG** | RF | Test d'intelligence pratique | Goguelin | ti |
| **PIGC** | RF | Test collectif d'intelligence pratique | Goguelin | tpc |
| **PM38** | RG | Progressive Matrices (SPM/PMS) standard | Raven (1949) | tpc |
| **PM47** | RG | Progressive Matrices (CPM/PMC) enfants | Raven | tpc |
| **PMA** | RG | Progressive Matrices (PMA) : adul. sup. | Raven | tpc |
| **PPI** | MX | Poly-psycho-informatique (réact. psycho.) | Simonnet (1988) | ta |
| **PRG** | MV | Polyréactiographe (réact. psychomotrices) | Simonnet/ Guyot (1971) | ta |
| **PRUD** | ES | Test des dessins (niveau mental) | Prudhommeau (1969) | tpc |
| **PSP** | MV | Testy : maîtrise de l'attention (pilotes) | Brémond (1991) | ta |
| **PSY** | AF | Psychorater (personnalité) | Laurent / Kettler (1970) | tpc |
| **PTD** | MP | Test : pointage (stabilité du comportement) | Lahy (1930) | ta |
| **PVI** | AP | Test du plan d'un village | Djian (1989) | tpc |
| **QCG** | RG | Test des commentaires de graphiques | Inetop (1981) | tpc |
| **QCP** | AF | Questionnaire de conduite automobile | Parenti (1970) | tpc |
| **QDF** | CA | Test de décision vocationnelle | Forner (1985) | tpc |

| | | | | |
|---|---|---|---|---|
| **QMA** | CM | Test de motivation à l'action | Aubret (1981) | tpc |
| **QMF** | CM | Test de motivation à la réussite | Forner (1985) | tpc |
| **QOAT** | CA | Test des attitudes des agents de maîtrise | Thomas (1984) | tpc |
| **QPPL** | AF | Test de personnalité | Pemartin / Legrès (1987) | tpc |
| **QRPE** | AF | Test de relation parents/enfants | Bastin (1961) | tpc |
| **QSS** | AF | Questionnaires de personnalité | Samper (1949) | tpc |
| **QWO** | AF | Questionnaire de comportement | Heuyer / Courthial (1963) | tpc |
| **RCB (BRCX)** | MV | Test : réactions complexes | Bonnardel (1954) | ta |
| **ROC** | MP | Test de réflexe d'orientation conditionné | Guyot / Floux (1972) | ta |
| **RP** | RF | Test des rondelles : habileté manuelle | Piorkowski (1934) | ti |
| **RPCG** | RD | Test de rapidité, précision et coup d'œil | Goguelin / Guyot (1957) | ti |
| **RTD** | DC | Test de repérage topologique | Lacert (1982) | tpc |
| **SCII** | CI | Test Strong (intérets professionnels) | Strong (1986) | ti |
| **SHE** | AT | Schéma corporel | Aufaure (1969) | mi |
| **SNB** | MP | Test : la sinusoïde (stabilité psychomotrice) | Bonnardel (1946) | ta |
| **TDP81** | DL | Test de dépistage des troubles du langage | Ferrand (1982) | ti |
| **TDG** | MP | Test : letourneur tridimensionnel | Goguelin (1957) | ta |
| **TECM** | XC | Test des capacités métacognitives | Pasquier (1981) | tpc |
| **TFCE** | EL | Test de français (niveau CE) | Pasquier | tpc |
| **TISS** | CI | Test d'intérêt des situations scolaires | Pasquier | tpc |
| **TLCP** | EL | Test de lecture (niveau CP) | Pasquier | tpc |
| **TLP** | DL | Test de langage | Pasquier | tpc |
| **TMB** | MP | Test des mobiles (perception mouvements) | Boppe (1961) | ta |
| **TMCE** | EM | Test de mathématique (niveau CE) | Pasquier (1981) | tpc |

| | | | | |
|---|---|---|---|---|
| **TMCP** | EM | Test de mathématique (niveau CP) | Pasquier (1981) | tpc |
| **TMZ** | EC | Tests musicaux pour jeunes enfants | Zénati (1981) | tpc |
| **TNM** | DI | Terman-Merril (niveau mental (QI)) | Cesselin (1951) | ti |
| **TOT** | MP | Test : le tourneur (dissociation des mouv.) | Lahy (1931) | ta |
| **TOUR** | DP | Test de latéralité manuelle | Royer (1965) | ti |
| **TP6** | EX | Test français et math. pour passage en 6$^{e}$ | Pasquier (1981) | tpc |
| **TPCP** | EL | Test prédictif pour CE | Pasquier | |
| **TPG** | RF | Test de technique pratique | Goguelin (1957) | tpc |
| **TPM** | RC | Test de promptitude mentale | Pacaud (1946) | tpc |
| **TPMP** | RC | Test de promptitude mentale et motrices | Pacaud | tpc |
| **TPS** | AP | Test projectif pour sportifs | Missoum (1977) | tpc |
| **TRAG** | RG | Test de raisonnement abstrait | Goguelin (1957) | tpc |
| **TRCG** | RG | Test de raisonnement concret | Goguelin | tpc |
| **TRT** | DL | Test de relations topologiques | Deltour (1978) | tpc |
| **TTCP** | WD | Test : le tachitoscope à projection | Guyot (1963) | ta |
| **TTCT** | WD | Test : le tachitoscope à 2 canaux | Fraisse (1963) | ta |
| **TT3CT** | WD | Test : le tachitoscope à 3 canaux | Lageard (de) (1963) | ta |
| **TVAP** | DL | Test de vocabulaire, actif/passif (3/5 ans) | Deltour (1978) | tpc |
| **TVAP2** | DL | Test de vocabulaire, actif/passif (5/8 ans) | Deltour | tpc |
| **TVITT** | CI | Test visuel d'interêts professionnels | Tetreau (1987) | ti |
| **V1.2** | RG | Test d'intelligence logique | Bonnardel (1942) | tpc |
| **VBP** | RV | Test de vocabulaire de base | Poisson (1972) | tpc |
| **VHDP** | MV | Test de perception/décision | Vom-Hofe (1980) | ta |
| **VHP** | RS | Test de représentation de l'espace | Baldy / Paterne (1981) | tpc |
| **VIM** | AP | Test du village imaginaire | Mucchielli (1971) | ti |
| **VMTV** | WB | Table antropométrique | Verdun (1972) | ma |

| | | | | |
|---|---|---|---|---|
| **VMPV** | WB | Prosopomètre vertical pour VMTV | Verdun | mi |
| **VMPC** | WB | Pied à coulisse pour VMTV | Verdun | mi |
| **VOCAK** | RV | Test de vocabulaire (bas niveau) | Boppe (1961) | tpc |
| **VOPCK** | RG | Test de raisonnement pour illétrés | Boppe | tpc |
| **VOSIK** | RG | Test de raisonnement (bas niveau) | Boppe | tpc |
| **VS** | WB | Test de vision stéréoscopique | Michotte (1938 | ta |
| **VTE** | WD | Test : le visiotest (examen de la vue) | Essilor (1976) | ta |
| **WAE** | AF | Test d'auto évaluation de la personnalité | Weinstein (1967) | tpc |
| **WBA** | AP | Test de dessins à compléter (caractériel) | Biedma / Wartegg (1988) | tpc |
| **WG** | RF | Test de raisonnement mécanique,(WGR) | Stenquist (1935) | ti |
| **WY** | RF | Test d'intelligence (bloc en 9 morceaux) | Wiggly (1943) | ti |
| **Y3T** | AF | Questionnaire de personnalité | Inetop (1981) | tpc |
| **YABS** | RG | Test d'abstraction spatiale et verbale (bac) | Inetop | tpc |
| **YAR** | RG | Test d'appréhension des relations (3$^{e}$ et -) | Inetop | tpc |
| **YBCR** | RX | Batterie composite de raisonnement | Inetop | tpc |
| **YC** | RG | Test de niveau d'intelligence générale | Inetop | tpc |
| **YCAN** | EC | Test de connaissance en anglais (3$^{e}$) | Inetop | tpc |
| **YCD6** | EX | Test de connaissances (début 6$^{e}$) | Inetop | tpc |
| **YCF** | EX | Test de calcul et de français (CM2) | Inetop (1981) | tpc |
| **YCN** | RG | Test de calcul numérique | Inetop | tpc |
| **YCPS** | EM | Test de calcul et de problèmes | Inetop | tpc |
| **YEA** | AF | Test d'anxiété | Inetop | tpc |
| **YECDL** | DI | Test de développement logique | Inetop | tpc |
| **YECM3** | EM | Test de connaissance en mathématiques | Inetop | tpc |
| **YEI** | AF | Test d'extraversion-introversion | Inetop | tpc |

| | | | | |
|---|---|---|---|---|
| **YE16** | AF | Questionnaires de personnalité | Inetop (1981) | tpc |
| **YG1** | RG | Test d'aptitudes littéraire et scientifique | Inetop | tpc |
| **YIA1(2) (3)** | RG | Test analytique de l'intelligence (3e et -) | Inetop | tpc |
| **YIC31** | RG | Test d'intelligence générale (32,4,42,5) | Inetop | tpc |
| **YICS** | EX | Test de calcul et de français (collège) | Inetop | tpc |
| **YIF** | EL | Test de connaissance en français (3e,2e,1e) | Inetop | tpc |
| **YIV** | RV | Test d'intelligence verbale | Inetop | tpc |
| **YL** | RV | Test littéraire (bac et +) | Inetop | tpc |
| **YLS** | EL | Test :compréhension en lecture silencieuse | Inetop (1981) | tpc |
| **YMIN1** | RV | Test de niveau verbal (niveau 2e) | Inetop (1981) | tpc |
| **YMIN2** | RV | Test de niveau verbal (niveau 1e) | Inetop | tpc |
| **YN3** | RN | Test composite numérique | Inetop | tpc |
| **YN4** | RN | Test composite numérique | Inetop | tpc |
| **YOR53** | RG | Test d'efficience intellectuelle (bac et +) | Inetop | tpc |
| **YPP3** | RF | Test de problèmes pratiques (3e et -) | Inetop | tpc |
| **YPV** | RV | Test de compréhension verbale (2e et +) | Inetop | tpc |
| **YQIA(M)** | CI | Test d'intérêts pour activités de loisirs | Inetop | tpc |
| **YQIA(F)** | CI | Test d'intérêts pour activités de loisirs | Inetop (1981) | tpc |
| **YQI** | CI | Test d'intérêts professionnels (G et F) | Inetop | tpc |
| **YQIM** | CI | Test d'intérêts professionnels | Inetop | tp |
| **YQIP** | CI | Test d'intérêts professionnel | Inetop | tpc |
| **YQIV** | CA | Test d'intérêts et de valeurs | Inetop | tpc |
| **YREAC** | RF | Test de raisonnement abstrait/concret (3e) | Inetop | tpc |
| **YRM** | EM | Test de raisonnement mathématique (6e/3e) | Inetop | tpc |
| **YRNV1** | RG | Test de raisonnement non verbal (bac) | Inetop | tpc |

| | | | | |
|---|---|---|---|---|
| **YRNV2** | RG | Test de raisonnemnt non verbal (bac) | Inetop | tpc |
| **YS** | RG | Test scientifique | Inetop (1981) | tpc |
| **YS3** | RS | Test composite d'aptitudes spatiales (3e) | Inetop | tpc |
| **YS4** | RS | Test composite d'aptitudes spatiales (4e) | Inetop | tpc |
| **YS5** | RS | Test composite d'aptitudes spatiales (5e) | Inetop | tpc |
| **YTAM** | EM | Test analytique de mathématique (CM2) | Inetop | tpc |
| **YTCL** | EC | Test de connaissance littéraire | Inetop | tpc |
| **YTOFA** | DI | Test des opérations formelles anagrammes | Inetop | tpc |
| **YTOFC** | DI | Test des opérations formelles combinatoires | Inetop | tpc |
| **YTOFL** | DI | Test des opérations formelles logiques | Inetop | pc |
| **YTOFP** | DI | Test des opérations formelles probabilités | Inetop | tpc |
| **YVRV** | Test composite verbale | Inetop | tpc | |
| **YVN5** | RN | Test d'aptitudes verbale et numérique | Inetop | tpc |
| **YXNI** | RG | Echelles de niveau intellectuel (primaire) | Inetop (1981) | tpc |
| **ZBIOF** | WB | Appareils de bioffedback (rétroaction) | USA (1985) | ma |

**PSYCHO-INFORMATIQUE**

**Batterie Factorielle Bonnardel (1994)**

| | |
|---|---|
| **BPI** | Note PI : (B53 – BV9 – BLS4) |
| **BV1** | Note V : (BV8 – BV50 – BV16) |
| **BV2** | Note V : (BV11 – BV51 – BV17) |
| **BEB1** | Note PI et Note V |
| **BCPM** | Note CPM célérité perceptive et mentale |
| **BCAOR** | Note CA + note OR ; facteur numérique + orthographe |
| **BGV1** | Intelligence et Note V : (BV12 – BV8 – BV16) |
| **BGV2** | Intelligence et Note V : (BV12 – BV11 – BV17) |
| **BRV1** | Intelligence + Note V + personnalité + motivation |
| **BCI** | Intelligence logique + DIC, + raisonnement |

**Batterie Factorielles d'Aptitudes**

Sphère cognitive (batteries factorielles et tests d'aptitudes)

| | |
|---|---|
| **BGA** | niveau 1 et 2 CAP à BAC) (1983) |
| **NV7** | niveau 1 (faible) (1995) |
| **NV6** | niveau 2 (CAP / BEP) (1995) |
| **NV5** | niveau 3 (BEP / BAC+2) (1995 |
| **GOJEK** | niveau 3 (BEP / BAC+2, technique) (1995) |
| **GOJOK** | niveau 3 (BEP / BAC+2, administratif) (1995) |
| **GOPEC** | niveau 4 (BAC+2 et plus) (1995 |
| **AERO** | niveau 4 (BAC+2 et plus) (1989) |
| **THAIL** | niveau 3 (BAC :population Thaïlandaise) (1986) |
| **HORN** | niveau 3 (BAC :population argentine) (1986) |

Sphère conative (batteries de tests pour l'orientation professionnelle ou scolaire)

| | |
|---|---|
| **PROJET 1** | EIG - intérêts – attitudes (niveau 2) (BEP) (1992) |
| **PROJET 2** | EIG - intérêts – attitudes (niveau 3) (BAC) (1992) |
| **BIVAP** | Intérêts - valeurs – attitudes (niveau 2) (BEP) (1977) |
| **BIVOP** | Intérêts - valeurs – attitudes (niveau 3) (BAC) (1977) |
| **PIBP** | Intérêts - comportements (niveau faible1) (CFI) |
| **FIMU** | Intérêts - motivation – attitudes (niveau 3) (BAC) |
| **EDAL** | Auto-évaluation – méthode de travail (niveau 2 (seconde / première)) |

Sphère affective (batteries et tests d'inventaire de personnalité)

| | |
|---|---|
| **ASMO2** | Personnalité – compréhension des comportements de vente |
| **QPC** | Personnalité – compréhension des situations de vente |
| **QIAV2** | Personnalité – style de management |
| **GIPX** | Les huit traits de personnalité (1962) |

Evaluation des connaissances

| | |
|---|---|
| **FGB2** | Evaluation des connaissances en français et anglais : niveau 2 (BAC) |
| **MPFA2** | Evaluation des connaissances en français et anglais : niveau 2 (BAC) |

**Les batteries omnisphères de Robert Simonnet (1995)**

(Efficience intellectuelle (TR), motivation / volonté (RSM), personnalité (RSP)

| | |
|---|---|
| **HONIS10** | TR10, RSM2, RSP1 - niveau 1 |
| **HONIS 1** | TR1, RSM1, RSP1 - niveau 2 (1987) |
| **HONIS 2** | TR2, RSM2, RSP1 - niveau 2 (1987) |
| **HONIS 3** | TR3, RSM2, RSP3 - niveau 2 (1987) |
| **HONIS 4** | TR4, RSM1, RSP1 - niveau 3 (1989) |
| **HONIS 6** | TR6, RSM1, RSP3 - niveau 3 (1989) |
| **HONIS 7** | TR7, RSM2, RSP3 - niveau 3 |
| **HONIS 8** | TR8, RSM1, RSP1 - niveau 4 |
| **HONIS 9** | TR9, RSM1, RSP1 - niveau 4 |
| **HONIS 11** | TR11, RSM2, RSP1 - niveau 4 |
| **EVACOM** | TR4, RSM2, RSP4 - niveau 3 |
| **STRATUS** | TR6, RSM1, RSP7 - niveau 3 |
| **GALAMUS** | TR8, RSM2, RSP1 - niveau 4 |
| **RIMA** | TR9, RSM1, RSP7 - niveau 4 (1991) |
| **EGC 22** | TR11, RSP1, RSP7 - niveau 4 (1988) |
| **EGC 33** | TR9, RSP3, RSP7 - niveau 4 (1988) |
| **AUPOL** | TR2, RSP2, QMA - niveau 2 |

| | |
|---|---|
| **START** | TR11, RSP1, RSP7 - niveau 4 (1991) |
| **FNAT** | TR3, RSP7, MPT1, MTP2, RSSTR, BOR18 - niveau 2 (1993) |
| **PUERI 1** | TR1, TD9, RSP7, QPROF (1989) |
| **PUERI 2** | TR2, RSP1, RSP7, QPROF (1989) |
| **PUERI 3** T | R3, RSP3, RSP7, QPROF (1989) |

**Les batteries omnisphères de Jacques Brémond**

(Efficience intellectuelle (TR), décision, volonté / motivation, personnalité (IP9)

| | |
|---|---|
| **AGF** | TR8, IP9, TD9, QMA (niveau 4) (1988) |
| **IPSO** | IP9, TD9, SGP (1989) |
| **IPSO2** | IP9, TD9, CSV, QMA, QIP (1989) |
| **IPSO3** | IP9, TD9, QMA |
| **IPSO4** | IP9, TD9, QMA, SGP |
| **GIPSO** | TR7, QMA, IP9, TD9 (niveau 3) |
| **GIPSO2** | TR7, QMA, IP9, TD9, EAE (niveau 3) |
| **GIPSO3** | TR7, QMA, IP9, TD9, RSM1 (niveau3) |
| **GIPSO4** | TR7, QMA, IP9, TD9, SGP (niveau 3) |
| **IROS1** | TR1, IP9, TD9, QMA (niveau 2) (1987) |
| **IROS2** | TR2, IP9, TD9, QMA (niveau 2) (1987) |
| **IROS3** | TR3, IP9, TD9, QMA (niveau 2) (1987) |
| **IROS4** | TR4, IP9, TD9, QMA (niveau 3) (1987) |

**VI - Index alphabétique des tests, par nom**

TEST (D'), (DE), (DES)

### B

**Batterie factorielle d'aptitudes (niveau bac et +)** (BFA) (RX) (tpc) Manzione (1970)
**Batterie factorielle d'aptitudes** (BFAX) (informatique) Manzione/Dilax (1992)
**Batterie factorielle d'aptitudes (niveau 3^e^ et -)** (BFAPC) (RX) (tpc) Manzione (1970)
**Batterie factorielle standard (niveau cadres)** (BFSB) (RX) (tpc) Bonnardel (1958)
**Batterie factorielle standard (niveau ouvrier)** (BFSA) (RX) (ta) Bonnardel (1958)
**Batterie factorielle : Note PI** (BBPI) (RG) (tpc) Bonnardel (1955)
**Batterie factorielle : Note V** (BBV) (RV) (tpc Bonnardel (1950)
**Batterie factorielle : Note CPM** (BBCPM) (RP) (tpc) Bonnardel (1956)
**Batterie factorielle : Note CA** (BBCA) (RN) (tpc) Bonnardel (1953)
**Batterie factorielle : Note OR** (BBOR) (EC) (tpc) Bonnardel (1951)
**Batterie factorielle : Note IPC** (BBIPC) (RF) (ti) Bonnardel (1952)
**Batterie factorielle : Note IPO** (BBIPO) (RF) (ti) Bonnardel (1952)
**Batterie factorielle : Note D** (DTB) (MD) (ti) Bonnardel (1955)
**Batterie factorielle : Note P** (BOS) (MP) (ta) Bonnardel (1990)
**Batterie factorielle : Note R** (BRCX) (PRG) (PPI) (MX) (ta) Bonnardel (1989)
**Batterie factorielle de sécurité** (BSB) (RX) (ta) Bonnardel (1964)
**Batterie fact. de sécurité (psycho-info)** (BSBPI) (RY) (ta) Bonnardel/Simonnet (1988)
**Batterie générale d'aptitudes** (BGA) (RX) (tpc) Gendre/Cardinet (1983)
**Batterie factorielle Bonnardel (psycho-informatique)** (1994)

BPI Note PI: (B53 – BV9 – BLS4)
BV1 Note V: (BV8 – BV50 – BV16)
BV2 Note V : (BV11 – BV51 – BV17)
BEB1 Note PI et Note V
BCPM Note CPM célérité perceptive et mentale
BCAOR Note CA + note OR ; facteur numérique + orthographe
BGV1 Intelligence et Note V : (BV12 – BV8 – BV16)
BGV2 Intelligence et Note V : (BV12 – BV11 – BV17)
BRV1 Intelligence + Note V + personnalité + motivation
BCI Intelligence logique + DIC,+ raisonnement

**Batteries factorielles d'aptitudes (psycho-informatiques)**
Sphére cognitives : batteries factorielles d'aptitudes
BGA niveau 1 et 2 (CAP à BAC) (1986)
NV7 niveau 1 (faible) (1985)
NV6 niveau 2 (CAP/BEP) (1985)
NV5 niveau 3 (BEP/BAC+2) (1985)
GOJEK niveau 3 (BEP/BAC+2, technique) (1985)
GOJOK niveau 3 (BEP/BAC+2, administratif) (1985)
GOPEC niveau 4 (BAC+2 et plus) (1985)
AERO niveau 4 (BAC+2 et plus) (1989)
THAIL niveau 3 (BAC : population Thaïlandaise) (1986)
HORN niveau 3 (BAC : population argentine) (1986)

Sphère conative : batteries de test d'orientations
PROJET 1 EIG – intérêts – attitudes : niveau 2 (BEP) (1992)
PROJET 2EIG – intérêts – attitudes : niveau 3 (BAC) (1992)
BIVAP Intérêts - valeurs – attitudes : niveau 2 (BEP) (1977)
BIVOP Intérêts – valeurs – attitudes : niveau 3 (BAC) (1977)
BIVEP Intérêts – valeurs – attitudes : niveau 3 (BAC et +) (1977)
PIBP Intérêts – comportements : niveau faible 1 (CFI)
FIMU Intérêts – motivation – attitudes : niveau 3 (BAC)
EDAL Auto-évaluation – méthode de travail : niveau 2 (seconde/première)

Sphère affective : batteries d'inventaire de personnalité :

| | |
|---|---|
| ASMO2 | Personnalité – compréhension des comportements de vente |
| QPC | Personnalité – compréhension des situations de vente |
| QIAV2 | Personnalité – style de management |
| GIPX | Les huit traits de personnalité (1962) |

Divers :

| | |
|---|---|
| FGB2 | Evaluation des connaissances en français et anglais : niveau 2 (BAC) (1989) |
| MPFA2 | Evaluation des connaissances en français/ anglais : niveau 2 (BAC) (1989) |
| SILIUS | Evaluation des capacités personnelles |

**Batteries omnisphères (psycho-infor), aptitudes, motivations, Personnalité :** Simonnet

| | |
|---|---|
| HONIS10 | TR10, RSM2, RSP1 - niveau 1 |
| HONIS 1 | TR1, RSM1, RSP1 - niveau 2 (1992) |
| HONIS 2 | TR2, RSM2, RSP1 - niveau 2 (1992) |
| HONIS 3 | TR3, RSM2, RSP3 - niveau 2 (1992) |
| HONIS 4 | TR4, RSM1, RSP1 - niveau 3 (1992) |
| HONIS 6 | TR6, RSM1, RSP3 - niveau 3 |
| HONIS 7 | TR7, RSM2, RSP3 - niveau 3 |
| HONIS 8 | TR8, RSM1, RSP1 - niveau 4 |
| HONIS 9 | TR9, RSM1, RSP1 - niveau 4 |
| HONIS 11 | TR11, RSM2, RSP1 - niveau 4 |
| EVACOM | TR4, RSM2, RSP4 - niveau 3 |
| STRATUS | TR6, RSM1, RSP7 - niveau 3 |
| GALAMUS | TR8, RSM2, RSP1 - niveau 4 |
| RIMA | TR9, RSM1, RSP7 - niveau 4 (1991) |
| EGC 22 | TR11, RSP1, RSP7 - niveau 4 (1988) |
| EGC 33 | TR9, RSP3, RSP7 - niveau 4 (1988) |
| AUPOL | TR2, RSP2, QMA - niveau 2 |
| START | TR11, RSP1, RSP7 - niveau 4 (1990) |
| FNAT | TR3, RSP7, MPT1, MTP2, RSSTR, BOR18 - niveau 2 (1993) |
| PUERI 1 | TR1, TD9, RSP7, QPROF (1989) |
| PUERI 2 | TR2, RSP1, RSP7, QPROF (1989) |
| PUERI 3 | TR3, RSP3, RSP7, QPROF (1989) |

**Batteries omnisphères (psycho-infomatique):** Brémond/Simonnet

| | |
|---|---|
| IPSO | IP9, TD9, SGP (1989) |
| IPSO2 | IP9, TD9, CSV, QMA, QIP (1989) |
| IPSO3 | IP9, TD9, QMA |
| IPSO4 | IP9, TD9, QMA, SGP |
| GIPSO T | R7, QMA, IP9, TD9 (niveau 3) |
| GIPSO2 | TR7, QMA, IP9, TD9, EAE (niveau 3) |
| GIPSO3 | TR7, QMA, IP9, TD9, RSM1 (niveau3) |
| GIPSO4 | TR7, QMA, IP9, TD9, SGP (niveau 3) |
| IROS1 | TR1, IP9, TD9, QMA (niveau 2) (1987) |
| IROS2 | TR2, IP9, TD9, QMA (niveau 2) (1987) |
| IROS3 | TR3, IP9, TD9, QMA (niveau 2) (1987) |
| IROS4 | TR4, IP9, TD9, QMA (niveau 3) (1987) |
| IROS6 | TR6, IP9, TD9, QMA (niveau 3) (1987) |
| AGF | TR8, IP9, TD9, QMA (niveau 4) (1988) |

**Batterie composite de raisonnement** (YBCR) (RX) (tpc) Inetop (1981)
**Batterie de lecture (BL)** (INZ2) (EL) (tpc) Inizan (1980)

**Batterie prédictive de lecture (BP)** (INZ1) (EL) (tpc) Inizan (1980)
**Batterie Minitel XTESTS** Simonnet (1986)
**Batterie Minitel ORI** Simonnet (1986)
**Batterie : sélection pour aveugles** (BAX) (MX) (ti) Xydias (1972)
**Barrage de chiffres** (BCP) (RQ) (tpc) Pacaud (19846)
**Barrage d'un signe** (BAZS) (MP) (tpc) Zazzo (1947)
**Barrage de deux signes** (BAZN) (MP) (tpc) Zazzo (1947)
**Bilan de calcul chez l'enfant** (MATMA) (EM) (tpc) Desrochettes (1979)
**Bilan psychomoteur** (JBPS) (DP) (ti) Signonney (1986)

C

**Calcul et français (niveau CM2)** (YCF) (EX) (tpc) Inetop (1981)
**Calcul et problèmes** (YCPS) (EM) (tpc) Inetop (1981)
**Calcul numérique** (YCN) (RN) (tpc) Inetop (1981)
**Capacités métacognitives** (TECM) (XC) (tpc) Pasquier (1981)
**Célérité perceptive et mentale** (BV4/CPM1) (RV) (tpc) Bonnardel (1956)
**Célérité perceptive et mentale** (BG3/CPM2) (RP) (tpc) Bonnardel (1956)
**Célérité perceptive et mentale** (BG9/CPM3) (RP) (tpc) Bonnardel (1956)
**Célérité perceptive et mentale** (BG10/CPM4) (RP) (tpc) Bonnardel (1956)
**Célérité perceptive et mentale** (B2C/CPM5) (RP) (tp) Bonnardel (1956)
**Célérité perceptive et mentale** (BCV/CPM6) (RP) (tpc) Bonnardel (1956)
**Choix des définitions** (7R02) (RV) (tpc) Rey (1980)
**Chronoscope, temps de réaction simple** (CCRS) (MV) (ta) d'Arsonval (1929)
**Chronoscope, temps de réaction de choix** (CCRX) (MV) (ta) Guyot G. (1939)
**Combinaison de lettres suivant une loi** (7R11) (RG) (tpc) Rey (1980)
**Commentaires de graphiques** (QCG) (RG) (tpc) Inetop (1981)
**Composite numérique** (YN3) (RV) (tpc) Inetop (1981)
**Composite numérique** (YN4) (RV) (tpc) Inetop (1981)
**Composite d'aptitudes verbales** (YV) (RV) (tpc) Inetop (1981)
**Composite d'intelligence générale** (YIC31) (RG) (tpc) Inetop (1981)
**Composite d'aptitudes spatiales** (YS4) (RS) (tpc) Inetop (1981)
**Composite d'aptitudes spatiales** (YS5) (RS) (tpc) Inetop (1981)
**Compréhension d'ordres** (1R11) (RG) (tpc) Rey (1980)
**Compréhension de phrases** (7R18) (RV) (tpc) Rey (1980)
**Compréhension de vocabulaire** (BV8) (RV) (tpc) Bonnardel (1950)
**Compréhension de vocabulaire** (BV11) (RV) (tpc) Bonnardel (1950)
**Compréhension verbale** (BV50) (RV) (tpc) Bonnardel (1950)
**Compréhension verbale** (BV51) (RV) (tpc) Bonnardel (1950)
**Compréhension verbale** (BV16) (RV) (tpc) Bonnardel (1950)
**Compréhension verbale** (BV17) (RV) (tpc) Bonnardel (1950)
**Compréhension verbale** (YPV) (RV) (tpc) Inetop (1981)
**Conduite automobile** (QCP) (AF) Parenti (1970)
**Connaissances en anglais (niv. $3^{e}$)** (YCAN) (EC) (tpc) Inetop (1981)
**Connaissances en anglais (niv. $2^{e}$ et $1^{e}$)** (MASA) (EC) (tpc) Hays (1974)
**Connaissances en français (niv. $1^{e}$, $2^{e}$)** (MAFI) (EC) (tpc) Mounaix (1974)
**Connaissances en français (niv. $2^{e}$, $3^{e}$)** (MAFO) (EC) (tpc) Mounaix (1974)
**Connaissances en français (niv. $3^{e}$, $4^{e}$)** (MAFU) (EC) (tpc) Mounaix (1974)
**Connaissance en français (niv. $3^{e}$,$2^{e}$, $1^{e}$)** (YIF) (EL) (tpc) Inetop (1981)
**Connaissances en français et en calcul** (YICS) (EX) (tpc) Inetop (1981°
**Connaissances en français, grammaire et calcul ($6^{e}$)** (YCD6) (EX) (tpc) Inetop (1981)
**Connaissances en français** (CE) (TFCE) ((EL) (tpc) Pasquier (1981)

**Connaissances en dessin industriel** (CEA) (EC) (tpc) Mortevielle (1964)
**Connaissances en électricité** (CDI) (EC) (tpc) Mortevielle (1964)
**Connaissances en hydraulique** (CHF) (EC) (tpc) Formilor (1969)
**Connaissance en mathématiques** (CE) (TMCE) (EM) (tpc) Pasquier (1981)
**Connaissance en mathématiques** (NBM) (EM) (tpc) Ravard (1980)
**Connaissances en mathématiques** (CP) (TMCP) (EP) (tpc) Pasquier (1981)
**Connaissances en mathématiques** (CM2) (YECM3) (EM) (tpc) Inetop (1981)
**Connaissances en mathématiques (ts niveaux)** (MAT) (EC) (tpc) Xydias (1960)
**Connaissances en cours préparatoire** (CPCM) (EX) (tpc) Maury (1960)
**Connaissances en mécanique**(DCTA) (EC) (tpc) Alquier (1959)
**Connaissances littéraires** (YTCL) (EC) (tpc) Inetop (1981)
**Contes** (1KTCR) (AP) (tpc) Royer (1965)
**Coordination des mouvements : OMEGA** (OMB) (MP) (ta) Bonnardel (1946)
**Coordination bi-manuelle en rythme imposé** (B19DL) (MP) (ta) Bonnardel (1946)
**Créativité** (ECM) (RC) (tpc) Meunier (1972)
**Cubes B101 d'intelligence concrète de Bonnardel** (B101) (RF) (ti) (1952)
**Cubes B20 d'intelligence concrète de Bonnardel** (B20) (RF) (ti) (1952)
**Cubes de kohs** (KO) (DI) (ti) Kohs (1932)
**Cubes de kohs tactiles pour aveugles** (KOAV) (RF) (ti) Ohwaki (1969)
**Cybernomètre** (CYB) (DC) (ta) Lambert (1972)

**D**

**Décision vocationnelle** (QDF) (CA) (tpc) Forner (1985)
**Dépistage des déficients visuels** (DDV) (WD) (tpc) Masset (1975)
**Dépistage précoce des troubles du langage** (TDP81) (DL) (tpc) Ferrand (1982)
**Dessins à compléter** (WBA) (AP) (tpc) Biedema (1990)
**Dessin d'un bonhomme** (GOO) (AP) (tpc) Goodenough (1974)
**Dessin d'une maison** (1KTDM) (AP) (tpc) Royer (1965)
**Dessin d'une personne** (1KDPA) (AP) (tpc) Abraham (1976)
**Détection des dyslexies : ANALEC** (INZ4) ((EL) (tpc) Inizan (1980)
**Développement logique des enfants (4 à 6 ans)** (HTC) (DI) (ti) Mariel (1972)
**Développement logique** (YECDL) (DI) (tpc) Inetop (1981)
**Développement moteur** (OZ) (MP) (ti) Ozeretski/Zazzo (1947)
**Développement mental (QI) : (population africaine)** (DMAC) (DI) (ti) Cesselin (1951)
**Développement psychologique de la première enfance** (BL) (DP) (ti) Brunet/Lezine (1953)
**Discrimination des signes orientés G et D** (7R12) ((RS) (tpc) Rey (1980)
**Discrimination droite/gauche des mains** (4R02) (RS) (tpc) Rey (1980)
**Discrimination phonémique** (EDP48) (DL) (tpc) Deltour (1978)
**Dissociation des mouvements** (DM) (MP) (ta) Guyot (1963)
**Disques** (BOD) (RF) (ti) Bonnardel (1952)
**Disques** (DW) (MD) (ti) Walter (1933)
**Dextérité manuelle** (DTB) (MD) (ti) Bonnardel (1946)
**Dextérité** (DX) (MD) (ti) Moede (1933)
**Double labyrinthe** (B19DL) (MP) (ta) Bonnardel (1946)
**Drapeaux** (1R14) (RG) (tpc) Rey (1980)
**Dynamographe** (DE) (MP) (ta) Lahy (1929)

**E**

**Evaluation de la débilité mentale** (KLT) (DI) (ti) Laurent/Kettler (1970)
**Evaluation des acquis préscolaires** (NBB) (ES) (tpc) Ravard (1980)

**Evaluation des aptitudes : agents administratifs** (AGAD) (RX) (tpc) Kouteynikoff (1978)
**Evaluation des aptitudes aux emplois de bureau** (BUR1) (RX) (tpc) Duchapt (1959)
**Evaluation des aptitudes aux emplois de bureau** (BUR2) (RX) (tpc) Duchapt (1959)
**Evaluation des aides à l'enfant** (GOLIF) (AP) (tpc) Guillarmé (1987)
**Evaluation du savoir lire** (NBA) (EL) (tpc) Ravard (1980)
**Evaluation des aptitudes syntaxiques** (NSST) (DL) (tpc) Chevrie-Muller (1975)
**Evaluation du caractère de l'enfant** (FCB) (DC) (ti) Balleguier (1979)
**Echelle d'admission en CE et de niveau mental** (EACE) (ES/DI) (tpc) Ravard (1980)
**Echelle d'évaluation de l'aphasie** (HDAE), (DL) (tpc) Mazaux (1983)
**Echelle d'évaluation de l'autisme** (CARS) (AT) (tpc) Rogé (1990)
**Echelles d'évaluation des comportements** (1KEEC) (AT) (tpc) Cottraux (1983)
**Echelle de développement cognitif de l'enfant** (EPC) (DI) (ti) Chevrie-Muller (1975)
**Echelle de développement de la pensée logique** (EPL) (DI) (ti) Piaget/Longeot (1971)
**Echelle de quotient scolaire** (EQS64) (ES) (tpc) Bourdier (1957)
**Echelles différentielles d'efficience intellectuelle** (EDEI) (DI) (ti) Perron-Borelli (1973)
**Echelle de l'intelligence (QI)** (BS) (DI) (tpc) Binet/Simon (1948)
**Echelle métrique de l'intelligence (QI)** (NEMI) (DI) (tpc) Zazzo (1964)
**Echelle optométrique** (EO) (WD) (tpc) Bonnardel (1936)
**Ecriture en miroir** (4R04) (RS) (tpc) Rey (1980)
**Efficience intel. Non-verbale (opérations, rébus)** (YOR53) (RG) (tpc) Inetop (1981)
**Egalités algébriques** (1R18) (RN) (tpc) Rey (1980)
**Elimination de 2 données verbales sur 5** (1R04) (RV) (tpc) Rey (1980)
**Encastrement** (DB) (RF) (ti) Dearborn (1932)
**Evaluation autistique** (ECA) (AT) (tpc) Barthélémy (1976)
**Examen psychologique de l'enfant** (BAZ) (AF/DM) (tpc) Zazzo (1947)

## F

**Facteur F (aisance face à la vie)** (CAF) (AF) (tpc) Chauffard/Cattel (1945)
**Figures lacunaires** (9R01) (RS) (tpc) Rey (1980)
**Figures à compléter** ((2R04) ((RS) (tpc) Rey (1980)
**Fil de fer (habileté manuelle)** (FFGO) (MD) (ti) Goguelin (1957)
**Fixation de position** (3R01) (RS) (tpc) Rey (1980)
**Fractions de surface** (7R03) (RN) (tpc) Rey (1980)

## G

**Graphique d'organisation perceptive** (BAZ04) (DM) (tpc) Zazzo (1947)
**Grecque** (GQB) (MP) (ta) Bonnardel (1953)
**Grille d'analyse du comportement** (GAC) (A) (tpc) Hontarrède (1973)

## H

**Habileté digitale et manuelle** (BGACR) (MD) (ti) Gendre (1962)
**Habileté digitale** (BAZ09) (MD) (tpc) Zazzo (1947)
**Habileté manuelle** (HM) (DM) (ti) Heuyer/Baille (1937)
**Histoire d'une gomme (personnalité)** (GOMM) (AP) (tpc) Guillarmé (1987)

## I

**Identification des formes par la palpation** (4R03) (DL) (ti) Rey (1980)
**Ikonia : intelligence** (IKA) (RG) (tpc) (Pire) (1962)

**Imitation de gestes** (IG) (DP) (tpc) Lezine (1953)
**Inadaptation scolaire** (PRUD) (ES) (tpc) Prudhommeau (1969)
**Intelligence** (FGS) (RG) (tpc) Spearman (1976)
**Intelligence** (YG1) (RG) (tpc) Inetop (1981)
**Intelligence** (YIC31) (RG) (tpc) Inetop (1981)
**Intelligence** (MGM) (RG) (tpc) Pire (1962)
**Intelligence (analphabète)** (VOPCK) (RG) (tpc) Boppe (1961)
**Intelligence analytique** (IM) (RG) (tpc) Meili (1955)
**Intelligence concrète, le bloc puzzle** (LBP1) (RF) (ti) Laborde (1976)
**Intelligence concrète** (PIG) (RF) (ti) Goguelin (1957)
**Intelligence concrète** (PIGC) (RF) (tpc) Goguelin (1957)
**Intelligence concrète (des leviers)** (LV) (RF) (ti) Meili (1955)
**Intelligence pratique (mosaïques)** (G52) (RF) (ti) Morin J. (1961)
**Intelligence pratique (Bloc en 9 morceaux)** (WY) (RF) (ti) Wiggly (1943)
**Intelligence pratique** (ICG) (RF) (ti) Goguelin (1957)
**Intelligence générale** (CSC) (RG) (tpc) Pire (1962)
**Intelligence générale** (L61) (RG) (tpc) Andrey (1956)
**Intelligence logique** (IL) (RG) (tpc) Lahy (1937)
**Intelligence (raisonnement abstrait)** (B53) (RG) (tpc) Bonnardel (1955)
**Intelligence (raisonnement inductif)** (BLS4) (RG) (tpc) Bonnardel (1955)
**Intelligence (raisonnement logique)** (BV9) (RG) (tpc) Bonnardel (1955)
**Intelligence (raisonnement général)** (V1.2) (RG) (tpc) Bonnardel (1942)
**Intelligence (raisonnement éduct. corrélats)** (BV12) (RG) (tpc) Bonnardel (1950)
**Intelligence (raisonnement concret)** (B101) (RF) (ti) Bonnardel (1952)
**Intelligence (raisonnement concret)** (B20) (RF) (ti) Bonnardel (1952)
**Intelligence (raisonnement mécanique)** (BOD) (RF) (ti) Bonnardel (1952)
**Intelligence (raison. pratique, représentation spatiale)** (B22) (RS) (ti) Bonnardel (1952)
**Intelligence (raison. pratique, perception spatiale)** (B3132) (RS) Bonnardel (1952)
**Intelligence (raison. pratique, structuration spatiale)** (B43) (RS) (ti) Bonnardel (1952)
**Intelligence verbale** (YIV) (RV) (tpc) Inetop (1981)
**Intérêts pour les situations scolaires** (TISS) (CI) (tpc) Pasquier (1981)
**Intérêts pour les activités de loisirs (masculin)** (YQIAM) (CI (tpc) Inetop (1981)
**Intérêts pour les activités de loisirs (féminin)** (YQIAF) (CI) (tpc) Inetop (1981)
**Intérêts professionnels (G et F)** (YQI) (CI) (tpc) Inetop (1981)
**Intérêts professionnels** (YQIM) (CI) (tpc) Inetop (1981)
**Intérêts professionnels** (YQIP) (CI) (tpc) Inetop (1981)
**Intérêts et valeurs** (YQIV) (CI, CA) (tpc) Inetop (1981)
**Intérêts professionnels** (IRM) (CI) (tpc) Rottwell/Miller (1990)
**Intérêts professionnels** (IRMR) (CI) (tpc) Bernaud/Priou (1990)
**Intérêts professionnels** (MAIP) (CI) (tpc) Manzione (1970)
**Intérêts et motivations par l'image** (GPJ) (CI, CM) (tpc) Giest (1990)
**Interprétation de dessins (dévelop. Psycho.)** (9REY) (DI) (tpc) Rey (1980)
**Inventaire de motivation** (FIVA2) (CM) (tpc) Francès (1985)
**Inventaire de satisfaction** (FIVA1) (CM) (tpc) Francès (1985)
**Inventaire personnel de Holland** (IPH) (CI) (tpc) Dupont (1977)
**Investigation clinique en psychogérontologie** (ICEP) (AT) tpc) Sudres (1988)

### L

**La pipe et le rat : niveau de lecture** (LIREL) (EL) (tpc) Lefavrais (1977)
**Langage** (TLP) (DL) (tpc) Pasquier (1981)
**Latéralité et motricité manuelle** (TOUR) (DP) (ti) Royer (1965)

**Lecture pour cours préparatoire** (TLPC) (EL) (tpc) Pasquier (1981)
**Lecture silencieuse** (YLS) (EL) (tpc) Inetop (1981)
**Lignes enchevêtrées** (7R13) (RQ) (tpc) Rey (1980)
**Littéraire** (YL) (RV) (tpc) Inetop (1981)
**Logique de classe** (1R15) (R(tpc) Rey (1980)

M

**Maîtrise de l'attention (pilotes)** (PSP-PRG-PPI) (MV) (ta) Brémond (1991)
**Matrice pour le soi de l'enseignant** (MISPE) (AT) (tpc) Abraham (1976)
**Matrix intra et inter individuel** (MIPG) (AT) (tpc) Abraham (1976)
**Mémoire auditive** (NCF) (RM) (tpc) Royer (1965)
**Mémoire de 30 figures à compléter (série A)** (3R11) (RM) (tpc) Rey (1980)
**Mémoire de 30 figures à compléter (série B)** (3R14) (RM) (tpc) Rey (1980)
**Mémoire du récit** (MRG) (RM) (tpc) Goguelin (1957)
**Mémoire et attention** (ES) (RM, RQ) (tpc) Lahy (1938)
**Mémoire et attention** (MTPA) (RM, RQ) (tpc) Pacaud (1946)
**Mémoire topographique** (MTP) (RM) (tpc) Pacaud (1946)
**Mémorisation de 15 signes en 5 répétitions** (3R07) (RM) (tpc) Rey (1980)
**Mémorisation de 15 signes graphiques** (3R09) (RM) (tpc) Rey (1980)
**Mémorisation de 20 signes graphiques** (3R05) (RM) (tpc) Rey (1980)
**Mémorisation en 4 répétitions d'un complexe** (3R10) (RM) (tpc) Rey (1980)
**Mémorisation visuelle** (KIM) (RM) (ti) Carrard (1941)
**Mexicain** (LMB) (MP) (ta) Bonnardel (1953)
**Mobiles** (TMB) (MP) (ta) Boppe (1961)
**Motivation à l'action** (QMA) (CM) (tpc) Aubret (1981)
**Motivation à la réussite** (QMF) (CM) (tpc) Forner (1985)
**Motricité faciale** (BAZ01) (MP) (tpc) Zazzo (1947)
**Musicaux pour jeunes enfants** (TMZ) (EC) (ti) Zenatti (1981)

N

**Niveau d'automatisation en calcul mental** (5R19) (EM) (tpc) Rey (1980)
**Niveau de développement mental** (EACE2) (DI) (tpc) Ravard (1980)
**Niveau en mathématiques** (AME) (EM) (tpc) Aufaure (1969)
**Niveau intellectuel** (YXNI) (RG) (tpc) Inetop (1981)
**Niveau d'intelligence générale** (YC) (RG) (tpc) Inetop (1981)
**Niveau mental (dessin, lecture)** (EDL) (DI) (tpc) Bourdicr (1957)
**Niveau verbal (niv. Seconde)** (YMIN1) (RV) (tpc) Inetop (1981)
**Niveau verbal (niv. Première)** (YMIN2) (RV) (tpc) Inetop (1981)

O

**Oméga: coord. des mouvements** (OMB) (MP) (ta) Bonnardel (1946)
**Opérations formelles anagrammes** (YTOFA) (DI) (tpc) Inetop (1981)
**Opérations formelles combinatoires** (YTOFC) (DI) (tpc) Inetop (1981)
**Opérations formelles logiques des propositions** (YTOFL) (DI) (tpc) Inetop (1981)
**Opérations formelles de probabilités** (YTOFP) (DI) (tpc) Inetop (1981)
**Orientation spatiale droite/gauche** (BAZ10) (RP) (tpc) Zazzo (1947)
**Orthographe** (MBRUP) (EC) (tpc) Simon (1966)
**Orthographe (sémantique)** (BOR18) (EC) (tpc) Bonnardel (1951)
**Orthographe (règles grammaticales)** (BOR19) (EC) (tpc) Bonnardel (1951)

**Orthographe et lecture** (ORLEC) (EX) (tpc) Beaumont (1979)

P

**Partage des longueurs** (2R07) (RS) (tpc) Rey (1980)
**Passage en sixième** (TP6) (EX) (tpc) Pasquier (1981)
**Perception de volumes** (2R13) (RP) (tpc) Rey (1980)
**Perception et décision** (VHDP) MV) (ta) Vom hofe (1980)
**Personnalité** (QSS) (AF) (tpc) Samper (1949)
**Personnalité (extraversion/introversion)** (YE16) (AF) (tpc) Inetop (1981)
**Personnalité (extraversion /introversion)** (YEI) (AF) (tpc) Inetop (1981)
**Personnalité (intro. extra. tend. név.)** (Y3T) (AF) (tpc) Inetop (1981)
**Phrases en désordre** (PDG) (RG) (tpc) Goguelin (1957)
**Polyréactiographe** (PRG) (MX) (ta) Simonnet/Guyot (1971)
**Poly-psycho-informatique** (PPI) (MY) (ta) Simonnet (1988)
**Prédictif pour CP** (TPCP) (EL) (tpc) Pasquier (1981)
**Problèmes logico-verbaux** (7R17) (RV) (tpc) Rey (1980)
**Problèmes pratiques** (YPP3) (RF) (tpc) Inetop (1981)
**Progressions graphiques** (7R05) (RS) (tpc) Rey (1980)
**Progressive matrices (couleur)** (PM47/PMC) (RG) (tpc) Raven (1949)
**Progressive matrices (standard)** (PM38/PMS) (RG) (tpc) Raven (1949)
**Progressive matrices (advanced)** (PMA) (RG) (tpc) Raven (1949)
**Projectif pour personnes âgées** (LMPA) (AP) (tpc) Missoum (1977)
**Projectif pour sportifs** (TPS) (AP) (tpc Missoum (1977)
**Promptitude mentale** (TPM) (RC) (tpc) Pacaud (1946)
**Promptitude mentale** (TPMP) (RC) (tpc) Pacaud (1946)
**Psychorater (personnalité)** (PSY) (AF) (tpc) Laurent (1970)

Q

**Quotient scolaire (échelle)** (EQS64) (ES) (tpc) Bourdier (1957)

R

**Raisonnement abstrait** (TRCG) (RF) (tpc) Goguelin (1957)
**Raisonnement concret** (TRAG) (RA) (tpc) Goguelin (1957)
**Raisonnement sur séries numériques** (KR34) (RG) (tpc) Kouteynikoff (1978)
**Raisonnement non verbal** (KR26) (RG) (tpc) Kouteynikoff (1978)
**Raisonnement à support verbal** (KV 15) (RV) (tpc) Kouteynikoff (1978)
**Raisonnement à support verbal** (KV32) (RV) (tpc) Kouteynikoff (1978)
**Raisonnement à support verbal** (KV42) (RV) (tpc) Kouteynikoff (1978)
**Raisonnement à support verbal** (KV43) (RV) (tpc) Kouteynikoff (1978)
**Raisonnement à support verbal** (KV51) (RV) (tpc) Kouteynikoff (1978)
**Raisonnement à support verbal** (KV530) (RV) (tpc) Kouteynikoff (1978)
**Raisonnement à support verbal** (KV550) (RV) (tpc) Kouteynikoff (1978)
**Raisonnement à support de fluidité verbale** (KW) (RV) (tpc) Kouteynikoff (1978)
**Raisonnement à support perceptif** (KSC12) (RP) (tpc) Kouteynikoff (1978)
**Raisonnement à support perceptif** (KC13) (RP) (tpc) Kouteynikoff (1978)
**Raisonnement à support spatial** (KS22) (RS) (tpc) Kouteynikoff (1978)
**Raisonnement inductif** (NK111) (RG) (tpc) Klingebiel (1958)
**Raisonnement inductif** (NK112) (RG) (tpc) Klingebiel (1958)
**Raisonnement inductif** (NK141) (RG) (tpc) Klingebiel (1958)

**Raisonnement inductif** (NK142) (RG) (tpc) Klingebiel (1958)
**Raisonnement inductif** (NK181) (RG) (tpc) Klingebiel (1958)
**Raisonnement mathématique** (YRM) (EM) (tpc) Inetop (1981)
**Raisonnement non verbal** (YRNV1) (RG) (tpc) Inetop (1981)
**Raisonnement non verbal** (YRNV2) (R2) (tpc) Inetop (1981)
**Raisonnement abstrait et concret** (YREAC) (RF, RG) (tpc) Inetop (1981)
**Raisonnement mécanique** (WG, WGR) (RF) (ti) Stenquist (1935)
**Raisonnement numérique** (CA1A/BAD15) (RN) (tpc) Bonnardel (1953)
**Raisonnement numérique** (CA2M/ BMU16) (RN) (tpc) Bonnardel (1953)
**Raisonnement numérique** (CA3P/BPB17) (RN) (tpc) Bonnardel (1953)
**Raisonnement verbal et numérique** (BVR6) (RG, RV) (tpc) Baert (1966)
**Raisonnement verbal et numérique** (CM2A) (RG, RV) (tpc) Baert (1966)
**Raisonnement verbal et numérique** (CM2B) (RG, RV) (tpc) Baert (1966)
**Rapidité de dénombrement de points** (9R02) (RC) (tpc) Rey (1980)
**Rapidité, Précision, Coup d'œil** (RPCG) (MX) (ti) Goguelin (1957)
**Réactions complexes (vigilance)** (RCB) (MV) (ta) Bonnardel (1954)
**Réactions complexes et temps de réaction** (BRCX) (MV) (ta) Bonnardel (1989)
**Réflexe d'orientation conditionné** (ROC) (MP) (ta) Guyot-Floux (1972)
**Relations de déplacement** (7R06) (RS) (tpc) Rey (1980)
**Relations parents/enfants** (QRPE) (AF) (tpc) Bastin (1961)
**Relations topologiques** (TRT) (DL) (tpc) Deltour (1978)
**Repérage topologique et directionnel** (RTD) (DC) (tpc) Lacert (1982)
**Repérage numérique** (B2C/CPM) (RP) (tpc) Bonnardel (1956)
**Repérage verbal** (BCV/CPM) (RP) (tpc) Bonnardel (1956)
**Repérage de figures** (BG3/CPM) (RP) (tpc) Bonnardel (1956)
**Repérage de figures** (BG9/CPM) (RP) (tpc) Bonnardel (1956)
**Repérage de signes** (BG10/CPM) (RP) (tpc) Bonnardel (1956)
**Repérage de synonymes** (BV4/CPM) (RP) (tpc) Bonnardel (1956)
**Représentation de l'espace** (VHP) (RS) tpc) Baldy/Paterne (1981)
**Résistance à la monotonie (Pointage)** (PTD) (MP) (ta) Lahy (1930)
**Ressemblance entre 3 données verbales** (1R01) (RV) (tpc) Rey (1980)
**Rondelles de Piorkowski** (RP) (RF, MD) (ti) Piorkowski (1934)
**Rotation d'une figure** (2R10) (RS) (tpc) Rey (1980)
**Rythme (trois)** (BAZ03) (MP) (tpc) Zazzo (1947)

## S

**Scientifique** (YS) (RG) (tpc) Inetop (1981)
**Scolaire** (EDLTS) (ES) (tpc) Bourdier (1957)
**Ségrégation, lexique de mots superposés** (7R14) (RV) (tpc) Rey (1980)
**Sélection des pilotes, maîtrise de l'attention** (PSP) (MV) (ta) Brémond (1991)
**Sélection des pilotes** (CMP) (MP) (ta) Placidi (1962)
**Sériation de poids et grandeurs** (1R12) (RS) (tpc) Rey (1980)
**Séries composées (intelligence)** (CST) (RG) (tpc) Morisby (1975)
**Séries de problèmes** (1R19) (RN) (tpc) Rey (1980)
**Séries d'images pour analphabète** (VOSIK) (RG) (tpc) Boppe (1961)
**Schéma corporel** (SHE) (AT) (ti) Aufaure (1969)
**Signes et égalités arithmétiques** (1R17) (RN) (tpc) Rey (1980)
**Sinusoïde (stabilité psychomotrice)** (SNB) (MP) (ti) Bonnardel (1946)
**Sonore** (GBS) (AP) (ti) Boissier (1967)
**Spatial** (YS3) (RS) (tpc) Inetop (1981)
**Spatial (représentation)** (B22) (RS) (ti) Bonnardel (1952)

**Spatial (perception)** (B3132) (RS) (ti) Bonnardel (1952)
**Spatial (structuration)** (B43) (RS) (ti) Bonnardel (1952)
**Stabilité psychomotrice** (SNB) (MP) (ta) Bonnardel (1946)
**Strong (intérêts professionnels)** (SCII) (CI) (tpc) Strong (1986)
**Structures arithmétiques** (7R07) (RN) (tpc) Rey (1980)
**Style moteur** (BAZ08) (MP) (tpc) Zazzo (1947)
**Syncinésies et de motricité digitale** (BAZ02) (MP) (tpc) Zazzo (1947)

**T**

**Tachytoscope à deux canaux** (TTCT) (WD) (ta) Fraisse (1963)
**Tachytoscope à trois canaux** (TT3CT) (WD) (ta) Lageard (dc) (1963)
**Tachytoscope à projection** (TTCP) (WD) (ta) Guyot (1963)
**Technique pratique** (TPG) (RF) tcp Goguelin (1957)
**Tendances psychologiques** (QWO) (AF) Heuyer/Courthial (1963)
**Terman-Merril (développement mental)** (TNM) (DI) (ti) Cesselin (1951)
**Textes lacunaires** (1R07) (RG) (tpc) Rey (1980)
**Tourneur tridimensionnel** (TDG) (MP) (ta) Goguelin (1957)
**Tourneur** (TOT) (MP) (ta) Lahy (1931)
**Traçage puis mouvements conjugés** (TR puis MCL) (MP) (ta) Lahy (1931)
**Troubles de la mémoire (PRM)** (9R06) (RM) (tpc) Rey (1980)

**V**

**Valeurs professionnelles** (IVP) (CA) (tpc) Pemartin (1973)
**Vigilance** (RCB ou BRCX ou PRG ou PPI + B19DL) (MX) (ta) Bonnardel (1988)
**Village imaginaire** (VIM) (AP) (ti) Mucchielli (1975)
**Vision stéréoscopique** (VS) (WB) (ta) Michotte (1938)
**Visiotest** (VTE) (WD) (ta) Essilor (1976)
**Visuel d'intérêts** (TVITT) (CI) (ti) Tétreau (1987)
**Vitrail : évaluation de la personnalité** (FVQP) (AF) (tpc) Morin G. (1978)
**Vivacité de raisonnement numérique** (CA1/ADD15) (RN) (tpc) Bonnardel (1953)
**Vivacité de raisonnement numérique** (CA2 /BMU16) (RN) (tpc) Bonnardel (1953)
**Vivacité de raisonnement numérique** (CA3 /PB17) (RN) (tpc) Bonnardel (1953)
**Vocabulaire actif et passif (3 à5 ans)** (TVAP) (DL) (tpc) Deltour (1978)
**Vocabulaire actif et passif (5 à 8 ans)** (TVAP2) (DL) (tpc) Deltour (1978)
**Vocabulaire de base** (VBP) (RV) (tpc) Poisson (1972)
**Vocabulaire (faible niveau)** (VOCAK) (RV) (tpc) Boppe (1961)

METHODE (D'), (DE), (DES)...........

A

**Abaques** (AB) (WD) Bonnardel (1940)
**Analyse des aptitudes au langage** (BMA) (DL) (ti) Borel-Maisonny (1982)
**Analyse du niveau sans parole** (BMP) (DL) (ti) Borel-Maisonny (1982)
**Analyse de l'orientation au langage** (BMO) (DL) (ti) Borel-maisonny (1982)
**Apprendre à lire à son heure et à son rythme : 2AS** (INZ3) (XA) (mi) Inizan (1980)
**Apprentissage de la lecture** (CALE) (EX) (mpc) Girolami (1983)
**Apprentissage des mathématiques** (ACM) (XC) (mi) Planchon (1989)
**Audio-guidée d'apprentissage du solfège** (MAGS) (XA) (mi) Francès (1985)

C

**Carnet de Bilan d'orientation** (CSB1, CSB2, CSB3) (XB) (mpc) Berjoan (1991)

D

**Découverte des activités prof. et projet perso.** (DAPP) (XP) (mi) Guichard (1984)
**Découverte des activités prof. et insertion** (DAPPI) (XP) (mi) Guichard (1984)
**Découverte des activités prof. techniques** (DAPPT) (XP) (mi) Guichard (1984)

E

**Educabilité cognitive : DEVCO** (INZ70) (XC) (mi) Inizan (1980)
**Educabilité cognitive** (ACIM) (XC) (mi) Planchon (1989)
**Education des choix** (EDC) (XP) (tpc) Pellérano/Pelletier (1986)

G

**Grammaire et langage en 20 leçons** (1D08) (mpc) Girolami (1983)

I

**Itinéraire** (ITI) (XP) (mpc) Bernaud/Simonnet (1993)

L

**Les premiers pas scolaires** (1D04) (mpc) Girolami (1983)
**Lutte contre l'illettrisme : APLIRE** (INZ71) (XI) (mi) Inizan (1980)

M

**Méthode de rééquilibrage cognitif** (MRPK) (XC) (mi) Klingebiel (1958)

O

**On veut apprendre à lire** (1D03) (mpc) Leray (1985)

## VII - Classement des domaines d'évaluation des tests

**Catégorie (R) : sphère cognitive**
**R F** Facteur de raisonnement concret et pratique
**R G** Facteur de raisonnement
**R V** Facteur verbal
**R N** Facteur numérique
**R S** Facteur spatial
**R P** Facteur perceptif (repérage)
**R Q** Facteur perceptif (attention)
**R M** Mémoire
**R C** Créativité, promptitude mentale
**R X** Ensemble de plusieurs facteurs
**R Y** Tests ou batterie de tests dont le traitement est informatisé

**Catégorie (C) : sphère conative**
**C I** Intérêts scolaires et professionnels
**C A** Attitudes et valeurs professionnelles
**C M** Motivation et satisfaction scolaire ou professionnelle
**C Y** Tests et batteries de tests dont le traitement est informatisé

**Catégorie (A) : sphère affective**
**A F** Questionnaires de personnalité
**A T** Echelles d'évaluation et grilles d'analyse
**A P** Tests projectifs
**A Y** Tests et batteries de tests dont le traitement est informatisé

**Catégorie (M) : fonctions motrices**
**M P** Psychomotricité, motricité, latéralité,
**M V** Réactions, attention diffusée et vigilance
**M D** Dextérité, habileté manuelle
**M X** Batterie de tests psychomoteurs et de réactions
**M Y** Tests et batteries de tests dont le traitement est automatisé

**Catégorie (D) : développement**
**D I** Développement intellectuel (mental)
**D M** Développement moteur
**D P** Développement psychomoteur
**D L** Développement du langage(orthophonie)
**D C** Développement du comportement

**Catégorie (E) : évaluations scolaires**
**E S** Evaluation du niveau scolaire
**E L** Evaluation en lecture
**E M** Evaluation en mathématique ou calcul
**E C** Evaluation des connaissances (scolaires ou autres)
**E X** Batterie de lecture, de calcul, de français

**Catégorie (W) : psychophysiologie**
**W D** Examens divers
**W B** Rétroaction (Biofeedback)

**Catégorie (X) : psychopédagogie**
**X I** Lutte contre l'illettrisme
**X C** Educabilité cognitive
**X A** Méthodes d'apprentissage
**X P** Pédagogie du projet professionnel et orientation
**X B** Techniques de bilans personnels et professionnels

**VIII - Index des livres publiés par les EAP**

**Collection : psychologie et pédagogie de la musique**
Directeur de collection : Mialaret (J-P)

| | |
|---|---|
| **1 - Adnet (J.), Deleplace (R.)** | La technique du cor (1991) |
| **2 - Alten (M.)** | La musique dans l'école (1989) |
| **3 - Arveiller (J.)** | Des musicothérapies (1979) |
| **4 - Dumaurier (E.)** | Environnement sonore à l'école (1986) |
| **5 - Dumaurier (E.)** | La perception dans le domaine sonore (1990) |
| **6 - Francès (R.)** | Les sciences humaines devant la musique contemporaine (1979) |
| **7 - Fulin (A.)** | Le partage de la musique (1995) |
| **8 - Gagnard (M.)** | Education musicale de la voix à l'école (1991) |
| **9 - Green (A-M.)** | Les adolescents et la musique (1987) |
| **10 - Green (A-M.)** | De la musique en sociologie (1981) |
| **11 - Green (A-M.)** | Les personnes âgées et la musique (1983) |
| **12 - Koenig (W.)** | La technique moderne du violon (1983) |
| **13 - Lacaze (M-F.)** | Le geste créateur en éducation musicale (1985) |
| **14 - Loisy (J.)** | Le timbre instrumental (1993) |
| **15 - Mialaret (J-P.)** | Pédagogie de la musique et enseignement programmé (1977) |
| **16 - Mialaret (J-P.)** | Musique en tête (1981) |
| **17 - Ott (B.)** | Liszt et la pédagogie du piano (1978) |
| **18 - Ott (J.), Ott (B.)** | La pédagogie de la voix et les techniques du chant (1986) |
| **19 - Snyders (C.)** | Les joies de la musique (1992) |
| **20 - Soulas (B.)** | Les enfants et l'esthétique musicale (1985) |
| **21 -Van Hauwe (W.)** | Technique de la flûte à bec (tome1) (1990) |
| **22 - Van Hauwe (W.)** | Technique de la flûte à bec (tome 2) (1990) |
| **23 - Zenatti (A.)** | L'enfant et son environnement musical (1980) |

**Collection : psychologie et pédagogie du travail**
Directeur : Gillet (B.)

| | |
|---|---|
| **1 - Diez (C.)** | Méthode et techniques en psychologie (1982) |
| **2 - Diez (C.)** | Eléments de psychologie générale (1987) |
| **3 - Françes (R.), Mogenet (J.)** | Motivation et satisfaction au travail (1984) |
| **4 - Gillet (B.)** | Comprendre les difficultés à bien résoudre les problèmes (1980) |
| **5 - Gillet (B.)** | L'homme et son travail : traité de psychologie ergonomique (1983) |
| **6 - Gillet (B.)** | Méthodes de calculs statistiques (1988) |
| **7 - Huynen (T.)** | Le leadership motivant pour une participation efficace (1986) |

**Collection : Orientations**
Directeur : Pihouée (G.)

| | |
|---|---|
| **1 - Aubret (J.)** | **Les Bilans personnels et professionnels (1986)** |
| **2 - Blanchard (S.)** | Evaluation des compétences d'un lecteur (1987) |
| **3 - Carroff (A.)** | L'organisation de l'orientation des jeunes en France (1987) |
| **4 - Chevalier (G.)** | Pour une clinique de groupe en psychologie de l'éducation (1975) |
| **5 - Chevalier (G.)** | L'entretien en orientation (1977) |
| **6 - Danvers (F.)** | Le conseil en orientation en France (1978) |
| **7 - Dupont (J-B.)** | Le lycéen face à l'enseignement supérieur (1989) |
| **8 - Dupont (J-B.), Gendre (F.)** | Procédures de bilan : BIVAP ert BIVOP (1993. |
| **9 - Guichard (J.)** | Orientation éducative de la 6ème à la 3ème (1979) |
| **10 - Huteau (M.)** | Informatique et orientation (1985) |
| **11 - Kokosowski (A.)** | Analyse et typologie des étudiants (1988) |
| **12 - Pellerano (J.)** | Insertion sociale et professionnelle des jeunes (1991) |
| **13 - Pémartin (D.), Legrès (J.)** | Les projets chez les jeunes (1977) |
| **14 - Vrignaud (P.)** | Procédures de bilan et projet de formation (1982) |

**Collection ; Education et pédagogie**
Directeur : Bernaud (J-L.)

| | |
|---|---|
| **1 - Girolamy (A.)** | **Pour savoir lire (1974)** |
| **2 - Girolamy (A.)** | Les premiers pas scolaires (1981) |
| **3 - Girolamy (A.)** | La grammaire langage en 20 leçons (1987) |
| **4 - Girolamy (A.)** | Pour une pédagogie de l'écriture (1993) |
| **5 - Inizan (A.)** | Le temps d'apprendre à lire (1982) |
| **6 - Inizan (A.)** | L'évaluation du « savoir lire » au CP (1983) |
| **7 - Inizan (A.)** | Apprendre à lire à son heure et à son rythme : 2AS (1984) |
| **8 - Inizan (A.)** | Détection des dyslexies : ANALEC (1993) |
| **9 - Lefavrais (P.)** | Les mécanismes de la lecture (1973) |
| **10 - Leray (J.)** | On veut apprendre à lire (1985) |
| **11 - Pasquier (D.)** | L'évaluation en pédagogie (1988) |
| **12 - Planchon (H.)** | Activité cognitive et images mathématiques (1991) |

**Collection : Sciences Humaines**
Directeur : Priou (P.)

| | |
|---|---|
| **1 - Bonnardel (R.)** | **Intelligence concrète et psychométrie (1977)** |
| **2 - Chandessai (C.)** | Introduction à l'étude des systèmes (1973) |
| **3 - Gangloff (B.)** | La sélection par les tests (1994) |
| **4 - Goguelin (P.)** | Présent et futur de la psychologie du travail (actes congrès 1980) (1980) |
| **5 - Goguelin (P.)** | Psychologie du travail ; pesrpectives 1990 (actes congrès 1982) (1982) |
| **6 - Goguelin (P.)** | Psychologie de travail, société post-industrielle (actes congrès1984) (1984) |
| **7 - Goguelin (P.)** | Psychologie du travail ; nouveaux enjeux (actes congrès 1988) (1988) |
| **8 - Goguelin (P.)** | Psychologie du travail l'aube du XXIème siècle (actes congrès 1990) (1990) |
| **9 - Guillemain (E.)** | L'activité psychomotrice de l'enfant (1975) |
| **10 - Huteau (M), Bernaud (J-L)** | Techniques d'évaluation des personnes (actes congrès 1993) (1995) |
| **11 - Lemoine (C.)** | Evaluation et innovation dans les organisations (actes congrès 1992) (1992) |
| **12 - Lievens (S.), Cliquet (M.)** | La sélection du personnel aujourd'hui (1978) |
| **13 - Mucchielli (R.)** | Analyse et liberté (1974) |
| **14 - Thomas (J.)** | La gestion du personnel aujourd'hui (1979) |
| **15 - Verriest (G.),Hermans(G.)** | Vue et profession, les aptitudes visuelles professionnelles. (1980) |
| **16 - Wittersheim (J.-C.)** | La prévention des accidents par les méthodes psychologiques (1976) |
| **17 - de Tychey (C.)** | L'approche des dépressions à travers le test de Rorschach (1994) |

**Collection : Psychologie et pédagogie du sport**
Directeur : Vom Hofe (A..)

| | |
|---|---|
| **1 - Vom Hofe(A.)** | **Recherches en psychologie du sport (1990)** |
| **2 - Vom Hofe (A.)** | Traitement de l'information dans les activités sportives (1993) |

**Collection : Recherches et sciences de l'éducation**
Directeur : Marmoz (L.)

| | |
|---|---|
| **1 - Marmoz (L.)** | **Les sciences de l'éducation en France (1992)** |
| **2 - Marmoz (L.)** | Sciences de l'éducation ; sciences majeures (1994) |
| **3 - Snyders (G.)** | Des élèves heureux (1994) |

**Collection : Revue de Psychologie et Psychométrie, Numéros spéciaux.**
Directeur : Simonnet (R)

| | |
|---|---|
| **1 - Amherdt (C-H.)** | **Choix professionnel des bacheliers (1992)** |
| **2 - Bernaud (J-L.)** | Les questionnaires des intérêts professionnels (1994) |
| **3 - Bremond (J.)** | Personnalité et gestion des ressources humaines (batterie IPSO) (1994) |
| **4 - Bruchon-Schweizter (M.)** | Le recrutement en Europe (1994) |
| **5 - Rey (A.)** | Les troubles de la mémoire (1986) |
| **6 - Rey (A.)** | André Rey ; maître d'œuvre d'une psychologie des faits (1984) |
| **7 - Sudres (J-L.)** | Echelles cliniques de thérapie médiatisées (1988) |
| **8 - Van Dam (F.)** | L'autisme (1991) |

**Collection : Tests psychologiques**
Directeur : Simonnet (R.)

| | |
|---|---|
| **1 - Abraham (A.)** | **Le dessin d'une personne (1976)** |
| **2 - Abraham (A.)** | Le monde intérieur des enseignants (1980) |
| **3 - Balleyguier (G.)** | La formation du caractère pendant les premières années (1979) |
| **4 - Biedma (C.)** | Le langage du dessin (1992) |
| **5 - Brunet (O.), Lézine (I.)** | Le développement psychologique de la première enfance (1977) |
| **6 - Cottreaux (J.)** | Méthodes d'évaluation des comportements (1983) |
| **7 - Guillarmé (J-J.)** | Evaluation des aides à l'enfant (1985) |
| **8 - Guillarmé (J-J.)** | Le test histoire d'une gomme (1984) |
| **9 - Laurent (P.)** | L'insertion du débile mental dans le monde du travail (1981) |
| **10 - Mucchielli (R.)** | Le test du village imaginaire (1973) |
| **11 - Rey (A.)** | Interprétation de dessins et développement psychologique (1990) |
| **12 - Rey (A.)** | Examen clinique et techniques psychométriques (1989) |
| **13 - Royer (J.)** | Le test des contes (1975) |
| **14 - Royer (J.)** | Le test du dessin d'une maison (1986) |
| **15 - Weinstein (G.)** | L'auto évaluation et les stades de l'ombre (1988) |
| **16 - Zazzo (R.)** | La nouvelle échelle métrique de l'intelligence (1982) |

**Publications diverses**

| | |
|---|---|
| **1 - Chevalier (J-J.), Gélard (P.)** | **Le président René Coty** |
| **2 - Revue trimestrielle RPP** | Psychologie et de psychométrie de langue française |
| **3 - Revue trimestrielle ACOF** | l'Association des Conseillers d'orientation |
| **4 - Revue semestrielle** | Ethnologie |
| **5 - Revue semestrielle** | La revue de métapsychique |

## IX - Index chronologique, par année, des activités des EAP.

## X – Index des photos

**Photo 1 – 1927**
J.-M. Lahy expérimente, avec l'aide de Gaston Guyot, le test de suggestibilité motrice.
**Photo 2 – 1928**
Une situation d'examen à la STCRP, l'examinateur utilise le test « d'attention diffusée » où le candidat répond à des excitations visuelles et auditives qui s'enchevêtrent et se succèdent à des cadences irrégulières.
**Photo 3 – 1928**
Gaston Guyot contrôle le test « la poinçonneuse », lors d'une passation expérimentale où sa fille, Denise Guyot, joue le rôle d'examinateur.
**Photo 4 – 1929**
Le test, « le dynamographe enregistreur », utilisé pour mesurer la force et l'endurance par l'intermédiaire d'un effort de la main.
**Photo 5 – 1929**
Le chronoscope, test de mesure des temps de réaction simple (délai minimum d'une réponse volontaire à un stimulus) au 1/100 secondes, à partir d'un programme étalonné.
**Photo 6 – 1930**
Contrôle de l'évaluation de la résistance à la monotonie avec le test « le pointage », par Gaston Guyot, avec l'aide de sa fille, Denise Guyot.
**Photo 7 – 1930**
Le test de mesure le « l'attention concentrée » (à réactions manuelles), à partir de signes apparaissant dans une fenêtre située sur l'appareil.
**Photo 8 – 1931**
Le test psychomoteur de « dissociation des mouvements » (des mains) dit « le tourneur ».
**Photo 9 – 1931**
Le test psychomoteur d'évaluation des tremblements dit « le traçage ».
**Photo 10 – 1932**
Le test d'encastrement utilisé lors de l'évaluation de la compréhension concrète.
**Photo 11 – 1933**
Le test dit « la souricière », utilisé pour la mesure de la dextérité manuelle.
**Photo 12 – 1934**
Le test dit « des rondelles », de compréhension d'une situation et d'habileté manuelle.
**Photo 13 – 1937**
Un test de papier/crayon ; « le cahier A, origine du cahier IL »
**Photo 14 – 1938**
Le test de « vision stéréoscopique » de mesure de l'acuité visuelle du relief.
**Photo 15 – 1939**
Le test « d'attention », utilisant le barrage d'un signe mélangé à d'autres.
**Photo 16 – 1941**
Une feuille de profil, utilisée pour synthétiser des résultats.
**Photo 17 – 1943**
Le test dit « le bloc en 9 morceaux », utilisé pour l'évaluation de la compréhension.
**Photo 18 – 1946**
Le test appelé « le double labyrinthe », est utilisé pour apprécier la coordination bi-manuelle en rythme imposé.
**Photo 19 – 1946**
Le test appelé « l'oméga », de dissociation et coordination des mouvements des mains, utilisé pour évaluer une note de précision.
**Photo 20 – 1946**
Le test appelé « la sinusoïde », de stabilité psychomotrice, utilisé pour estimer les tremblements des mains.

**Photo 21 – 1951**
Raymond Bonnardel à la tribune lors du congrès international de psychologie appliquée de Paris en 1952.
**Photo 22 – 1951**
L'échelle de Terman-Merril, utilisé pour l'évaluation du niveau intellectuel
**Photo 23 – 1952**
Le test B101 permet de mesurer l'expression analytique de la pensée conceptuelle en éliminant au maximun l'aptitude à la struturation spatiale.
**Photo 24 – 1952**
Le test B20 d'intelligence concrète exploité pour apprécier les facilités de raisonnement à des niveaux élevés.
**Photo 25 – 1952**
Le test B43 utilisé pour évaluer le raisonnement lié à la structuration spatiale.
**Photo 26 – 1952**
Le test B22 sert à une estimation de l'aptitude à la représqentation spatiale toujours complémentaire de l'intelligence pratique.
**Photo 27 – 1952**
Le test B3132 de représentaion spatiale
**Photo 28 – 1952**
Le test dit « des disques » employé pour la mise en évidence d'une aptitude liée au raisonnement mécanique.
**Photo 29 – 1953**
Echelle de développement psychologique de la première enfance.
**Photo 30 – 1953**
Le test appelé « le labyrinthe mexicain », à l'usage des tâches professionnelles demandant à être exécutées avec une grande minutie
**Photo 31 – 1953**
Le test appelé « la grecque », de coordination des mouvements, utilisé lors d'examens nombreux à réalisés dans des temps très courts.
**Photo 32 – 1954**
Une passation, par Robert Simonnet, du test dit « des réactions complexes », qui met en évidence la présence d'esprit, la vivacité des reflexes et la vigilance.
**Photo 33 – 1955**
Le test de dextérité manuelle.
**Photo 34 – 1957**
Le test dit « le tourneur tridimensionel », qui par le guidage d'un point à un autre, au moyen de trois manoeuvres de translation, de direction et de levée, donne une évalution de la coordination des mouvements dans les trois dimensions.
**Photo 35 – 1957**
Le test dit « form board », d'habileté manuelle et de compréhension de situations concrètes, destiné à des professionnels habitués à des gros travaux.
**Photo 36 – 1957**
Un test de manipulation qui, non seulement, est caractérisé par une activité intellectuelle concrète, mais aussi par la possibilité d'apprécier un résultat et la façon de parvenir à ce résultat.
**Photo 37 – 1958**
Le test de rééquilibration, qui permet d'explorer les coordinations sensorimotrices, de dépister une organisation perceptive visuelle mal élaborée, et de rééduquer le sens de l'espace.
**Photo 38 – 1961**
Le test des mosaïques, employé afin de donner une évaluation significative du niveau intellectuel pratique des populations autres qu'européennes.

**Photo 39 – 1963**
Sur le stand du Syndicat général de l'optique et des instruments de précision, à Mexico, Denise Guyot, porte-parole des EAP, reçoit le Président de la République du Mexique.
**Photo 40 – 1963**
Le test dit « de dissociation des mouvements » (des membres supérieurs), oblige des actions différentes de chacun des éléments de chaque membre.
**Photo 41 – 1964**
Un exemple de notation d'un examen complet de conducteur de transport en commun.
**Photo 42 – 1965**
L'atelier de production des EAP à Sèvres.
**Photo 43 - 1965**
« L'orthokinésimètre » ou la mesure du mouvement correct.
**Photo 44 – 1965**
Le test dit « la tour », permet d'obtenir une appréciation cotée très complète des diverses caractéristique du geste de la main.
**Photo 45 – 1970**
L'echelle d'évaluation de la débilité mentale, qui corrèle étroitement avec le diagnostic clinique et les possibilités d'intégration sociale et professionnelle.
**Photo 46 – 1971**
Le polyréactiographe (face opérateur) regroupant tous les tests de réactions psychomotrices existants et donnant la possibilité à tous les psychologues de créer leurs propres programmes.
**Photo 47 – 1971**
Le polyréactiongraphe (face sujet) d'une utilisation simple et commode.
**Photo 48 – 1972**
« Le cybernomètre », conçu pour mesurer l'influence de chacun des membres d'un groupe de travail, sur le performance réalisée par ce groupe, au cours d'une tâche coopérative.
**Photo 49 – 1975**
Le test projectif du « village imaginaire », permet une étude de la personnalité profonde.
**Photo 50 – 1975**
Le test de « dépistage des déficients visuel » ne faisant pas appel au langage mais à l'association de deux images semblables.
**Photo 51 – 1976**
Le test dit « le bloc puzzle » utilisé pour apprécier, en situation, l'intelligence concrète.
**Photo 52 – 1977**
Le cinquantenaire des EAP.
**Photo 53 – 1978**
Victor Kouteynikoff, une personnalité passionnée, très intellectuelle, avec un jaillissement d'idées permanent, une foi profonde dans le progrès scientifique et la puissance du raisonnement humain.
**Photo 54 – 1979**
Pierre Goguelin, psychologue, statisticien, et pédagogue exeptionnel, qui pouvait expliquer et faire accéder, toute personne, à la compréhension du sujet exposé quelqu'il soit.
**Photo 55 – 1979**
La nouvelle présentation du test des « réactions complexes», utilisant des composés électroniques.

**Photo 56 – 1980**
Raymond Imbert, remet les insignes de chevalier de l'Ordre National du Mérite à Denise Guyot
**Photo 57 – 1980**
La revue des EAP : « Psychologie et psychométrie de langue française ».
**Photo 58 – 1980**
Le comité de lecture de la revue Psychologie et psychométrie de langue française.
**Photo 59 – 1982**
Au Caire, lors d'une exposition, Robert Simonnet et Denise Guyot, présentent au ministre français du Commerce extérieur, Michel Jobert, les résultats obtenus avec la batterie de sécurité routière Bonnardel.
**Photo 60 – 1982**
Le test de « perception et décision », utilisé en psychologie du sport.
**Photo 61 – 1984**
Une vue du congrès international de psychologie du sport à Madrid, sont présents à la tribune Aurora Murga et Robert Simonnet.
**Photo 62 – 1985**
Une vue du congrès international de psychologie du sport à Lisbonne, sont présents à la tribune Manuel Castella, Régine Van Dam, Robert Simonnet.
**Photo 63 – 1986**
Le bilan psycho-informatique « THAIL » utilisé lors du recrutement en Thailande
**Photo 64 – 1986**
Le bilan psycho-informatique de la batterie IPSO
**Photo 65 – 1988**
L'utilisation de l'informatique pour la passation des tests de sécurité routière : le « Poly-psycho-informatique ».
**Photo 66 - 1989**
Une présentation entièrement automatique du test des « réactions complexes ».
**Photo 67 – 1990**
Le regroupement des tests « oméga et sinusoïde » en un même appareil, comprenant les deux compteurs d'erreurs.
**Photo 68 – 1992**
La batterie de « sécurité routière » de Bonnardel utilisée en Australie..
**Photo 69 – 1993**
Le bilan psyho-informatique des candidats aux postes de conduite des taxis parisiens.
**Photo 70 – 1994**
Présentation par Claude Erignac, préfet des Yvelines et Robert Simonnet, du plan départemental d'action de sécurité routière en Yvelines.
**Photos 71, 72, 73 – 1995**
Profils et Bilans psycho-informatiques
**Photo 74 – 1995**
La batterie de tests informatisés « poly-psycho-informatique », utilisée par les Usines Fiat à Turin.

*Nous Tenons à remercier particulièrement Sandrine Hardy-Massard, Docteur en Psychologie Sociale, Maître de Conférences à l'IUT de Carrières sociales à Belfort, pour la collaboration efficace qu'elle a assumée, afin de mener à bien la réalisation de ce livre.*

## XI - Sommaire

**L'HARMATTAN, ITALIA**
Via Degli Artisti 15 ; 10124 Torino

**L'HARMATTAN HONGRIE**
Könyvesbolt ; Kossuth L. u. 14-16
1053 Budapest

**L'HARMATTAN BURKINA FASO**
Rue 15.167 Route du Pô Patte d'oie
12 BP 226
Ouagadougou 12
(00226) 50 37 54 36

**ESPACE L'HARMATTAN KINSHASA**
Faculté des Sciences Sociales,
Politiques et Administratives
BP243, KIN XI ; Université de Kinshasa

**L'HARMATTAN GUINEE**
Almamya Rue KA 028
En face du restaurant le cèdre
OKB agency BP 3470 Conakry
(00224) 60 20 85 08
harmattanguinee@yahoo.fr

**L'HARMATTAN COTE D'IVOIRE**
M. Etien N'dah Ahmon
Résidence Karl / cité des arts
Abidjan-Cocody 03 BP 1588 Abidjan 03
(00225) 05 77 87 31

**L'HARMATTAN MAURITANIE**
Espace El Kettab du livre francophone
N° 472 avenue Palais des Congrès
BP 316 Nouakchott
(00222) 63 25 980

**L'HARMATTAN CAMEROUN**
BP 11486
(00237) 458 67 00
(00237) 976 61 66
harmattancam@yahoo.fr

645207 - Mars 2016
Achevé d'imprimer par

1livre.com
du rêve à la réalité !

Made in the USA
Las Vegas, NV
06 April 2026

44924392R00240